研究生教学用书

新药药理学

（第2版）

主　编　陈晓光
副主编　李　燕

编　委（以姓氏笔画为序）

王　珂（中国医学科学院药物研究所）
王文杰（中国医学科学院药物研究所）
王爱平（中国医学科学院药物研究所）
冯剑波（中国医学科学院药物研究所）
李　燕（中国医学科学院药物研究所）
李慧芬（北京市药品审评中心）
江　骥（中国医学科学院北京协和医院）
刘玉玲（中国医学科学院药物研究所）
朱海波（中国医学科学院药物研究所）
陈晓光（中国医学科学院药物研究所）
杜冠华（中国医学科学院药物研究所）
胡　蓓（中国医学科学院北京协和医院）
郭宗儒（中国医学科学院药物研究所）
程桂芳（中国医学科学院药物研究所）

中国协和医科大学出版社
北　京

图书在版编目（CIP）数据

新药药理学 / 陈晓光主编. —2 版. —北京：中国协和医科大学出版社，2010. 12
ISBN 978-7-81136-410-1

Ⅰ. ①新…　Ⅱ. ①陈…　Ⅲ. ①药理学　Ⅳ. ①R96

中国版本图书馆 CIP 数据核字（2010）第 180538 号

新药药理学（第 2 版）

主　　编： 陈晓光
责任编辑： 刘　婷

出版发行： **中国协和医科大学出版社**
（北京市东城区东单三条 9 号　邮编 100730　电话 010-65260431）
网　　址： www. pumcp. com
经　　销： 新华书店总店北京发行所
印　　刷： 北京建宏印刷有限公司

开　　本： 787mm×1092mm　1/16
印　　张： 26
字　　数： 600 千字
版　　次： 2010 年 12 月第 2 版
印　　次： 2022 年 1 月第 3 次印刷
定　　价： 48. 00 元

ISBN 978-7-81136-410-1

内 容 简 介

本书从新药的概念、特点、发现的途径及影响新药发现的因素入手，结合新药研究中的物理和化学问题，如先导化合物的确立和候选药物的形成，以及新药筛选中的方法和模型的建立等问题，进行了重点探讨。并对新药研究中，药效学研究的基本技术要求如药效学模型选择和评价，药物之间作用的相互关系，药物的体内过程以及药代动力学/药效学与新药开发的关系等进行了系统介绍。

在此基础上，又对新药研究中的一些普遍性内容，如一般药理学，毒理学包括遗传毒性、致癌性、生殖毒性、全身毒性及特殊毒性，以及近年来药剂学中采用的新技术和新剂型等进行了较为详尽地介绍，尤其针对新药研究过程中所涉及的知识产权问题，结合我国现行药品管理法规和新药研制现场核查的有关规定进行了仔细剖析和全面介绍，对于新药的Ⅰ期临床评价与GCP也进行了较详细地分析，力争使医药学研究生能基本掌握一个新药从先导化合物发现、药效研究、安全性评价到临床前开发的大致过程以及所涉及的重要周边知识。

该书主要面向医药院校的研究生和从事新药研发的研究人员，既可作为一本教科书，又可成为一本专业参考书使用。

序　言

《新药药理学》一书出版 6 年了，这本书是国内第一本将药理学与新药研发联系在一起的教科书。自出版以来得到了医药领域研究生和从事新药研究人员的好评。由于对该书不断增加的需求和随着我国新药研发和管理水平的提高，有些内容需要增补进来，在全体编写人员的努力下，现在出版了第 2 版。该书的主要目标还是作为药理学研究生的教科书。我们的目的是不仅教授学生必要的基础理论知识，还要把他们培养成为新药研发的实用型人才，将所学的东西融会贯通到今后的实际工作当中去，使他们尽快成为我国新药研发的骨干人员。

该书不仅是一本教科书，也同时起到一定的工具书的作用。由于新药研发是多学科配合的过程，且新药开发和评审过程也越来越规范化和必要的程序化，因而该书在内容上较第 1 版有了进一步的增加，特别是与药理学相关的药剂学、实验记录的规范性及临床研究（GCP）等。这些都进一步增加了该书的参考性和实用性。

该书的主要对象为医药院校的研究生，对其他从事新药研发的人员也可成为一本有益的参考书。所有编写人员均为我所的研究和管理骨干，他们多年来工作在新药研发和科研管理的第一线，在所从事的相关领域有着丰富的经验。相信该书的出版能对我国的药学人才培养和创新药物研发工作发挥促进作用。

王晓良

2010 年 10 月于北京

前　言

《新药药理学》自2004年1月第1版发行以来，一直受到医药学研究生及相关学科领域研究人员的青睐。目前第一次印刷的书籍已所剩无几，因此出版社强烈要求我们再版。加之第一版的编写由于时间的关系，原预计的部分内容没有来得及完稿，本次再版内容在原来十二个章节的基础上，又增加了三个章节的内容，即使原来章节已写进教材的内容，随着时间的推移，也有许多新进展的内容和实验技术方法需要更新，因此基于丰富编写内容的需要，我们也有再版的想法，可谓与出版社的要求不谋而合。为此，我们在第一版编写的基础上，再次邀请近年来活跃在新药研究领域、目前正工作在研究第一线并在某一领域具有一定贡献和学术地位以及教学经验的中青年学者组成编写班子，制定了编写大纲。

本书定位于全国高等医药院校及研究机构的药学、医学研究生，侧重于科研，同时也兼顾临床医学研究生。按照研究生培养目标要求，突出研究生教学特点，强调应用基础与进展、广度与深度并重，从新药的发现入手，着重介绍近年来新药研究过程中所涉及的一些重大问题，近年来新药研究的进展、热点，新药开发策略，新药研究中的物理和化学问题，新药筛选与新药研究，药效学/药代动力学与新药研究，毒理学与新药研究，药剂学与新药研究，新药的临床评价与GCP，新药研制现场核查的有关规定与要求，新药审评法规及要点，新药研究中的知识产权问题等。注重科研思维方法的培养，引导学生及时把握当前国际新药研究发展的态势，为寻找医药学研究领域的研究课题提供思路，为以后的科学研究打下良好的基础。

我们的初衷是想使这本教材有别于以往的教材，避免成为单纯灌输理论知识的教科书，而应充分体现一种研究思路，教会学生科研思维的方法。因此，每章（节）编写时遵循“引言→历史与回顾→现状与进展→存在问题与发展方向”，这样一种课题思路进行，突出研究生教材区别于其他教材的特色，力保全书思路的统一性及整体性。

由于编者们的编书经验不足，加之时间比较紧迫，不当之处在所难免，恳请各位老师和同学们在使用过程中给予批评指正。

在本书成书过程中，得到中国医学科学院中国协和医科大学出版社的大力支持，中国医学科学院药物研究所的张翼先生承担了大量辅助工作，在此一并致以诚挚的谢意。

陈晓光

2010年10月于北京

目　　录

第一章 绪 论

第一节 药理学的发展过程

最早关于医药在文字上有记载的是《草纸文》、印度的《寿命吠陀》、巴比伦和亚述的碑文、我国的《山海经》、《扁鹊方书》、《神农本草经》。《神农本草经》相传为神农尝百草辨识药的神话，但也表明这些文字记载包含了史前人类医药经验的积累和总结。而且从世界各地最早的遗迹看，药物占医治疾病的主要地位。中文的“药”字属“草”部，英文的“drug”源自希腊字“drogen”，有“干草”之意，可见古时用药以植物来源为主。有史以来的典籍都表明药与医不可分割。在近代药理学形成之前的数千年间，关于药物知识的整理和著作，几乎都是出自名医之手，如欧洲的 Hippocrates、Paracelsus 和 Galen，中国的张仲景、孙思邈和李时珍。这些著作大体都阐明如何识别药物，记载药物用途、治疗经验以及处方，附以药物炮制方法。几千年里，医药知识未能超越本草阶段，因此可称为药物学阶段，因为这个发展阶段的主要特征在于药物的系统整理。欧洲的 Theophrastus 在《植物历史》中系统描述了植物，中国的李时珍所著《本草纲目》则对诸多动、植物和无机药物作了详尽的描述，至今仍有助于中医中药的研究。这个时期的处方有一个特点，即除用单味药之外，还配合应用多味药物，还指定如何煎熬、配制的方法。

西欧的文艺复兴和技术革命促使欧洲医药学发生了变革，时间大约相当于我国的明代后半时期。由于化学技术的应用，进而探察粗提制剂，甚至达到从药用或有毒植物中分离提取单体物质。在 19 世纪初叶 Sertuner 从阿片中提出吗啡，Pelletier 和 Magendie 从吐根中提取吐根碱，后来又有毛果芸香碱（匹罗卡品）的提纯；到了 20 世纪有关于麦角生物碱的研究等。上述植物化学的研究与解剖、生理学研究均为药理学的逐渐形成奠定了基础。Rudolph Buchheim 被誉为近代药理学创始人，是一位生理学家，他最早提倡建立药理学科，并于 19 世纪 40 年代在自己家里建立起专门研究药理的实验室，成为世界上第一个药理学实验室，他本人成为世界上第一位药理学教授。他的学生 Oswald Schmiedeberg 于 1872 也成为法国 Strasbourg 的药理学教授。美国约翰·霍普金斯大学医学院的 Jone Jaccb Abel 在 20 世纪初建立了药理学系，研究出举世闻名的肾上腺素，他还创办了 Journal Pharmacology and Experimental Therapeutics 等杂志，对美国药理学的发展产生了深远的影响，被誉为美国近代药理学之父。英国的 Henry H. Dale 因研究麦角的毒素而发现其中阻滞交感神经的成分，在研究毒素的作用时发现了拟副交感神经的毒蕈碱。J. N. Langley 从研究阿托品和匹罗卡品拮抗作用的结果提出“接受物质（receptive substance）”的概念。药理学与生理学联袂发展使药理学从中受益匪浅。不仅生理功能的发现和阐明使药理学研究有了作用的基础，而且在方法学上采用了整体、器官、组织等的动物实验技术，进而发展和奠定了生物鉴定法，使药理学本身具备了药效学的定量概念和方法。至此药理学便进入了近代科学的行列。与此同时，药理学早期发展的另一个重要方面是 Paul Ehrlich 进行卓有成效的化学治疗研究，那时合成化学已相当发达。他系统地研究了上千种有机砷化合物杀死锥虫和螺旋体的作用。他的研究提示了后来研究药物构造与药理活性关系（构效关系）的模式，表明药理学与合成化学的密切关系，使药理学成为寻找新药不可缺少的指导因素，也使药理学与制药化学工业结下不解之缘。

第二节 药物研究的历史与现状

从 20 世纪 20 年代开始逐渐形成了现代药理学，它成为了基础生物医学、临床医学和药学之间的桥梁。现代药理学的发展与其他学科一样，具备两方面的特点：一是向微观和宏观发展，如分子药理学和行为药理学代表着两端；二是趋向分化形成分支学科，并与其他学科互相渗透，形成边缘交叉学科，如免疫药理学和新药药理学等。由于这两方面发展的错综复杂，已分不清哪些是药理学的分支，哪些是它的边缘交叉学科。总的说，药理学在理论方面的进展表现在它与化学、物理、数学以及其他基础医学的密切联系并从中吸收了营养，在与临床医学和药学的密切联系中又提高了它在临床治疗和新药开发中的指导作用。药物研究经历了几个阶段：

一、磺胺、抗生素时代

20 世纪前半叶，世界经历了两次世界大战，人类文明和文化遭受摧残，科学技术的进步、医学科学的发展也受到很大的影响。但在两次大战的间歇，德国化学工业中的制药工业在 Ehrlich 的创始下，仍继续进行着化学治疗研究，在染料中寻找新药，除针对锥虫和螺旋体感染外，还研究治疗原虫感染和细菌感染的药物。1932 年 G. Domagk 发现百浪多息能保护链球菌感染的小鼠。百浪多息是连接在磺胺分子上的叠氮染料，由于它在体内被分解成磺胺而起抗菌作用，由此证实磺胺是有效分子，于 1936 年开始用于临床治疗。此后各国化学家合成了数千种磺胺类衍生物，其中有十余种效果显著应用于临床，从此开辟了细菌化学治疗的新纪元。磺胺类药物生产和研究的兴盛，把化学治疗带进了两次世界大战后的抗生素鼎盛时期。现代医药学历史中抗生素的发现和应用始于青霉素，它的生产和应用在二战时期挽救了无数条生命。人们认为此壮举标志着抗菌治疗黄金时代的到来。青霉素抗菌作用的发现是偶然的，1928 年 Alexander Fleming 发现他培养金黄色葡萄球菌的一个平皿上，污染了一粒青霉的孢子，在孢子生长的周围葡萄球菌菌落受到了影响，他进行了认真的实验，于 1929 年发表了结果，报道青霉菌对多种革兰阳性菌和一种阴性球菌有很强的抗菌作用，因其培养液对兔和小鼠无毒，建议作为抗菌药用于局部感染。事隔多年，Ernst Chain 偶然读到 Fleming 的文章，才组织人员对青霉菌菌株进行详细的研究，得到纯的青霉素，证实对小鼠体内感染有效，又进一步纯化用于细菌感染的病人，此时化学治疗便进入了抗生素时代。

二、甾体激素、非甾体抗炎药时代

20 世纪 50~60 年代这两类药物研究开发得最多。甾体激素及其衍生物作为口服避孕药始于 50 年代初，那时世界人口增长的问题已为一些学者重视。1936 年几个实验室从肾上腺皮质分离出可的松，但直到1948年才大量合成生产供医疗应用，因其治疗炎症的效果一时被认为“神奇药物”，供不应求。在1950年P. S. Hench总结了临床上应用可的松和ACTH治疗类风湿性关节炎的结果，于1951年与E. C. Kendall共同获得诺贝尔奖。可的松用于风湿性关节炎、过敏性或自身免疫性疾病也有较好疗效，广泛的用途引起了类似物的合成与应用。非甾体抗炎药的发展是在20世纪60年代，其中吲哚美辛（消炎痛）发现较早，至今仍广为应用。已经沿用半个多世纪的阿司匹林几乎被淘汰，但70年代重新研究其作用，发现它能抑制血小板集聚，影响花生四烯酸环氧化酶，从而抑制花生四烯酸的代谢物前列腺素和血栓素的生成。这些研究开辟了一个新的领域。

三、新药爆发性发现时代

从20世纪40年代末开始延续到50~60年代，除化疗药物外，还开发了许多作用于人体各组织、器官，影响功能的药物。这些新药的发现对药理学也是一个强大的冲击，促进了药理学理论的研究和发展，也促进了分支学科和交叉学科的形成。20世纪50、60、70年代发现的新药品种繁多，几乎涉及临床各科疾病的治疗。虽然也有偶然发现，但绝大多数反映出这个时期生理、生化、病理、药理、药化、药分等各方面理论和技术的发展和运用。突出的有抗高血压药和神经系统药物。这些药物的药理学研究代表了这一时代关于神经递质及受体学说的发展，显示出心血管系统药理与神经系统药理从根本上有着千丝万缕的联系。50年代初期，已经知道神经末梢以释放化学递质传递冲动，并且知道乙酰胆碱和去甲肾上腺素作为神经递质发挥作用。在20多年里从乙酰胆碱和去甲肾上腺素结构衍生的合成化合物中筛选出不少新药，可在体内器官和体外组织细胞模拟或阻滞神经递质的作用，如各种神经节阻断剂、肾上腺素受体阻滞剂等，以及后来和近年发现的噻嗪类利尿药、钙通道阻滞剂、血管紧张素转化酶抑制剂（ACEI）和血管紧张素Ⅱ受体阻滞剂等。降压药利血平是从蛇根木（印度蛇根草）中提取的生物碱，我国也从中国萝芙木中提取总生物碱用于临床。利血平曾在50年代用于治疗精神病人，不久便被H. Laborit偶然发现的氯丙嗪所取代，氯丙嗪及后来合成的各种衍生物的应用，使精神病人的治疗效果起了很大变化，病人可以在用药条件下恢复工作和生活。利血平和氯丙嗪不同的药理作用从不同的角度引发了学者对中枢神经递质的研究和对中枢结构功能的深入探讨，推动了神经药理学的发展。

四、抗肿瘤药物研究时代

化学治疗是肿瘤治疗的三大主要疗法之一。但肿瘤化学治疗的历史很短，只是近60年的事。1943年，耶鲁大学的Gilman等首先将氮芥应用于淋巴瘤的治疗，从此揭开了现代肿瘤化学治疗的序幕。另一大的突破性的进展，是在1948年Farber成功地应用叶酸类似物甲氨蝶呤治疗小儿急性淋巴细胞性白血病获得缓解。此后，新的抗肿瘤药物不断出现。20世纪60年代，通过联合化学治疗儿童急性淋巴细胞性白血病和霍奇金病获得成功，证实即使是晚期的恶性肿瘤，也可用药物治疗，从而开始了将联合化疗应用于实体肿瘤的治疗。进入70年代，由于药物品种的增加和化学治疗临床研究的不断深入，癌症化学治疗已经从姑息性目的向根治性目标迈进。紫杉醇、喜树碱衍生物及维甲酸类化合物抗肿瘤治疗作用的证实，被誉为90年代抗癌药物研究的重大发现。在刚刚进入的21世纪初叶，EGFR-TK抑制剂的研究，又给肿瘤的化学治疗带来了新的曙光。目前，已有不少癌症有可能通过化学治疗治愈，约占全部癌症病人的5%。如绒毛膜上皮癌、儿童急性淋巴细胞性白血病、霍奇金病、非霍奇金淋巴瘤、睾丸生殖细胞癌、卵巢癌、儿童肾母细胞瘤、胚胎性横纹肌肉瘤、尤因（Ewing）肉瘤、神经母细胞瘤和小细胞肺癌等。另外有部分癌症，化疗虽不能治愈，但可延长生存时间，如多发性骨髓瘤、慢性淋巴细胞性白血病、慢性粒细胞性白血病、低度恶性非霍奇金淋巴瘤等。过去人们普遍认为癌症是不治之症，患上癌症就等于被判了死刑，然而这样的时代已经一去不复返了。

第三节 新药研究开发与发展趋势

新药研究开发的成功不仅带来巨大的经济效益，并且具有明显的经营壁垒和技术壁垒。发达国家为了保持在医药领域的领先地位，不断加大新药研发投入，注重知识产权保护，以确保其技术领先的优势。目前，发达国家新药研究开发与发展趋势在于针对发病率和死亡率高的重大疾病谱以及市场需求，加强与疾病发生和药物作用相关的新理论、新靶点以及核心技术的研究。同时，充分发挥多学科交叉渗透的整体优势，抢占新药研究的制高点，加快新药研发速度，降低成本、提高竞争力。

一、生物药物已成为全球竞争的焦点

从1998年至2004年，全球生物技术药物年销售额的增长率为15%~33%，高于年增长率为7%~10%的传统制药业，并在2004年突破400亿美元，特别是治疗性抗体药物，2005年销售额增加了52%。美国是现代生物技术的发源地，目前已有1300多家生物技术公司；英国、法国、德国、俄罗斯等国在开发生物药品方面成绩斐然，在生物技术的某些领域甚至赶上或超过了美国；日本目前已有65%的生物技术公司从事生物医药的研究，并取得了一定的成绩；新加坡、韩国、中国台湾在该方面也雄心勃勃。生物技术药物在治疗肾性贫血、白细胞减少、癌症、器官移植排斥、类风湿关节炎、糖尿病、乙肝、丙肝等发挥了重要作用。在生物技术药物中由于单抗对其靶分子的高度特异性，单抗药物用于治疗各种疾病的研究已进入蓬勃发展阶段。目前处于临床前、Ⅰ期研究临床与开发的各类生物技术药物中以单抗类制品为数最多。

二、化学药物仍是医药市场的主体

化学药物依然是医药市场的主体，呈稳中有升。化学药物占我国医药市场的比重也最大。化学原料药是医药产业的基础。据估计，每年全球非专利化学原料药市场的规模在100亿美元左右，年增长率约为7%。发达国家每年需要消耗大量的原料药，除专利药和附加值较高的品种外，其余需要进口。西欧国家的原料药生产能力很强，但随着环境保护的日益增强，正在通过合资、合同生产等方式将生产基地转移到其他发展中国家。随着人力成本的不断上升，环保问题日趋严重，日本原料药的进口也在不断增长。20世纪90年代末以来，中国与印度迅速崛起，成为原料药的出口国。

三、传统药物进入新一轮快速增长

从天然资源中寻求新药是新药发现的一个重要途径。我国有着丰富的天然药物资源，据不完全统计现有中药近12807多种，其中植物药占80%以上，已有200多种进行人工栽培，是新药筛选开发的巨大资源。天然药物有着千变万化和包罗万象的新结构类型化合物，往往

具有结构新颖性的特点，是筛选活性化合物和寻找先导化合物的重要资源。近年来，世界各国对天然产物（包括植物、动物、微生物、昆虫毒素以及人体内源性活性物质）和传统医药的重视程度不断提高，从中寻找和发现活性化合物已成为创制新药的有效途径之一。据统计，目前所用处方药25%与植物活性成分有关，在1984~1995年间FDA批准的31种新的抗癌药中，61%来源于天然产物或以其为先导化合物的半合成、全合成品。迄今为止，仅对10%的植物性中药做过比较深入的化学研究。国外一些大的制药公司和研究机构纷纷成立天然药物与传统药物研究部门，加快对天然药物与传统药物的现代研究，如日本对于中药汉方药的研究开发和利用就取得了较大的发展。目前国外大制药公司正大量收集已公开发表的天然产物样品，用现代活性筛选体系，如酶、受体、离子通道以及微生物等手段，重新进行活性筛选，以期发现过去没有发现的活性化合物。同时，开发以传统药物活性成分复合制成的新药，也成为新药创制的一个重要方法。

四、许多关键技术手段在新药研究开发中的应用

随着生命科学各个领域不断取得突破性进展，各种关键技术已在新药研究开发的各个领域得到广泛应用，特别是人类基因组计划初步完成后，后基因组时代的功能基因组学，药物蛋白组学给新药研究开发带来了更大的发展空间。随着对各种功能基因在人体生理生化及发病过程中所起作用的不断认识，越来越多的研究利用功能基因寻求药物作用的新靶点，进而发现新作用机制的新药，另通过转基因动物模型的建立，使得动物疾病模型与实际发病机制更为接近，更有利于提高新药发现的命中率。

量子力学、计算机科学的发展与药物学、结构生物学相互交叉，为合理设计药物提供了有效的技术手段。药物分子设计及计算机虚拟筛选借助计算机技术进行分子模拟、虚拟筛选、设计药物分子和建立药物预测系统，提高了新药研发效率。药物基因组学则利用基因序列数据，经生物信息学分析，高通量基因表达、高通量功能筛选和体内外药效分析等一系列技术方法，研究药物作用、毒性、代谢的基因调控机制和个性化药物作用遗传基础。

高通量筛选技术利用生命科学基础研究中发现的新靶点，研究细胞、分子和基因水平的微量、快速和准确的新型药物筛选模型和方法。结合自动化、高速和大批量的筛选方法可为新药研究提供大量的生物活性信息。

固相或非固相合成、微波合成方法等可快速建立各种具有分子多样性的化合物库，加快了药物先导化合物发现和优化的过程。手性技术、立体选择性合成、区域选择性合成、手性催化剂、立体选择性生物合成等对使得手性药物的制备更为快捷和便利，各种结构鉴定技术及分析技术的联合使用对保证药品的品质和质量发挥了重要作用。

新材料技术和纳米技术提供了更多可供选择的药用辅料。新剂型和新制剂的不断出现对更好地发挥药效，定时、定量、靶向给药以及降低药物不良反应对新药的研发起着重要的推动作用。

微生物代谢工程技术利用基因组学、转录组学、蛋白质组学、生物信息组学和代谢组学等技术，阐明微生物生物合成基因和微生物代谢途径，通过基因修饰、基因敲除以及代谢阻断等手段，对特定代谢途径进行修饰或改造或导入新的代谢途径，以取消代谢旁路，定向合成目标产品，提高效率和产量；或者用组合生物合成技术，对代谢工程产品产生菌的遗传基因进行改造，如替换、阻断、重组以及添减组件等，制造出很多潜在的先导化合物，获得新型活性物质，开发新一代微生物代谢工程产品。而代谢工程技术则建立在代谢组学、组合生物学和系统生物学等现代生物学重要理论和方法的基础上，被誉为继 DNA 重组技术、蛋白质工程技术之后的第三代基因工程技术。

在现代医药学迅猛发展的今天，许多疾病的诊断率不断提高，诊断时间也在提前，人们对疾病治疗的要求、愿望也在提高，因此对新药研究的质量和速度与日俱增。

20 世纪的新药发明创造加上医学的进步，已经使人类基本上摆脱了对常见病的恐惧，人均寿命几乎提高一倍。新药的研究开发在为医生和患者带来新的治疗手段与康复希望的同时，大量新产品投入市场，不断地推动医药经济的发展，并使之成为新兴经济的重要组成部分。近 40 年来，世界制药工业一直以较快的速度持续稳定增长。50~60 年代平均增长 150% 以上，70 年代达到 260%。80 年代以来，一直以每年 8%~10%的速度增长，高于其他化学工业的增长水平。2000 年全球药品总销售额达到 3080 亿美元，增长势头不减。同时，新药的研究开发也发展为高投入、高回报、高技术、高风险、长周期的新兴产业，受到举世关注。目前，发达国家研究开发一个新的化学合成药物，平均需要 2 亿~3 亿美元，费时 8~10 年，而一个成功新药的年销售额可达 5 亿美元以上。新药研究开发的良好前景吸引了越来越多的市场资金投入，也引起各国政府的普遍重视，视为经济增长的驱动力。

然而现在还有很多疾病的防治问题，如癌症的化学治疗、艾滋病和毒品成瘾，这既是医学问题也是社会问题，自身免疫病如红斑狼疮、类风湿性关节炎，老年的心脑血管病、代谢病和神经精神病等的治疗问题，有的尚待改进，有的还没有针对性的治疗药物。因此需要开发新的治疗途径和药物。过去和现用药物中，许多是前人留下的，新药中不少是偶然发现的。直到 20 世纪后半纪，临床上才开始着重根据病理生理和药理的原理，改变经验式用药为合理用药，药物化学才有效地根据分子结构药效关系，针对性地设计与合成新药。由于生物医学各学科已有很大提高，特别是分子生物学的飞速发展，也必将给医药学科的发展带来根本性的变革。

（陈晓光）

第二章　新药的发现和开发策略

面对竞争日益激烈的国际医药市场，发展我国的新药事业，必须总结新药开发的经验和规律，充分利用世界医学、药学、生物技术及管理科学方面的最新成果，制定我国创新药物开发策略，建立与发展自主的新药研究开发体系，走自主创新之路，研制具自主知识产权的新药，从医药大国转变为医药强国。

第一节　新药开发现状

新药是指在我国未上市销售的药品（创新药物）和仅在国外上市的药品。已上市药品改变剂型、改变给药途径或制成新的复方制剂的，按新药管理。

从近年来世界药物研发的现状可见，不断提升的研发以及市场开拓的投入，药品审批过程滞后导致专利保护期缩短，制药业面临日益增加的生存和竞争压力。美国无论是资金投入，还是新药研发数量均领先于其他医药大国，占据主导地位，其医药市场占有率由10年前的31%大幅提升至43%，新药研发的投入已高于市场开发的投入。日本仅次于美国，排名第二位。新药研发数量最多的国家亦为美国，其次为欧洲和日本。美国、日本、欧洲几个发达国家和地区消费仍占据全球药品市场的主要份额。世界药品市场销售额，2003年已突破4600亿美元，比2002年增长9%，预计未来的两三年全球药品销售额将超过7000亿美元。

尽管每年新活性物质研发经费大幅上涨，而上市的数量却未随之增加。20世纪60年代初期每年上市新药约100个，1996年53个，1999年35个，2002年29个，2003年31个，2004年仅22个，2005年30个，近4年来每年上市的新药平均亦不足30个。目前虽有较多的新药处于临床试验阶段，但成功进入Ⅲ期临床试验阶段的药物数量并不多。

我国的医药产业经过60年的努力，取得了令人瞩目的成就。“九五”期间实施的“新药研究与产业化开发”重中之重项目，使我国新药研究与开发能力得到了很大提高，基本形成了全国的新药筛选、安全评价和临床试验研究体系，按照国际规范的要求进行新药的研究。

“十五”期间，完善了新药研究开发体系，建立了新药开发的各个环节相应的技术平台，如筛选平台、临床前药效学和安全评价平台、药动学平台、临床试验平台、生物技术药物规模化制备平台、动物细胞表达产品大规模高效培养平台等。新型给药系统的研究、纳米技术生物药品的给药系统安全性的研究等取得了显著的进展。初步建立了我国药品不良反应监测体系。产生一批具有自主知识产权的创新药物，化学药和生物技术药一类新药有23个，占我国全部一类新药的67%以上。中药传承和开发研究取得了较好的进展，大力发展了高内涵、高通量中药筛选技术，临床前安全评价和临床试验平台，为实现我国药物由仿制向创仿结合、创新为主的战略转变，为医药产业的发展奠定了坚实的基础。

但从整体分析，我国医药工业与世界先进水平相比仍有较大差距，自主研发能力弱，创新能力低，有自主知识产权的新药还不足1%。新药基础研究多为仿制药品；研发周期过长；医药企业支持能力差，研发经费投入不足。这些差距严重制约了我国新药研发的速度。

“十一五”期间，是战略机遇与矛盾并存的关键时期，世界生物医学科学将产生一系列重大的突破，我国的医药学亦将面临最佳机遇。重大新药创制是我国一项大型科技计划，将重点支持新药研制和构建高水平技术平台，如靶标发现技术、新药分子设计技术、基因操作和蛋白质工程技术、中药现代化技术平台等，研制30~40个具有知识产权和市场竞争力的新药，初步形成支撑我国药业自主发展的新药创制能力和技术体系，提高新药创制整体水平，推动医药产业由仿制为主向自主创新为主的战略性转变，为人民提供更多安全、有效、质量可靠、可得的药品，积极促进我国医药事业的发展。

第二节 新药研究的特点

新药研究属于高科技领域，体现一个国家基础研究和前沿学科发展水平。它涉及化学、生物学、医学、药学、生物工程学、计算机等学科，以及超微量分离分析技术、细胞培养技术、基因重组技术、标准化技术等。新药研究又是一项系统工程，包括新药设计、工艺制备、质量控制、生产、药理筛选和药效、安全评价、临床试验等系列步骤，具有难度高、周期长、成功率低、投资多、利润高的特点。

一、难度高

具有新颖化学结构的一类新药创制的难度增大，且愈来愈大。化学药物开发的空间越来越窄，对于尚无有效治疗手段的疾病缺少有效的治疗药物。FDA评审要求更严、更高，项目增多，批准滞后。新药必须按照非临床研究质量管理规范（GLP）、临床试验质量管理规范（GCP）、生产质量管理规范（GMP）的标准进行研究，要求其安全性和有效性必须比现时常用的同类药物有明显的优点，还需要进一步探讨与新药作用相关的复杂生化反应过程和机制，延长了新药研发的过程，增加了新药开发的难度。

二、周期长

按传统研发模式所需研发资金和周期分析，新药先导化合物的发现，包括药物靶点的研究、化合物合成、筛选、化学结构修饰等，约需6年时间，再经结构优化，获得更高活性的化合物，考察其毒性，成为安全有效的候选药，花费2年左右的时间，再通过临床试验确证其安全有效，最后上市药用，需6年时间，这一全过程需14年左右、甚至更长的时间。

三、投资多

据统计，1981年全世界对新药研究与开发（R&D）投入为52亿美元，至1996年已达到450亿美元，1997年仅化学药投入就达到385亿美元。新药研究开发的投入逐年增加，但每年上市的一类新化学实体（new chemical entity，NCE）却逐年减少，因此每个新药的成本亦大幅度增加。1981年R&D费用为52亿美元，平均每个上市的NCE为1亿美元，到

1996 年 R&D 费用为 450 亿美元，平均每个上市 NCE 为 11.25 亿美元。近 10 年来，随着世界经济的发展，新药的研发费用又达到了一个新的高度。

四、成功率低

在新药研制的各个阶段都有被淘汰的可能，即使已经进入临床试验阶段的试验性新药（inestigational new drug，IND），随着上市及临床的扩大应用，不良反应进一步显露，也将有 1/3～1/2 要被终止研发，成功率仅 1/万，风险很大。据美国几家大制药公司不完全统计，以高通量筛选为例，发现新药的概率为 3/100 万～0.03/100 万，发现候选化合物概率为 1/万～1/10 万，其中进入Ⅰ期临床试验的概率为 20%，化合物由Ⅰ期临床试验进入Ⅱ期临床试验的概率为 33%，再由Ⅱ期临床试验进入Ⅲ期临床试验的概率为 50%。

根据美国全国工业联合委员会的调查报告分析，导致新药开发失败的可能原因有：一是由于新产品本身的缺陷未能满足患者需求，如使用的剂量过高，不良反应过大，对市场需求分析不够充分，成本超过预计等；另一是未能搞好市场营销工作，如未能把握上市时机，竞争者的反击，推销政策运用不当，以及来自仿制药的竞争导致拥有产权的医药企业市场份额的流失等。

五、利润高

新药开发的回报率是相当高的。一个成功的一类新药年销售额可达 10 亿～40 亿美元，其利润可达销售额的 30%以上。世界各主要国家都先后实行保护新化学实体（NCE）的药品专利制度，在专利期内无论采用什么技术路线或生产工艺进行仿制都属侵权行为，这种全面的药品保护策略限制了仿制药品的竞争，使掌握知识产权的制药商家独具专营权，在无更好的新药上市前能够一直获取高额的利润回报。

总之，世界制药业面临着严重的生存和竞争压力，狭窄的药物开发空间，太低的新药成功率，更高、更严的药品审批过程，使新药研发成本大幅度增加，新药上市后的有效专利期大大缩短等，在新药研究中提高研发效率和新药研发的成功性，是必须要优先考虑的问题。

第三节　新药的发现

我国药学科学的发展正处在由仿制向创新战略转移的重要历史时期，研制开发具有我国自主知识产权的新药将是今后我国药学研究的主攻方向。

一、发展化合物的活性筛选体系

新药研究与开发工作的重点应为加强筛选、追踪可供开发的有效化合物。作为开发前期的基础性研究，首先需根据生物学科相关基础研究的最新进展，建立和完善创新性的活性筛选体系和方法，确定活性评价指标开展筛选追踪工作。在尚无条件建立完全创新的筛选体系以前，先采取跟随创新策略，引进部分现成的方法，开展新药的前期基础性筛选工作，同时注重创新药物筛选体系和靶点的研究，借以发现可申请专利保护的新活性化合物，并提供进一步开发成为具有自主知识产权的一类新药。

在寻找新药先导化合物过程中，开拓适合我国国情的新药筛选思路。将体外活性筛选和体内功能验证相结合，对体外筛选有效的样品适时地配合体内实验予以评价，尽早排除和停止缺少开发价值的样品的研究。对有开发前景的样品，则做进一步的追踪工作。从新药研制的总体效果上看，这种模式与国外仅以体外筛选确定先导化合物的模式比较，投入的资金少，而新药开发的实际效率高。

二、扩大先导化合物的来源

尽快寻找可供开发一类新药的有效化合物是当前我国药学研究中面临的迫切任务。扩大先导化合物的来源，发掘可进行结构修饰和改造的模型化合物，在此基础上进行类型衍生化与系列设计。

（一）模型化合物的发掘

1. 筛选与偶然发现获得模型化合物　筛选是发现新药的第一步，是获得模型化合物的最大和可靠的来源。筛选以其方式分为体内筛选和体外筛选两大类。体内筛选使用特定的与疾病相关的动物模型进行，其针对性强，药效明确，评定标准统一，但筛选速度慢，用药量大，耗资多，所获信息量少，不能有效利用化合物资源。体外筛选可用离体器官、细胞、酶、受体或离子通道进行靶向筛选，速度快，直接与靶点作用，作用机制明确，避免体内代谢效应，用药量小。据统计已发展了10多个系统的功能和疾病500多种靶点，如外周及中枢神经系统、内分泌、炎症、血液和造血、肿瘤、心肾系统、胃肠系统、免疫调节、泌尿系统等的体内外模型和方法，为寻找新药奠定了先期基础。

有许多化合物在最初设定的模型上进行针对性筛选时未显出其功效，但并不表示它无活性。如采用多种模型综合筛选，即一药多筛，在一药多筛的研究过程中可能会发现它们的意外的生物活性，从而减少漏筛的风险，提高新药发现的概率。

随着筛选自动化技术和组合化学合成技术的发展，建立了细胞和分子水平的，如以酶、受体、受体后信使蛋白、基因为靶点的体外高通量筛选体系，其特点是：①可进行规模化样品筛选，药物漏筛率较常规筛选低；②被筛选的样品可直接作用于靶点，评价样品的强度和揭示作用机制；③样品用量少，一般在10^{-6}g级，成本低；④采用自动化技术、信息、数据处理、储存、显示等计算机软件，多孔板、多通道法微量测定技术，检测方法灵敏快速，测定指标如受体与配体结合力和细胞功能状态、细胞内钙浓度、细胞内pH、膜电位、膜的离子流动等，检测信号有放射性、颜色、发光、荧光等；⑤实现高度自动化操作，每天可以完成数万甚至数十万个样品的活性检测，极大地提高了药物的筛选速度、筛选效率和准确性。但获得的结果可能存在着假阳性，此外，化合物数量供给不足也使其应用受到一定的限制。

新发展的虚拟筛选技术是借助于超级计算机的强大的计算能力，采用三维药效基团模型搜寻或分子对接的方法，从化合物数据库中寻找可能的活性化合物，通过合成或分离提取获得所需化合物，再进行生物活性检测，发现先导化合物。

虚拟筛选技术较之高通量筛选技术具有更大的优点：提高活性化合物的富集度和命中率，减少待筛样品数量，降低研发费用。有学者利用虚拟筛选技术，对小分子化合物库和天然产物数据库内的240万个化合物进行二轮虚拟筛选，选出得分高的600个化合物，依据“类药性”原则和合成可能性，又从中挑选出150个化合物进行实验研究，发现4个化合物活性高于格列酮类抗糖尿病药物，具有进一步研发前景。无论是利用高通量筛选技术或是虚拟筛选技术筛选得到的活性化合物，均需用多种方法复筛和体内模型进行验证，评价化合物开发可能性。

偶然现象为新药发现提供了重要的机遇，如青霉素，是在实验室研究葡萄球菌时无意中发现的抗微生物药；氯丙嗪，是抗组胺药异丙嗪在临床治疗过敏性疾病时意外观察到具有消除幻觉的作用而后开发成功的抗精神病药。把握住研究中出现的意外现象，科学判断产生的原因，就将会发现每一个偶然现象后的必然性结果。

2. 从天然产物中获得模型化合物　从天然产物中发现模型化合物进而研发创新药物是行之有效的重要途径。天然产物特有的化学结构复杂性和生物活性多样性，奠定了从天然产物中研发创新药物的成功概率。我国中药资源丰富，现有种类已达12 800多种，其中药用植物11 100多种，药用动物1581种，药用矿物80种，从中得到了很多药理活性极强的物质，如从中药青蒿中得到的抗疟药青蒿素，从千层塔中分离得到的治疗阿尔茨海默病药石杉碱甲，源于中药五味子的抗肝炎新药联苯双酯和双环醇，芹菜籽中获得的治疗缺血性脑卒中的丁苯酞，抗胆碱药山莨菪碱，以及吗啡、奎宁、阿托品、棉酚、紫杉醇、麻黄碱等都已用于临床。我国50年来研制的新药中，90%以上的新药与天然产物有关，显示从天然产物研发新药的潜能非常巨大。据统计，1982~2002年期间，在全球上市1000余种小分子药物中，55%系来自天然产物或其衍生物，其中6%直接为天然产物。世界畅销的25种药品中，12种为天然产物或其衍生物。

中药及其方剂是开发新药的宝库，选择确有疗效的验方和名优中药方剂，以中医药理论为基础，遵循中药方剂的配伍规律和特点，与现代医药科学技术结合，研制中药新药，是开发创新药物的捷径。沿着这一途径开发的新药有：①传统方剂中药新药：按固定的制剂工艺制备，确定质量标准，完善质量体系，经临床前和临床安全评价后用于临床；②组分配伍中药新药：经分离提取并筛选有效组分，进行组分配伍和优化、安全性评价和机制研究，研制成中医药特色明显、配伍合理、成分清楚、机制明确、安全可控的组分配伍中药新药；③新的单体的天然药物或化学药：这种开发中药新药方式的优势在于，药效物质基础基本明确，作用机制相对清楚，临床适应证较确切，安全有效，质量可靠，有望以结构新颖、作用独特的创新药物进入国际主流医药市场。

微生物和海洋生物资源的合理开发也是获得模型化合物和新药的丰富来源，在天然产物的开发中占有重要地位。海洋是天然产物的巨大宝库。海洋中约有40万种生物，这些生物由于特殊的生态环境，常常具有新颖的化学结构和生物活性，为新药的研究提供了大量的先导化合物和候选物。研究的海洋生物品种主要为无脊椎动物和微生物，活性天然产物的结构类型多为萜类、甾体、多糖、多肽类、生物碱等，已发现2000多种具有抗肿瘤、抗病毒、强心、降脂、抗炎、抗高血压和免疫调节功能等的生物活性物质，已有700种中成药组方中含有海洋生物，如从褐藻中分离并经化学修饰的硫酸多糖911可阻断病毒在宿主细胞上的吸附，干扰反转录酶的活性，提高免疫功能，而发挥抗艾滋病作用；从三亚海绵中分离到3个新的二倍半萜，其中一个具有抗白血病细胞株P138活性，IC_{50} 5μg/ml。有计划地开发利用海洋生物资源，加强海洋生物资源的调研，提高海洋生物活性物质的研究水平，发现新的先导化合物和候选物，是海洋新药研发的重要工作。

3. 由研究生命基础过程中发现模型化合物　生命过程是通过内源性生物大分子，如酶、核酸、受体、蛋白质等与外源性生物活性物质，如激素、神经递质、药物、毒物等的相互作用和调控的过程，以内源性活性物质为作用靶点的新药研究取得了重要的进展，如花生四烯酸及其代谢产物、肽类、兴奋性氨基酸等为靶点，设计合成受体阻滞剂和激动剂、离子通道阻滞剂和激活剂、酶抑制剂和活化剂，是当前靶向药物研究的新思路。

受体特性、结构和生物学功能的研究和阐明，为发现新药提供了坚实的理论基础和可靠的物质基础。受体学说表明，受体被配体占据而形成络合物，是信息传递、转导和产生生物效应的依据，从受体理论和配体的分子结构出发，探索配体与受体相互作用的基团间匹配的规律，寻找特异性受体阻滞剂和激动剂成为当前新药研究的热点。迄今已作为药物治疗的靶点约有500个，其中受体，尤其是G-蛋白偶联受体（GPCR）占绝大多数，约占目前已知药物靶点的1/5。

如抗癌靶向药物的设计与制备，以受体的配体为药物载体，制备药物载体共轭物，借助于受体与配体专一性识别和结合的受体机制，将有效药物选择性地引入至特定的靶组织，使药物或毒素在靶区浓集，从而大大增强药物的作用，同时又减轻药物对非靶区的损伤，人们将靶向给药系统誉之为“药物导弹”。如柔红霉素与含半乳糖残基的人血清白蛋白连接成共轭物，选择性地导向肝细胞，药物在肝细胞内释放，以治疗肝癌。基于配体药效基团模型的有机小分子三维结构数据库搜索技术和基于受体结构的分子对接技术的计算机模拟筛选方法，配合体外受体结合试验，能大大提高发现靶向分子和模型化合物的命中率。以表皮生长因子受体（EGFR）作为肿瘤治疗的特异性分子靶点，已研发成功靶向受体胞外配体结合区从而阻止配体结合的单克隆抗体（IMC-C225）和抑制ATP结合至受体酪氨酸激酶，从而阻断酪氨酸激酶活性和自身磷酸化的小分子酪氨酸激酶抑制剂（ZD1839）。

体外放射受体结合分析法已被世界上很多制药公司和实验室用于常规药物筛选，成功开发了不少有效药，如以多巴胺受体筛选抗精神疾病药物，白三烯 D_4 受体筛选抗哮喘药，组胺 H_2 受体筛选抗溃疡药、γ-氨基丁酸受体筛选抗癫痫药，阿片受体筛选镇痛药，GABA受体筛选抗焦虑药，α肾上腺素能受体筛选抗抑郁药，β肾上腺素能受体筛选抗高血压药等。如利用胃壁细胞膜上的组胺 H_2 受体，开发出第一个组胺 H_2 受体阻滞剂丁咪胺，经结构优化，得到抗溃疡作用更强的雷尼替丁和法莫替丁；治疗偏头痛药物5-羟色胺受体激动剂舒马曲坦和新型抗炎免疫药 LTD_4 受体阻滞剂扎鲁斯特等。

受体药物的研究，促进了对受体自身结构和功能的研究，随之发展的正电子发射断层显像技术（PET）是研究受体的有力工具。通过与受体结合的示踪剂可测定受体数、亲和力以及药物的作用等，利用PET已证明抗精神病药螺哌隆可阻断脑内多巴胺 D_2 受体，观察到脑内多种受体，如 D_2 受体、阿片受体的状态和分布。可以预见，PET的应用将有助于解释药物作用和疾病的发病机制。

4. 从药物代谢过程中发现模型化合物　机体内新陈代谢的多种化学反应几乎是在酶的催化下完成的，每一种酶都有其特异性抑制剂和活化剂。机体的新陈代谢过程正是在这些正负调控因素的作用下达到稳定。因此，酶的特异性抑制剂的研究也是寻找新药的重要途径。

药物进入体内后，一些药物是以其原形发挥药理作用，另一些药物在体内代谢过程中因代谢转化而失活，或生成药效高于原形药物的活性代谢物。因此，利用代谢后形成的活性化合物作为模型化合物是寻找安全有效的新药的快捷途径，如百浪多息代谢后生成活性化合物磺胺，以其为模型化合物，经结构修饰获得了一系列的抗菌药。非那西丁因其肾毒性从市场撤出，但其代谢物对乙酰氨基酚具有与非那西丁同等的镇痛作用而肾毒性较非那西丁低，已研发为常用的解热镇痛药——泰诺。

加强药物代谢特性和代谢物的研究，对创制新药，如指导药物设计和结构修饰，具有重要的意义。此外，在新药研发早期介入候选物的药物代谢和药物动力学研究，可避免在进入开发阶段后因其不良的药代特征而遭淘汰的风险。

5. 通过现有药物的药理作用及其机制发现模型化合物 对现有药物的不同结构类型与药理作用进行总结，发现产生药理活性的结构骨架和基团，从而发现模型化合物，这是发现模型化合物有效而重要的途径。

依据药物作用机制，即依据药物的作用靶点和途径寻找模型化合物，代替单凭偶然机会筛选的方法，可减少盲目性，提高命中率，对新药开发具有方向性的指导意义。如免疫性炎症时，花生四烯酸代谢途径中的环氧酶和脂氧酶活化产生前列腺素、白三烯等炎症介质，导致炎症的发生和发展。以环氧酶和脂氧酶为靶点设计和研发的环氧酶、脂氧酶抑制剂和环氧酶/脂氧酶双酶抑制剂已作为新型抗炎药用于临床。

（二）模型化合物的衍生化与系列设计是研发新药重要的方法

1. 模型化合物的衍生化 计算机辅助药物设计（CADD）在药物研发过程中，包括新靶标的发现与确证、先导化合物的发现与优化等取得了重要的进展。以某种或多种可以进行结构修饰和改造的模型化合物为对象，从受体和酶的药理作用模式、构效关系（SAR）及定量构效关系（QSAR）规律、分子特征分析与三维立体结构选择等方面进行显效的基本结构与三维立体结构构型和构象的设计，采用计算机模拟，拟定可能具有生物活性的化合物。在考察其合成的可能性后进行合成，并考察其相关的生物活性。在此基础上，再进一步运用统计数学计算方法进行结构类型分类，确定显效结构及新的模型化合物，进而获得具有预期药理作用的先导化合物。

衍生化的方法有：

（1）利用生物电子等排原理：生物电子等排体，不仅具有相同“外层电子”数（同价），且其分子大小、分子形状（包括键角、杂化度）、构象、电子分布（包括极化度、诱导效应、共轭效应、电荷、偶极等）、脂水分布系数、解离常数、氢键形成能力和化学反应性（包括代谢相似性）等方面亦存在相似性，如脂水分布系数（如 p）相近的等疏水性等排体、电性效应参数（如 sm）相近的等电性等排体、立体效应参数（如 Es）相近的等立体性等排体、多种性质相似的等电性-等疏水性-等立体性生物电子等排体、构象相近的等构象性电子等排体，这些参数与生物活性之间存在重要的相关关系。等构象性电子等排体的等构象性可用 X-射线单晶衍射数据来表达，如分析 β-内酰胺类抗菌活性的构效关系发现，当 β-内酰胺键上的氧原子与羧基的碳原子或磺酸基上的硫原子的距离介于 3.0~3.9Å 时，具有抗菌活性；若二者之间的距离大于 4.1Å 时，则失去抗菌活性。羰基、羧基、羟基、邻苯二羟基、卤素、硫醚、硫脲、甲亚胺等化学结构也存在生物电子等排现象，可相互取代。

（2）统计图像识别（patten recognition）：运用多变量统计方法，根据研究对象某些特征进行识别并分类，称统计图像识别或统计模式识别。通常采用已知类别的图像（样本），运用统计数学方法，以基本结构（骨架结构）为重要特征，设计识别方案，使方案对已知类别的图像能正确识别，或在某种意义下错误识别的可能性最小，这一过程称为模式分析及分类。据此可对任一未知类别的图像判定其所属类别。

（3）三维空间设计：是以受体或酶的结构为模型而发展起来的一种类型衍化方法，也可推测未知结构的受体和酶。

1）对于已知结构的受体和酶的设计过程：

根据受体和酶的结构模式，探讨其三维结构要求，在此基础上，设计新化合物，通过X-射线单晶衍射分析，获得分子的最低能量的构象。

进行构象分析：对结构进行优化，得到分子孤立态优势构象及静电势分析。不同构象中各个相互作用的原子或基团间距离不一，使整个分子能量不同。不同能量的构象与相应的受体和酶作用，便可产生不同的药理学效应。测定晶体结构参数，用量子化学或分子力学程序计算出不同构象的能量，经优化获得适宜的构象。

推测活性构象：药物与受体和酶结合不一定均为最低能量的构象形式，与受体和酶结合的构象称活性构象，其能量介于孤立态能量与最低能量之间。经常通过孤立态能量计算，推测出各种低能量的构象，并与受体和酶模型结合，其互补最佳者，即为药物分子的活性构象。

根据活性构象，设计新化合物：利用计算机系统精密计算可能的构象及与分子结构相关的性质（如能量、电荷密度、分子体积、分子表面积、相互作用常数等），再对设计和合成的新化合物进行生物活性检测，以验证所推测的活性构象的精确性和可行性。

2）对于未知结构的受体和酶的设计过程是采用活性类似物的活性结构类比法策略：

选择具有相似生化或生物效应的系列化合物，利用X-射线单晶衍射测定结构。从中确知手性排列、分子间及分子内的氢键、电子云密度分布、构型与构象等信息，以及最低能量的构象等。

药效基团（显效骨架）及活性构象的初步确定：在一系列活性化合物中，根据上述晶体结构分析所得信息（如取向、电荷密度、构象等），抽引出某些特定的结构（显效骨架），即得共同的药效基团，由此设想受体和酶的作用模式及其活性构象。

根据设想模式及活性构象，设计新化合物，经合成后再行生物活性检测，验证活性构象与受体和酶模式的合理性。采用量子化学、分子力学和计算机图形学有关程序，进行分析，使设计的受体和酶的模式具有更大的预见性。

2. 系列设计　在确定具显著活性的化学结构类型后，即可进行最佳化合物的系列设计。

（1）选择合成对象：以活性显著的结构类型为基础，结合药理作用，分子特征分析，SAR及QSAR结果，取代基聚类分析与三维立体结构研究，确定基本结构、取代基、立体构型及构象，拟定可合成的化合物。

（2）考察合成的可能性。

（3）确定生物活性检测方法及评价指标，并进行检测。

（4）化学结构参数的选择：对物化参数、量子化学参数、拓扑参数及化学结构标示符等参数，通过统计数学方法（聚类分析与因子分析）进行选择，并确定进入定量构效关系（QSAR）计算前的诸种参数。

（5）QSAR 方程的求得：采用逐步回归分析和逐步判别分析等统计数学方法获得 QSAR 方程。

（6）活性预计及新合成对象的确定：选择预计活性较强的化合物进行第二或第三轮的合成与试验，以获得最佳活性化合物。

有研究利用 21 个 DHDMBF 类的环氧酶-2（COX-2）及 5-脂氧酶（5-LOX）双重抑制剂，进行定量构效关系分析，建立了预测性较强的 QSAR 模型，据此模型设计合成了一系列 COX-2/5-LOX 双重抑制剂，药效结果确证这些化合物为设计开发安全有效的非甾体消炎药提供了实验依据。

3. 通过对已知药物的结构改造　可以获得药理活性更强或具有新的药理活性的新药，如对吗啡结构改造得到镇痛作用比吗啡强的芬太尼和二氢埃托啡；吗啡结构修饰物右美沙芬和氟哌啶醇已分别作为镇咳药和抗精神病药在临床使用，增加了吗啡的药理功效。选择性作用于 β_1 受体的抗心律失常药普拉洛尔（心得宁），是通过对 β_1 和 β_2 受体阻滞作用缺少选择性的普萘洛尔（心得安）的优化获得的。

对消旋化合物拆分的研究，是研发新药的一种捷径，如分离光学异构体的活性异构体可能将获得较原药剂量小而毒性低的新药。

三、新药研发中的分子靶向策略

寻找新的药物作用靶点是新药创制的前提。一个新的药物靶点的发现预示着可找到作用机制和化学结构全新的药物，揭示疾病的发病机制及提供防治疑难病症的新的诊治方法。

随着生命科学的发展以及生物技术的进步而引出的新的药物靶向策略，渐渐取代了以往传统式的药物设计和化学修饰模式，采用某一被认为与某种疾病相关的生物分子为靶点进行筛选的方法，以期获得选择性高、特异性强、不良反应小的药物。

疾病特异性蛋白的发现，为药物设计提供了丰富的靶点。通过比较药物作用前后蛋白质谱的差异，从中发现有效的药物作用靶点或相关疾病的分子标志物。据粗略估计，有 5000～10000 个药物潜在靶点，而已开发成功的靶点仅有约 500 种。研究表明，90%的药物潜在靶点为蛋白质。

新的药物靶点可能来源：

（1）新基因靶点：利用计算机从表达序列标志数据库（EST）和基因序列数据库中寻找新的药物靶点，并用经典的克隆方法确认。

（2）转录水平的靶点：采用 RNA 干扰技术、基因芯片技术筛选鉴别诸如核酶、反义寡核苷酸、小干扰 RNA（siRNA）等反映 mRNA 表达水平的基因靶点。

（3）蛋白分子靶点：发光辅助激光灭活技术、双向凝胶电泳和蛋白质微阵列技术可发现包括抗体和胞内抗体、寡聚核苷酸适配子、多肽以及蛋白质在内的分子靶点。

首先从基因组中拉网式搜寻，发现靶基因，确定靶基因氨基酸序列和靶蛋白的三维结构，通过组合化学和高通量筛选，确定靶蛋白功能活性及药物作用的可能结构，再通过拉网式搜寻化合物库，将批量发现蛋白质药物和小分子药物的先导化合物，经进一步结构优化获得理想的候选药物。

分子靶向策略常采用亲和层析技术，并与蛋白质谱相偶联的方法，分离纯化细胞中与药物分子结合的单一或多个蛋白质靶点，或运用计算机辅助的定向药物设计，以组合化学合成为基础的高通量筛选、高内涵筛选，例如，将生物靶分子的三维结构输入计算机，运用计算机程序，如 PASS（prediction of activity spectra for substances）程序，与现有化合物分子进行配对，寻找先导化合物，再经结构优化获得理想药物。有学者运用 PASS 程序，将小分子药物与计算机库中生物大分子结构进行拟合，预测了 780 种已知生物活性的药物的药理学、作用机制、毒理学，发现其预测精确率高达 85%。

利用分子靶向策略已有不少上市新药，如治疗免疫性炎症的抗 TNF_{α} 抗体 Remicade，治疗类风湿性关节炎的 COX-2 选择性抑制剂塞来昔布、罗非昔布，治疗结肠癌的抗 VEGF 抗体 Avastin，治疗慢性髓样粒细胞白血病的酪氨酸蛋白激酶抑制剂 Gleevec 等。

但分子靶向策略只针对某一生物分子在病理过程中的作用，忽视了机体在病理状态下涉及多个分子表达和功能的异常，此由单一靶点获得的新药疗效往往不很高，甚或引起新的失衡，如 Gleevec 在治疗慢性粒细胞白血病时产生的耐药性。分子靶向策略还忽略了靶点自身的生理功能对机体的影响，而导致不良反应，如高选择性 COX-2 抑制剂罗非昔布，因对 COX-2 活性过度的抑制作用诱发致死性心脏毒性而从市场撤回。

在新药研发中考虑多分子靶向策略似较单分子靶向策略更加合理，克服单分子靶点存在的风险，在许多现已开发成功的“单靶点药物”中实际上是属于多靶点的药物，用于治疗慢性髓样粒细胞白血病药物 Gleevec，既选择性抑制 Bcr-Ab1 酪氨酸激酶，又能激活血小板源性生长因子和 Kit 激酶。中药用药强调疾病的整体性和多药协同作用，符合多靶点的作用模式。

多分子靶向策略不仅考虑某一分子功能，而且考虑和邻近分子间的相互作用，可以找到同时作用于多个靶点的药物，从而提高药物治疗指数，使药物在较低剂量下获得安全有效的治疗效果。

四、影响新药发现的因素

（一）筛选模型

建立筛选模型和技术是创新药物研发阶段的重要环节，无论新药是来源于天然产物或是合成化合物，研究的第一步是依据人体疾病发病病因、发病机制、药物作用机制、酶和受体的结构，设计并建立模拟人的生理病理过程的有效的灵敏的筛选模型和方法，发现它们的药理活性。目前，人们已建立了许多整体、离体、细胞乃至分子、基因水平的筛选方法，进行针对性地筛选和综合筛选，充分发现药物的生物活性，以减少丢失或漏筛有效药物的损失。

由离体器官组成的多种药效学模型，因其药物直接作用于靶部位，反映药物的作用机制，无被体内代谢而失效的风险，且用药量少，灵敏快速，而被广泛用于药物筛选，特别适用于大量样品的初筛及构效关系的研究。

在用离体器官和培养细胞筛选以酶和受体为靶点的药物时，常以引起最大效应的 1/2 所需浓度，即半数有效浓度（EC_{50}）来评价药物活性，EC_{50}值越小，则示作用越强。但离体模型不全都能反映体内的药理作用，两者之间常有较大的差别，有时体外筛选有效，但整体内却无效，因此，在试验新药药效时，不可单凭体外试验结果下肯定或否定的结论，而必须通过两种以上模型，其中一种必为整体的正常动物或病理动物模型来验证和评价。

目前，人类许多疾病，如抑郁症等，还无相应的动物模型，有些动物模型与人的病理实质仍有较大的差别。在人体有效的药物，在动物模型上却得到阴性的结果，由此造成好药漏筛的损失是难以估算的。建立一种好的动物模型对寻找新药是十分重要而有价值的。

有效的动物模型，不仅在比较生理学方面与人体接近，而且在比较药理学方面也应与人体近似。不仅考虑药物代谢与人近似程度，而且应考虑动物与人对药物敏感性的吻合程度，力求使动物模型接近人体的实际状态。

（二）动物

临床前药物的药效是用动物，如大鼠、小鼠、豚鼠、兔、猫、犬等进行评价的，这就要求所用的动物必须是健康的，以避免因不健康动物产生的异常反应干扰对实验结果的分析与判断。

不同种属动物有不同的生理特点，对药物反应有较大的差异，而且同种动物不同品系之间，甚至同一品种不同饲养条件亦存在差异，从而造成药物作用强度，甚或是有效与无效的质反应的差异。在分析实验结果时，应考虑这些因素对药物反应的影响。还应选择那些最适于观察某种药理活性的动物作药效学试验，如鸽子用于研究药物的呕吐反应，豚鼠用于抗过敏药物的研究。也有利用自发性疾病模型，如高血压鼠、糖尿病鼠等来评价药效。动物的性别、年龄等也是选择动物时需考虑的因素。

新药临床前药理学和毒理学结果大多数是在动物体上获得的，它为人体试验提供了基本的药效和毒性反应，这基于人和动物对药物的反应有较多的种属相似性，新药在动物体上反映的药效，一般也能在人体有所表现。同样，临床上发现的药效，在动物模型上也可能得到反应。但人与动物之间对药物反应存在明显的种属差异。例如，分析不同药理作用的六种药（抗生素、合成抗生素、镇静药、中枢抑制药、抗氧化剂及皮质激素）在犬和大鼠实验中发现其真阳性率并不高。500 例病人观测到的 53 种药物反应症状，其中大鼠预测 18 种，占 34%，犬预测 55%，犬和大鼠同时预测的反应症状也仅占 57%，出现更多的是假阳性和假阴性结果。从上述实验资料表明，人和动物对药物的反应存在明显的种属差异。在评价临床前药效时须在多种动物体上进行，出现的阳性结果概率越高，对人体有效的可能性也越大。

在临床试验前，需对临床前毒性资料作充分分析，预测在人体可能发生的效果和风险，制定合理的人体试验方案，保证在安全有效的前提下进入临床试验。但是，人们即使对药物进行了详尽的研究，也不可能由动物实验全面准确预测人体对药物的反应性。当用于人体试验时总不可避免地要冒一定的风险，这种风险不仅来自潜在的毒性，而且也来自潜在的药效的缺失。

在临床试用时，不可只局限于观察动物实验中出现过的毒性反应，因为有的毒性反应，如头痛、乏力、精神神经症状等难以在动物身上反映，必须全面严密观测、发现尚未预料的毒性反应。并选择多种动物同时作毒性试验，或者在可能条件下选择与人体最近似的敏感动物进行试验，以获取更多更可靠的信息供临床参考。

在新药临床研究中，由临床前动物药理学和毒理学实验结果外推至人体，是一项既复杂而又困难的工作，必须慎之又慎。

（三）剂量

在动物试验中，剂量的选择是很重要的。剂量太小，不能准确反映药物功效；剂量太大，即使有效，但因临床达不到剂量的限度，缺少实用价值，甚至导致严重的毒性和不良反应。量效关系的研究将为剂量的设计提供可靠的实验依据。

在进行量效关系研究时，常以引起最大反应的一半所需药物剂量（体内）或浓度（体外）称为半数有效剂量（ED_{50}）或半数有效浓度（EC_{50}），ED_{50}或EC_{50}越小，则作用越强。在评价新药时除药效外，另一种重要指标，即毒性，以导致动物死亡一半所需药物的剂量（LD_{50}）评价，此值越小，毒性越大。新药的安全有效性常用“治疗指数”加以评价，即LD_{50}/ED_{50}之比值，比值越大，则安全性越高。

由于动物和人对药物敏感性不同，产生相同药物作用所需剂量有较大差别。动物与人之间剂量换算的方法主要有三种：①体重法：以体重作为校正因子比较种属间的剂量差别，该法准确性较差；②体表面积法：因药物在体内的浓度与代谢速率与体表面积相关，由体表面积法推算出的人的剂量较体重法合理且精确可靠；③药代动力学法：血药浓度与药效、毒性之间存在显著的相关性，比较不同种属动物药动学参数，研究药动学与药效学相互关系，对设计早期临床试验及评价从动物到人、从人到动物的种属差异性具有重要的预测价值。

用不同种属动物药物吸收、分布、代谢和排泄过程，预测人体的毒性反应的方法，可根据两种药动学模型：一为在给予一定药物剂量下，以血药浓度或曲线下面积（*AUC*）为基础的房室模型；另一为以对动物和人体中药物吸收、分布、代谢、排泄全过程进行综合分析的生理基础的药动学模型。前者用动物 *AUC* 与人体 *AUC* 比值预测人体毒性比房室模型精确，但较复杂。原则上，从动物剂量外推至人体时，首次用药剂量应小于犬或猴的最大耐受量，一般约取犬或猴的最大耐受量的1/5~1/10，甚至1/20~1/50。有人用 Blackwell 法计算，即用两种动物最小有效量的1/60、LD_{50}的 1/60，慢性毒性（大鼠、犬）出现毒性的剂量的1/60，这三个 1/60 中最小的 1/60 作为人用初始剂量。也有报道，以不出现毒性的剂量的1/10~1/100作为首次人用剂量。

外推法预测的剂量原则上应尽量小些，耐受性的最大剂量一般以临床应用该类药物单次最大剂量为限。这是一项有风险性的工作，必须充分估计到人与动物对药物反应的差异，以安全为原则。

（四）统计学处理

在实验结束后应对所得到的数据进行统计学处理，使对新药的评价有客观的可信的结论。在开始设计实验时，必须符合随机、对照、重复三大原则，预先选定统计学方法和计算机处理程序。如果实验设计不合理，实验方法不准确，数据不可靠，只是机械地套用公式，亦将对新药评价得出错误的结论。

1. 对照　良好的实验设计必须有严格的对照，这在新药评价中尤为重要。对照组与实验组或治疗组的区别在于：除不给试药外，其余条件均相同。对照组应包括模型或手术对照组、溶剂或赋形剂对照组和阳性药对照组，避免制备药物时所用溶剂可能产生的某种作用影响对药物疗效的正确判断。

在评价新药有效性时，尚需与药典上记载的或临床上公认有效的药物进行比较，设置阳性药对照组，其目的：一是与已知药物比较作用强度；另一是考察所用试验方法的灵敏度及可靠性，可以根据已知药物的反应排除假阴性和假阳性的错误结论。

临床试验又不同于动物试验，后者采用同一动物，造型单一，无其他疾病干扰，更无主观心理障碍影响，而人，则因社会、环境、情绪等诸多因素，影响药物的疗效。在临床试验中，需设置由无药理活性的物质，如乳糖、淀粉等组成的安慰剂对照组，旨在为了区分药物本身的药理作用和人的精神因素的作用，排除非药物引起的治疗效应和不良反应（称为安慰剂效应）。临床用药发现，安慰剂对某些病人有较强的心理和精神上的作用和治疗效应，造成药物临床试验中的假阳性，一般可有30%~40%的疗效，平均疗效为35.2%±2.2%，镇痛药的安慰剂效应甚至高达60%。

因此在对新药的临床试验中设置安慰剂对照组，以利于对新药的科学评价，但前提是不损害病人，通常只用于轻症病人，对重症病人还应以已知有效药物为对照。

2. 随机　动物或临床试验对象，在对照组或治疗组的分配必须符合统计学要求，严格遵守随机分配原则，力求组间可控条件均衡一致，减小分配误差，使产生的可变因素具有可比性。

3. 单盲和双盲技术　为保证新药试验结果的可靠性、真实性和科学性，在实验设计中采用单盲和双盲技术。接受的是实验药还是对照药，在单盲试验中仅对试验者保密，而双盲试验中对研究者和试验者双方均保密。直至试验结束时才作统计学处理，不致因病人或/和医生主观偏因造成假阳性或假阴性的错误分析。

随机、对照和双盲试验是目前临床试验中广泛应用的方法，可以避免包括主观偏因在内的非药物因素对药物疗效的影响。除主观偏因外，还有如条件误差等客观偏因，必须对临床结果加以综合分析，方能得出公正的结论。

4. 重复性　实验条件，如动物品系、实验模型和方法、观察指标、判断标准、药物剂量、剂型、使用的试剂、仪器，甚至是实验人员操作技术以及熟练程度等，均应确保稳定、规范，控制一致，多次实验能获得近似的结果。如数据不能重复，则其实验结果将无应用价值。若因人为的因素造成新药的漏筛，将是极大的损失。

五、新药研究与临床试验中的医学伦理学问题

对于从事新药研究，特别是临床研究的科学工作者，因试验对象是人，健康人或病人，在任何情况下，从维护他们的权益出发，要使受试者在只冒最小风险下获得最大的预期效益，保证受试者的绝对安全。

拟上临床试验的新药必须备有充分的药效学及毒理学资料，证明其安全性和有效性，经国家药政管理部门审批后方能进行临床试验。临床试验前应有周密的人体实验计划，对试验目的、解决的问题、病例选择、给药剂量、评价指标、中止试验的处理、对照组的设置、受试者的权利等有明确的规定，对方案的可行性充分论证后始做人体试验。医生必须向受试者说明试验目的、方法、意义，可能出现的不良反应、不适，甚至意外事故发生的可能性，当受试者接受医生的说明，且表示同意，方能在其体内进行试验。受试者也有随时退出试验的自由。医生在对待受试者问题上，应一切以安全有效为原则。

对于临床前药效学及毒理学中的动物试验须有科学合理的实验设计，尽量做到以最少的动物获取最多的信息，避免动物不必要的牺牲。

第四节 我国新药研发的应对策略

新药研发是高投入、高风险、高回报的产业，西方发达国家的制药企业资金雄厚，可承受这种高投入、高风险的研发模式，但我国新药研发经费投入、创新能力和技术力量等总体水平明显落后西方发达国家，如仍沿用传统的开发模式，最终将导致中国医药行业完全被西方发达国家医药企业所垄断的局面。欲摆脱中国制药企业的落后状态，必须采取我国自己的创新药物开发策略。

一、加强社会资源合理配置

在新药研究的全过程中，单独依靠某个医药研究机构或制药企业很难高效率完成新药研发工作，需要加强社会资源合理配置，提高新药研发效率，新药研发机构、药品生产企业和药品流通企业发挥各自优势，实行优势互补。

以政府为主导的管理监控体系，做好宏观调控，发挥第一推动力和市场调节作用，提升国家对现有研发的政府服务职能。加大对科研院所基础研究的创新投入，支持企业的创新项目和活动，制定产业创新思路，采取金融手段推动技术创新，承担必要的风险投资，提高新药研发效率和成功率。

药品生产企业在其规模和能力还难以承担新药研发的高风险，还不能在医药技术创新主体的情况下，走联合协作、合同研究、共同发展的道路。充分利用科研机构人才和设施以及相关的学术信息网络，积极调整新药研发管理模式，逐步从以生产成本质量等工业化关键环节为中心转为以技术创新为中心，采取多种形式的项目合作、技术合作和技术引进，拓展企业的规模和能力。

新药研究机构，例如国家科研机构和研究型大学为主的药物研发创新体系，以与企业合作的研究方式将研究成果付诸实施，负责并完成临床前和临床研究的专业化运作，实现具有良好成本效益的快速产品开发。各个创新体系主体间形成功能互补、人才交流、信息与基础设施共享、合作研究的良好关系。

二、引入合同研究机制

新药研发过程中，引入具中介性质的合同研究机制，对规范化配置社会新药研发的社会资源，服务于并支持创新系统是十分必要的。

合同研究组织（contract research organization，CRO）的形式是与科技专业化、多样性的发展方向相适应而产生的，20 世纪 80 年代早期起源于美国，是为医药和生物技术公司提供与药物开发有关的各种专业性服务机构，它由某一方面的专家、医生、技术人员和管理专家发起建立的一种组织。CRO 的职责已由几年前的化合物筛选服务发展至新药研发全过程的组织实施，负责新药研发项目的立项调研工作，并以合同研究方式将新药研发的技术性工作给予有优势的与 CRO 订立合同的研究机构，形成优势互补，分工协作的运作模式。这种以中介机构运作的方式能适应和满足新药研发 GLP/GMP/GCP 的要求，使新药研发时间缩短 30%，研发经费减少 32%左右，提高了新药研发效率，发挥了社会资源合理调配的作用。这种合同研究组织在国外已进入研究与开发的所有领域，在国内随着需求的日益增加，也势必成为医药工业发展中一支不可低估的力量。

三、加强立项选题的调研工作

任何一个新药的研发须遵循以市场需求为导向，加强立项选题的调研工作，确定新药品种研发的策略。对市场消费量大的药品种类，要分析其影响消费量的原因，考虑发病率与治疗周期、复发率与治疗效果，疾病危害程度与药物预后，优先发展发病率高、复发率高、对健康危害程度较大的疾病的有效治疗药物。

四、以药物经济学理论为指导的新药研发成本-效果分析

药物经济学（pharmacoeconomics）是药物学与经济学相结合的一门边缘学科。它从经济学的角度出发，研究药物的开发和使用，以便使有限的新药研发资源发挥最大的效益，其核心内容是成本-效果分析。

成本-效果分析（cost-effectiveness analysis，CEA）是药物经济学分析成本与效果最常用的方法，其特点是，“成本”用货币单位，而“效果”用临床医学或生物学单位。计算方法是以成本与效果的比值来表示每获得一份效果所需的净成本，此比值越小越好。在治疗某一类疾病的多种新药研究方案中，当其最终效果可能相同或相近时，在新药研发的早期阶段，应选择一种成本效果比值最小的新药研究方案，从而以最经济的方式研发出成本最低的新药。

五、在新药研发过程中引入风险投资机制

国内的医药技术企业，尽管有许多上市公司涉足生物医药领域，但迄今为止，仅有少量的产品面世。多数医药企业普遍缺少自己的研发队伍，在短期内难成为医药研发的主体，低水平重复建设严重制约着整个生物医药行业的发展，而且大多数产品没有形成规模效益，很难在市场竞争中获得良好的回报。新药研究院所从国家得到的研发资金亦很有限，欲使我国医药产品打入国际市场，在新药研发领域引入风险投资机制，设立新药研发风险基金，是解决目前新药研发资金短缺的重要途径和措施之一。

六、新药研发中的知识产权的保护策略

由于新药研发具有投资多、周期长、风险高的特点，知识产权保护更应给予高度重视。医药专利是最重要的医药知识产权。在新药研发全过程中，要充分利用医药专利，避免侵犯他人权利和自身的商业秘密受到损害。

选题立项时先行专利文献的查新检索，掌握专利信息动态，保证创新特色，避免盲目性。对取得的阶段性或最终性研究成果，要及时采取保护措施。对在专利保护范围内的有明显市场前景的发明应及时申请专利，取得专利保护。有些企业担心一旦申请的专利公开后反而暴露其技术秘密，而选择自我保密方式维护其知识产权，也是一种良好的策略。

加强新药研发中商业秘密的管理和保护，如产品结构、组方、工艺技术、临床前研究和临床研究资料等秘密，应采取有效措施，制定严格的保密管理制度和相关人员应遵守的道德规范，强化知识产权的保护意识。

第五节 大力推进中药现代化研究

中药现代化是以中医药理论和实践为基础，将传统中医药优势和特点，与现代科学技术相结合，借鉴国际通行的医药标准和规范，如中药材生产质量管理规范（GAP）、GLP、GCP、GMP、药品经营质量管理规范（GSP）和药物不良反应监测（ADR 监测）等，大力推进中医药事业的发展。

一、植物药发展的最新趋势及我国中药产业现状

近年来，国际天然药品市场不断扩大，由天然产物制成的药品约占世界药品市场的30%，世界草药市场年销售额已达 270 亿美元，并以每年 10%~20%的速度递增。世界各国，尤其是东南亚国家、韩国、日本等竞相采用现代化技术研究中药，抢占国际中草药市场。目前韩国市场常用的 100 多种药材，绝大部分已可国内自给，且有不少供出口。日韩两国已抢占国际中成药 80%以上的市场份额，而其原料的 70%~80%却源自中国。美国的植物药市场，预计今后将以 10%~100%的年增长速度发展。我国拥有约 4000 种中药制剂，但国际传统药物市场占有率仅为 3%~5%，反映出我国中药新药的创新能力、基础研究、规范建设、产业规模以及药品市场等较弱，不能满足日益发展的社会需求。据报道，近几年来，已有 10 个国家的 40 个植物药品种在我国成功注册，而我国却无一个植物药品种在海外正式注册。传统的中医药学理论已远远落后于现代生物与医药技术的发展，基础研究亟待加强，产品质量亟待提高，若仍旧沿用限于当时历史条件下创立的朴素理论和传统的以粗品入药的丸、散、膏、丹制剂，成分不明，机制不清，质控指标不合理，将会极大地阻碍中医药学现代化、产业化的发展进程。

二、大力发展中医药学理论和中药新药

中医药学是中华民族几千年来防病治病的理论与实践总结的结晶，为中华民族的繁衍和发展做出了巨大的贡献。

中药要走向世界，必须实现中药现代化，这是继承和发展中医药理论的需要，也是中国制药企业赶超世界制药巨头的捷径。在现阶段，中药新药的研究方向，一是从确有疗效的经验方开发新药；二是名优中成药的二次开发。在保持中医药优势特色基础上，借鉴现代医药学发展成果，建立适应现代科技发展水平的中药标准规范体系和符合中医药特色的药效评价方法，揭示药效物质的配伍关系和作用机制，用现代医学理论阐明中药的适应证、功效与用途等药性理论。采用现代药物临床研究常用的“随机分组”“对照”“双盲”“多点观察”等实验方法，开发具有自主知识产权、保留中医药特色、可能进入国际主流医药市场、有较强竞争力的安全有效及质量可控的现代中药新药。

在论及中医药与西医药时，尊重二者之间的哲学体系、理论和思维方法的差别，重视中药与西药共同的物质基础和性质；既不过分强调中医药五千年临床实践的历史，也不能忽视近代医药学所取得的成果。只有消除认识上的偏见，才能促进中医药与西医药的接轨，加速中医药现代化的进程。

据统计，在国内一些正规的中医院中，除用中药外，也常用西药治病，在其他综合性医

院中，西药的使用率更高。这一事实说明，不管中医和西医，临床用药总是以择优使用为原则的。西药不但被西医广泛接受和使用，而且也被中医广泛接受和使用。如果采用现代科技方法研究中药复方组成原则和配伍法则，组分间协调作用，以国际公认的指标分析和比较中药药理学的功能主治和现代药理学的内在联系，规范统一技术标准和疗效判定标准，这样的中药新药不仅被中医接受和应用，也会被西医接受和应用。

中药现代化，必须摆脱传统理论束缚，融入现代化科学技术和先进的科学理论体系，以世界的先进理论、先进科技和优秀成果作为支撑，不管是西医药学理论还是中医药学理论，只要是有利于中药发展、有利于中药现代化，都应加以利用，中医药学才将取得突破性进展，而跻身于国际科学前沿。

三、建立中药知识产权保护体系

化学药物专利制度的建立，使高投入的新药研发企业的利润回报得到了保证。如葛兰素、辉瑞、默克等一批国际知名的制药公司，有年销售额在10亿美元以上、被称为“重磅炸弹”的药物，如雷尼替丁、阿伐他汀等，使企业处于良性循环之中。但是，中药企业由行政保护的方式转为以专利的方式对中药及天然药物进行保护，从中获取高新技术的附加利润，至今没有非常成功的例子。

加强中药知识产权的保护，最重要的是对处方配方、剂量的保护，从未用作药用的植物、动物、矿物材料中以及已知药材的非药用部位中寻找的有效成分、有效部位及其组合、制剂，提取、纯化工艺等均属于专利保护的内容。现行的专利制度未能考虑中药的特点，需以公开处方为代价，由于中药处方多为复方，若将组方中成分加减、剂量加减，或从组方提取活性成分，而成为另一种新药，难以认定其是否侵权，以致对中药知识产权并不能形成真正有效的保护，反而易使发明的中药成果外流，医药市场丢失。

以秘密技术保护和商标保护的方式保护中药知识产权，比专利保护可能更具优势，必要时可通过反不正当竞争法寻找法律保护，而且不受专利保护期限的限制。在中药成药未走出国门前，中药企业不可能申请其他国家的专利保护时，用自我保密的方式是有效保护中药新药知识产权的方式，如漳州的片仔癀、云南白药、华佗再造丸就是成功的例子。这种由企业本身管理处方保密的工作，可实现真正意义上的保护中药企业的知识产权，有利于企业创自己的名牌产品，在无新产品超过它之前，就可一直从中获取回报。企业可以投入下一轮中药新处方的研究，或购买确有价值的民间处方，形成“生产一代，开发一代，研究一代，构思一代”新产品的良性循环。

中药企业在申报具有知识产权的三类中药处方时，需提供严格的中药质量控制体系，如产品指纹图谱鉴定系统，承诺产品中为纯中药药味，不含任何化学药物和高毒性的中药药味，并有卫生部门指定的安全评价中心的安全评价报告及优于同类产品的临床疗效，符合“安全有效，质量可控”的要求，可认定为中药新药。这种严格的质量控制要求可以防止造假者的不良行为，有效保护企业的知识产权，从而获得最大限度的独占市场和高额利润。

提高中药的质量水平及保护中药的知识产权是中药现代化及国际化的基本要求。制定和完善切合中药实际状况的专利法规和体系，保护中药新药自主研发的合法权益、加速中医药发展已是当务之急。

四、改革中药新药评审制度和中药法规

良好的新药评审制度对我国中药新药研究将起到引导作用，而目前参照西方国家标准制定的评审制度，忽视了中药自身的特点，例如，要求申报新药时公开处方，保密的药物品种需先报批、后定密级等的规定，不利于保护中药新药的知识产权，不利于中药新药的发展。根据我国中药新药的国情及时加以调整、补充和完善，制定现代化的中药法规和政策，逐步改革现今药典和部颁标准，使现有的4000余种中药成方制剂摆脱低水平状态，为中药现代化提供广阔的发展空间，支持创新，保护先进，淘汰落后。

中药现代化不是某个行业、某些企业和某些人单独的行为，而是国家行为，需要政府、企业以及个人全面的协调与合作，是一项规模宏大的系统工程。中国医药学事业要想在世界激烈的竞争中立于不败之地，跻身于医药强国之林，就必充分借鉴吸收现代科技理论和方法，推动药物的创新研究，发扬中医中药优势，走自主创新之路，为人类健康做出新的贡献。

（程桂芳　李良成）

参考文献

[1] 陈晓光. 新药药理学. 北京. 中国协和医科大学出版社，2004.
[2] 郭宗儒. 药物化学总论. 第2版. 北京. 中国医药出版社，2003.
[3] 秦伯益. 新药评价概论. 第2版. 北京. 人民卫生出版社，1999.
[4] 廖斌，丛欣，廖清江. 2004年世界上市的新药. 中国新药杂志，2005，14：501.
[5] 黎陈铮，陈丹仪，陈凯先，等. 中国新药研究开发现状. 生命科学，2004，1：324.
[6] 王明伟. 新药发现与开发的技术展望. 生命的化学，2005，25：81.
[7] Keller TH. Chellenges and opportunities in the 21st century. Curr Opin Chem Biol，2001，5：349.
[8] 曲凤宏，黄泰康. 我国医药产业创新体系的战略框架设计. 中国新药杂志，2005，14：1249.
[9] 曲凤宏，黄泰康. 国家创新药物体系建设及发展战略. 中国新药杂志，2006，15：1.
[10] 于德泉. 天然产物与创新药物研发. 中国天然药物，2005，3：321.
[11] 王普善. 重新审视天然产物药物发现策略. 中国新药杂志，2006，15：577.
[12] Tamas Bartfai，Graham VL. Drug discovery：from bedside to ball street. Academic Press，2006.
[13] Zheng M，Zhang Z，Zhu W，et al. Essential structural profile of a dual functional inhibitor against cyclooxygenase-2（COX-2）and 5-lipooxygenase（5-LOX）：molecular docking and 3D-QSAR analysis on DHDMBF analogues. Bioorg Med Chem，2006，14：3428.
[14] 李洪林，沈建华，罗小民，等. 虚拟筛选与新药发现. 生命科学，2005，17：125.
[15] 刘艾林，杜冠华. 虚拟筛选辅助新药发现的研究进展. 药学学报，2009，44：566.
[16] 曾苏. 加强药学领域中药物代谢研究. 浙江大学学报（医学版），2008，37：109.
[17] 王龙贵. 分子靶向策略的困惑及启示. 中国新药杂志，2006，15：161.
[18] 周哲，王升启. 药物靶标搜寻和验证方法的研究进展. 国外医学药学分册，2005，32：145.
[19] 张音，王松俊，刁天喜，等. 药物靶点的发展前景及需要解决的关键问题. 中国新药杂志，2009，18：1834.
[20] 梁琼麟，罗国安，邹健强，等. 中药复方新药创制及技术支撑体系. 世界科学技术，2008，10：1.
[21] 周志彬. 新药开发应重视知识产权策略. 中国新药杂志，2005，14：1252.

第三章　新药研究中的物理和化学问题

新药创制是发现或发明具有特定药理作用的新化学物质，作为新分子实体（new molecular entity），应满足安全、有效、稳定和质量可控等品质。体现并决定这些属性的物质基础，是药物的化学结构。一个新药的诞生，应是将药效学、药代动力学、安全性质和物理化学性质同时集中在结构新颖的物质内，诸多属性和谐地寓于分子结构之中。

研发新药是个复杂的系统工程，是通过化学、生物学和物理学等方法将活性化合物变革修正成具有上述属性的物质，将非药转变成新药。在研制过程中，涉及了许多门类的学科、技术和方法。本章拟按照药物研究与开发的历程，讨论有关物理和化学问题，鉴于本书的读者对象是从事药理工作者，不拟对化学原理和细节作深入讨论，重点放在生物学和化学的结合界面上。

第一节　新药的创制过程

一、新药的研究

（一）靶标的确证和模型的建立

新药创制分两个阶段：研究阶段和开发阶段。对于原创性药物（pioneering drug）研究阶段首先是靶标的发现（target discovery）和确证（target validation），证明所涉及的靶标是与疾病相关的治疗靶标。在此基础上建立活性评价的模型，如离体的受体或酶的模型，细胞模型，在体的敲除或转基因动物模型以及与人体疾病相关的病理模型等，在不同层次上评价化合物的生物活性特征。模拟创新药物（follow-on drug）的研发则直接移植和建立体内外模型，无需发现和确证靶标。

（二）苗头化合物的发现

苗头化合物（hit）是指对特定靶标或作用环节具有初步活性的单体化合物。发现苗头化合物可有多种途径，大体可分为以下三类：①随机筛选的方法：例如从天然产物中选取，或从收集积累的化合物库进行普筛，这是基于物质的多样性（diversity）进行的；②理性的方法：例如基于受体三维结构的分子设计［根据互补性（complementarity）原理］；③基于配体结构和反应机制的分子设计［根据相似性（similarity）原理］。基于片断的药物设计（fragment-based drug discovery，FBDD）是晚近用生物物理、通量筛选和分子模拟相结合发现苗头化合物的技术，整合运用了分子多样性与互补性的原理。

苗头化合物未必都能进入研究阶段，是因为固有的缺陷不能发展成先导化合物，例如活性表现为非特异作用、药代动力学很不合理、物化性质差、毒副作用性大、作用机制不清楚，以及获得专利的可能性等存在的问题。活性强度并不是苗头化合物的惟一指标。由苗头化合物演化成先导化合物（hit-to-lead）是必须经过的阶段，以便达到先导化合物的标准和保障优化的质量。

（三）先导化合物

先导化合物（lead）是从众多苗头化合物中演化而来，系指对特定靶标和体内外药理模型的作用强度和选择性达到预定标准的化合物；物理化学性质和初步药代行为基本合理；有一定的安全范围等。在化学结构上，有可改造和添加原子、基团和片断的空间。

先导化合物没有统一的标准，作用于不同的靶标和疾病的先导化合物的标准有相当的差异，但通常遵循一般的原则，即先导化合物3原则（rule of three）：分子量不大于300D，氢键给体不大于3，氢键接受体不大于3，Clog P 不大于3。此外还有人规定，可旋转键（柔性键）不大于3，极性表面积不大于60$\AA^2$（1Å=0.1nm），数字均为3或3的倍数。这些原则都是为了结构优化时有足够的余地。先导化合物是进行结构优化的起点，由苗头演化成先导化合物是向类药性的趋近过程。

（四）先导化合物的优化

先导化合物是良好的起点，但不能直接用作药物，须进行结构优化。优化不单纯是药效活性的改善，而是包括多方面的内容，即在多维度空间中的优化。包括药效学（PD）的作用强度（potency）、选择性（selectivity）和效力（efficacy）；药代动力学（PK），例如过膜性（permeability）、生物利用度（F）、半衰期（$t_{1/2}$）、曲线下面积（AUC）、分布容积（V_d）、清除率（Cl）、代谢稳定性、血浆蛋白结合率（%）；物理化学性质（PC），例如水溶解性、脂溶性、分配性、pK_a、成药性、固体物质的晶型和化学稳定性等；安全性包括特殊毒性和治疗窗等。

先导化合物的优化包含两个阶段：一是通过设计→制备→测定→分析等四环节反馈性的循环操作，不断提升化合物的质量，趋向候选药物；另一是当达到设定的要求后，在决定候选药物进入开发阶段之前，应在更高层次的模型上确定其风险性。优化过程可借助“精益6西格玛”（Lean 6 Sigma）模式提高效率。

（五）候选药物的确定

确定候选药物（candidate drug）标志着优化过程的往复反馈完成，达到了新药开发的阶段。确定候选药物还意味着开始更大的投入，即进行临床前和临床研究。为了降低失败的风险率，缩短开发时间，候选药物的选定宜遵循以下一般原则：

1. 药效学（强度和选择性）原则上强于或不弱于临床应用的同类药物。

2. 对大鼠、犬或灵长类有适宜药代动力学，例如口服生物利用度，合理的分布（例如作用于外周的药物较少进入中枢系统，反之亦然），适宜的半衰期，较低的血浆蛋白结合率，与细胞色素P450无相互作用（CYP的底物、抑制剂或诱导剂等）。

3. 良好的物理化学性质，例如水溶性、离解性、分配性、化学稳定性和多晶性等，这些会影响生物药剂学与制剂的质量。

4. 安全性预试验，如致突变致畸试验，围产期毒性试验、对心肌hERG钾通道的抑制试验、用大鼠和/或犬作4周的多剂量的耐受性观察。这些试验中任何一项出现问题，应终止开发。

5. 选择多个候选药物，避免单打一。候选药物的开发有很强的时效性，为防止首选开发的化合物夭折而贻误时间，往往同时有后续跟进的药物（back-up candidate）。后续药物一般与首选物的结构类似，药理作用机制相同。后续药物的跟随开发到什么程度，取决于首选候选药物的命运。

二、新药的开发

（一）临床前研究

临床前研究是按照国家食品药品监督管理局（State Food and Drug Administration，SFDA）的规定，对候选药物进行药学和生物学的全面试验，包括结构确证、制备方法、原料药的质量研究、质量控制标准、稳定性研究、制剂处方的筛选与确定、制剂的制备方法、制剂的质量研究、质量标准、制剂的稳定性；药效学试验、药代动力学试验、安全性试验（一般药理、特殊毒理和慢性毒性等）。

这些试验研究，是向药政部门申报临床试验所必需的，没有随意性，自由度较低。为了提高效率，这些试验应以平行方式同时开展，序贯式的操作会延误时间。

（二）临床研究

申报临床研究获准后，在指定的医院（我国称作临床研究基地）进行为期三期的研究。

Ⅰ期研究是健康志愿者试验，人数10~20人或最多不超过100人，目的是研究候选药物在人体的耐受性和药代动力学性质，包括药物的口服生物利用度、半衰期、药物达峰时间、血浆中最大药物浓度、药物或其代谢产物的体内分布和物质平衡，代谢物的活性和毒性，生化指标和酶学活性的变化，临床指征如心脑电图、血压、心率、精神行为等，以及药物的最大耐受量和药物的安全范围，这些参数为进入Ⅱ期临床试验、对患者治疗做准备。

Ⅱ期临床研究是在少数患者人群进行试验观察，如果同时有数个候选药物进行评价，此时要优选出一个候选物。临床Ⅱ期研究的患者病例数一般为50对，采用随机双盲对照的方法进行无偏见的对比治疗研究。在此基础上，进入临床Ⅲ期研究。

Ⅲ期临床研究病例数扩大到300对患者，仍然采用随机双盲对照，判断候选药物的疗效和不良反应。

经过三期临床研究得到使用上安全、对适应证有确切疗效的新药候选物，总结成资料连同药学进一步试验的结果（如原料和制剂的工艺研究，长期稳定性试验等）和生物学试验资料，向药监部门申请新药批准。该过程在国外称作新药申请（new drug application，NDA）。

获得批准的新药，进行试生产，投放市场后，进行Ⅳ期临床试验，在长时间和大规模人群中进一步考察新药的安全性、疗效和适应证，转正后，列为正式药物。

（三）原料药的工艺过程研究

在进行临床前研究的同时，对原料药的制备方法和工艺过程要进行全面的研究，以适合于规模化生产。这时，化学药物的合成路线可能有很大的改变，达到原料易得、工艺合理、高质量和收率、安全生产和对环境友好，倡导绿色化学（green chemistry）。

上述从启动研究到新药品准上市，全过程可用图3-1表示。

药物的化学结构，决定药物的物理化学性质，药代动力学和药效学性质，这些物化和生物学性质共存于化学结构之中。为达到此目的，需要进行反复试验(trial and error)，如图3-1中优化先导化合物阶段的(设计→制备→评价→分析)$_n$的环节。其实研发新药的全部过程是由非药的化合物发展成为药物，是在不断的结构修正中，使成药的全部性质凝集于药物分子的结构之中。这涉及物理和化学学科参与，例如药物化学和有机化学制备和确证化合物结构；生物化学和生物技术制备和研究药物；物理化学和计算化学研究受体和药物分子相互作用等。

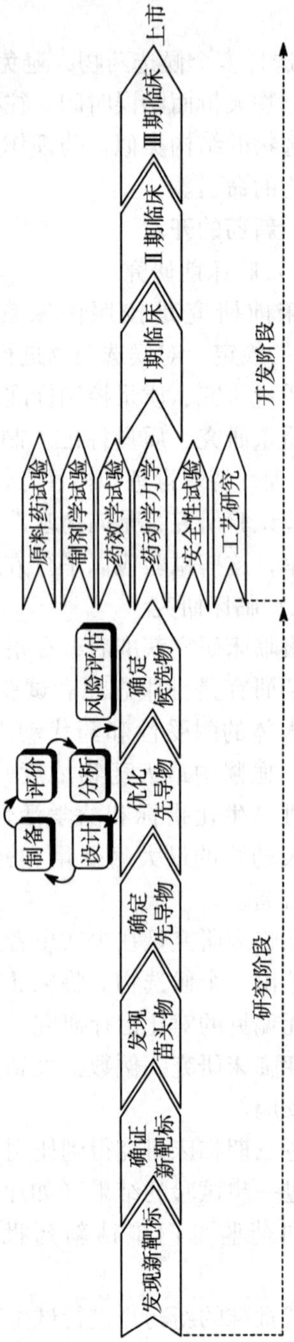

图3-1 新药研究与开发过程示意图

从药物与机体相互作用的视角看，涉及了许多化学过程和现象。人体可视作复杂而有序的生物化学体，药物与机体的相互作用，即药代动力学过程（机体对药物的时空处置，吸收、分布、代谢、排泄）和药效学过程（药物对受体分子的作用）包含有许多物理化学、生物化学和有机化学内容。药物的ADME特征（速率和程度）与药物的化学结构及物化性质有非常密切关系；药物与血浆蛋白的结合、药物-药物的相互作用和药物的耐受性等，这些在本质上是生物大分子与药物（小）分子之间的物理化学过程；药物在肝脏或其他组织中的代谢（生物转化）是多种酶系催化的生物化学变化，代谢的样式和速率取决于药物的化学结构。

在新药的开发阶段，所涉及的化学问题包括有药物制备工艺的研究（合成路线的优化，生物合成条件的选定，提取分离方法的改进等），涉及有机化学、生物化学和物理化学的原理和方法；药品的质量、含量、纯度和稳定性的研究，借助于分析化学和物理化学方法；药物制剂也涉及大量的物理和化学问题。

所以，新药研发中的物理和化学问题，既贯穿在创制过程中，也涉及药物作用的各个层面，不同的视角，侧重的问题不同。

第二节　新药研究中的物理问题

一、分子的大小影响溶解性和许多药代行为

药物的分子尺寸可有多种参数表征，最简捷的是分子量。分子量对溶解度、过膜性、口服吸收性、分布和排泄均有影响，先导化合物的分子量过大，不利于成药。将很大的分子作为苗头分子或先导化合物，在以天然活性物质为起点时是经常遇到的情况，这是不得已的事情，例如紫杉醇等，但用随机方法筛选化合物库时，就不宜首选分子量过大的化合物，因为即使有活性，会在多方面影响新药的开发。

虽然大分子量的化合物由于功能基团多而增加了与受体结合的机会和强度，但也带来许多不利条件。首先，大分子量不利于药物的过膜和吸收。研究表明，当化合物的分子量接近磷脂分子量时，穿越细胞膜的磷脂双脂质层在能量上是不利的，以致降低了吸收性和过膜性，药物以被动扩散方式穿越细胞膜，有个分子量阈值，该阈值是为了穿过膜上的小孔，小孔是双脂质层的脂肪侧链暂时纽结而形成的。分子量大于阈值时，因超过孔径而难以过膜。此外，分子量大的化合物可能含有容易被代谢的基团和毒性基团，不适宜作先导化合物。

对于由合成的化合物发现的苗头分子，当演变成先导化合物时，以及先导化合物在优化的过程中，人们往往会加入基团或片断，旨在增加与靶标的结合机会，而较少去除基团或片断，以免丢失参与结合的原子或基团，以致在优化过程中，增加了分子量。

过去 30 年来，全球研制新药候选物的分子量在不断增高，这种趋势是高通量筛选（HTS）或基于受体结构的分子设计（SBDD）方法研发新药的共同特点。然而，虽然候选药物的分子量不断地增加，但被批准上市的药物通常是分子量偏低的。Wenlock 等系统地分析了 1985~2000 年研究与开发的候选药物在临床各期中止和注册申请的药物，并与上市的 594 个口服药物进行了回顾性分析，结果表明，上市的药物与处于Ⅰ期临床研究的药物分子量分布有明显不同，上市药物的分子量主要分布于 200~450，而Ⅰ期的分子量分布是杂乱的，而且高分子量的化合物出现频率较大，说明尽管在结构优化中分子量逐渐加大，但最终成功的药物，仍属分子量偏低者。而且，临床每个阶段被终止药物的平均分子量都高于进入下一阶段试验药物的分子量。

所以，仅以活性强度作为遴选苗头物或先导化合物的指标，不考虑其他因素是有片面性的。分子量大的先导化合物与靶标结合的概率高，活性往往高于低分子量的化合物，以致有时给出错误的导向。这样，由于确定了分子量大的先导化合物，在优化过程中，吸收性、过膜性和代谢稳定性等会呈现不利情况，难以判断研发的方向。

二、水溶解性对体外筛选和体内活性都有重要的影响

在药物研发中，化合物的水溶解性是个重要的物理化学性质，因为会影响体外筛选和体内的活性评价。活性筛选需要化合物有溶解性，否则不易测定，或难以重复，结果不可靠。难溶物质可能是与分子有较强的亲脂性相关，容易发生聚集作用，形成聚集体（aggregate）。这些聚集体可与靶蛋白发生相互作用，出现假阳性结果。

药物的水溶解性也是口服吸收的前提，是药物穿透细胞膜的必要条件。口服药物经胃肠

道黏膜吸收，需要呈高度分散的状态，水溶解性的重要意义在于使药物呈分子分散状态。溶解度数据也用于估计在体内的吸收、分布、代谢、排泄等临床前试验的参数和初期临床试验的前景。

为了提高化合物的水溶解性，在分子骨架上不影响药效团结合的边链处引入溶解性基团，有望改善物化和药代性质而提高药效。例如吉非替尼（gefitinib，1）和拉帕替尼（lapatinib，2）都是在喹唑啉环的6位引入的亲水性基团，不影响与激酶活性中心的结合，且增加了水溶性。

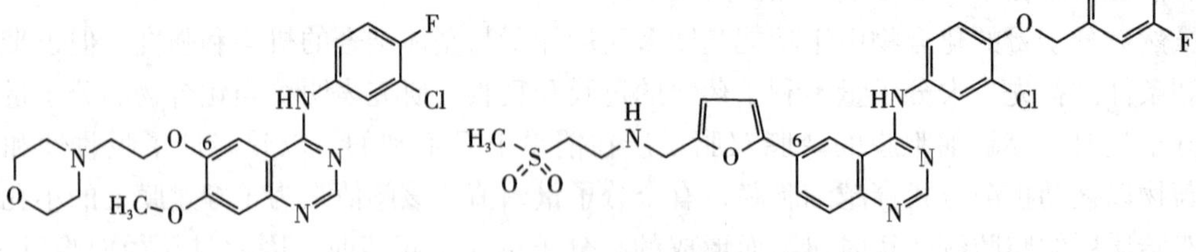

1　　2

三、脂溶性影响药物的生物药剂学、药代动力学和药效学

脂溶性在药物中的作用涉及多个方面，在生物药剂学上影响药物分子在剂型中的分散度、溶出速率和制剂的稳定性等；在药代动力学上，整体分子的亲脂性可影响过膜性，与血浆蛋白的结合能力，组织中的分布，穿越血脑屏障能力和代谢稳定性等；在药效学上，亲脂性基团或片断参与同受体的亲脂性腔穴或裂隙的疏水相互作用，促进药物与靶标的结合。

四、理想的药物使亲脂性和亲水性处于最佳匹配状态

由于生物膜的脂质性质，要求药物分子有一定的亲脂性，以保障穿越细胞膜；但又应有足够的亲水性以确保药物分子在水相中的分配。所以，理想的药物应具有亲水性和亲脂性的良好匹配。化合物可有亲水性、亲脂性、离解性和既不溶水也不溶脂的不同性质，它们对药物性质的影响，可用图3-2表示。药物穿越细胞膜应兼有亲水和亲脂的双重性质。

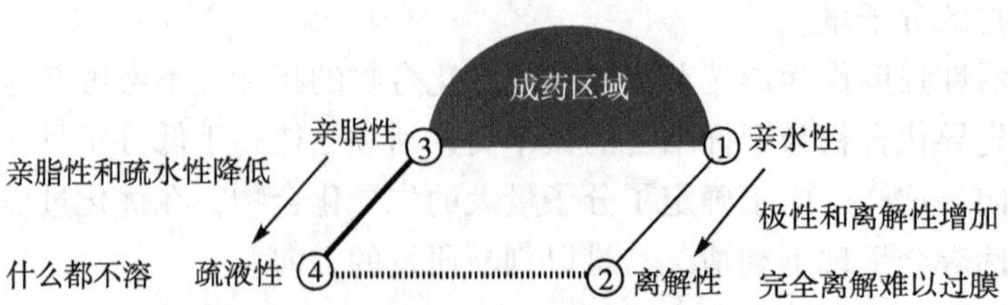

图3-2　化合物的亲水性、亲脂性与过膜性的关系

图3-2中①是极性分子，如山梨醇和糖醇类化合物，由于缺乏脂溶性难以被动扩散方式穿越细胞膜。②是极易离解的化合物，如季铵盐、磺酸和含两性离子的化合物，虽易溶于水，但电荷的存在不易穿越生物膜。③是非极性的脂溶性化合物，大多数药物有较强的亲脂

性，例如维A酸类化合物，几乎不溶于水，但可以穿越细胞膜；不过，高亲脂性药物在体内容易发生代谢。④是既不溶于水也不溶于脂的疏液性分子（lyophobic molecule），多含氢键的给体和接受体，形成分子间的缔合；或有强大共轭体系的化合物难以过膜吸收，例如灰黄霉素和尿酸等。理想的药物应是兼有亲水性和亲脂性的化合物，处于图3-2中的扇形区域。定量构效关系（QSAR）中最适分配系数（$\log P_{opt}$）的化合物包含在这里。水溶性保障了分子分散状态，为吸收作好了准备，脂溶性是穿越细胞膜的重要条件。所以，二者是多次在水相-脂相分配的充要条件，确保在体内的转运和分布。

五、极性表面积影响过膜吸收和穿越血脑屏障

极性表面积（polar surface area，PSA）系指分子中极性原子表面之总和，极性原子是指氧、氮和与之相连的氢原子。极性表面积可通过计算极性原子的范德华表面积得到，通常与药物的吸收和过膜（小肠和血脑屏障等）过程相关联。

药物分子的PSA是定量表征化合物极性的一种参数，表面积越大，极性越大。根据统计学分析1590个Ⅱ期以上临床研究的口服非CNS药物，PSA最高阈值为120Å^2，其中，50～80Å^{2}出现的最多。超过120Å^{2}的药物难以吸收。Kelder等分析776个口服CNS药物，最高阈值为60～70Å^2，出现最多的是10～50Å^2，说明作用于中枢神经系统的药物要求有更低的PSA值，而且随着PSA的增加，肠中吸收和向中枢的透入量降低。

六、同质异晶——固体药物的多晶性对物化和药效的影响

分子（离子或原子）在空间周期性排列所构成的固体物质称作晶体。大多数固体物质以晶体形式存在。由于结晶条件的不同可以产生不同种类的晶体，称作同质异晶现象。半数以上的固体药物存在两种或多种结晶形态，即多晶性（polymorphism）。

不同的晶态可影响多种物理性质，如溶解度、溶出速率、本身的稳定性和对制剂辅料的稳定性等。不同的晶型之间可以转化，由亚稳状态转变为稳定的结晶形态，以致改变了上述物理化学性质。药物的不同晶型，表现为熔点、溶解度、扫描差热谱、热重分析、扫描显微镜图、红外光谱和X-射线粉末衍射图等不同。

亚稳态晶型的溶解度和溶出速率高于稳定的晶型。例如核黄素的三种晶型的溶解度分别为60mg/L、810mg/L和1200mg/L。当亚稳态晶型置于溶剂中，逐渐变为稳定型，降低了溶解度。西咪替丁存在A、B、C、Z和H等多种晶型，其中A型药效最高。抗结核药利福定（rifandin）有四种晶型，其中Ⅰ和Ⅳ型为有效晶型，Ⅱ和Ⅲ期无效。

第三节　新药研究阶段的化学问题

一、分子的多样性——基于天然活性物质的分子设计

自然界物种的多样性决定了天然化合物的结构多样性。植物、动物、微生物和海洋生物等在物竞天择的复杂环境和进化过程中，为了自身的生存和种群的繁衍，制造了各色各样的化学物质，称作次级代谢产物，这些物质的产生往往为了保护生物体自身免被周围环境的生物或不适环境所毁灭。防御和繁衍机制是次级代谢产物的重要功能。

天然活性物质的结构多样而特异，化学结构骨架和类型往往出乎人们的想象，因而是新药创制的重要源泉。但次级代谢产物的产生是为了自身的生存和种群繁衍，并非生来为人类治病，因而不可避免存在药效、药代或毒副作用等问题。所以需进行结构改造。

（一）增加溶解性以提高疗效

1. 由紫杉醇到多西他赛 紫杉醇（paclitaxel，1）是从红豆杉属植物树皮或枝叶中分离的生物碱，具有强效抗肿瘤作用，作用靶点是促进微管蛋白的聚合和稳定化，抑制有丝分裂。临床用于治疗卵巢癌和乳腺癌。分子中 2 位和 13 位的基团是重要的基团。紫杉醇的缺点之一是水溶解性较低，难以制成良好的注射剂。半合成的紫杉烷衍生物多西他赛（docefaxel，2）增高了水溶性，改善了抗癌作用。

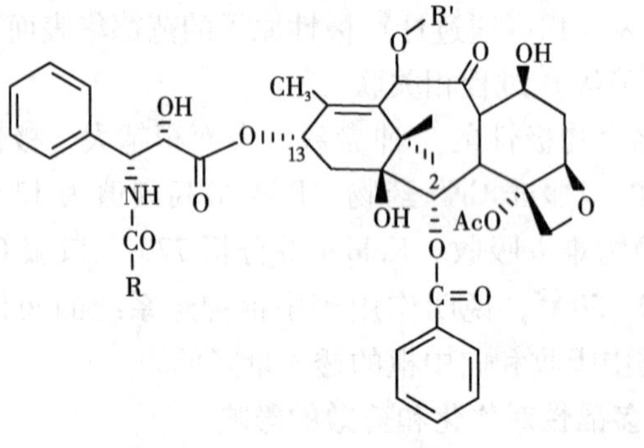

1. R=Ph, R'=Ac

2. R=OC$(CH_3)_3$, R'=H

1　　2

2. combretastatin A-4 combretastatin A-4（3）是从植物 *Combretum caffrum* 树干中分离的顺式二苯乙烯化合物，有强效的抗白血病作用，对其结构进行修饰，得到一系列活性较高化合物。其中 combretastatin A-4 phosphate（4）作为提高水溶解性的前药，用于治疗肝癌的临床研究。

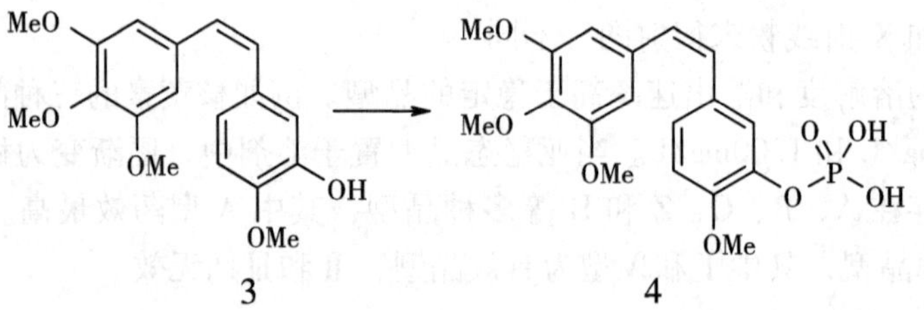

3　　4

（二）提高稳定性

epothilone B（5）是来自微生物 *Sorangium cellulosum* 的天然产物，具有与紫杉醇相同的作用机制。分子中的内酯键易被水解，开环后失去活性。将内酰胺键替换酯键，为 ixabepilone（6），提高了化合物的稳定性。

（三）提高进入中枢的能力

石杉科植物千层塔含有菲啶类生物碱石杉碱甲（huperzine A，7），具有强效抑制乙酰胆碱酯酶的作用，可提高学习记忆和认知能力。临床研究表明，可以治疗阿尔茨海默病和健忘

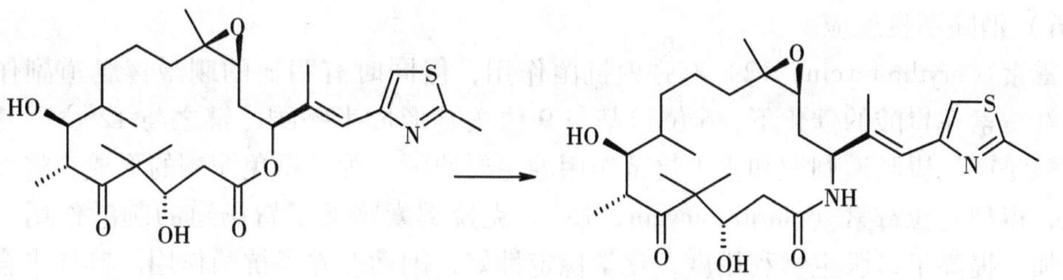

5　　6

症以及重症肌无力。为提高石杉碱甲向中枢的分布，增加其脂溶性，将伯氨基制成芳香醛的西佛碱前药 ZT-1（8），处于临床研究的抗老年痴呆药物。

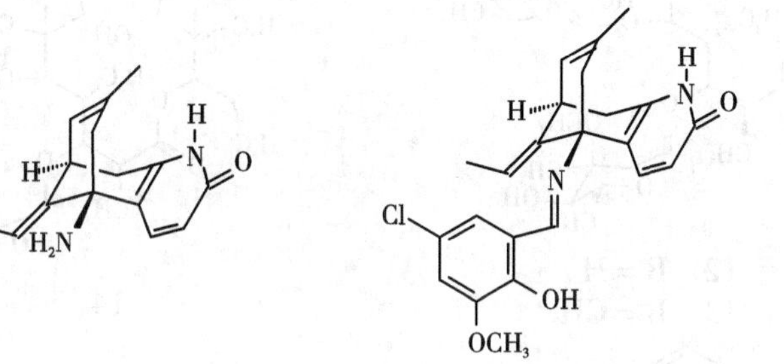

7　　8

（四）提高药理活性

自真菌 *Penicillium citrinum* 发酵液中分离得到的洛伐他汀（lovastatin，9）具有降低血液中胆固醇的作用。洛伐他汀分子中的六氢萘片段是维持与酶发生紧密结合的疏水性基团，起重要抑制作用。对酶的结合作用 Ki 值为 1. 0nmol/L，低于底物 3-羟基-3-甲基戊二酸的 Km 值（10μmol/L）10 000 倍，因而有很高的特异性抑制作用。内酯环在体内开环成羟基羧酸（10），是抑制 HMG 辅酶 A 还原酶的必需基团。六氢萘环也是必需的疏水基团。分子中含有 7 个手性中心，增加了分子的复杂性。用其他非手性疏水估价代替六氢萘环，研发出一系列降胆固醇药物，其中阿托法他汀（atorvastatin，11）成为全球销售额最大的药物。

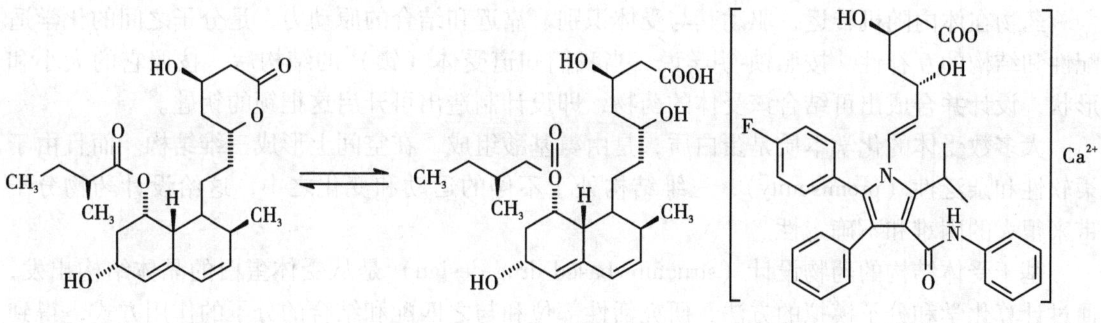

9　　10　　11

（五）消除不良反应

红霉素（erythromycin，12）有强效抗菌作用，但同时有明显的刺激胃肠道副作用。研究表明红霉素在胃酸的催化下，6 位羟基与 9 位羰基形成半缩酮，继之与 12 位羰基生成缩酮，缩酮是产生胃肠道刺激和丧失抗菌作用的主要原因。为了避免缩酮的形成，将 6 位羟基甲基化，得到克拉霉素（clarithromycin，13）。克拉霉素降低了胃肠道的刺激作用，且因脂溶性增加，提高了口服生物利用度，化学稳定性好，因而改善了抗菌作用。其他半合成大环内酯如阿奇霉素（azithromycin，14）和泰利霉素（telithromycin，15）抗菌作用更强。

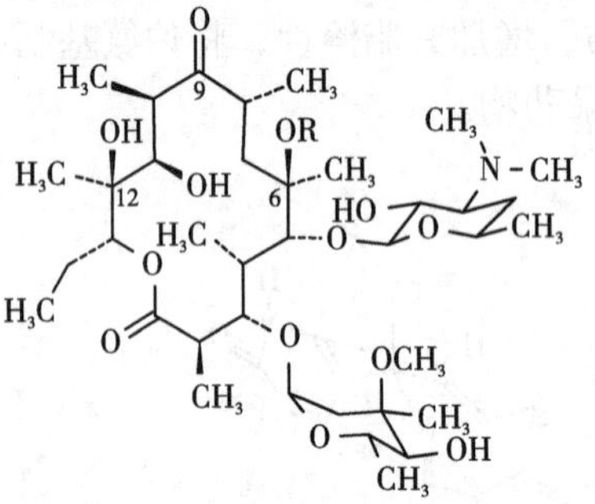

12 R = H
13 R = CH_3

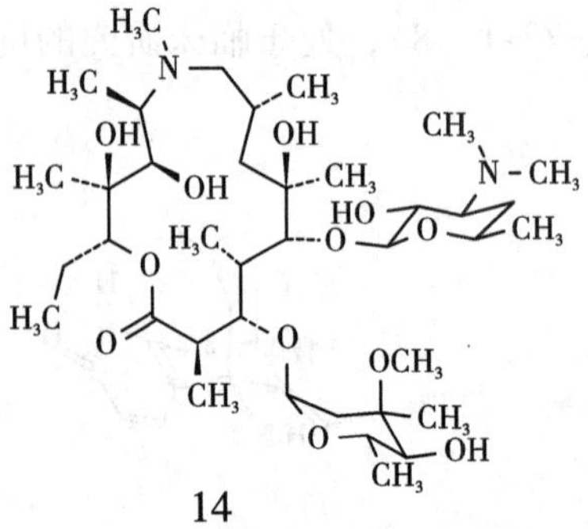

14

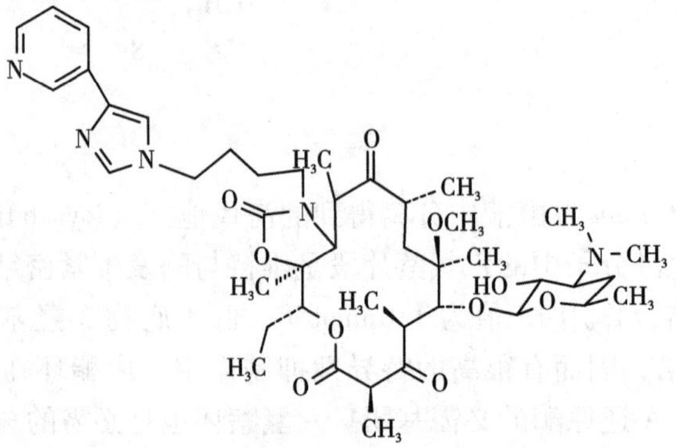

15

二、分子的互补性——基于受体三维结构设计药物

药物在体内随机转运，驱动其与受体识别、靠近和结合的原动力，是分子之间的化学适配性和结构的互补性。按照锁-钥学说，当我们知道受体（锁）的结构后，按照它的大小和形状，设计并合成出可结合该受体的药物，即设计制造出可开启这把锁的钥匙。

大多数受体的化学本质是蛋白质，是由氨基酸组成，在空间上形成三维结构。而且由于柔软性和杂泛性（promiscuity），三维结构处于不停的运动和变化之中，这给设计药物分子带来很大的困难和不确定性。

基于受体结构的药物设计（structure-based drug design）是从受体蛋白的晶体结构出发，通过计算化学和分子模拟的方法，研究活性部位和与之匹配和结合的分子的作用方式，得到该活性部位的结构特征，例如静电作用、氢键的形成、疏水作用和范德华作用等，经化学合成和生物评价以及反馈操作，最后得到苗头（hits）或先导化合物。根据受体蛋白的结构设计药物可以用两种不同的方法：以分子对接为基础的数据库搜寻法和全新设计法。

（一）分子对接和数据库搜寻

分子对接（molecular docking）是分子模拟（molecular modeling）的一种方法，用于预测一种分子与另一种分子结合形成稳定的复合物时的优势取向。这种优势取向可通过评分函数（scoring function）预测两个分子结合的能力或亲和力。对接最常用来预测小分子药物与蛋白受体的结合取向和亲和力，也可研究蛋白-蛋白相互作用，这是理性药物设计（rational drug design）的重要方法。

用分子对接方法发现苗头分子，是在已经存在的成千上万个化合物中找出能够与受体结合的物质，这个过程犹如从成千上万把现成的钥匙中找出能够开启受体锁的钥匙。但寻找过程非常复杂，因为受体与药物为柔性分子，不像锁与钥匙那样刚性。

药物分子与受体的结合过程，首先是药物与受体分子发生去水合作用，继之，分别改变自己的构象而互相适配，最后两者之间发生相互作用。药物与受体结合的强度取决于系统在结合过程中自由能变化。

Kuntz 用 DOCK 程序对数以万计的化合物库搜寻对 HIV-1 蛋白酶的结合，发现了治疗精神病的药物氟哌啶醇（16）能够结合这种酶，实验表明该酶的抑制活性 IC_{50} 为 100μmol/L，作为苗头化合物和与蛋白酶的分子模拟,进一步作结构改造，得到缩二硫酮衍生物（17），IC_{50} 为 15μmol/L。并抑制人类免疫缺陷病毒的增殖，从而成为研制抗艾滋病药物的线索。

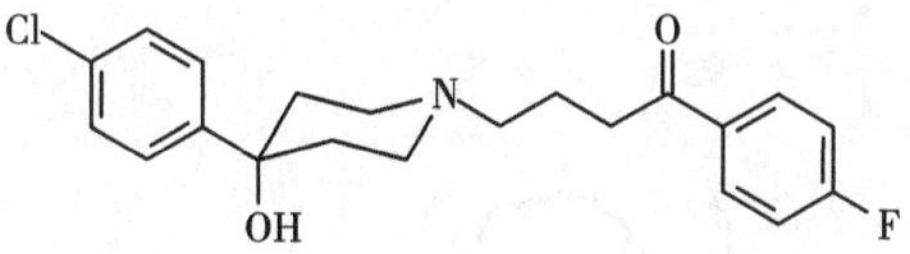

16

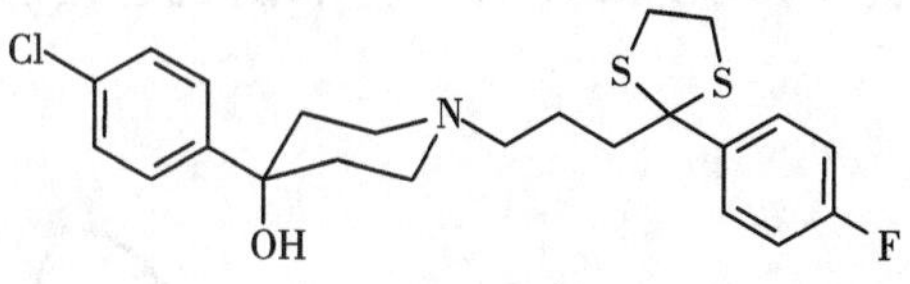

17

胸苷酸合成酶是催化尿苷酸合成胸苷酸的重要酶系，抑制该酶可阻止 DNA 的合成，因而作为抗代谢物用作肿瘤的化学治疗。为寻找胸苷酸合成酶抑制剂的先导化合物，用 DOCK 程序对 MDL 数据库进行搜寻，以静电和范德华作用为打分标准，结果表明，该程序可将数据库中存在的胸苷酸合成酶的底物，已知的抑制剂和一些结合作用强的化合物搜寻出来，例如麝香草酚酞（phenolthymolphthalein，18）对胸苷酸合成酶的抑制活性 IC_{50} = 7μmol/L。

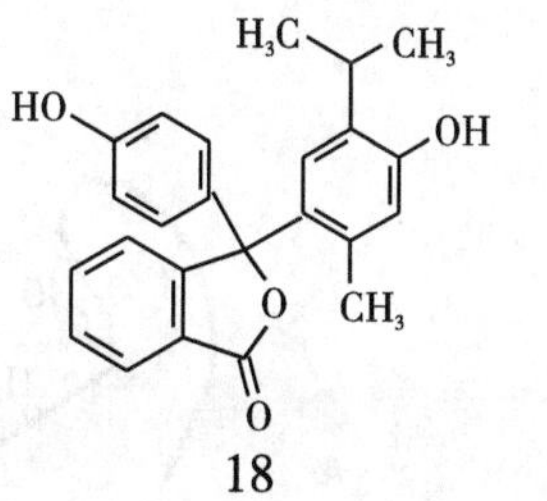

18

（二）全新药物分子设计

全新设计法（de novo design）与数据库搜寻的策略不同，不是从现成的化合物中寻找“合适的”药物，而是根据靶标的三维结构特征，制造出适配的药物来，犹如按照受体“锁”的形状大小和内部结构，打造出只能开启这把锁的钥匙（药物）。全新药物设计方法所依据的原则是受体结合部位与药物结构的互补性，从已知受体的三维结构出发，通过分析其结合部位与配体分子的结合特征，例如静电作用、氢键作用、疏水作用和立体的形状，可用分子模拟软件，设计出分子形状和理化性质与受体作用位点相匹配的分子。最常用的全新药物分子设计的方法有活性位点分析法和分子连接法。

活性位点分析法是分析确定受体的结合部位可与哪些原子或基团有较强的相互作用，依此作为构建药物分子的组成单元。通常选用一些简单的分子如水、苯环等作为探针分子，确定它们在受体的结合部位，这样得到的离散结构片断，可组装成完整的分子。常用的软件是GREEN 和 GRID 程序等。图 3-3 是探针分子与受体活性部位结合的示意图。

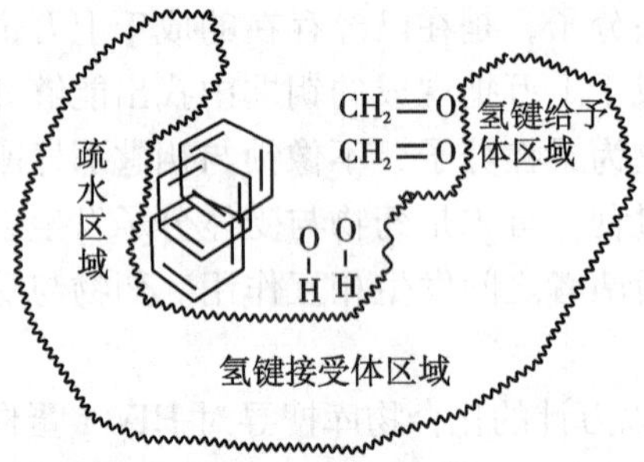

图 3-3　探针分子的结合示意图

分子连接法包括有位点连接法（如 LUDI 程序）、顺序构建法（如 LeapFrog 程序）、碎片连接法（如 CAVEAT 程序）和随机连接法等。图 3-4 为碎片连接法生成药物分子的示意图。

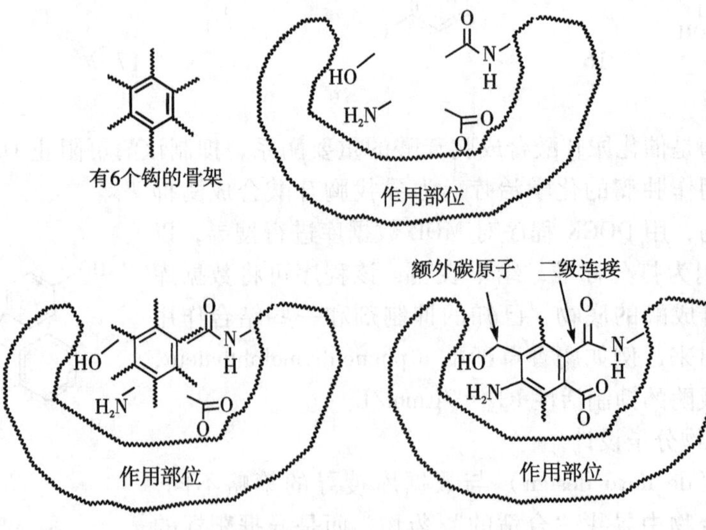

图 3-4　碎片连接法示意图

（三）基于片断的药物设计

基于片断的药物设计（fragment-based drug discovery，FBDD）是近年来迅速发展的新药研究技术，它整合了分子片断库的筛选、生物物理实验（X-射线晶体衍射、二维核磁共振等）和合成化学等方法，使发现苗头化合物、苗头发展成先导化合物、先导化合物优化等过程更有效率。

传统的高通量筛选（HTS）的化合物即使具有类药性，但化学改造的空间较小，往往苗头很多，成药性低。FBDD 则是从简单的分子出发，虽然活性较低（*Ki* 值在 100μM 或 mM 范围），但可用 X-射线晶体衍射或 NMR 方法确定片断分子的取向和结合位点，由于该片断兼有部分的骨架和药效团的作用，作为研究设计的起点，可用演化方法（fragment evolution）（图 3-5）、连接的方法（fragment link）和自组装方法（fragment self-assembly）生成先导化合物。

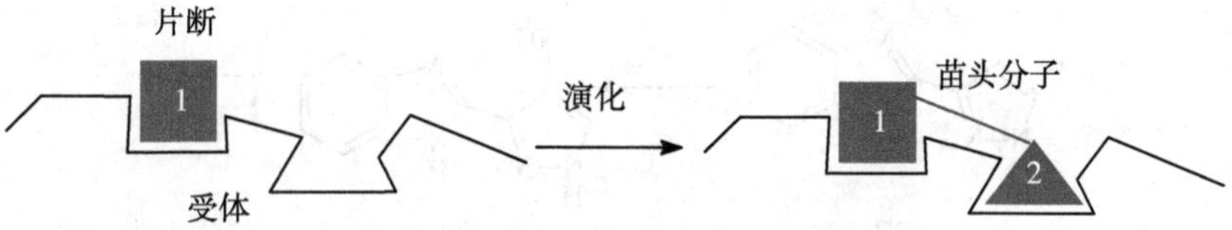

图 3-5　片断演化生成苗头分子的示意图

片断演化方法是由具有弱结合作用的片断 1 出发，通过结构分析，连接片断 2，形成有较强结合作用的苗头化合物。例如研制治疗 2 型糖尿病药物，为寻找作用于 PTP1B 酶抑制剂，模拟底物磷酸的酸性基团，设计了苯基磺酰代乙内酰脲（19），19 具有微弱活性（IC_{50} = 1～3mM），复合物的 X-射线单晶衍射表明，苯基磺酰代乙内酰脲呈高能量构象存在，并且活性中心有另一个结合位点。为此，合成了邻位取代和联苯化合物，分别满足稳定构象和结合另一疏水腔的要求，得到化合物 20 和 21，IC_{50}分别为 150μM 和 130μM。将这两个结构因素合并一起，得到化合物 22，活性明显提高，IC_{50} = 3μM。

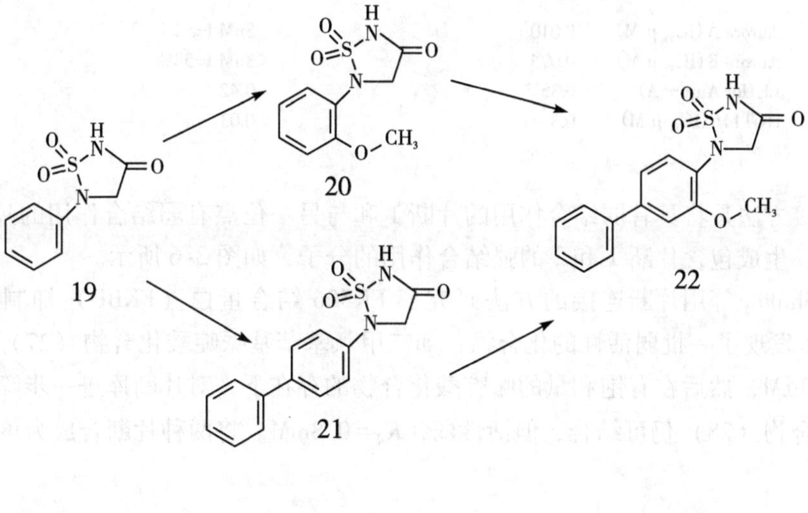

极光激酶（Aurora kinase）调节细胞有丝分裂起关键作用，是抗癌药物的靶标。最初发现吡唑基苯并咪唑（23）是周期素依赖的激酶（CDK）的抑制剂，用酶浸泡技术发现该化合物可结合极光激酶 A，X-线晶体学研究表明，该化合物在深部的 ATP 结合位点。进而发现苯甲酰氨基化合物（24）活性更强，因为占据了一个疏水腔。为了同时提高对于 Aurora B 的抑制作用，在苯并咪唑的 5 位引入吗啉环，化合物 25 提高了对 Aurora A 和 B 的抑制活性。该化合物的小鼠药代动力学性质为：Clp = 43（ml/min)/kg，F = 26%，而血浆蛋白结合率过高（99.5%）。为了全面优化药效和药代性质，分析该化合物的晶体结构，发现氟代苯基并未完全适配于结合腔内，在增加分子量和 ClogP 的原则下，保持分子骨架和药效团不变，将苯甲酰胺基变换成环丙脲基，代号为 AT9283（26），现处于Ⅰ期临床研究。

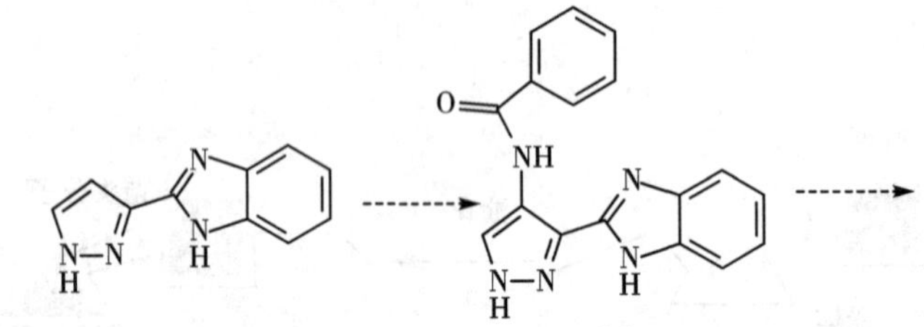

23　　　　24

	23	24
Aurora A (IC_{50} μM)	0.091	0.070
Aurora B (IC_{50} μM)	6.5	0.51
LE (for Aurora A)	0.59	0.49
HCT116 (IC_{50} μM)	NT	3.0

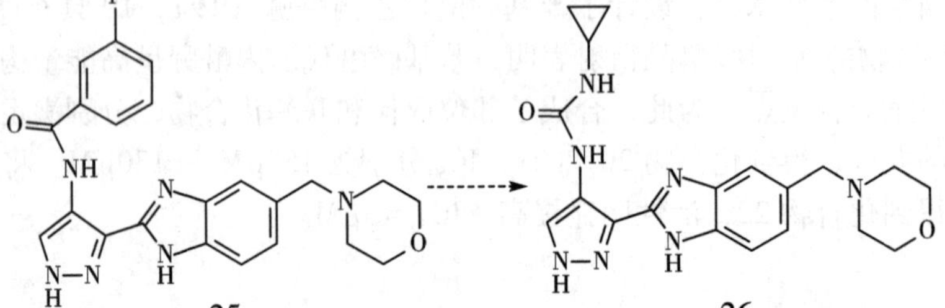

25　　　　26

	25	26
Aurora A (IC_{50} μM)	0.010	3nM I=52%
Aurora B (IC_{50} μM)	0.075	3nM I=58%
LE (for Aurora A)	0.35	0.42
HCT116 (IC_{50} μM)	0.3	0.03

片断连接方法是将具有弱结合作用的片断 1 和与另一位点有弱结合作用的片断 2，通过连接基连接，生成包含片断 1 和 2 的强结合作用的分子，如图 3-6 所示。

例如，Shuker 等用片断连接的方法研究了 FK506 结合蛋白（FKBP）抑制剂，首先用 SAR-by-NMR 发现了一批弱活性的化合物，如三甲氧基苯基哌啶酸化合物（27）与 FKBP 结合的 K_d = 2.0μM，然后在有饱和量的哌啶酸化合物的存在下，对片断库进一步筛选，发现苯甲酰苯胺化合物（28）仍可结合，但活性弱，K_d = 0.8mM。将两种片断合成为单一分子，可

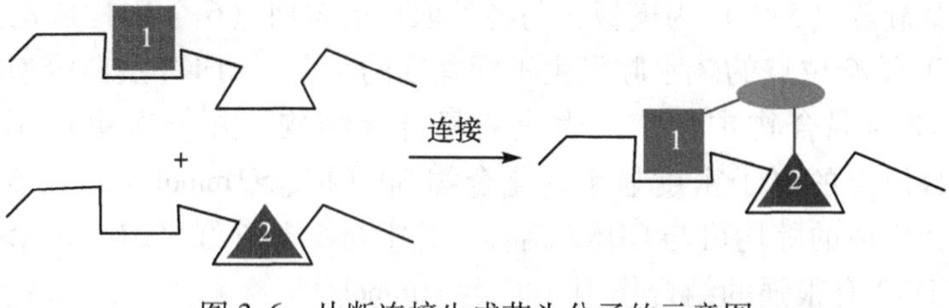

图 3-6　片断连接生成苗头分子的示意图

以同时结合于 FKBP 的两个位点的分子（通式 29），活性可达到 nM 水平。

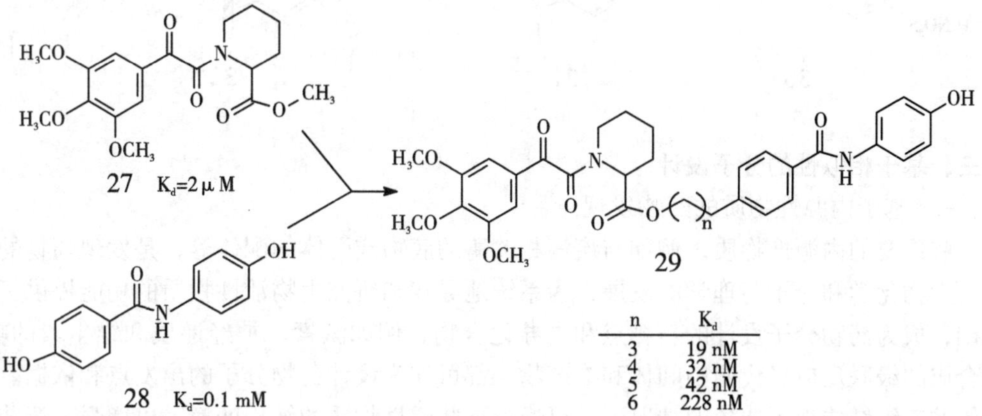

n	K_d
3	19 nM
4	32 nM
5	42 nM
6	228 nM

片断自组装方法是将一组具有弱结合作用的片断 1 和与另一组有弱结合作用的片断 2，通过动态组合合成的得到处于平衡状态的化合物，与靶标有较强结合作用的分子可形成稳定的复合物而被检测出来，成为苗头分子，如图 3-7 所示。

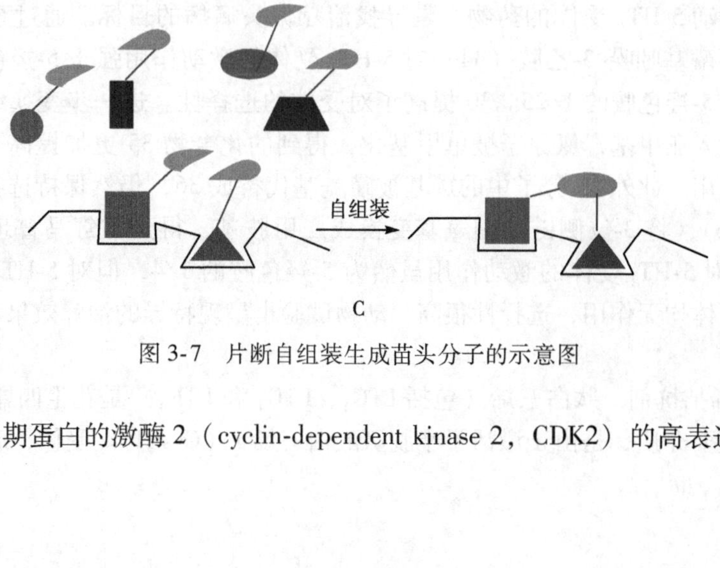

图 3-7　片断自组装生成苗头分子的示意图

依赖细胞周期蛋白的激酶 2（cyclin-dependent kinase 2，CDK2）的高表达与人肿瘤发病相关，研究依赖于细胞周期蛋白（cycline）激酶的抑制剂是抗肿瘤药物的靶标。Congreve 等将含有不同取代基靛红（5 个）为模板，与各种取代的苯肼（6 个）构成动态组合库，不同的取代基可与 ATP 结合位点的疏水腔发生不同程度的结合。CDK2 蛋白浸泡在含有 5 种靛红化合物和一种苯肼的混合物中，鉴定生成的复合物结构，并依次更换不同取代的苯肼。CDK2 的 ATP 结合位点的电子密度显示，化合物 30（IC_{50}>1mmol/L）与 5 个靛红化合物，除一个化合物外，生成的腙均可与 CDK2 结合。其中与 5-氯靛红（31，IC_{50}>1mmol/L）缩合的芳香腙 32 对 CDK2 有很强的结合作用，IC_{50} = 30nmol/L。

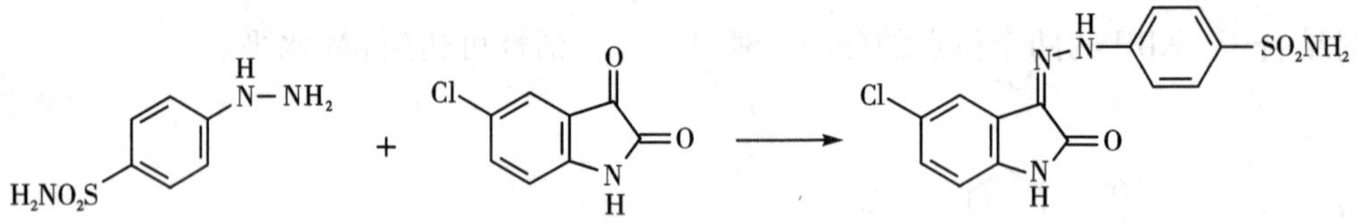

30　　31　　32

三、基于相似性的分子设计

（一）基于内源性物质的药物发现

一些重要的内源性物质，例如与疾病相关酶的底物或受体的配体等，是发现药物的重要依据。生物化学和分子药理学的发展，为系统地寻找和研究生物活性物质的功能提供了坚实的基础，成为药物分子设计的新靶点和先导化合物，例如激素、神经递质和维生素的功能、生物合成的级联反应、代谢中间体和终产物，都可作为设计药物分子的出发点和依据。当酶或受体的三维结构尚不清楚的情况下，可通过这些活性物质的结构变换，以增强、调节、阻断或拮抗固有的生理生化过程，从而对异常的或失衡的机体功能起到纠正或调节作用。

1. 治偏头痛药物舒马普坦　5-羟色胺（33）是个神经递质，是由色氨酸在体内代谢生成，主要存在于肠、脑和血小板中。临床试验证明 5-羟色胺与偏头痛有密切关系。脑中 5-羟色胺水平降低会引起偏头痛。但是，由于 5-羟色胺口服利用度低，不能药用，而且对各种受体亚型如 $5\text{-}HT_1$、$5\text{-}HT_2$ 和 $5\text{-}HT_3$ 的作用无选择性。所以，以 5-羟色胺作为先导化合物，创制选择性地激动 $5\text{-}HT_1$ 受体的药物，是寻找治疗偏头痛病的目标。通过系统变换 5-位羟基，发现 5-氨甲酰基吲哚-3-乙胺（34）对 $5\text{-}HT_1$ 受体的激动作用强于 5-羟色胺 2 倍，对 $5\text{-}HT_2$ 受体作用为 5-羟色胺的 1/25。30 提高了对受体的选择性。进一步变换结构，表明在羰基与苯环之间插入亚甲基，氮原子被单甲基化，得到的化合物 35 更加提高了对 $5\text{-}HT_1$ 受体的选择性激动作用。此外 35 分子中的羰基被磺酰基代替成 36，仍然保持选择性，再进一步修饰化合物（36），将 3-位侧链的伯氨基变换成二甲胺基，得到了舒马普坦（Sumatriptan，37），舒马普坦对 $5\text{-}HT_1$ 受体的激动作用虽然为 5-羟色胺的 1/4，但对 $5\text{-}HT_2$、$5\text{-}HT_3$、多巴胺和肾上腺能受体均无作用，选择性很高，动物试验也呈现特异的治疗效果和良好的口服利用度。

2. 肽白三烯拮抗剂　肽白三烯（包括 LTC_4、LTD_4 和 LTE_4）是花生四烯酸的代谢产物，作为哮喘病的重要介质，是由于激活了半胱氨酸白三烯 1（$CysLT_1$）受体，后者是 G-蛋白偶

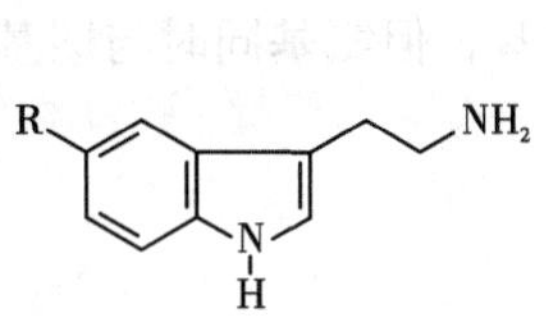

33　R=OH

34　R=$CONH_2$

35　R=$CH_2CONHCH_3$

36　R=$CH_2SO_2NHCH_3$

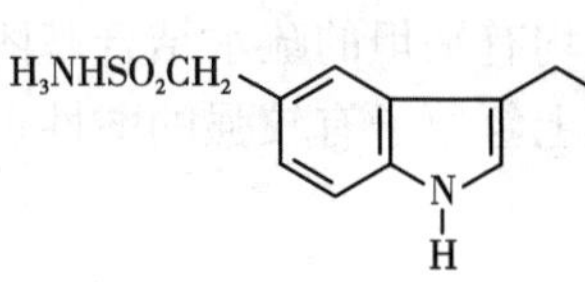

37

联受体超家族之一员。激活 $CysLT_1$ 受体会引起支气管收缩、黏膜分泌等哮喘症状。在受体结构未知的情况下，根据其配体 LTD_4 的化学结构，推测：①长链烃基与受体的疏水腔发生疏水性结合；②中间的共轭烯片段与受体的平坦疏水区结合；③C_1-羧基进入受体的亲水腔穴中；④另一羧基与受体发生离子键结合，如图 3-8 所示。

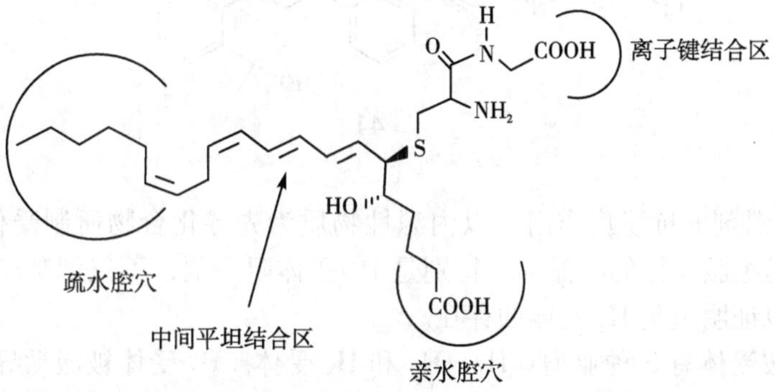

图 3-8　配体 LTD_4 与 $CysLT_1$ 受体结合示意图

肽白三烯作为柔性分子，会有多种低能量构象，究竟采取怎样的构象与受体结合（即活性构象）需要大量的实验数据证实。通过多次设计、合成和活性评价的循环反馈，一些化合物作为 LTD_4 拮抗剂已用作临床抗过敏和抗哮喘药物。这些药物的结构骨架与白三烯有很大差异，但分析结构特征，却在药效团的分布上有共同之处。例如 Ro 24-5913（38）的环丁基模拟了白三烯的疏水链，中间苯乙烯基为平坦的结合区，羧基和酰胺基相当于与两个极性部分的结合。普仑司特（pranlukast，39）分子中的苯丁基为疏水结合基，中间苯环为平坦结合区，四氮唑相当于羧基（pK_a 与羧基相近）。

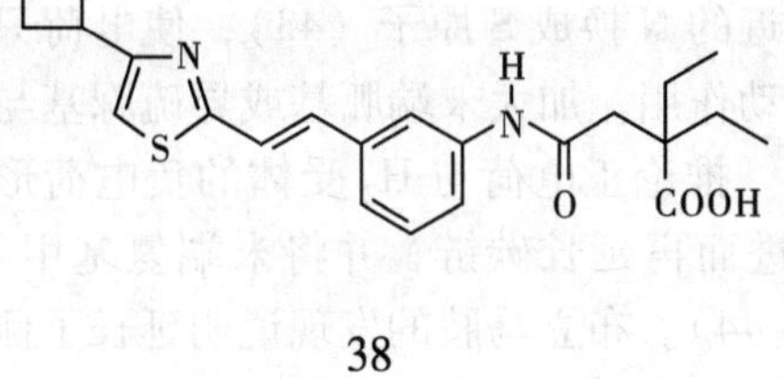

38

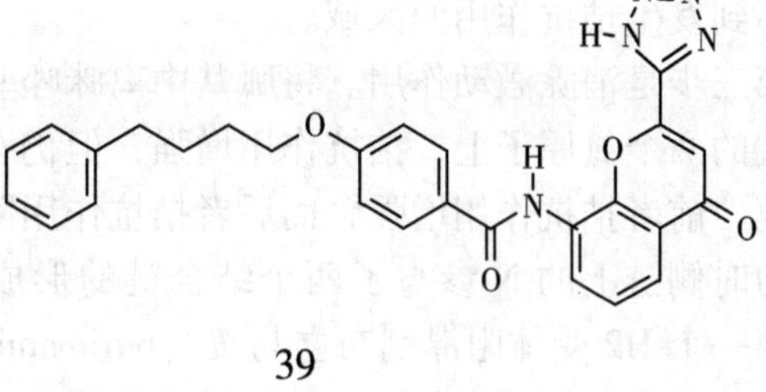

39

同样，扎非司特（zafirlukast，40）和蒙替司特（montelukast，41）分子的左端为疏水结合部，中间均有平坦的疏水结合基团，扎非司特分子中虽无羧基，但氨基同时与羰基和磺酰基相连，氮上氢原子有较强的酸性。

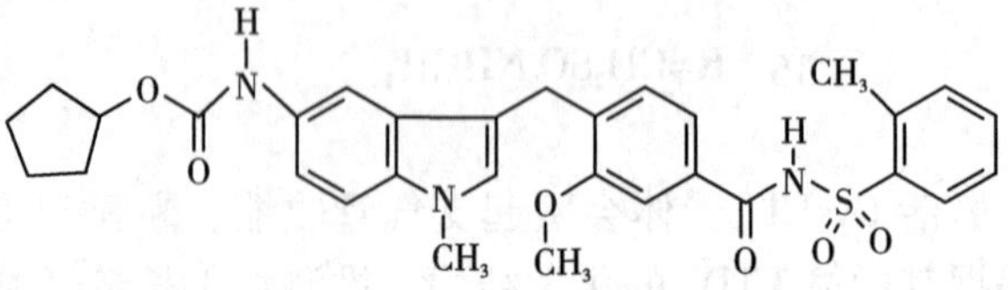

40

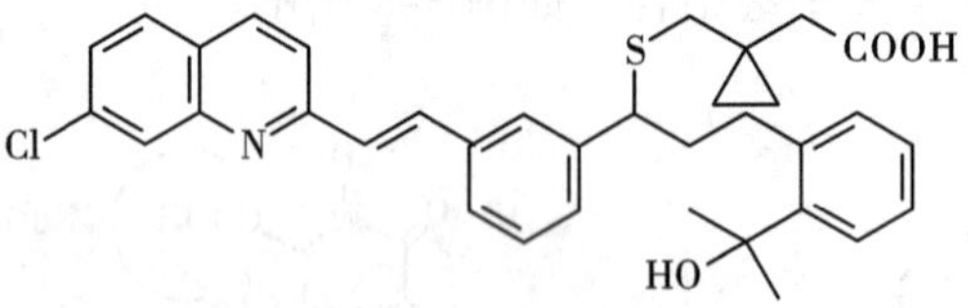

41

3. H_2 受体阻滞剂的抗溃疡作用　以内源性物质为先导化合物研制受体阻滞剂药物中，比较成功的例子是组胺受体的阻滞剂，特别是 H_2 受体阻滞剂，不仅创制出一系列抗消化道溃疡药物，而且也证明组胺 H_2 受体的存在。

现今已知组胺受体有 3 种亚型：H_1、H_2 和 H_3 受体。H_1 受体被激动导致过敏性反应如花粉症、荨麻疹、哮喘等。对 H_1 受体的阻滞，成为抗组胺药物，有代表性的如美吡拉敏（mepyramine）和特非那定（terfenadine）等。

组胺还具有刺激胃壁细胞使分泌胃酸的功能，但所激活的受体与引起过敏的受体不同。抗过敏药物不能抑制胃酸的分泌。该受体称作 H_2 受体。为了寻找 H_2 受体阻滞剂的先导化合物，首先研究了组胺的类似物是否会激活 H_2 受体使胃酸分泌，发现 4-甲基咪唑对 H_2 受体的激动作用强于 H_1 受体，推论环上的甲基使某种构象处于不利的能量，该不利的构象可能是组胺激动 H_1 受体的构象。

进一步变换结构，使受体能够识别并与之结合，但不能使活化，为此将侧链 NH_3^+ 作各种变换，发现 N-脒基组胺（42）是部分激动剂，有弱拮抗作用。氨基和胍基在 pH 7.4 虽然都带有正电荷，但后者分散在较大的平面区域内，推论产生拮抗作用时可能有较大的正电结合区，胍基采取某种构象时可以结合产生拮抗作用，另一种构象产生激动作用，而组胺的氨基达不到发生拮抗作用的区域。

第三步是消除激动作用。将胍基中离咪唑基最近的 N 换成 S 原子（43），使电荷只集中在远端的两个氮原子上，拮抗作用增强，但仍有激动作用。加大末端胍基或异硫脲基与咪唑的距离，前者拮抗作用增强，而后者拮抗作用降低。推论正电荷与 H_2 受体的负电荷形成静电引力时侧链上的 N 参与了两个结合键的形成。进而再延长碳链，并将末端氨基甲基化，得到第一个 H2 受体阻滞剂布立马胺（burimamide，44）。布立马胺的发现说明延长了侧链的硫脲更接近于拮抗结合位点，N-甲基化增强了疏水性，有利于结合。

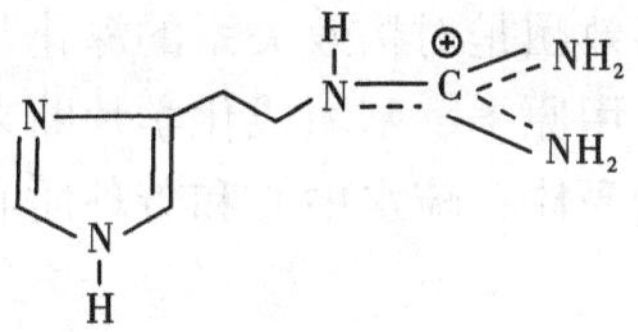

42

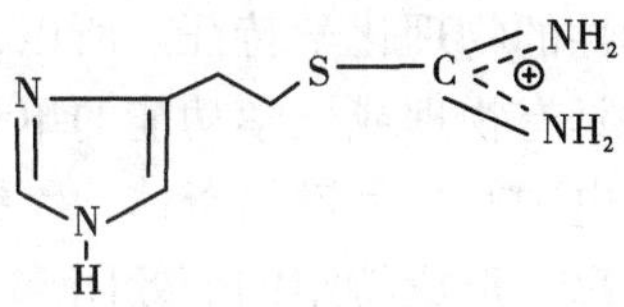

43

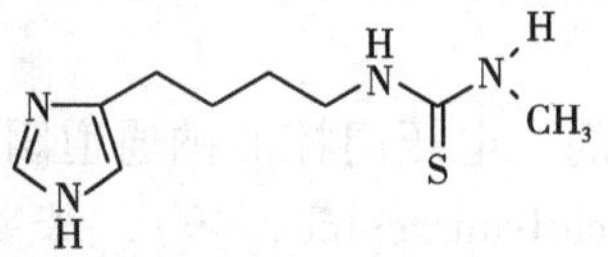

44

然而布立马胺仍因活性不高而不能临床应用。为调整咪唑环的电性，降低侧链的推电子性，将一个亚甲基换成硫原子，进一步增强了拮抗作用。第四步是改变咪唑环，引入甲基又增强了活性，得到甲硫米特（metinamide，45）。为消除甲硫米特的肾脏毒性，将硫脲换成氰基胍，得到第一个药物西咪替丁（cimetidine，46）。

咪唑环并非必需的药效团，雷尼替丁（ranitidine，47）和法莫替丁（famotidine，48）等 H_2 受体阻滞剂分别是用呋喃环和噻唑环替换咪唑环的有效抗溃疡药。

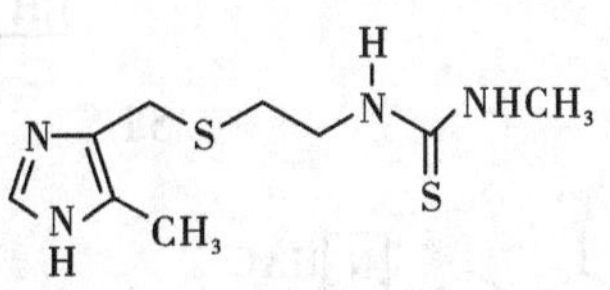

45

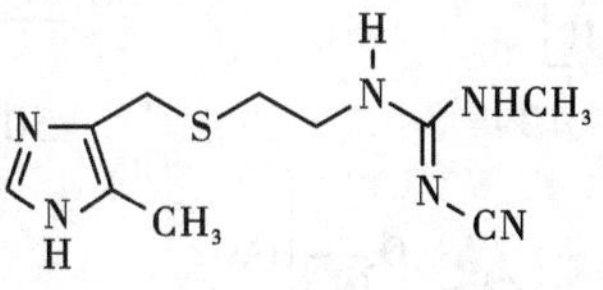

46

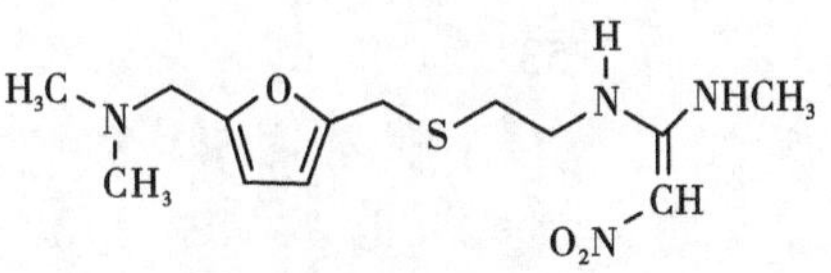

47

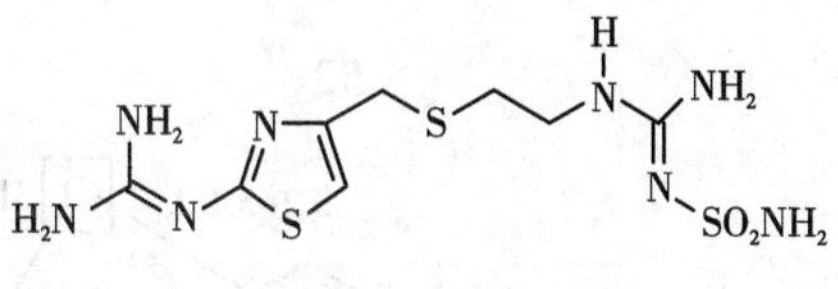

48

（二）基于药效团模型的新药发现

药效团（pharmacophore）是药物呈现特定生物活性所必需的物理化学特征及其在空间的分布。这个药物化学和药理学的重要概念，是对药物分子与受体结合的微观结构的映射与描述，揭示药物-受体结合的物化特征，因而作用于不同靶标的药效团特征不同。

药效团的生成，可从靶标分子的三维结构出发，分析蛋白的结合腔或裂隙的结构以及同配体结合的原子和基团的特征演绎而成；也可在受体结构未知情况下，通过研究药物的构效关系，分析有无活性的结构界面（定性），或活性强弱的结构差异（定量）产生，从而抽象出散在的、非连续性的物理化学特征。所以，药效团是对构效关系的深化与升华。

药效团特征是具有物理或化学功能的单元，用原子、基团或化学片断来表示，可分为六种：正电中心、负电中心、氢键给予体、氢键接受体、疏水中心和芳环质心，这六种特征可以不同的组合和距离，形成特定的药效团。

获得药效团模型后，可用它作为“尺度”，到化合物数据库中进行比对，凡能够满足该模型要求的化合物，被挑选出来，不符合的分子被扬弃。挑选出的化合物具有新的结构骨架，但包含了药效团特征，所以这种方法是研发模拟性创新药物（follow-on drug）的重要途径。

1. 抗癫痫药物的钠通道阻滞剂　电压门控的钠通道阻滞剂，临床用于治疗中枢神经系统疾患，如癫痫病。卡马西平（carbamazepine，49），苯妥英（phenytoin，50），拉莫三嗪（lamotrigine，51），唑尼沙胺（zonisamide，52）和芦非那胺（rufinamide，53）等抗癫痫药物，都至少有一个芳环中心 Ar，电子供给基团 HD 和氢键给体和接受体 HAC，如方框括入的部分。通过分析构效关系和分子叠合，确定了一个三点的药效团：一个芳香环；一个电子供给原子，如碱性基团；一个氢键给体和接受体，如图 3-9 所示。

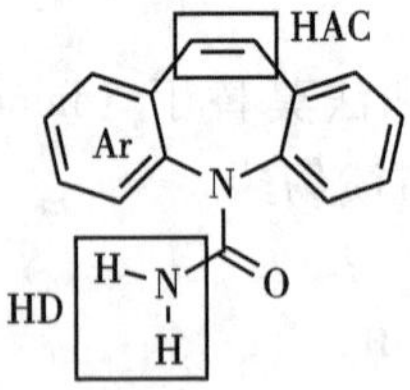

49

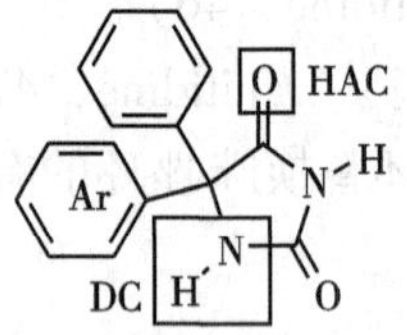

50

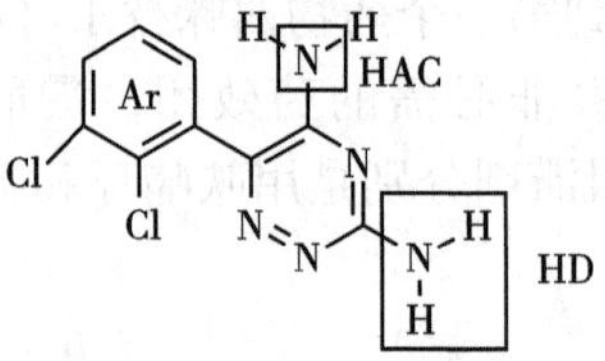

51

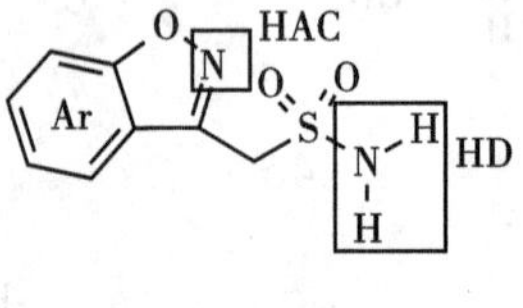

52

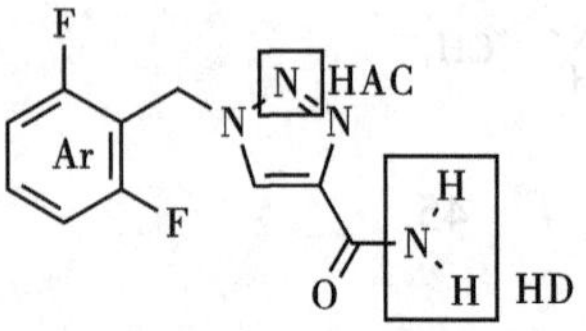

53

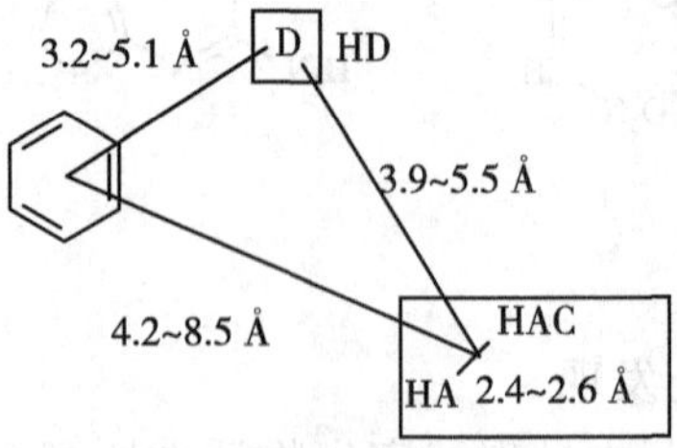

图 3-9　抗癫痫药物的药效团

根据该模型，测定了长春西丁（vinpocetine，54）、地嗪胺（dezinamide，55）和瑞马西米（remacemide，56）等抗癫痫药物，它们有同样的药效团特征。

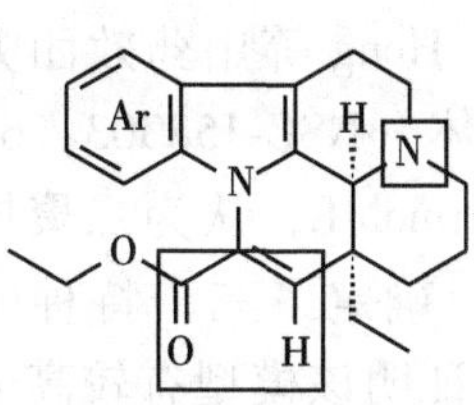

54

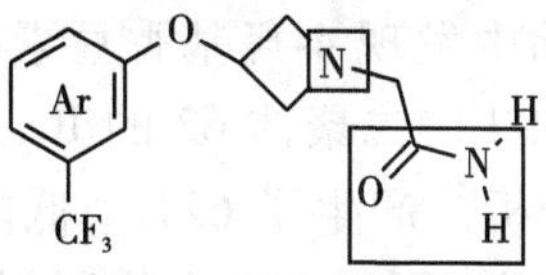

55

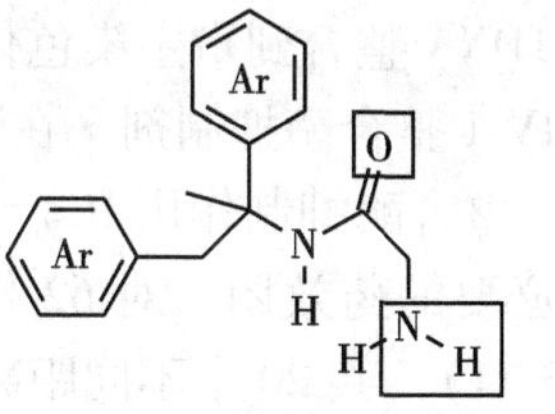

56

2. 多巴胺转运蛋白阻滞剂　可卡因是易成瘾的物质，造成严重社会问题。虽然可卡因能够抑制去甲肾上腺素和5-羟色胺的重摄取，但主要是抑制多巴胺重摄取到多巴胺能神经元处，作用机制是可卡因同多巴胺转运蛋白（DAT）结合，阻止多巴胺的功能，因此，DAT可认为是可卡因受体。由于DAT的三维结构尚不清楚，可用药效团方法和数据库搜寻，设计多巴胺转运蛋白阻滞剂，寻找可卡因阻滞剂，治疗成瘾作用。

以可卡因（cocaine，57）及其类似物58为模板分子，并以可卡因的晶体结构作为起始构象，得出共同的初始三点药效团，即苯环质心，环内的叔氮或仲氮原子和羰基氧原子（图3-10）。

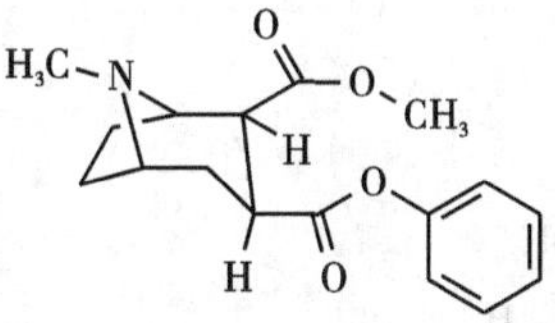

57

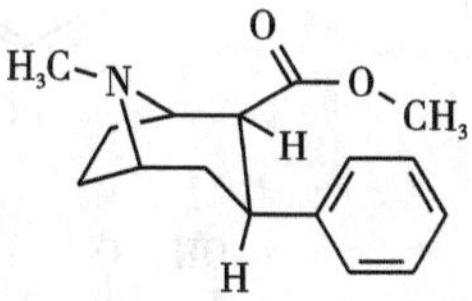

58

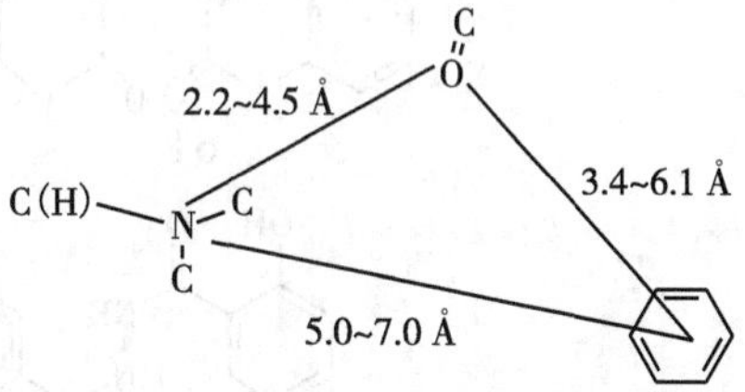

图3-10　可卡因的药效团模型

基于该药效团模型，用Chem-X程序筛选含有20万个化合物的NCI三维数据库，结果表明，符合药效团标准的苗头分子共4094个，占总数的2%。逐个甄别化合物结构，例如以氮原子的可质子化和分子可修饰性等为标准，从中选出385个化合物，进行［^{3}H］多巴胺重摄取实验，其中13个化合物的IC_{50}低于10μmol/L，化合物59对DAT结合实验和DA重摄取作用的*Ki*值分别为492和360nmol/L，略高于可卡因。以59为先导化合物，优化出化合物60，其*Ki*值分别为11和51nmol/L。

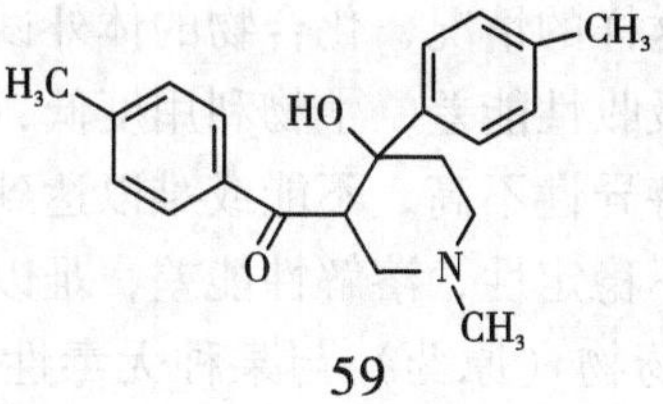

59

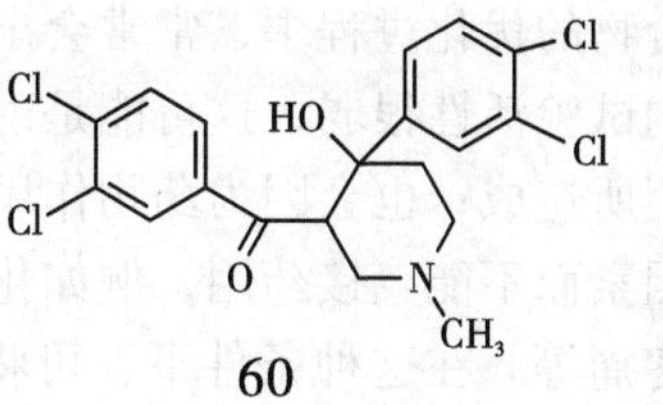

60

3. HIV-1 整合酶抑制剂　人体 I 型免疫缺陷病毒的整合酶（HIV-1 integrase）是调节 HIV-1DNA 整合到宿主染色体中的关键酶，与病毒复制密切相关。Hong 等用药效团方法研究 HIV-1 整合酶抑制剂。在随机普筛中发现 4-羟基香豆素的四聚体（NSC-158303，61）对 HIV-1 整合酶抑制作用 IC_{50} = 1. 5μmol/L，二聚体 62 的 IC_{50} = 43. 4μmol/L，认为二聚体已包含有必要的药效团。对 62 作构象分析，产生了 621 个低能构象，确定了三个特种的模型（图 3-11），共 20 个不同距离的药效团，再对 152 个抑制剂筛选，证明该模型有较高的检出率。用该模型作为虚拟筛选的提问符，筛选 NCI 的 20 万个化合物库，初步得到 29 个化合物有抑制活性，其中酰肼 63 的 IC_{50} = 2. 0μmol/L。进而对其余化合物的构象做最优化，发现了 10 个化合物满足该药效团的要求，体外试验证明，这 10 个化合物的 IC_{50} 在 0. 6 ~ 100μg/ml 范围内，例如 64 的 IC_{50} = 7. 6μg/ml。

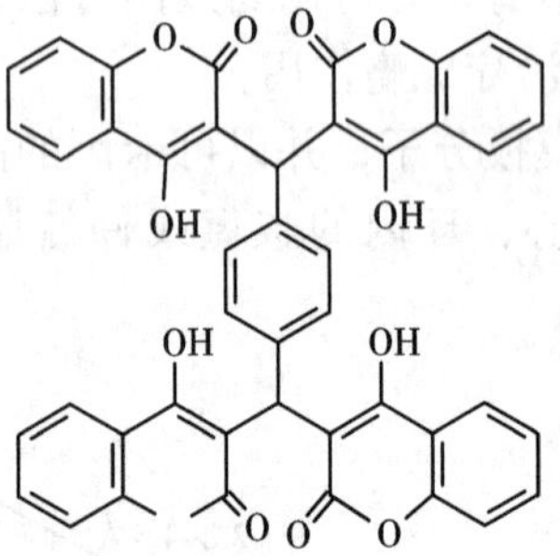
61

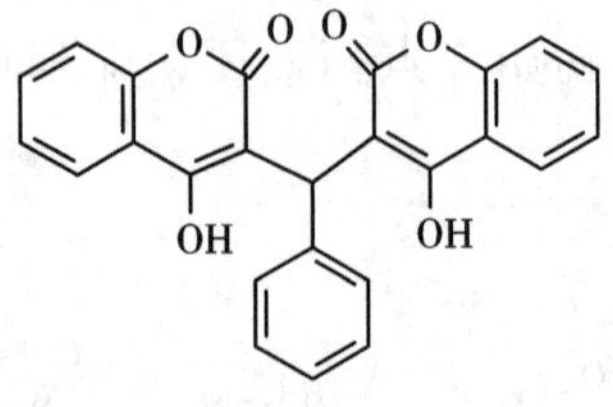
62

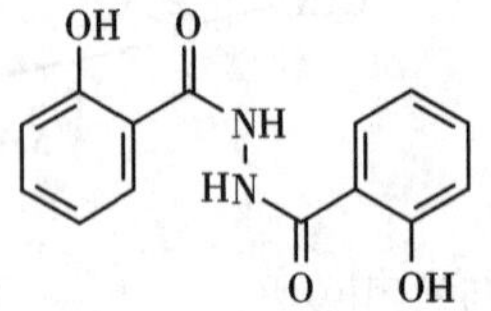
63

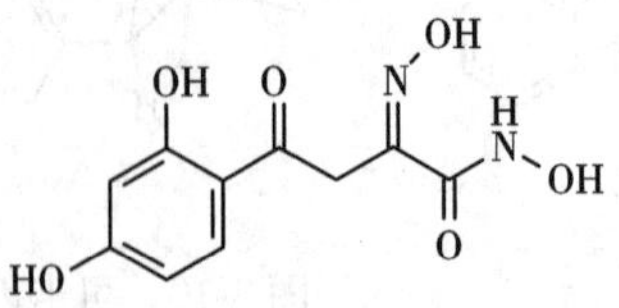
64

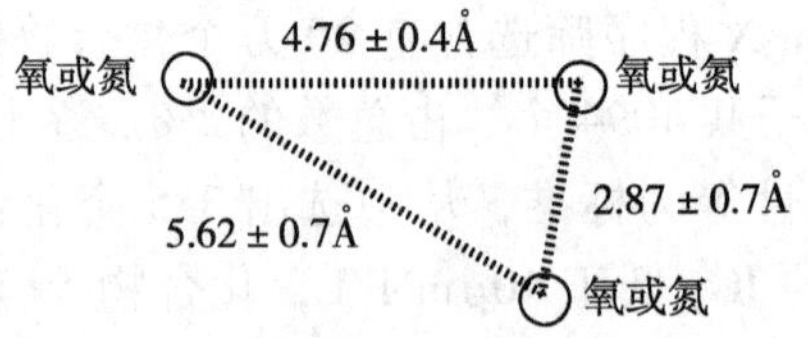

图 3-11　HIV-1 整合酶药效团模型

（三）前药设计

在先导化合物的优化过程中，常常会出现这样的情况，化合物的体外试验呈现较高的活性，但用于体内试验活性很弱，这可能是由于吸收性能差，生物利用度低，或药物代谢动力学不适宜等原因所造成；也会因为药物作用的特异性不高，不能或难以达到作用部位；还会由于其他不利因素而不能直接药用，例如化学不稳定性，溶解性能差，难以忍受的气味、味道，刺激性或疼痛等。在这种条件下，可将该药物（原药）与某种无毒性化合物（或称暂时转运基团）相连结，生成新的化学实体，即前药。前药克服了上述的不利因素，待到达作用部位后，该暂时转运基团在体内酶的作用或化学作用下，可逆地裂解成原药和转运基团，生成的原药产生药理作用。图 3-12 是前药生成和作用的模式图。

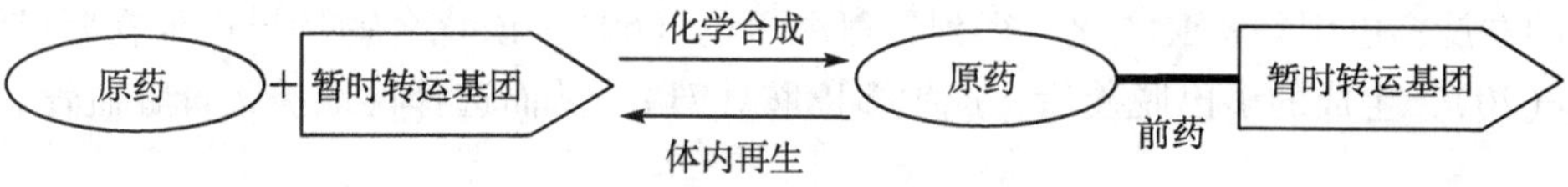

图 3-12　前药生成和作用的模式图

前药应当有以下的属性：①原药与暂时转运基团的连接是共价键，并且可在体内断裂，形成原药；②前药应无活性或活性低于原药；③前药与暂时转运基团应无毒性；④前药在体内产生原药的速率需是快速动力学过程，以保障原药在作用部位有足够的药物浓度，并且应尽量减低前药的直接代谢。

为了设计并制备前药，需要利用原药分子中的某些基团例如醇（酚）性羟基、羧基、氨基（酰胺基）、羰基等，以与暂时转运基团形成酯、酰胺、亚胺、缩酮等可水解的共价键。

1. 前药增加脂溶性以提高吸收性能　塞马洛尔（timolol，65）为 β 肾上腺能受体阻滞剂，治疗青光眼和降低眼压。由于极性较强（pK_a9.2）和脂溶性差（log P=−0.04），难于透过角膜。丁酰塞马洛尔（66）的脂溶性增高（log P= 2.08），制成的滴眼剂透过角膜的能力增加了 4~6 倍，进入眼睛后经酶水解再生成塞马洛尔而起效。

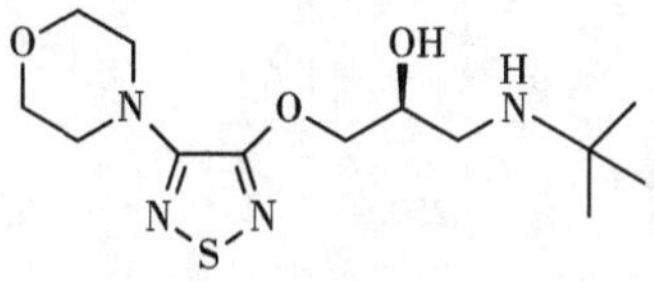

65

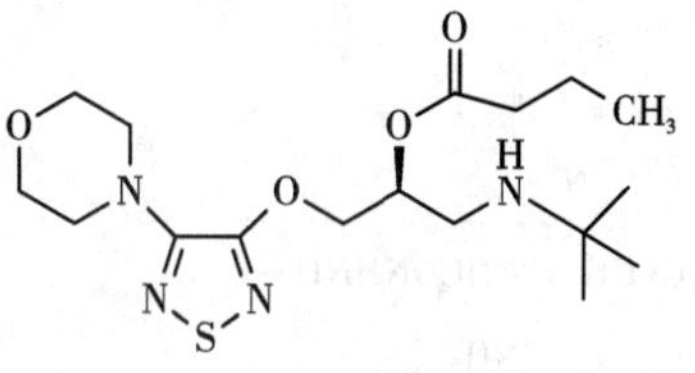

66

阿莫西林（amoxicillin，67）含有游离的氨基和羧基，极性较强，口服生物利用度较低，用丙酮键联氨基与酰氨基，环合成氮杂缩酮，即海他西林（hefacillin，68），降低了分子的极性，提高了生物利用度。

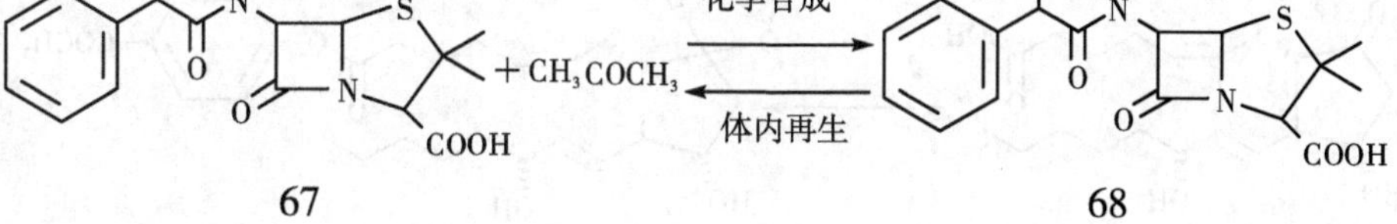

67　　68

2. 部位特异性 一些药物全身用药并使其达到特定的部位是困难的，这是因为我们对特定的组织或器官的生理生化特征了解较少的缘故，不能设计出希望到达的预定部位。已知肾脏组织具有较高活性的谷氨酸转移酶和芳香氨基酸脱羧酶，利用这些生化特性可将血管舒张作用的左旋多巴用谷氨酸酰化，得到谷氨酰多巴（69），该化合物特异性地在肾脏裂解掉谷氨酸（70），生成的多巴脱羧后，产生多巴胺（71），从而选择性地扩张肾脏血管。

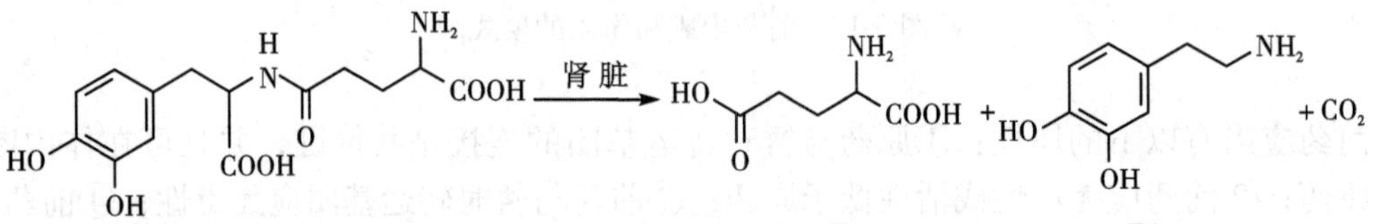

69 70 71

肼类是单胺氧化酶抑制剂，若异丙烟肼的异烟酰基用谷氨酸酰化则选择性地抑制脑内单胺氧化酶，而棕榈酰异丙肼可抑制心脏的单胺氧化酶。表 3-1 列出了变换不同的酰基得到的单胺氧化酶抑制剂具有组织特异性。

表 3-1 不同酰肼对单胺氧化酶抑制作用的组织特异性

药 物	心脏儿茶酚胺增加 (%)	脑内 5-羟色胺增加 (%)	比值
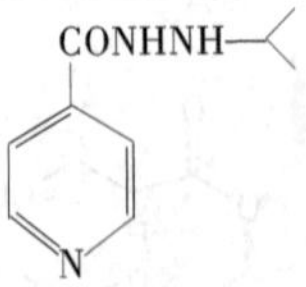	100	100	1.0
$HO_2C(CH_2)_2CHCONHNH—$< (CH 上连 NH_2)	75	250	3.3
$CH_3(CH_2)_{14}CONHNH—$<	145	60	0.4

3. 前药增加药物的化学稳定性 具有软化子宫颈、使子宫成熟的前列腺素 E_2（PGE_2，72）化学性质不稳定，是因为分子上含有 β-羟基环戊酮和游离羧基的结构，在酸催化下易失水成不饱和环酮前列腺素 A_2 而失效。将酮基制成乙二醇缩酮，羧基用对羟基苯乙酮酯化，得到的产物（73）提高了化学稳定性。

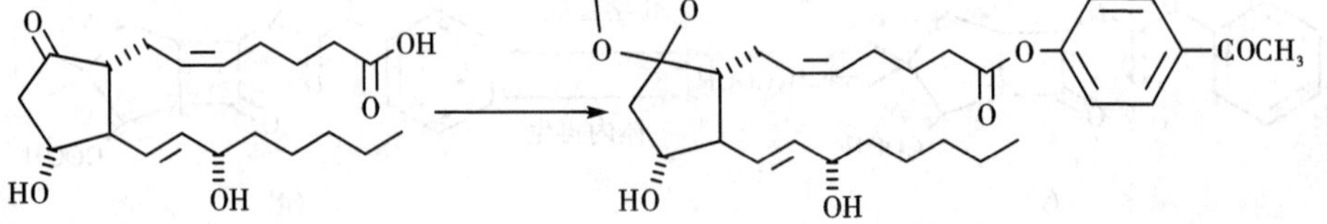

72 73

为了提高毛果芸香碱向眼角膜的渗透，制成毛果芸香酸的二酯（74），具有化学稳定性，在水溶液中20℃存放5年仍是稳定的。在模拟体内的条件下，酶促水解二酯，生成酸性单酯（75），后者很容易内酯化，生成毛果芸香碱（76）。

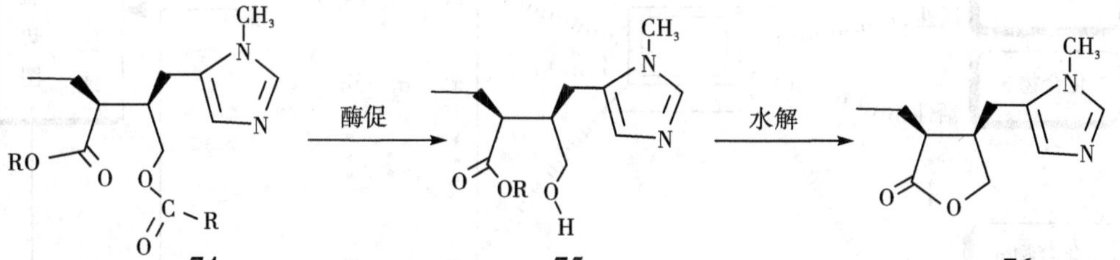

74　75　76

4. 消除不适宜的制剂性质　药物的苦味和不良气味常常影响患者特别是儿童用药。例如氯霉素极苦，小儿难以接受，但其棕榈酸酯的水溶解度很低，无苦味，也没有抗菌作用。经肠黏膜吸收到血液中，被酯酶水解，可生成活性的原药。林可霉素和克林霉素的棕榈酸酯也是无苦味无活性的原药，吸收后被酯酶水解出有活性的原药。

5. 延长作用时间　为延长雌激素在体内存留的时间，可将酚羟基酯化，醇羟基制成烯醇醚，成为3-苯甲酰雌二醇-17-环辛烯醚（77），增加了稳定性，并在体内逐渐分解释放，达到长效的目的。

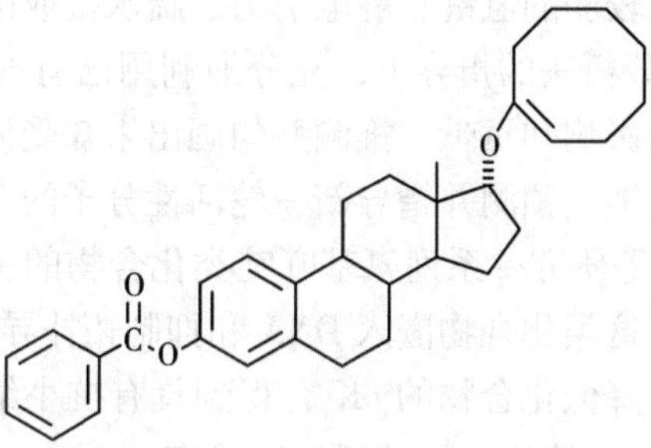

77

四、定量构效关系

在受体蛋白的结构尚不清楚情况下，优化先导化合物的结构可通过分析已有化合物的结构信息和活性数据，研究其相关性，在原子和基团的水平上揭示药物的作用机制，指导先导化合物的优化设计。倘若药物分子的化学信息，例如结构特征或化学性质能够定量地描述，生物活性数据也能定量地表达，并且有适当的软件对它们进行分析处理，则可以较精确地研究药物的化学结构与生物活性之间的关系，这种关系可用数学方程式或图形表示。在这些数学模型或图形的基础上进行结构优化，这就是定量构效关系（quantitative structure-activity relationship，QSAR），定量构效关系是计算机辅助分子设计的重要内容之一。图3-13是QSAR操作的示意图。

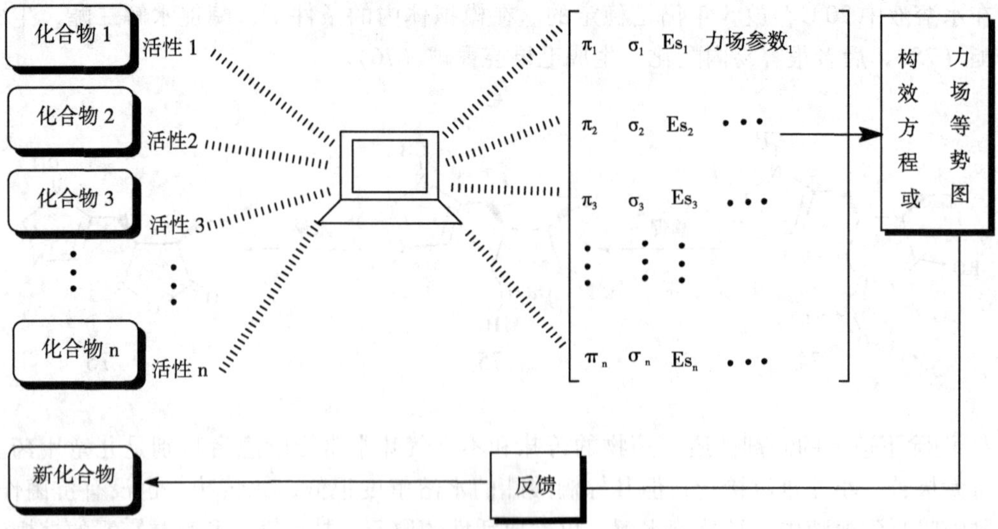

图 3-13 药物定量构效关系操作示意图

化合物的结构参数可以用多种方法表示，最常用的是 Hansch-藤田创立的线性自由能相关分析法，其理论依据是，药物呈现的生物活性是由于药物分子与受体分子相互作用的结果，这种相互作用本质上是药物与受体双方的原子或原子团之间化学的或物理化学结合作用。两者间可以形成较强的共价键，或是较弱的氢键、静电引力、疏水键或范德华力等。当受体结构尚属未知时，可以在 Hansch-藤田分析法的指导下，充分地利用已有的化学和活性信息，借助药物分子一方的物化参数对活性的影响和贡献，推测并勾画出未知受体与药物结合的特征。这种用方程表示的特征，通过正性反馈，预测并指导新一轮活性分子的合成。计算机辅助药物设计已有相当多的成功实例。Denny 等研究一系列氨基吖啶类化合物的抗肿瘤活性与结构的关系，得到的构效方程，定量地表征了这类化合物嵌入 DNA 和抑制拓扑异构酶Ⅱ的活性与物理化学性质的关系，并通过增加水溶性，降低化合物的 pK_a，得到具有抗小细胞肺癌和乳腺癌的抗癌候选药物 asulacrine isethionate（78），该化合物处于临床研究。

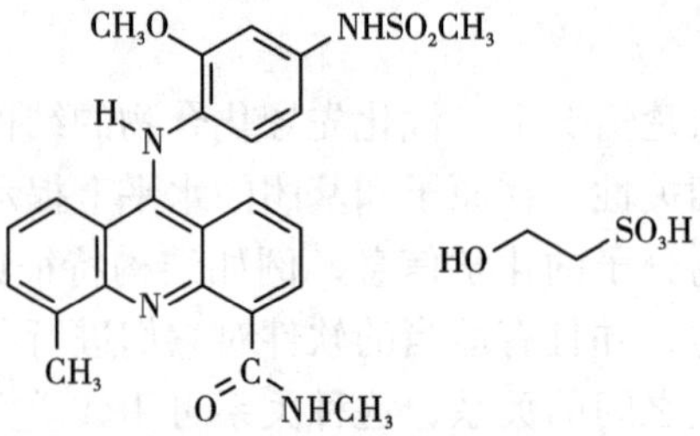

78

又如乙酰胆碱酯酶抑制剂 donepezil hydrochloride（79），是通过对二氢茚酮和苄基哌啶类化合物的构象分析、分子形状的比较以及 QSAR 研究得到的，为 1996 年上市的治疗阿尔茨海默病药物。

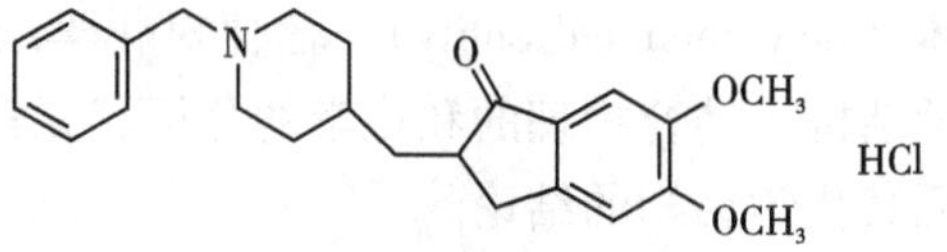

79

第四节　候选药物开发中的物理和化学问题

先导化合物结构优化，在以活性、安全性、药代和物理化学性质的全方位评价的基础上，确定候选药物，意味着新药进入了开发阶段。药物的开发是按照国家制定的新药研究法规对研制的候选药物严格地进行全面的药学（原料药和制剂）和生物学（药效、药代、毒理）试验评价，按照新药审评办法整理出各项资料，申报药监部门申请临床研究（IND）。本节讨论药物开发过程中涉及原料药的物理和化学问题。以下对于有关化学原料药的合成试制、结构确证、质量研究、稳定性等试验中所涉及的化学问题作一简要叙述。

一、原料药的制备

研究化学合成的或天然来源药物的制备方法，目的是提供足够量的原料药样品进行临床前研究，并且也为获得临床批文后临床研究准备药品，还为以后大规模生产作好前期准备。这里以合成药物为例，简要讨论对合成方法的要求。

（一）原料

合成的原料（包括溶剂和催化剂等）宜便宜易得，以使成本低廉。原料的含量和溶剂的质量对生成物的质量和收率有很大影响，因此原料应有确定的质量标准和检验方法。

（二）制备路线

合成方法宜简便易行，操作具有连续性和实现物料平衡。尽量避免高温、高压、低温或有潜在危险的反应。溶剂和催化剂宜循环套用等。从天然产物中提取的单体或组分应注明原料的来源、学名、提取部分和工艺收率等。发酵生产的抗生素应注明菌种选育、发酵培养条件、提取工艺和收率等。

（三）对环境友好

反应的副产物和废气、废液、废固体物质应得到妥善处理或综合利用，废水的排放应达到国家排放标准。避免使用对人体和环境有毒害的溶剂，例如苯、卤代烃类。

（四）中间体的质量控制

制定控制反应中各步中间体的质量标准，例如熔点、沸点、折光率、薄板色谱比移值、液相色谱保留时间、含量等。

（五）成品的规格和精制方法

成品的精制方法和条件直接影响产品的质量和药效，固体物质在不同的溶剂中得到的晶型会有不同，溶解度和生物利用度也因此不同。因而要优选出物理化学性质优良且稳定的晶型。

二、结构的确证

新药往往是新化学实体（new chemical entity)，需要对化学结构、构型、构象加以详细地表征和确定。推断其化学结构，结合物理的和化学的分析、元素分析和其他试验结果和数据进行综合论证，得出确证其化学结构的结论。

（一）元素分析

元素分析可获得组成药物分子的诸元素的比例，由此可计算出分子式或示性式。

构成分子的元素中除氧元素外，其余各种元素均应测定其含量。同一药品测定两次，两次实验数据同时列出，应在规定误差范围内，不取平均值。

应给出计算理论值所依据的分子式，包括结晶水或结晶溶剂等。

（二）红外光谱

样品用溴化钾片或液膜法绘制的红外光谱可获得特定功能基的信息。为避免压片时可能发生离子交换现象，新药若是盐酸盐，应比较氯化钾压片法和溴化钾压片法的测定结果。液体样品用液膜法测定。

在图谱解析时，应尽可能归属每一功能基的特征谱带和相关谱带，几何构型与立体构象信息也应有解析。

指纹区吸收峰的比对可确证样品及其晶型是否相同。

（三）紫外-可见光谱

在不同溶剂中测定样品的紫外吸收光谱可确定结构中共轭系统的存在。

通常选择一种易溶的中性溶剂如水、乙醇或其他适宜的有机溶剂，将样品配成适宜浓度的溶液，绘制紫外-可见光谱。对于发色团上存在酸性或碱性基团的化合物，为了获得更多的结构信息，可增加用 0.1mol/L 的 HCl 溶液或 0.1mol/L 的 NaOH 溶液作溶剂，以观察吸收带的移动情况。

光谱图应录制紫外可见区的全部吸收峰，不应有遗漏也不得有截止峰，最强峰的吸收度不得高于 1.0，必要时可分段以不同浓度试样溶液绘制图谱。

应当按照《中华人民共和国药典》的规定，在适宜的条件下，确定供试液的吸收度，并计算摩尔吸收系数。

对主要吸收谱带应进行归属，如 K 带、R 带、E 带、B 带等。

（四）核磁共振谱

应使用高分辨核磁共振仪测定结构，对某些结构复杂的化合物，当图谱精度不能满足要求时，应使用更高性能的仪器。

申报的 NMR 图谱，通常应有 ^{1}H 和 ^{13}C 谱，若分子中含有 F、P，应提供 ^{19}F 和 ^{31}P 谱，如果分子中含有活泼氢，应提供氘交换后的 ^{1}H 谱。

^{1}H 核磁共振谱提供的化学位移值、峰面积、裂分状况、偶合常数和在重水中可交换性等信息，可确定氢原子在药物分子结构中的连接位置和数目。^{13}C 谱可得到伯、仲、叔、季

碳的数目和在分子中的化学环境。二维核磁谱可提供 H-H、C-H、C-C 原子连接间的关系。

（五）质谱

质谱的分子离子峰可确证化合物的分子量，应尽量获得化合物的分子离子峰。应用 EI 方法不能出现分子离子峰时，可试用其他的离子源，如 CI、FAB、FI、FD 等。对重要的碎片离子峰的产生，根据裂解规律进行解析，可推断分子的结构。

某些高熔点化合物无法获得满意的质谱图时，可以制成适当的衍生物以增加挥发性，此时以衍生物的质谱代替原化合物的质谱。

在大多数情况下，高分辨质谱可提供和确证化合物分子式，但不能反映药品的纯度和结晶水、结晶溶剂、残留溶剂等情况。

（六）X-射线单晶衍射图

X-射线单晶衍射图可提供分子的精确结构、相对构型和固态的构象等信息，同时也可确定单晶中的溶剂或水分子的存在。

采用的仪器为单晶 X-射线四圆衍射或单晶 X-射线面探仪（IP、DIP、CCD 等）中的任一种型号。结构测定的波长可任选 CuKa 或 MoKa，如果测定绝对构型需用 CuKa 波长。

结构解析中应包括以下数据：

1. 晶体学参数　包括仪器型号、晶体大小/辐射波长、管流与管压、单色器类型、晶胞参数、空间群、晶胞内分子数、独立衍射点、可观察点数等。

2. 结构的确定应包括使用的软件名称、测定方法、可靠因子R（R_f、R_w）值等。

3. 报告的结构数据应包括化学计量式、化学结构式、计算晶体密度、原子坐标参数、（含温度因子值）、键长与键角、结晶水与结晶溶剂、分子内与分子间氢键、含有金属原子的配位、成盐化合物的盐键以及为了说明结构所必需的数据，例如扭角、二面角、平面性等。

4. 报告的结构图应包括分子相对构型图、手性药物的绝对构型图、分子立体结构投影（球棒）图与体视图、晶胞内分子排列图、溶剂分子的分布图等。

（七）X-射线粉末衍射图

固体物质的溶解度和溶解速率与其结晶形状关系密切。不同的晶型会由于溶解性的差别影响药物的吸收，因而使药效和/或毒性不同。X-射线粉末衍射图给出药物应具有的晶型。

（八）热重分析

热重分析是指在程序升温条件下，测量物质质量（或重量）随温度变化的分析方法，可以确定药物的吸收水、结晶水、结晶溶剂和分解温度等。

固态样品应做热重分析，以确定样品中是否含有结晶水、吸附水和结晶溶剂等。表达热重分析曲线的方法，纵坐标为重量（mg）或重量百分数，横坐标为温度（℃），载气一般用氮气或氦气。

应提供完整的热重分析图，提供说明吸附水、结晶水、结晶溶剂分子所需的数据（如热重起始温度、终止温度、热失重量等）。

（九）差热分析

差热分析是指在程序升温条件下，测量物质的物理性质与温度关系的分析方法。可用于确定药物的熔点、结晶水、结晶溶剂、多晶型和热焓值等。所使用的仪器为差热扫描热量仪（DSC），应标明仪器型号、参数设定值、包括升温速度、样品重量、扫描温度范围等。

固态样品的差热分析，用以确定熔点、结晶水、结晶溶剂等。有多晶型的化合物必须做差热分析。用差热分析测定熔点时，应包括起始熔融温度、吸热峰、放热峰温度等。熔融时不分解的药物应测定热焓值，以焦耳/克（J/g）表示。测定结晶水、结晶溶剂和多晶型时，除了熔点值外，应列出各个转晶变化时的温度范围和热焓值。差热分析曲线的表达是纵坐标为热流率（dp/dt），横坐标为温度（℃）。

三、质量研究

质量研究是制定药品的质量规格和标准、试验药品稳定性的基础，在药学（原料药和制剂）试验中占有非常重要的位置。研究的内容包括有：用不同的方法或仪器确定原料药的熔点、沸点、折光率、旋光度（若是手性药物）、水溶解性、分配系数、pK_a、紫外吸收光谱、红外吸收光谱、薄板色谱、高效液相色谱、化学鉴别反应、有关物质的鉴别和含量测定、残留溶剂的含量、样品的含量测定方法等。

（一）性状

性状是记述药物的外观、嗅、味、溶解度、熔点、旋光度或比旋值、紫外-可见光吸收波长和吸收系数、凝点、液态药物的馏程、相对密度、折光率、黏度、碘值、酸值、皂化值、羟值等物理化学性质。

（二）鉴别

原料药的鉴别试验，要求专属性强、灵敏度高、重复性好、操作简便的方法，常用的有以下3类：

1. 化学反应法　选择对功能基专属性强的化学反应，包括显色反应、沉淀反应、盐类的离子反应等。

2. 色谱法　包括GC法、HPLC法的保留时间及TLC法的RF值及颜色等。

3. 光谱法　常用的有红外吸收光谱和紫外吸收光谱法。

（三）检查

检查项目应考虑有效性、纯度要求和安全性3个方面。药品按既定工艺生产和正常贮藏过程可能产生需要控制的杂质，因此要经质量研究，结合实际制订能真实反映药品质量的杂质控制项目，以保证药品安全有效。

原料药品中所含杂质包括一般杂质、有关物质和残留溶剂等。一般杂质如氯化物、硫酸盐、重金属、砷盐、炽灼残渣等；有关物质主要是指在生产过程中带入的原料、中间体、降解物、异构体、聚合体、副反应产物等。对有毒杂质应严格控制。用气相或液相色谱检查有机溶剂残留量。应检查晶型、颗粒粒度、干燥失重与水分和异构体。

（四）含量测定

凡用物理或化学方法测定药品含量的称“含量测定”；凡以生物学方法或酶化学方法测定药品效价的，称为“效价测定”。

化学原料药品的含量测定是评价药品质量的主要指标之一，因此要考虑测定结果的重复性与精密度。原料药要求纯度高，限度严格。如果杂质可严格控制，则可着重于测定方法的准确性。一般首选容量分析法。

气相色谱法用于测定具有挥发性原料药，高效液相色谱法也具有良好的分离效果，主要用于多组分抗生素原料药的测定，杂质对原料药的含量测定的干扰等。所用对照品必须具有纯度高、易于制备和稳定的性质。内标物质应选择易得并不对测定产生干扰的化学物质。

原料药的含量测定，一般少用紫外光光度法，必要时，可用对照品同时测定进行比较计算，以减少不同仪器的测定误差，采用吸收系数法时，应给出 E 值。

四、稳定性试验

药品的稳定性试验是研究药品在贮存、运输、和货架上的化学不变性，在普通和异常环境（高温、高湿、光照等）下保持质量不变的程度，以制定药品的有效期和贮存保管的根据。

（一）影响因素试验

包括高温试验、高湿度试验和强光照射试验。

（二）加速试验

加速试验是在超常条件下进行的。其目的是通过加速药物的化学或物理变化，探讨药物的稳定性，为药品审评、包装、运输及贮存条件提供必要的资料。

（三）长期试验

长期试验是在接近药物的实际贮存条件下进行，其目的为制订药物的有效期提供依据。

（郭宗儒）

参 考 文 献

[1] Hajduk PJ, Greer J. A decade of fragment-based drug design: strategic advances and lessons learned. Nat Rev Drug Discov, 2007, 6: 211-219.

[2] Andersson S, Armstrong A, Bjoere A, et al. Making medicinal chemistry more effective—application of Lean Sigma to improve processes, speed and quality. Drug Disc Today, 2009, 598-604.

[3] Pidgeon C, Ong S, Liu H, et al. IAM chromatography: An in vitro screen for predicting drug membrane permeability. J Med Chem, 1995, 38: 590-594.

[4] Marrink SJ, Jähnig F, Berendsen HJ, et al. Proton transport across transient single-file water pores in a lipid membrane studied by molecular dynamics simulations. Biophys J, 1996, 71: 632-647.

[5] Oprea T, Davis AM, Teaque SJ, et al. Is there a difference between leads and drugs. J Chem Inf Comput Sci, 2001, 41: 1308-1315.

[6] Lipinski C. Drug-like properties and the causes of poor solubility and poor permeability. J Pharmacol Toxicol Methods, 2000, 44: 235-249.

[7] Wenlock MC, Austin RP, Barton P, et al. A comparison of physiochemical property profiles of development and marketed oral drugs. J Med Chem, 2003, 46: 1250-1256.

[8] Teague SJ, Davis AM, Leeson PD, et al. The design of leadlike combinatorial libraries. Angew Chem Int Ed Engl, 1999, 38: 3743-3748.

[9] Lahana R. How many leads from HTS. Drug Discov Today, 1999, 4: 447-448.

[10] Mcgovern SL Caselli E, Grigorieff N, et al. A common mechanism underlying promiscuous inhibitors from virtual and high-thoughput screening. J Med Chem, 2002, 45: 1712-1722.

[11] Barker AJ, Gibson KH, Grundy W, et al. Studies leading to the identification of ZD1839 (Iressa (TM)): An orally active, selective epidermal growth factor receptor tyrosine kinase inhibitor targeted to the treatment of cancer. Bioorg Med Chem Lett, 2001, 11: 1911-1914.

[12] Petrov KG, Zhang KG, Carter M, et al. optimization and SAR for dual ErbB-1/ErbB-2 tyrosine kinase inhibition in the 6-furanylquinazoline series. Bioorg Med Chem Lett, 2006, 17: 4686-4691.

[13] van de Waterbeemb H, Smith DA, Beaumont K, et al. Optimization of drug absorption and pharmacokinetics. J Med Chem, 2001, 44: 1313-1333.

[14] Kelder J, Gootenhuis PDJ, Bayada DM, et al. Polar molecular surface as a dominating determinant for oral absorption and brain penetration of drugs. Pharm Res, 1999, 16: 1514-1519.

[15] Getahun Z, Jurd L, Chu PS, et al. Synthesis of alkoxy-substituted diaryl compounds and correlation of ring separation with inhibition of tubulin polymerization: Differential enhancement of inhibitory effects under suboptimal polymerization reaction conditions, J Med Chem, 1992, 35: 1058-1067.

[16] Pettit GR, Grealish MP, Herald DL, et al. Antineoplastic Agents. 443. Synthesis of the Cancer Cell Growth Inhibitor Hydroxyphenstatin and Its Sodium Diphosphate Prodrug. J Med Chem, 2000, 43: 2731-2737.

[17] Pettit GA, Toki B, Herald DL, et al. Antineoplastic agents. 379. Synthesis of phenstatin phospahte. J Med Chem, 1998, 41: 1688-1695.

[18] Gerth K, Bedorf N, Hofle G, et al. Epothilons A and B: Antifungal and cytotoxic compounds from Sorangium cellulosum (Myxobacteria). Production, physico-chemical and biological properties. J Antibiot, 1996, 49: 560-563.

[19] Borzilleri RM, Zheng X, Schmidt RJ, et al. A novel application of a Pd (0)-catalyzed nucleophilic substitution reaction to the regio-and stereoselective synthesis of lactam analogues of the epothilone natural products. J Am Chem Soc, 2000, 122: 8890-8897.

[20] DesJarlais RL, Seibel GL, Kuntz ID, et al. Structure-based design of non-peptide inhibitors specific for the human immunodeficiency virus I protease. Proc Natl Acad Sci USA, 1990, 87: 6644-6648.

[21] Shoichet BK, Stroud RM, Santi DV, et al. Structure-based discovery of inhibitors of thymidymate synthase. *Science*, 1993, 259: 1445-1450.

[22] Black E, Breed J, Breeze AL, et al. Structure-based design of protein tyrosine phosphatase-1B inhibitors, Bioorg Med Chem Lett, 2005, 15: 2503-2507.

[23] Howard S, Berdini V, Boulstridge JA, et al. Fragment-Based Discovery of the Pyrazol- 4-yl Urea (AT9283), a Multitargeted Kinase Inhibitor with Potent Aurora Kinase Activity. J Med Chem, 2009, 52: 379-388.

[24] Shunker SB, Hajduk PJ, Meadows RP, et al. Discoverying high-affinity ligands for proteins: SAR by NMR, Science, 1996, 274: 1531-1534.

[25] Congreve MS, Davis DJ, Devine L, et al. Detection of ligannds from a dynamic combinatorial library by X-ray crystallography. Angew Chem Int Ed Eng, 2003, 42: 4479-448.

[26] Humphrey PPA, Feniuk W, Perren, MJ, et al. Sumatriptan succinate. Drugs Fut, 1989, 14: 35.

[27] Nakai H, Konno M, Kosuge S, et al. New potent antagonists of leukotrienes C4 and D4. 1. Synthesis and structure-activity relationships. J Med Chem, 1988, 31: 84-91.

[28] Labelle M, Belley M, Gareau Y, et al. Discovery of MK-0476, a potent and orally active leukotriene D4 re-

ceptor antagonist devoid of peroxisomal enzyme induction. Bioorg Med Chem Lett, 1995, 5: 283-288.

[29] Ganellin CR. Discovery of cimetidine. In: Medicinal Chemistry. Roberts SM and Price BJ editors. The role of organic chemistry in drug research. London, Academic Press, 1985, 93.

[30] Unverferth K, Engel J, Hoefgen N, et al. Synthesis, anticonvulsant activity, and structure-activity relationships of sodium channel blocking 3-aminopyrroles. J Med Chem, 1998, 41: 63-73.

[31] Wang SM, Sakumuri S, Enyedy IJ, et al. Discovery of a novel dopamine transporter, 4-hydroxy-1-methyl-4-(4-methylphenyl)-3-piperidyl 4-methylphenyl ketone, as a potential cocaine qntagonist through 3D-database pharmacophore searching. J Med Chem, 2000, 43: 351-360.

[32] Hong HX, Neamati N, Wang SM, et al. Discovery of HIV-1 integrase inhibitors by pharmacophore searching. J Med Chem, 1997, 40: 930-936.

[33] Denny WA, Atwell GJ, Baguley BC, et al. Potential antitumor agents. 40. Orally active 4, 5-disubstituted derivatives of amsacrine. J Med Chem, 1984, 27: 363-367.

[34] Perez M, Fourrier C, Sigogneau I, et al. Synthesis and serotonergic activity of arylpiperazide derivatives of serotonin: Potent agonists for 5-HT1D receptors. J Med Chem, 1995, 38: 3602-3607.

第四章 药物筛选与新药研究

药物筛选（drug screening）是实现药物发现的具体实施过程，所谓药物筛选，就是采用恰当的技术方法，对可能作为药用的物质进行评价，选择出具有药物研发前景的候选药物的过程。事实上，药物发现的途径有很多，但在所有这些途径中，药物筛选是人类通过科研活动发现新药的主要方法，也是新药研究的关键步骤。

随着人类对自身健康的关注和对生命质量要求的不断提高，对医学和药物的要求也越来越高。我国人口众多，地域广阔，疾病谱复杂，对药物需求量大。尤其是目前医疗水平还不能满足人们的需求，多数疾病还没有理想的治疗药物，新发疾病对新药也提出新的要求，因此，研发新药成为医药科学领域的重要任务。

新药是指目前在临床上还没有应用的药物，但是，在此前提下，新药还必须具备多种条件，才有可能成为新药，这些条件首先是疗效的优势，必须在同类药物中具有更好的效果，或者针对具体疾病，发挥目前还没有达到治疗效果，或者比现有药物有更多的优势，如不良反应更小，成本更低等。作为市场竞争的特殊商品，新药还应该有自主知识产权，能够参与国际医药市场的竞争。

新药研究大概可分为两个主要步骤：一是药物作用的发现，二是药物应用的研究。新药发现是探索性活动，是利用人类掌握的知识探索新的药物；而药物的应用研究是在发现新药的基础上，进行符合药物要求的科学研究过程，包括临床前研究，临床研究、产业化研究、也包括药物上市后的再研究。

近年来，药物筛选工作发展迅速，受到多方重视，新方法、新技术不断出现充分表现出人们对新药研究的热情和重视。尤其是新药研发的低成功率、高费用、高风险和长周期的特点，使人们对药物筛选更加关注。在我国新药研发工作中，药物筛选也是极其重要的工作，探讨药物筛选的特点和规律，明确药物筛选与新药研究的关系，有利于我们抓住机遇，迎接挑战，提高我国的新药研究水平。

第一节 药物筛选概述

一、药物筛选的概念及其发展历程

药物筛选，就是对可能作为药用的物质进行初步药理活性的检测和试验，以求发现其药用价值和临床用途，为发展新药提供最初始的依据和资料。药物筛选作为现代药物开发研究的重要内容而受到重视仅有几十年的历史，但是，药物筛选的实践活动却是随医学的发展同时进行的。众所周知，医学起源于人类生产实践过程的经验积累。同样，药物的发现和应用也是来源于人类的生产实践，经过原始的经验积累而完成的。

药物筛选经历了一个人类从无意识的自然药物筛选到有意识的主动药物筛选的发展过程。神农尝百草就是人类主动进行药物筛选的具体实践和最早记载，是人类寻找、认识药物过程中的第一次质的飞跃。但是，人类靠自身试验进行药物筛选受到多种因素的制约和限制，特别是毒性反应是用人体进行药物筛选过程中很难避免的巨大障碍。因此，在长期的实践中，人类开始有意识的使用动物进行药物筛选，古代文献中就有用动物进行药物毒性观察的大量记载。

实验动物的应用，极大地促进了药物筛选工作的进展，经过使用动物模型进行药物筛选，发现了大量的新型药物，促进了现代药物学的发展，形成了药物学发展的第二次飞跃。如抗高血压药和其他心血管系统药物的大量发现，与应用动物进行筛选是密不可分的。直到20世纪70年代中期，动物实验一直是药物筛选的基本方法。但是，由于动物实验需要时间长、劳动强度大、操作技术要求高、受试样品需要量大等因素的限制，不能满足人们对药物发展的要求。

现代科技的发展为高效率地进行药物筛选提供了技术条件和技术平台。20世纪70年代以后，大量新的技术方法开始应用到药物研究中，如同位素标记法的应用，使药物的受体和配基结合实验得以实现，极大促进了体外药物筛选的进程，使药物筛选技术有了极大的提高。

为了避免同位素法筛选带来的环境放射性污染和操作的局限性，新的光学技术在药物筛选中得到广泛应用，应用于高通量筛选的紫外、荧光和发光检测法使药物筛选的速度和规模都有了长足的进步。

20世纪80年代中期，实验室自动化工作站的应用，使药物筛选工作的工作强度、实验成本和样品需要量显著降低（$<10mg$）。随着对药物作用机制的深入认识，酶和受体与疾病的关系不断阐明，为建立高特异性的筛选模型奠定了基础。

随着技术、方法、设备、理论等方面的不断进步，促使药物筛选由整体动物实验为主转变为体外实验为主，形成了高通量药物筛选（high throughput screening，HTS）的模式，使大规模高效率的药物筛选工作在世界范围内广泛开展起来。

高通量药物筛选是应用了先进的实验方法和技术，对大量化合物进行微量样本的实验测定，是近年来发展起来的药物筛选新方法。这一方法集计算机控制、自动化操作、高灵敏度检测、数据结果自动采集和处理于一体，实现了药物筛选的快速、微量、灵敏和大规模，日筛选量达到数千甚至数万样品次，是新药发现技术和方法的巨大进步。高通量药物筛选的出现和逐渐成熟可以说是药物筛选发展过程中的又一次飞跃。

经过20余年的发展，高通量药物筛选技术逐渐成熟，但同时也面临着严峻的挑战，大量的筛选工作和大量的经费投入，通过高通量药物筛选技术产生的新药却没有如人们期待的那样快速出现。这种现实提出了更多的科学问题，不是技术本身产生了问题，重要的是在应用这些技术方法时还需要进行大量的研究工作。

二、药物筛选的目的和任务

药物筛选的最终目的是发现新的药物。药物筛选是主动寻找药物的过程，前已述及，所谓筛选，就是对可能作为药用的物质，采用适当的方法进行实验，发现其药用价值。筛选的对象是可能作为药用的物质，因此，收集的被筛选的物质越多，发现新药的可能性越大。通过对这些物质的评价，证明其是否具有药用价值，这就是药物筛选的过程。

实现药物筛选的目的，要进行多方面的工作，这就是药物筛选的工作任务，主要包括四个方面的内容：

首先是样品的收集、制备、管理和使用。所谓样品的制备，是将已有的样品制备成为能够进行筛选的可以使用的样品形式。随着药物筛选规模的不断提高，样品的收集和管理实际上已成为一项更为重要的任务。在药物筛选工作中，需要对大量样品进行存储和管理，建立样品库和样品数据库。对样品进行现代模式的管理和科学的应用，提高样品的利用率和管理效率，就成为药物筛选工作的重要任务之一。

其次是筛选模型的建立。我们知道，药物筛选必须要有适当的筛选模型，这些筛选模型的建立，也是药物筛选的核心工作任务。建立适当的药物筛选的模型，包括各种类型的模型，如动物模型、细胞模型、分子水平的模型、计算机虚拟筛选的模型等，是实现药物筛选模型的必备条件。建立药物筛选模型涉及广泛的理论和知识，也受到多方面因素的影响，需要投入大量人力和精力，才能够建立比较理想的药物筛选模型。

第三是实施药物筛选的技术。在具备了样品和药物筛选的模型的条件下，实施药物筛选也就成为重要的工作任务。实施药物筛选不仅需要良好的技术，还需要一定的条件和设备。提高药物筛选的技术水平，对于药物筛选是非常重要的。

第四是筛选结果的分析和评价。当然，这种分析评价还需要大量的实验数据支持，更需要理论的支持，还需要掌握与筛选相关的信息，如化合物的结构信息、理化性质的信息、分子特点的信息、模型靶点的信息等。对于众多数据的处理，还要借助于各种技术方法，如计算机技术等，最终才能够实现对筛选结果的准确的判断。

三、药物筛选的基本模式

通过药物筛选来寻找新药，可以采取多种不同的形式，也就形成了药物筛选的多种模式。主要的药物筛选模式有以下几种：

1. 定向筛选　所谓定向筛选，就是采用特定的方法，专门筛选防治某种疾病的药物。这种方法是现代医学研究过程中长期使用的方法，并在药学研究中取得了巨大的成就，如治疗心血管系统疾病的药物、抗肿瘤药物等。但对于被筛选的物质来讲，却不能全面反映其内在的作用。因此，理想的方法是在定向筛选的同时能够实现一药多筛，从多方面发现这些物质的作用。

2. 对特定样品的筛选　这种筛选方法的特点在于利用了已有信息，在特定的样品范围内进行筛选。例如对抗生素类药物的筛选，就是以青霉素的来源为借鉴，以多种细菌的产物作为样品，筛选其抗菌活性，从而发现了大量新的抗生素药物。我国目前对中药的研究也多是采用这种方法，根据中药已有的相关信息，选取对某类疾病可能有效的物质，筛选其有效成分。采用这种方式筛选，具有较高的成功率，但由于筛选范围受到限定，特别是所依据的信息资料不可能都有代表性，也可能产生误差。

3. 比较筛选　这种方法是根据对现有药物的认识，获得结构或性质相似的样品，采用确定的模型进行筛选，由此发现同类型而作用更好的新药物。这种方法主要源于“me too”

药的研究，成功率也较高，但是难以产生完全创新的药物。

4. 随机筛选　所谓随机筛选，就是采用不同的方法，对可能作为药用物质样品进行药理活性的广泛筛选。这种筛选方法是新药发现的最基本方式，随机筛选的特点是能够发现全新的药物，但同时其成功率也是不可预测的。

5. 虚拟筛选　这种筛选方法也称为“理性筛选”或计算机筛选，它是根据药理学、药物化学等多学科的知识和理论，应用计算机为工具进行的化合物活性的预测。最常用的方法是在药物与靶点结合理论基础上，采用计算机模型进行对接，筛选出可能具有药理活性的化合物结构。近年来虚拟筛选受到各方的重视，并对虚拟筛选寄予极大的希望，认为可以真正做到节省成本、扩大筛选样品量、提高筛选速度，甚至有人做了形象的比喻，认为用生物学方法筛选一万个样品至少需要 10 万元经费，而虚拟筛选 100 万个样品消费不到 1 万元，而且速度可以提高数十倍或数百倍。事实上，这种比较是没有意义的，这就像是广告中的药品和药店中的药品一样，是两个不同的概念。虚拟筛选在新药发现中确实可以发挥重要作用，可以有效提高筛选效率，但最终确定实际化合物的物质生物活性，还需要做扎实的工作，尤其是扎实的筛选工作。

6. 高通量药物筛选　该技术是 20 世纪末发展起来的药物筛选新技术体系，该项技术以随机筛选为基础，可以对大量样品进行筛选。目前，它已经成为主动寻找药物的重要技术手段，也成为生命科学研究采用的重要技术手段。近年来，高通量技术已经普及到多个研究领域，但实际应用的优势在药物发现中变得比较突出。但是，由于药物研发的成功率较低，研发成本不断增高，近年来对高通量药物筛选技术的质疑声也在出现，如何评价一种技术方法，仍需要在实践中检验。

7. 基于靶点的药物筛选　基于药物靶点的筛选是现代医药学发展形成的筛选模式，在现代药学研究过程中，人们认识到，药物是通过与体内靶点相互作用而产生效应的结果，由于药物作用绝大多数要通过药物靶点，因而形成了基于靶点进行的药物筛选。经过多年的探索，基于药物靶点的药物筛选取得了巨大成就，尤其是在已知药物研发成功以后，针对同一靶点研发的大批同类型药物，更是丰富了靶点药物的内容。

8. 基于非靶点模型的药物筛选　对于传统的药物筛选模型，基本上都是非靶点药物筛选模型，这些模型包括动物模型、组织器官水平的筛选模型以及细胞水平的模型，但主要是指实验动物病理模型。采用实验动物的病理模型，能够更接近人类疾病的病理表现和过程，用这些模型筛选出的药物，一般具有疗效肯定的特点。但是由于这类模型对药物的作用机制不一定清楚，在阐明其作用机制中需要进行大量的研究。这种模式也是药物发现的传统有效的模式，至今不可完全脱离。

此外，还有多种筛选的模式在应用，如高内涵筛选、网络药理学为基础的筛选等，这些筛选模式各有自身的优势和不足，具体采用何种模式进行药物筛选，主要根据工作的条件和目的。当然，在寻找新药的过程中，不可能采取单一的筛选模式，几种药物筛选模式可以相互补充，有机的结合，可以达到更好的效果。但是，无论采取何种药物筛选模式，其宗旨都是发现新药。

第二节　药物筛选的主要研究内容

药物筛选主要涉及三个方面的内容：药物筛选的技术和方法、样品的获得和样品的活性评价。样品的获得主要依赖化学的方法，将在有关著作中专作讨论，本节主要讨论药物筛选的技术方法和样品的活性评价。

一、药物筛选的技术和方法

在过去的十几年中，随着生命科学的迅速发展，尤其是分子生物学的发展，越来越多的潜在药物作用靶点被人们认识。化学合成技术的进步如组合化学的出现为发现新药提供了更多的化合物样品，这些进步为大规模的药物筛选创造了物质基础。高通量药物筛选技术的快速发展使高速、高效、低成本的发现新药成为现实。

用传统的方法筛选药物，不仅速度慢、成本高、需要样品量大，而且不可能实现一药多筛以及对大量物质同时进行筛选。而高通量药物筛选技术则是以自动化操作技术为基础的筛选方法，目前应用于药物筛选的自动化工作站，使药物筛选的主要操作步骤实现了自动化，实验过程中的加样、混合、洗脱、温孵、分离以及结果的检测、数据的收集、数据的处理等，均可由相应的自动化工作站和计算机来完成，提高了筛选速度和效率，降低了误差和劳动强度。自动化药物筛选技术同时包括与大规模筛选相关的其他技术，如样品制备技术、样品库的自动化管理技术和数据的计算机处理技术。

检测技术是药物筛选的重要技术环节。高通量药物筛选应用的实验方法首先要具备的特点是实验体系的微量化。由于高通量药物筛选的筛选实验是在 96 孔微板或更多孔的微板（如 384 孔、864 孔、1536 孔微板）上完成的，因此，实验体系的微量化是高通量药物筛选的前提条件。此外，还要求实验步骤尽可能简化，特异性结果明显。高通量药物筛选的检测技术在现有基础上充分利用常规的比色分析法、液闪测定法、放免法等方法外，近年来还出现了许多适应大规模筛选需要的新技术和新方法，如生物、化学发光法，荧光分析法，同位素标记测定的闪烁亲和分析法等。其中，荧光分析法在高通量药物筛选中是较常见的方法。由于近年来荧光物质的标记技术和荧光检测技术的突破性进展，使荧光法技术在高通量药物筛选中的应用日益广泛。目前在高通量筛选中应用的荧光技术包括时间分辨荧光法（homogeneous time resolved fluorescence，HTRF）、极化荧光法、荧光共振能量传递分析法（fluorescence resonance energy transfer，FRET）等。

计算机技术在药物筛选中也有十分重要的作用，其主要包括计算机管理和控制技术、筛选数据处理技术和计算机辅助筛选技术。用计算机管理样品库可以记录、储存和管理样品相关信息，这些信息包括样品的名称、来源、理化性质、分子式、分子量、结构式，还包括样品的制备方法、纯度、保存条件等相关信息。由于高通量筛选的规模大，筛选获得的大量数据必须依靠计算机进行计算、分析和处理。计算机根据不同筛选模型获得的数据特点，采用适当的数学方法对数据进行处理，提高数据处理的速度和科学性。应用计算机对数据库中的各种信息进行分析和研究，总结和综合评价筛选结果，可以实现筛选资料的深入开发应用，还可以根据靶点的结构，进行化合物与靶点的结合模拟，预测化合物可能的生物活性，也可以进行新化合物结构的设计，为先导化合物的优化提出设计方案。此外，应用计算机技术还可以对筛选的资料进行管理。

近年来，生物芯片技术也被应用于药物筛选，由于生物芯片具有规模大、样品用量少等特点，具有一定的优势。人们应用生物芯片来进行药物筛选，也进而提出了超高通量药物筛选的概念。超高通量药物筛选是相对于高通量药物筛选而提出来的新概念。高通量药物筛选的基础模式是以单一的筛选模型筛选大量的化合物，而超高通量药物筛选利用生物芯片一次筛选可以使每种化合物对数以千或万计的靶点进行筛选，真正实现了一药多筛。生物芯片技术是在人类基因组计划研究过程中发展的新技术，该技术的关键是将大量不同的基因固定在微小的载体上，同时对载体上的基因进行相应的检测，目前基因芯片技术已经基本成熟，国内外已有商品化的基因芯片上市。除了基因芯片外，蛋白芯片、细胞芯片等生物芯片也出现或在应用之中。

二、药物筛选样品

样品是指被筛选的物质。化合物样品主要有人工合成和从天然产物中分离纯化两个主要来源。人工合成又可分为常规化学合成和组合化学合成两种方法。采用常规化学合成的纯化合物一直是国外制药企业建立化合物样品库的主要来源。这些国际制药公司通过长年积累，获得了大量的化合物，在此基础上建立化合物样品库，并通过购买和化合物交流使化合物样品库的数量和质量大幅度提高。样品库的建立和大量样品的获得，奠定了药物筛选的物质基础。

组合化学的出现为大量增加化合物的数量提供另一种来源，但由于从众多的化合物中确定活性化合物较困难，组合化学为高通量筛选提供化合物实现新药发现的策略还有待于进一步完善。从天然产物中分离出来的化合物、母核结构和活性基团是长期的自然选择形成的，它们通过高通量筛选所表现出来的生物活性在药物发现中具有人工合成化合物所不能比拟的优势。

建立样品库是药物筛选的重要工作内容，高通量筛选发现先导化合物的有效性取决于化合物样品库化合物的数量及其质量。化合物样品的数量是指不同样品的数量。化合物样品的质量主要由化合物结构的多样性决定的。增加样品库中具有结构多样性的天然化合物及其衍生物是提高样品库质量的一个重要途径。由传统医药学指导从中草药中分离出来的天然产物是我们优势的化合物库，这是我国高通量筛选的一个优势。

三、活性化合物评价

活性化合物评价是药物筛选过程中的重要技术环节和工作内容，无论是高通量药物筛选还是提取筛选方法的筛选，通过筛选，可以获得关于药物作用的数据，如何根据实验结果评价化合物及其药理学意义，是非常重要而且具有难度的工作。

药效强度的比较。一般来讲，药物筛选的第一步筛选目的就是寻找具有药效活性的化合物，这是药物治疗疾病的基础，也是开发药物必须具有的基本的条件。因此，对于药效活性的评价，一般认为强度越高越好。在同一个模型中，化合物作用强度的判断有两个方面需要考虑：一是相同剂量（浓度）条件下活性的强弱，一般作用越强，越符合筛选的目的；另一方面是在不同的剂量下可以达到的活性强度，即有些化合物可以随着剂量的增加，作用不断增强，而有些化合物虽然在一定剂量（浓度）下有较强的作用，但这种作用是有限的。对这类化合物要认真分析，根据筛选的具体要求和研究需要进行评价和选择。

评价化合物活性的方法有多种，一般常用的是采用阳性对照药物的方法。这种方法是在筛选过程中同时使用已经证明对该模型有效的化合物或药物，以该阳性药物作为对照，比较新筛选的化合物的活性强弱。采用阳性对照药物是非常重要的，通过阳性对照药至少可以达到3个目的：一是评价模型是否成功，二是评价药物是否有效，三是比较药物的相对活性。

但是，对于药物筛选来说，由于药物筛选追求的是寻找新的药物，包括新的化合物和新的作用机制的药物，很多情况下，是没有阳性药物可以参照的，或者说，凡是有了阳性药对照的筛选，其新颖性就有明显的不足。对于没有阳性对照药物的筛选，有两个方面的内容需要特别注意：一是对活性可靠性的评价，即药物作用表现出的活性必须是可靠的，其数值应用绝对定值法进行定值或采用多种参照的方法确定模型的活性评价指标；二是化合物活性的判断，由于没有标准可以参照，选择理想的活性化合物就存在一定难度。一般来讲，可以考虑相对活性，即在筛选的范围内选择活性较好的化合物作为活性化合物，这种方法局限性较大，并不能保证获得理想化合物。或是采用经验判断的方法，根据一般药物的作用强度进行判断。更重要的是根据药理学治疗效果来判断。

在寻找新药的过程中，科学地评价活性化合物是非常重要的，目前，还没有统一的活性评价标准，要根据实验目的，经过适当的比较以后，综合考虑筛选目的和相关信息，尤其是药效学实验的结果和化合物相关理化性质，制定自己实验室对某一模型的样品活性评价标准。

四、高通量药物筛选的理论基础——反向药理学

反向药理学（reverse pharmacology）是相对于传统药理学研究过程，提出的新的研究思路，是对高通量药物筛选引发的研究过程的概括。反向药理学的提出，使人们对以高通量药物筛选为起点的药物研究过程有了更多的理论思考和探索。

现代药理学的研究模式是以药物的基本药理作用或药效学作用为基础，应用体内、体外等方法，研究药物作用，达到认识药物作用机制的目的。这种研究模式不仅成功的揭示了大量已知药物的作用机制，而且还发现了大量新现象和作用机制，促进了药理学尤其是分子药理学的发展，同时也促进了生理学、生物化学等基础学科的发展，如受体、离子通道等。而反向药理学的最大特点是从药物作用机制开始，研究药物作用的特点和规律。真正促进反向药理学发展的基础是高通量药物筛选的广泛开展。由于高通量药物筛选多数是在分子水平的筛选模型上进行，故获得的药物作用信息是药物与作用靶点之间的关系，或者说是直接认识了药物作用机制。当然仅根据药物与靶点之间关系，是不能说明药物的全部药理作用。因此，还要进行全面的药理学研究，直至整体动物药效学研究。

反向药理学是人们进行药物研究的新模式。这种模式的最大优势是可以从药物作用的靶点水平，大规模地筛选药物，高效率地发现新药。利用药物作用靶点进行药物筛选，已成功的发现了大批临床用药，如血管紧张素转化酶抑制剂卡托普利等降压药。尽管应用反向药理学研究模式已经成功地研究、发现了大量药物，但由于反向药理学研究模式应用的时间较短，许多理论和实践问题有待于解决，例如，采用高通量筛选方法，在分子水平发现了活性化合物以后，如何评价和确定该化合物的药理作用仍然有许多困难。对于已知药物作用靶点，虽然可以根据已有的知识判断其药理作用，但是由于药物在机体内发挥作用过程的复杂性，特别是药物作用多靶点多因素的干扰，即使在体外具有良好活性的化合物，也并一定在整体水平上表现出预期效果。这充分表明，反向药理学的许多问题还有待于在实践中不断研究解决。

第三节　药物筛选的特点及与新药研发的关系

一、药物筛选的基本特点

传统的药物筛选方法是采用药理学的实验方法，通过体内、体外的多种实验方法，评价药用样品的药理活性。但是，由于传统的药理实验方法需要消耗大量的样品，使用大量实验动物，参加实验的技术人员需要有较熟练的操作技能，而且筛选样品量有限，劳动强度大，不能适应大量样品的同时筛选。因此，随着科学的进步，发展了一批先进的技术方法，包括高通量药物筛选技术、高内涵药物筛选技术方法，借助于不同仪器设备或理论假说的筛选方法和筛选策略不断出现，极大地丰富了药物筛选的内容。

无论采取何种技术方法和策略，药物筛选都是为了发现符合预期目标的药物。对于药物筛选，其基本特点主要表现在以下方面：

药物筛选是对样品生物活性的发现。对于一个样品，其生物活性是其内在的基本属性，药物筛选是发现其生物活性的过程，而不是创造活性，因此，采用科学的方法显示出化合物所具有的生物活性是筛选的目的。

药物筛选是一个随机过程。由于化合物的生物活性是其固有的属性，对于寻找具有活性的化合物来讲，是一个随机的过程，筛选的样品数量越多，发现的可能性就越大。采取任何策略和方法，其目的在于提高发现的概率，也就是尽可能减少对无活性化合物的筛选，例如虚拟筛选技术的应用，就是一种辅助的手段。

建立在科学理论基础之上的判断需要经过实验的验证。任何理论都有一定的局限性，必须通过实验的验证，才能够证明其真实的生物活性。

二、药物筛选与新药发现的基本过程

高通量药物筛选虽然多数情况下能够提供样品化合物作用机制的信息，但并不能完全证明它就对某种疾病具有防治作用，这是其与传统筛选方法的重要区别。传统的药理学研究一般是首先证明其药理作用的有效性，进而研究其作用机制。这种方法虽然不能在一开始就认识其作用机制，但通常在药物研究中是有效的，目前临床应用的大量药物多数是这种方法筛选获得的，又称为非靶点筛选模型筛选。

而现代药物筛选通常采用体外分子、细胞等模型进行筛选，其作用机制一般相对明确，包括高通量筛选方法，然后根据作用机制进行药理作用的推测，再经过实验证明其药效作用。对于这种筛选方法，人们经过长期的实践和探索，积累了一定的经验，制订了筛选的基本过程，一般有以下几个步骤：

1. 初筛和复筛　药物的初筛和复筛就是在基因、分子和细胞水平上筛选样品，证明某

一样品对该靶点具有药理活性（或亲和力）。初筛以后，选择具有活性的化合物，采用系列浓度，进行同一模型的复筛，阐明其对该靶点的作用特点、作用强度和量效关系，由此发现活性化合物（样品）。

2. 深入筛选　深入筛选是在初筛和复筛的基础上，将得到的活性化合物再与初筛不同但相关的分子、细胞模型作进一步的筛选。其筛选内容包括：活性化合物的选择性、细胞毒性以及其他性质。经过深入筛选，可以比较全面地评价活性化合物的药用价值，提供更充分的实验资料。根据这些资料，并结合活性化合物的化学结构特点，进行综合分析，确定在结构和作用方面具有新颖性和开发价值的化合物（样品）作为先导化合物。同时，也可以结合组织器官或整体动物模型，证明其药理作用，为活性化合物提供更加充分的实验依据。获得先导化合物以后，根据实际情况进行结构优化（根据资料也可以直接作为药物候选化合物进行开发），进行化合物结构的改造，以便得到活性更高、缺点更少的活性物质。

3. 确证筛选　确证筛选是对深入筛选获得的先导化合物或优化后的被选定的活性最好的化合物进行更深入广泛的研究。其内容包括药理作用、药物代谢过程、一般毒性等多方面的筛选，以确定其开发前景。对符合药物要求的样品，确定为“药物候选化合物（candidate compounds）”，进入开发研究程序，即临床前研究，为临床研究准备必要的资料。

4. 药物临床前和临床研究　药物的临床前研究是继药物发现之后的开发过程。在该过程中，需要大量的研究以认识药物的药效学、药物代谢学、一般药理学、毒理学等大量内容。通过临床前研究，也可以发现药物新的作用，全面评价药物的临床应用价值和前景，完成临床应用的全部准备工作，准备报批临床研究的全部资料，为临床研究奠定实验基础。药物的临床研究是在人体上进行的研究过程。将通过临床前研究的药物，在正常人和患者身上进行药物作用的全面观察，进一步证实药物的治疗作用和可能存在的不良反应，临床研究证明确实安全有效的药物才可以正式作为药物使用。药物的临床前和临床研究对安全、正确使用药物具有十分重要的意义。经过长期的临床观察研究，也有发现新药的机会，有不少药物都是此过程中发现的，如阿司匹林在心血管系统的应用，就是经过长期的临床应用和研究发现的。

三、高通量筛选的基本特点

高通量药物筛选采用的筛选方法一般是以药物作用靶点为主要对象的细胞和分子水平的筛选模型，根据样品与靶点结合的表现，判断化合物的生物活性。由于这些筛选方法是在微量条件下进行，同时采用自动化操作系统，可以实现大规模的筛选，因此高通量筛选具有明显的优势。

用于高通量药物筛选的模型大体可以分为两个层面：一是分子水平的药物筛选模型，主要是指药物靶点，筛选的基础是药物与靶点的相互作用，通过评价药物与靶点相互作用的程度和特点，判断药物可能会产生的药理作用；二是细胞水平的药物筛选模型，主要通过观察药物对细胞的作用，评价药物可能具有的药理作用。细胞水平筛选模型还可以分为病理模型和生理模型，主要根据使用的细胞来确定。

样品与靶点的相互作用：药物的治疗作用多数是通过药物与机体内生物大分子特定位点（靶点）相结合而产生的，药物通过与靶点的结合而产生相互作用，通过这种作用改变靶点的特性和功能，如改变酶的活性、离子通道的通透性等，从而产生生理或药理作用。根据分子间相互作用的原理建立的筛选模型，可以筛选与特定靶点具有亲和力的样品，如作用于受体的药物筛选，是根据受体-配体相互作用的理论建立起来的筛选方法，通过筛选，可以发现能够与特定的受体相结合的化合物，并能评价其亲和力的大小。除受体以外，药物与其他生物大分子如酶的相互作用也符合这一规律。对于具有其他活性表现形式的靶点，也可以直接检测相关的生物活性，来判断药物的作用，这种方法具有更直接的判断效果，如化合物对酶活性的影响。在以酶抑制剂为筛选目标进行筛选时，可以根据分子间相互作用的原理筛选具有亲和力的化合物，也可以根据酶活性作为观察指标（观察反应物的减少或产物的增加），可以直接说明药物的作用，这种筛选模型在高通量筛选中被广泛使用。

样品对细胞的作用：以整体细胞作为药物作用的对象，观察被筛选样品对整体细胞的影响。药物这种作用方式可能是通过某一具体的靶点，也可能是作用多靶点，药物作用产生的效应是在整体细胞下获得的，可以反应整体细胞对药物作用的反应。

虽然高通量筛选模型可以不同程度地揭示出被筛物质的药理活性，甚至可以说明被筛选化合物的作用机制和作用强度，但是由于靶点的限制，并不能准确说明其可能发挥的药理作用或治疗作用，例如，通过筛选证明某化合物与某一特定受体具有较高的亲和力，但并不能确定该化合物可以产生某种具体作用，也不能说明其生理作用是激动剂或阻滞剂。特别是对一些研究尚不充分的靶点，虽然可以发现化合物与靶点间的相互作用，但是评价该化合物的药理作用，还需要更进一步的研究观察。

从技术层面上看，高通量药物筛选是在传统的筛选技术基础上，应用先进的分子生物学、细胞生物学、计算机、自动化控制等高新技术，建立的一套更适合于药物筛选的技术体系。高通量药物筛选的基本技术特点主要表现在以下几个方面：

1. 符合药物发现的基本规律　由于高通量筛选依赖数量庞大的样品库，实现了药物筛选的规模化，较大限度地利用了药用物质资源，提高了药物发现的概率，同时提高了发现新药的质量。

2. 充分利用药用资源　高通量筛选采用的是细胞、分子水平和基因水平的筛选模型，筛选实验是在微量筛选体系中完成的，样品用量一般在微克级，节省了样品资源，奠定了“一药多筛”的物质基础，同时节省了实验材料，降低了单药筛选成本。

3. 高度自动化操作　随着对高通量药物筛选的重视程度不断提高，用于高通量药物筛选的操作设备和检测仪器都有了长足发展，实现了计算机控制的自动化。自动化仪器的应用，减少了操作误差的发生，提高了筛选效率和结果的准确性。

4. 多学科理论和技术的结合　在高通量筛选过程中，不仅应用了普通的药理学技术和理论，而且与药物化学、分子生物学、细胞生物学、数学、微生物学、计算机科学等多学科紧密结合。这种多学科的有机结合，在药物筛选领域产生大量新的课题和发展机会，促进了药物筛选理论和技术的发展。

第四节　药物筛选的方法和模型

药物筛选模型是寻找和发现药物的重要条件之一。人们在长期寻找药物的实践过程中，建立了大量用于新药筛选的各类模型，在新药发现和研究中发挥了积极作用。随着生命科学的发展，新的药物筛选模型不断出现，这些新的筛选模型不仅促进了药物的发现，而且对药物筛选的方法、理论、技术都产生了巨大影响。应用于药物筛选的模型有多种，根据所选用的材料和药物作用的对象和操作特点，可以将这些模型大致分为三类：整体动物水平模型、组织器官水平模型和细胞分子水平模型。不同的筛选模型建立的理论基础不同，因此药物发现的过程也不同。

一、药物筛选的方法和模型

1. 整体动物模型与传统筛选程序　用整体动物进行药物筛选，是长期以来备受重视的方法，单纯从新药筛选的角度看，整体动物筛选模型的最大特点是可以从整体水平，直观地反映出药物的治疗作用、不良反应以及毒性作用。由整体动物模型获得的筛选结果，对预测被筛选样品的临床价值和应用前景具有十分重要的价值。整体动物模型包括正常动物和病理动物模型。由于正常动物并不能充分反映药物在病理条件下的治疗作用，在药物筛选中应用更多的是整体动物病理模型。由于整体动物的特殊性，决定了药物筛选的过程主要依赖于手工操作，而且只能对有限的样品进行筛选，特别是人类目前在实验动物身上复制出的病理模型还十分有限，使用整体动物模型筛选新药具有显著的局限性、效率低和成本高等不足之处。

2. 组织器官水平的筛选模型和体外药物筛选方法　随着现代医学和现代药理学的发展，采用动物的组织、器官制备的药物筛选模型越来越多，如离体血管实验、心脏灌流实验、组织培养实验等方法。通过观察药物对特定组织或器官的作用，可以分析药物作用原理和可能具有的药理作用。组织、器官水平的筛选模型可以反映生理条件下药物的作用。应用组织器官模型筛选药物，是药物筛选技术的一大进步。应用离体组织器官模型筛选药物，在一定程度上克服了整体动物模型的不足。首先它降低了筛选样品的用量，整体动物进行药物筛选，对样品的需求量一般在1~5g，而采用组织器官水平的筛选模型筛选药物，样品用量一般仅需整体动物的1/10或更少；第二，降低劳动强度，扩大筛选规模，减少动物用量，特别是有些模型仅使用一小部分组织器官（如血管条实验法），同一时间内进行多样品的筛选，提高了筛选效率，降低了筛选成本；第三，减少了影响药物作用的因素，易于评价药物作用。虽然该筛选方法具有独特的优势，但是也存在明显的缺点，主要是规模小、效率低、反应药物作用有限、对样品的需求量仍然很大，不易实现一药多筛，此外，人工操作技术要求高等也是影响其在药物筛选中应用的主要原因之一。

3. 细胞、分子水平药物筛选模型和高通量药物筛选　细胞生物学、分子药理学、分子生物学、生物化学、病理学等学科的发展，为观察药物作用提供了新的方法，大量分子细胞水平的药物筛选模型不断出现并应用到药物研究和药物筛选实践中。与前两种筛选模型相比，细胞、分子水平的药物筛选模型具有材料用量少、药物作用机制比较明确、可实现大规模的筛选等特点，已成为目前药物筛选的主要方法。细胞分子水平药物筛选模型的应用为自动化操作奠定了基础，使药物筛选由传统的手工筛选形式转变为由计算机控制的自动化大规模筛选的新技术体系，形成了高通量药物筛选和超高通量筛选。采用细胞水平和分子水平筛选模型进行药物筛选，在两个方面表现出极大的优势，一是大样本量的筛选，由于药物筛选是对未知的探索和发现过程，只有扩大筛选对象和筛选范围，才有真正高水平的药物；二是实现了一药多筛，由于这类筛选模型消耗样品很少，可以使珍贵的样品在多个模型上进行筛选，扩大发现新药的范围。这种筛选方法符合药物筛选和药物发现的基本规律。

二、药物筛选模型的研究进展

随着生命科学的发展，许多技术被应用到药物筛选中，极大地促进了药物筛选的发展，以下将介绍药物筛选方法和模型的新进展。

1. 整体动物筛选模型　如前所述，整体动物筛选模型在药物筛选、药物研究过程中具有十分重要的作用，特别是与人类疾病相关的病理动物模型，更是研究的重点。近年来，在制备模拟人类疾病的动物模型方面，出现了一些新的动物模型，如遗传性动物模型、基因敲除和转基因动物模型以及用化学、物理或其他方法制备的动物模型。遗传性动物模型如高血压大鼠、糖尿病大鼠和小鼠、肥胖症小鼠、心肌病大鼠等。基因敲除和转基因动物的发展更是令人瞩目，采用这种方法，建立了多种动物模型，如衰老性动物、老年痴呆动物等。

2. 组织器官水平筛选模型　组织器官水平筛选模型的研究也取得了一定的进展，主要体现在测定方法的改进和结果处理的自动化。近年来采取形态学、生物化学、电子学等多种方法相结合使检测手段取得巨大的发展。而在实验结果的记录和处理方面，与计算机技术相结合，实现了智能化和自动化。虽然组织器官水平的筛选模型仍然不能克服效率低、自动化操作程度低、结果影响因素多等不足，在药物筛选应用中受到一定限制，但作为深入筛选或对活性化合物的确证筛选方面，却有不可替代的价值。

3. 分子水平、细胞水平筛选模型　由于分子生物学技术和细胞生物学技术的快速发展，分子药理学研究也不断深入，新的药物作用靶点、功能蛋白质、基因表达的变化、生物活性成分等不断发现，为药物筛选提供了大量新的靶点，如新的受体、酶等。这些新的靶点为新药筛选提供了新的信息和机会。细胞生物学的进展使更多的细胞可用于筛选，除正常细胞外，转基因细胞、病理细胞等更多的用于药物筛选实验中。目前，多数生物内源性活性物质都可以通过转基因的方法由细胞表达，为新药筛选创造了便利条件。

4. 生物芯片技术　生物芯片是近年来发展的新技术，应用生物芯片进行药物筛选，能够在微小的芯片上获得大量的生物活性数据。生物芯片的主要特点是高通量、微型化和自动化。利用生物芯片可以进行大规模筛选，通用性强，适用范围广，不局限于一种或一类药物，是一种比较有效的方法。

在药物筛选和药物研究中，药物筛选模型仍然是研究的重要任务之一，到目前为止，尽管已经有大量的模型应用于筛选和研究中，但距实际需要还有相当的距离，特别是筛选模型与人类疾病之间的相关性，还需要进行大量的探讨和研究工作，提高药物筛选模型与人类疾病的相关性，是建立筛选模型面临的难题。

第五节　我国药物筛选的现状

一、我国药物筛选的现状

我国进行有计划的筛选工作已有十多年历史，近十年来，随着国际药物开发形式的发展，我们已认识到，要开发研究我国自己的新药，进行成规模的药物筛选势在必行。因此，药物筛选工作越来越受到重视，全国许多有条件的科研单位都相继开展了药物筛选工作。但是，用于筛选的模型基本上都是动物整体模型，尚不能形成规模化筛选。

近年来，随着技术的进步和经济的发展，药物研究受到各方重视，纷纷成立了药物筛选机构，开展了药物筛选工作。目前我国药物筛选机构采用的筛选方法主要是传统方法和现代方法结合进行筛选的模型。事实上，这种模式是一种有效筛选模式，可以将不同的技术进行整合，达到发现新药的目的。

尽管我国对药物筛选的认识有了显著提高，给予了极大重视，经费投入也在不断增加，设备条件也在不断改善，筛选规模不断扩大，但仍然存在一些必须克服的困难和需要解决的问题。

二、我国药物筛选的特点和任务

在我国开展药物筛选工作有以下几个特点：

首先是化合物来源广泛且多为天然产物，化合物生物活性的筛选目的较为明确，无目的的合成化合物较少。这是因为我国传统药学为我们提供了一个巨大的资源库，从中药中提取分离筛选新的化合物有极大的优势。西方发达国家的研究者在对化学合成新化合物感到困难重重的今天，也开始面向天然化合物寻找新药。

其次是提供样品的机构多而且分散，由于资金等原因，对化合物进行生物活性筛选还不够全面，致使大量化合物不能及时得到筛选。

另一方面，由于我国在化合物方面积累较少，短时间内获得大量的化合物还面临着困难，因而，就需要社会各方面的广泛协作，充分实现资源的合理利用。特别是有远见的企业参与药物筛选工作是十分必要的，这不仅可以推进我国的药物开发事业，对企业的长期发展也是十分关键的明智之举。

三、药物筛选与中药现代化研究

几十年来，我们应用现代药理学手段，对我国的传统药物进行了大规模的研究和筛选，取得了巨大的成就。中药是经过数千年的临床应用的药物，对其作用已有了广泛的认识，但实现中药的现代化仍然需要用现代的方法对其作用进行研究和认识，才能更好地发挥重要的医疗和保健作用。

中药现代化的研究是否需要筛选，也是中药研究工作中一个有争议的问题。实际上，中药应用于临床，已经是筛选的结果，是在自然界众多的动物植物中，用人类自身进行长期的应用观察进行筛选，才认识到中药的作用。中药的临床经验积累，又丰富了中药的知识，这是对中药的进一步筛选。事实已经证明，中药要向现代化发展，就必须不断吸收新知识，不断对自身有新的认识，这就需要借助先进的手段进行深入研究。

现代药物筛选对中药现代化研究有着十分重要的作用，至少有以下几个方面的作用：发现中药中含有的新的有效成分，如发现的有效的单体化合物小檗碱、青蒿素等；阐明中药的作用机制，使人们对众多中药的作用机制有了深入的认识，如板蓝根的抗病毒作用等；对中药复方的解释；有效部位的提取和成药开发如丹参酮、银杏提取物等。

高通量药物筛选作为药物研究的新方法，一定会给中药研究带来新的进步和发展。高通量药物筛选参与中药现代化研究至少有以下几个方面：对中药成分进行大规模的生物活性筛选，对中药成分进行更广泛的研究和认识；在分子水平、细胞水平认识中药的作用和作用机制；充分利用中药资源，开发新型药物。可以预见，经过对多方面生物活性的研究，定将会对中药理论的发展起到促进作用。高通量筛选用于中药研究的前景是十分广阔的，在目前的条件下，高通量筛选可在中药化学成分的研究、中药有效部位的研究和中药复方的研究等三个方面会表现出明显优势。

1. 中药化学成分的研究　对中药化学成分的研究，是中药现代化研究的重要内容之一。经过几十年的努力，已从中药材中分离、提取、纯化出大量的化合物，并明确了这些化合物的化学结构。在对这些化合物的研究中有些化合物被开发成为药物，有些化合物经过化学家的结构改造，也出现了一些新的高活性化合物而成为药物。这些成就也向世人表明，中药资源确是药物开发的一个宝库。但是也应充分认识到，由中药化学成分开发成新的药物，仍是一项艰巨的工作，其成功率是非常低的。以往的研究虽然利用了中药几千年临床经验积累的资料，但是，现代医学的认识水平仍在不断的发展当中，低水平的研究对全面认识中药化合物的生物活性受到明显的制约。同时研究手段的落后，使大量分离出的化合物得不到充分的利用，造成了化合物资源的极大浪费。而高通量筛选可以解决一药多筛的愿望，使中药化学成分的研究提高到新的水平。

2. 中药有效部位的研究　中药有效部位，就是对中药成分进行初步提取而获得的混合物。中药的传统应用方法为水煎口服，而且现代研究也发现，药材中提取的混合物具有较好的药理作用，而经过分离纯化后，各种成分的生物活性都明显降低或消失。虽然对此现象还需经更多的研究加以解释，但对中药有效部位的研究，至少能起到两个方面的作用：首先可以直接认识有效部位的药理作用，直接作为药物进行开发，我国经过几十年的努力，已经开发成功一些有效部位为主要成分的新药；其次，对中药有效部位的药理学研究和生物活性筛选，可以为寻找活性化合物起到引导作用，使化学家根据活性，追踪有效的化学成分，提高活性化合物的发现率。采用高通量筛选方法对中药有效部位的生物活性观察，虽然存在着各种物质相互影响，却可以减少化合物分离提纯的繁琐操作，使分离纯化工作有明确的目的和方向。应用高通量筛选方法对中药有效部位进行多模型的生物活性筛选，可以为分析中药药理作用提供更为丰富的资料。应用计算机技术，对筛选的活性结果进行综合分析，可能会阐明中药的药物作用和作用特点，可为传统药学理论的研究提供更多的科学依据。

3. 中药复方的研究　中药复方是传统药物的用药特色，它不仅有完整的组方理论和严格的组方要求，而且是临床使用中药的最基本形式。应用现代手段已经对大量中药复方进行了多方面的研究，目的在于深入认识传统的中药理论和提高临床用药效果。同时，通过对中药复方的研究，可以开发出大量临床应用方便、效果更为理想的新药剂型。中药复方研究中的内容广泛而且复杂，虽然在开发中药复方新药方面我们已取得了一些成绩，但是，由于复方的复杂成分和复杂的相互作用，给深入研究带来极大的困难。人们也曾尝试应用多种方法，如复方解研究法、正交设计实验法等，对中药复方进行研究，希望能用现代医学理论解释复方的组方原理和临床效果。但是这些传统的研究方法使研究者感到心有余而力不足，即使是理想的设计也难以得到实施。前已述及，高通量筛选方法可在同样条件下，对数以千万计的物质进行药理作用的研究和观察，这一特点对于中药复方研究，肯定具有强大的潜在优势。正确而充分地应用先进的高通量筛选方法对中药复方进行深入研究，定将会对中药的现代化研究起到促进作用。

在中药现代化研究中应用高通量筛选方法，目的之一是利用中药的巨大资源，发现新的活性化合物或先导化合物，由此开发出新的药物。当然，高通量药物筛选作为药物研究的一种方法，它并不是一种万能的手段，特别是在中药研究方面，其局限性也是十分明显的。首先，高通量筛选所采用的主要是分子、细胞水平的体外实验模型，因此任何模型都不能充分反映药物的全面药理作用；其次，用于高通量筛选的模型是有限的和不断发展的，要建立反映机体全部生理功能或药物对整个机体作用的理想模型，也是不现实的。但是我们应该相信，用新方法、新技术研究我国的传统药学，使之现代化，会使我们的传统药学再度辉煌，造福于人类。

四、药物筛选与海洋药物开发

随着人类对自身健康的关注和对生命质量要求的不断提高，对医学和药物的要求也越来越高。在经过了对陆地植物药、动物药等资源的长期发掘，对化学药物研究进行了巨大努力之后，人们开始从地球的最大资源库——海洋中寻找药物。在浩瀚的海洋中，存在着大量我们未知的东西。作为生物共存的场所，必然存在着人们所需要的药物。海洋药物的研究和其他药物的研究一样，也分为两个步骤：一是药物作用的发现，二是药物的应用研究。因此，药物筛选在海洋药物新药研究中也是关键步骤。

国际上从20世纪60年代就掀起了海洋药物研究的热潮，在70年代就开展了大规模筛选，并发现了多种生物活性化合物，90年代则有多个海洋天然产物进入了临床实验。按照海洋天然产物权威，夏威夷大学的P. J. Scheuer教授的观点，海洋天然产物的研究始于1964年日本学者对河豚毒素的研究，而于1968年美国国家癌症研究所（NCI）对海洋生物资源的抗癌活性筛选使海洋药物研究成为一个独立的领域。目前，海洋天然产物的主要药理活性侧重在抗癌与抗真菌方面。具有生物活性的主要海洋生物资源是海洋无脊椎动物如海兔、海绵和海蛸等，以及海藻与微生物。

由于海洋药物绝大多数对我们来说仍然是未知的，经验筛选和定向筛选难以得以应用，最为有效的途径应该是现代手段下的随机筛选。尽管随机筛选是一项艰苦的工作，却是在海洋中寻找新药的安全有效的方法。采用随机筛选的方法寻找海洋药物，要求筛选手段先进，方法可靠，形成一定的规模。现在发展的高通量筛选方法，应成为开发海洋药物的先锋，使我国的海洋药物研究开发工作取得更多更高水平的成果。

五、我国药物筛选发展前景

医药产业的发展和社会的需求为我国发展新药提供了机遇、条件和保障，将会极大的促进药物筛选工作的开展。尤其在我国当前对新药研发给予重视的条件下，药物筛选工作的开展已经具备了良好的客观条件，经过努力，一定能够发现有效的新的治疗药物。

但是，我们要正视现实，尽管药物筛选可以产生新的药物，但毕竟药物筛选仅仅是药物研发的初级阶段，与新药研发还有一定的距离，药物筛选工作不仅面临着极低的成功率，而且对其工作成果的评价还缺乏科学的方法，这就需要从事药物筛选的研究人员扎实工作，具有奉献精神，为新药研发做好基础工作。

进行药物筛选，还面临着极大的困难，包括样品库的建立、药物筛选模型的建立、技术方法的创新、基础理论的研究等，目前都还不能满足药物筛选的需要，克服这些困难，需要多方面的努力和长期的坚持。在当前国际国内形势下，我们同样面临前所未有的机遇，充分发挥我国的资源优势、人力优势和其他方面的优势条件，一定能够实现药物筛选的发展，实现新药研究的重大突破。

药物筛选工作可以产生重要的经济效益和社会效益，结合我国国情，完善药物筛选工作的机制和模式，将会对我国医药产业和药学科学进步产生巨大的促进作用，产生长期、巨大的经济、社会效益。

（杜冠华）

参 考 文 献

[1] 杜冠华，胡娟娟，夏丽娟，等. 药物筛选的发展与现状. 药学学报，1998，33：876.

[2] Sachsenmaier C，Schachtele C. Integrated technology platform protein kinases for drug development in oncology. Biotechniques，2002，Suppl：101.

[3] Potyrailo RA，Chisholm BJ，Olson DR，et al. Development of combinatorial chemistry methods for coatings：high-throughput screening of abrasion resistance of coatings libraries. Anal Chem，2002，74：5105.

[4] 张莉，任德成，张海霞，等. 高通量药物筛选生物活性分析技术研究进展. 基础医学与临床，2001，21：306.

[5] Fey MF. The impact of chip technology on cancer medicine. Ann Oncol，2002，13（Suppl 4）：109.

[6] Kim DS，Watkinson JC. Gene chip expression analysis in head and neck cancer. Clin Otolaryngol，2002，27：296.

[7] Stein J，Liang P. Differential display technology：a general guide. Cell Mol Life Sci，2002，59：1235.

[8] Boa Z，Ma WL，Hu ZY，et al. A method for evaluation of the quality of DNA microarray spots. J Biochem Mol Biol，2002，35：532.

[9] Kubo T，Yamashita T，Yamaguchi A，et al. Analysis of genes induced in peripheral nerve after axotomy using cDNA microarrays. J Neurochem，2002，82：1129.

[10] Krasnova IN，McCoy MT，Ladenheim B，et al. cDNA array analysis of gene expression profiles in the striata of wild-type and Cu/Zn superoxide dismutase transgenic mice treated with neurotoxic doses of amphetamine. FASEB J，2002，16：1379.

[11] Kuhlmann J. Alernative strategies in drug development：clinical pharmacological aspects. Int J Clin Pharmacol Ther，1999，37：575.

[12] Kubinyi H. Strategies and recent technologies in drug discovery. Pharmazie，1995，50：647.

[13] Zysk JR，Baumbach WR. Homogeneous pahrmacologic and cell-based screens provide diverse strategies in drug discovery：somatostatin antagonists as a case study. Comb Chem High Throughput Screen，1998，1：171.

[14] 胡娟娟，杜冠华. 药物筛选模型研究进展. 基础医学与临床，2001，21：302.

[15] Cox B，Denyer JC，Binnie A，et al. Application of high-throughput screening techniques to drug discovery. Prog Med Chem，2000，37：83.

[16] Wodnicka M, Guarino RD, Hemperly JJ, et al. Novel fluorescent technology platform for high through cytotoxicity and proliferation assays. J Biomol Screen, 2000, 5: 141.
[17] Venkataraman S, Martin SM, Schafer FQ, et al. Detailed methods for the quantification of nitric oxide in aqueous solutions using either an oxygen monitor or EPR. Free Radic Biol Med, 2000, 29: 580.
[18] Rees SA. Bioanalytical strategies to support a discovery research programme. J Pharm Biomed Anal, 1996, 14: 1185.
[19] Gillmor SA, Cohen FE. New strategies for pharmaceutical design. Receptor, 1993, 3: 155.
[20] 任德成，胡娟娟，杜冠华. 内皮细胞筛选模型. 药学学报，2000，35（增刊）：44.
[21] Enslein K. An overview of structure-activity relationships as an alternative to testing in animals for carcinogenicity, mutagenicity, dermal and eye irritation, and acute oral toxicity. Toxical Ind Health, 1998, 4: 479.
[22] West DB, Iakougova O, Olsson C, et al. Mouse genetics/genomics: an effective approach for drug target discovery and validation. Med Res Rev, 2000, 20: 216.
[23] Mattern J, Bak M, Hahn EW, et al. Human tumor xenografts as model for drug testing. Cancer Metastasis Rev, 1988, 7: 263.
[24] Johnston MV, Trescher WH, Ishida A, et al. Novel treatments after experimental brain injury. Semin Neonatol, 2000, 5: 75.
[25] Ulrich RG, Bacon JA, Cramer CT, et al. Cultured hepatocytes as investigational models for hepatic toxicity: practical applications in drug discovery and development. Toxicol Lett, 1995, 82-83: 107.
[26] Rowan SJ, Sanders JK. Enzyme models: design and selection. Curr Opin Chem Biol, 1997, 1: 483.
[27] Hodder PS, Ruzicka J. A flow injection renewable surface technique for cell-based drug discovery functional assays. Anal Chem, 1999, 71: 1160.
[28] Harris T. Genetics, genomics, and drug discovery. Med Res Rev, 2000, 20: 203.
[29] Scherf U, Ross DT, Waltham M, et al. A gene expression databse for the molecular pharmacology of cancer. Nat Genet, 2000, 24: 236.
[30] 杜冠华. 高通量药物筛选与中药现代化研究. 中成药，1999，21：268.
[31] 罗国安，王义明，饶毅. 中药中成药现代化进程. 中成药，2000，22：71.
[32] 杜冠华. 药物筛选新技术与中药现代化研究. 世界科学技术——中药现代化新思路新方法，2000，2：47.
[33] 范晓，严小军，杜冠华等. 国外海洋药物研究前沿与我国的发展战略. 中国海洋药物，1999，2：42..
[34] 杜冠华，张均田. 药物筛选与海洋药物开发研究. 中国海洋药物，1998，4：49.
[35] 丁健，吴镭. 中国药学科学发展战略与新药研究开发. 上海：第二军医大学出版社，1999，34.
[36] 杜冠华. 创新药物研究与高通量筛选. 中国新药杂志，2001，10：561.
[37] 杜冠华. 新药发现与高通量药物筛选. 医药导报，2001，20：339.
[38] 曲艳燕，吕秋军. 高通量细胞毒性筛选的研究进展. 国外医学药学分册，2002，29：237.
[39] Panchaganula R, Thomas NS. Biopharmaceutics and pharmacokinetics in drug research. Int J Pharm, 2000, 201: 131.
[40] Vakker MJ, Green D. Diversity screening versus focused screening in drug discovery. Drug Discov Today, 2000, 5: 286.
[41] 刘艾林，杜冠华. 虚拟筛选辅助新药发现的研究进展. 药学学报，2009，44：566.
[42] 高梅，刘睿，杜冠华. 缺血性中风治疗新策略——靶向神经血管单元. 中国临床药理学与治疗学. 2008，13（7）：813-823.

[43] 徐蓓，杜冠华. 化学物的神经毒性体外评价方法. 中国药理与毒理学杂志，2008，22：311.

[44] 杜冠华，王月华，张冉，等. 多成分多靶点是对中药作用机制的表面认识. 世界科学技术—中药现代化，2009，11：480.

[45] 张丹参，张天泰，杜冠华. 均匀设计-高通量筛选技术在中药丹参多成分配比研究中的应用. 药学学报，2009，44：1048.

第五章　新药药效学研究

药理学（pharmacology）是研究药物与机体或病原体相互作用规律和原理的学科，包括药效动力学（pharmacodynamic）和药代动力学（pharmacokinetics）。

药效动力学是研究药物对机体的作用及作用机制，而药代动力学则是反映药物在机体内的生物转化规律。掌握药物在体内的作用部位、有效浓度、持续时间、代谢特征等对于指导临床选择合适的适应证、剂量、给药途径及剂型，避免和减少毒副作用等具有重要的理论和应用意义。因此，药理学是基础医学、药学和临床医学研究的纽带和桥梁。

药理学的发展可追溯到公元 1 世纪，我国最早的药学著作《神农本草经》记录了 365 种植物、动物和矿物药材和疗法，而西方药学家盖伦（Galen）在公元 2 世纪也撰写了众多药学书籍，并创造了阿片酊等药物制剂。此后，经过历代医药学者的不断探索和积累，我国唐代出现了第一部由政府颁布的药典《新修本草》，记载药物 884 种。随后明朝著名药学家李时珍编写的《本草纲目》为世界闻名的药学文献，全书 190 万字，收载药物 1892 种，为我国药物学发展奠定了丰厚的基础。到 19 世纪中期，随着化学和生理学的飞速发展，药理学真正成为一门现代学科。

近年来，随着现代医药学研究和分析技术的飞速发展，药理学已成为集生理学、生物物理学、生物化学、病理学、微生物学、免疫学、分子生物学和细胞生物学等多个学科为一体的综合学科。根据研究领域和角度的不同又可细分为生化药理学、分子药理学、免疫药理学、遗传药理学和临床药理学等。如分子药理学是运用分子生物学技术，在分子水平阐明药物的作用机制和靶点，如药物与受体、药物与酶、药物与细胞膜的结构功能，药物与细胞因子及药物与基因调控等。免疫药理学则应用单克隆抗体技术探索克隆化抗体和药物联结、靶向治疗的原理和应用，提高疗效和降低毒性。药物基因组学和遗传药理学旨在研究药物代谢和效应个体差异的遗传基础，为针对不同病人的遗传特性选择最佳治疗方案提供理论依据，同时促进新药的研制和开发。

新药药效学的研究内容主要是发现新药和评价新药。发现新药是根据实验药物的来源（化学和生物合成思路、天然产物药用记载等），运用各种技术手段，充分发掘新化合物的药理作用、强度及特点。评价新药则是经过科学、严密、客观的实验设计，评价活性化合物的优势和不足，尤其是与已上市、公认有效药物的比较，从而决定取舍。因此，临床前的药理研究要本着“安全、有效、质量可控”的基本原则，选择合适的病理模型和筛选标准，既不能埋没有苗头的先导化合物，也不能降低标准，滥竽充数，造成科研经费的浪费和重复性药物研究的泛滥。

目前我国新药药效学的研究现状与国际先进水平尚存一定差距，在新药研究人员的科研素质和水平、新药筛选新靶点和新模型的建立和应用、临床前药效学研究及报批的科学性和规范化、实验动物的质量和种类、科研条件和仪器设备、研究经费的投入和实验周期以及多学科合作的协调等方面还有待提高。因此，加强药理及相关基础理论的研究，提高和培训新药研发的研究队伍，改善新药研究的环境和支撑条件等措施是今后加快我国新药开发的关键，必将促进我国新药研究的蓬勃发展。

第一节 药效学研究的基本概念

药效学是研究药物的生化、生理效应及机制以及剂量和效应之间的关系，其目的是：①确定新药预期用于临床防、诊、治目的的药效；②确定新药的作用强度；③阐明新药的作用部位和机制；④发现预期用于临床以外的广泛药理作用。因此，了解和掌握药物作用的基本类型和原理对于指导新药开发的研究具有重要意义。

一、药物作用的基本类型

一般认为，药物是通过影响机体固有的生理生化功能而产生作用。药物作用后产生的效应（effect）可有不同的表现，如咖啡因对大脑皮质的兴奋作用，麦角新碱可增强子宫平滑肌的收缩，利血平可使血压下降，胰岛素降低血糖等。虽然上述药物的药理作用表现各异，但不外乎是增强和减弱机体原有的功能，前者称为兴奋（stimulation），后者称为抑制（inhibition）。此外，同一种药物对体内不同组织和功能的影响也不相同，如肾上腺素对支气管平滑肌、内脏血管和骨骼肌血管的作用就不完全一致。

二、药物作用的选择性

药物在一定剂量范围内只对某一组织或器官的功能发生影响，而对其他组织或器官不会或很少产生作用的现象称为药物的选择性（selectivity），如抗生素只抑制或杀灭病原体，对宿主影响较小，强心苷主要兴奋心肌等。药物作用的选择性与药物的分布（包括药物在靶位的浓度、作用的受体类型、组织特异性等）、生理功能的差异和组织结构的不同密切相关。药物的选择性可作为药物分类的基础和临床用药选择和剂量的依据。

三、药物作用的量效关系

药物作用的量效关系（dose-effect relationship）是指药物作用的强弱与其剂量或浓度呈一定关系。

一般认为，机体产生的反应随药物剂量不同而变化。药物效应开始出现时的剂量称为阈值量（threshold dose）或最小有效量（minimal effective dose）；大于最小有效量，但不引起毒性反应的剂量称为有效量（effective dose）；对50%个体的有效量称为半数有效量（eedian effective dose，用 ED_{50}表示）；超过有效量引起毒性反应的剂量称为中毒量（toxic dose）；引起毒性反应的最小剂量称为最小中毒量（minimal toxic dose）；引起死亡的剂量称为致死量（lethal dose，用 LD_{50}表示）。

药物的安全程度可用药物的治疗指数（therapeutic index）反映，即药物有效剂量和致死量的比值（LD/ED）。该指数比例越大，安全程度越大。

药物效应的关系通常用量效曲线（dose-effect curve）表示，又可分为量反应和质反应两类。量反应通常以数量的变化来表示，如尿量的增减、心率的快慢、酶活性的强弱等。质反应则以死亡、睡眠、惊厥等出现的频率和百分率表示。

四、药物的治疗作用与不良反应

药物的作用具有双重性。药物通过影响机体生理生化功能和病理过程，达到防病治病的作用称为治疗作用（therapeutic action），而引起生理生化功能紊乱或结构变化的反应称为不良反应（adverse reaction）。

药物的治疗作用可分为对因治疗（消除原发致病因素）、对症治疗（缓解和改善症状）以及代替疗法（补充体内影响和代谢物质的不足和缺乏）。

药物的不良反应包括以下多种类型，在评价药效的同时应给予高度关注：

1. 毒性反应（toxic effect） 多因剂量过大和用药时间过长引起。此外，高敏和肝、肾功能障碍即使给予常量也可能出现毒性反应。给药后立即发生称为急性毒性（acute toxicity），长期蓄积逐渐发生称为慢性毒性（chronic toxicity）。

2. 副作用（side effect） 药物在治疗剂量出现与治疗目的无关的作用称为副作用。产生原因多为药物作用的选择性低。副作用一般症状较轻，可以恢复。

3. 继发反应（secondary effect） 药物治疗之后出现的反应称为继发反应，是药物发挥治疗作用时的不良后果，如长期使用抗生素引起的肠道菌群失调等。

4. 变态反应（allergy） 变态反应是机体受药物刺激后发生的免疫病理反应，如青霉素过敏等。

5. 后遗效应（after effect） 后遗效应是指停药后，血药浓度已降至阈浓度以下残存的生物效应，如巴比妥类催眠药引起的困倦现象以及长期使用肾上腺皮质激素停药后导致的肾上腺皮质功能低下等。

6. 特异质反应（idiosyncratic reaction） 大多由于个体生化机制异常造成，与遗传有关，如红细胞葡萄糖-6-磷酸脱氢酶缺乏在服用磺胺类和8-氨喹啉类药后出现的溶血反应。

五、药物的作用机制

药物作用机制（mechanism of action）是药效学研究的重要核心部分，主要研究药物的初始反应和中间环节（where and how）。作用机制的研究不但有助于阐明药物治疗作用和不良反应的本质，同时对于提高疗效、设计新药、了解生命现象具有重要意义。

（一）药物的构效关系

1. 结构特异性药物 大多数临床使用的药物属于结构特异性药物，即药物的生物活性类型和强度取决于化学结构的特异性，如反应性、分子状态、体积和表面积、立体化学、功能基配置、电荷分布以及受体结合模式等。此类药物的结构细微变化可导致生物活性的完全改变，如尿嘧啶的5-位氢原子被氟原子取代，就使原来RNA生物合成的必需碱基转为胸腺嘧啶核苷酸合成酶的抑制剂。

2. 结构非特异性药物 结构非特异性药物的作用主要取决于药物分子的理化性质，如溶解度、渗透压、表面活性和两相分配性质，如吸入性麻醉剂和络合剂等。

（二）改变体内生理生化过程

1. 改变细胞周围的理化性质 药物可通过改变作用部位的理化环境以达到治疗效果，如抗酸药对胃酸的中和作用。

2. 干扰和参与代谢过程 药物通过影响参与代谢酶从而干扰和阻断正常代谢过程，如磺胺类竞争二氢叶酸还原酶，干扰细菌核酸和蛋白的合成。

3. 影响生物膜结构及功能 生物膜是体内各种物质代谢、转运和信号传导的重要场所。药物可通过改变生物膜的通透性、损伤其屏障和保护功能（如某些抗生素）以及影响离子通道（抗心律失常药）均能发挥药效。

4. 影响生理递质或激素 药物可影响某些神经递质的合成、释放、摄取、灭活，从而改变作用部位的递质浓度和相关的生理功能，如麻黄碱的促进释放去甲肾上腺素的作用。

5. 药物与受体（receptor）的相互作用 受体是能特异性地识别和结合配基（ligand），并通过相应的信号传导机制，产生最终生物效应的分子。药物与受体的相互作用可用下列方式表达：

$$D+R \underset{K_2}{\overset{K_1}{\rightleftharpoons}} DR \rightarrow \rightarrow \rightarrow E$$

药物（D）与受体（R）结合形成复合物（DR），经过系列反应产生效应（E）。药物与受体的结合取决于对受体的亲和力（affinity），结合后产生的复合物仍可解离。

药物与受体的作用原理有以下几种假说，即 Clark 提出的占领学说（occupation theory）、Stephenson 和 Paton 等提出的速率学说（rate theory）以及分别由 Monod 和 Koshland 等提出的变构学说（allosteric theory），其中以占领学说最为重要，后三种学说是占领学说的修正和补充。

占领学说认为，药物与受体结合后产生效应，不仅需要药物具有亲和力，同时需要具有内在活性（intrinsic activity）才能产生效应。只有亲和力而无内在活性的药物虽可与受体结合，但不能激动受体，不仅不产生效应还可能影响激动受体的药物与受体结合。根据上述原理可将药物分为激动剂（agonist）和拮抗剂（antagonist）。激动剂是既有亲和力又有内在活性，可与受体结合并产生效应，按其内在活性又可分为完全激动剂（高亲和力和高内在活性，如吗啡等）和部分激动剂（高亲和力和低内在活性，如喷他佐辛等）。拮抗剂为只有高亲和力而无内在活性的药物，如纳洛酮等。

药物和受体结合后：①直接改变细胞膜的通透性和离子转运，导致膜电位和胞内离子浓度的改变；②通过细胞内第二信使影响生理生化功能；③调节 DNA 转录，改变蛋白质合成。此外，受体的数目和反应性可因药物的作用或浓度而改变。

第二节 新药药效学

按照我国药品管理法规定，“新药”是指未在中国市场销售的药品，其中包括以往未被作为药用的化学物质。临床前药理学评价包括主要药效学、一般药理学、药代动力学和药理作用机制研究等内容，其目的是：①为了了解新药是否具有防治和诊断疾病的作用，与目前临床应用公认、已知有效药物的作用差别和特点；②观察新药在有效剂量范围内对机体其他系统重要生理功能的影响，如神经系统、心血管系统和呼吸系统等；③了解新药在体内的生物转化规律，如血药达峰浓度和时间、半衰期、生物利用度及生物转化途径等；④探索和确定新药的作用靶点和机制。因此，新药的临床前研究将为新药申报临床试用时选择合适的适应证和治疗人群、安全有效的剂量和给药途径提供可靠的实验依据。

一、主要药效学

（一）研究目的及意义

主要药效学研究是评价新药用于临床预防、诊断、治疗作用有关的主要药理作用，如青霉素的抗菌作用、吗啡的镇痛作用、胰岛素的降糖作用等。在评价新药主要疗效的过程中，通过与已知药的比较，可逐步了解药物的作用特点，优选出靶点明确、作用强而新颖的化合物。此外，新药作用机制的研究也应尽可能地同期完成。

（二）分类及研发思路

1993 年我国卫生部原药政局曾组织编写了“新药临床前研究指导原则”，包括药学、药理学和毒理学三个部分。按照当时“新药药效学研究技术指导原则”将药效学研究分为 17 个系统 94 个类别（表 5-1），并主要在实验动物和体内研究模型的选择以及评价标准方面给予较为详尽的指导。上述指导原则对当时规范我国新药研发和评价标准，提高研发水平和培养我国新药研发队伍起到积极和重要的促进作用。

近年来，随着人类对疾病发生和转归的认识不断深入、对健康水平的要求不断提高以及生活和环境因素对健康日益深入的影响，与以往相比，严重危害人类健康的重大疾病谱和死亡率也发生了一定的变化，如表 5-2 所示，发达国家死亡率排前 3 名的疾病分别为心脏病、恶性肿瘤和脑血管病，糖尿病和阿尔茨海默病紧随其后。我国部分市、县资料统计显示，城市病死率排前 3 位的疾病与发达国家相似，但以恶性肿瘤排首位，而在我国农村呼吸系统疾病的病死率仍较高。与之相符，全球销售排前 10 位的主要治疗类药物也与排名前 10 位的重大疾病密切相关（表 5-3）。此外，新药研发的新思路和新技术方法也发生了日新月异的变化。随着人类和其他种属基因组序列的测定完成，从基因到功能的研究模式，尤其是与疾病相关基因的表达和功能改变的研究为新药发现提供了作用广泛的新药靶点。此外，基因和分子生物学技术为新药筛选提供了酶、蛋白及受体等体内外转基因及基因敲除模型，具有靶点明确、简便、直接的特点，可在研发早期将生物学活性和作用机制有机结合，提高新药研发的命中率。

与此同时，新药研发也经历了单靶点到多靶点的多种研究模式转变。20 世纪 80 年代，国外制药公司和新药研发单位曾将研究重点集中于作用于单个蛋白酶、离子通道及受体等靶分子的新药开发，以期得选择性强、毒副作用小的候选物。但令人遗憾的是体内外结果的相关性不强，专一性不如预期理想，或由于动物和人种属差异造成人体内出现毒性，尤其是对复杂机制的慢性疾病治疗。由于慢性复杂疾病如肿瘤、心脑血管及免疫性疾病的发生发展过程涉及多个蛋白和转导通路调控因子的表达和功能改变并互为因果关系，因此近年来新药研发模式开始转向单分子药物的多靶点作用（multiple targets）和多成分药物的复合作用。如对氯氮平的开发得知，作用于多个受体的药物可能较作用单个受体的疗效更好。而中药多成分的特点也与多成分/多靶点的思路不谋而合，但应尽量做到成分清楚和质量可控。此外，将作用于单个靶点的药物经过优选和最佳配比组成复方药以达到单药作用之和也是目前研究热点。

目前，除抗肿瘤药外，虽然国家药监局及新药评审中心未对新药药效学研究再出台新的指导原则，但新药药效学研究水平随着新药研发的投入增加和激烈的市场竞争需要不断提高。新药药效学研究除了要遵循科学、严谨、实事求是的科学态度外，还应注意研究方法和病理模型的科学性和新颖性、能否反映临床适应证、建立新模型的公认程度及能否反映药物的作用特点等。

表 5-1　新药药效学分类表

系统	类别	药　效
神经	10	促智、抗震颤麻痹、镇静催眠、抗癫痫、镇痛中枢性肌松、外周性肌松、解热、吸入性麻醉和局部麻醉
精神	2	抗焦虑和抗抑郁
心血管	11	抗心肌缺血、抗心律失常、降压、心功能不全、调血脂、抗动脉粥样硬化、抗血小板聚集、溶血栓、抗凝血、抗心肌炎、防治脑血管病和脑缺血
呼吸	4	祛痰、镇咳、呼吸兴奋、支气管扩张
消化	4	胃肠解痉、催吐和止吐、抗溃疡、泻药和止泻
抗肝炎	3	保肝、退黄疸、利胆
泌尿	8	利尿、抗利尿、抗肾炎、抗肾病、抗急性肾衰、抗慢性肾衰、抗结石、抗前列腺增生等
血液病	4	白细胞减少、血小板减少、防治贫血、止血药
内分泌	6	性激素及同化激素、肾上腺皮质激素、甲状腺及抗甲状腺、胰岛素类及降血糖
抗风湿	2	抗风湿性关节炎、抗痛风性关节炎
抗炎免疫	3	抗炎、抗过敏、免疫调节
抗肿瘤	2	细胞毒类、生物反应调节剂
抗菌抗寄生虫	10	抗菌、抗真菌、抗结核、抗麻风、抗钩端螺旋体、抗血吸虫、抗丝虫、抗钩虫、抗梅毒螺旋体、抗疟
抗病毒	12	抗单纯疱疹病毒、抗巨细胞病毒、抗流感病毒、抗呼吸道合胞病毒、抗出血热病毒、抗人类免疫缺陷病毒、抗乙型肝炎病毒、抗乙脑病毒、抗狂犬病病毒、抗登革热病毒、抗病毒性心肌炎病毒
计划生育及妇产科	7	终止中期妊娠、避孕（男/女）、子宫收缩、终止早孕、阴道杀精、治疗性功能不全
抗辐射及解毒	6	抗辐射、抗砷、抗有机磷农药中毒、抗金属中毒、抗氰中毒
其他类	2	减肥、胆结石溶石

表 5-2　2004 年美国死亡率排前 10 位的重大疾病

排序	死亡原因	数目	百分比（%）
1	心脏病	652 486	27.2
2	恶性肿瘤	553 888	23.1
3	脑血管疾病	150 074	6.3
4	慢性下呼吸道疾病	121 987	5.1
5	糖尿病	73 138	3.1
6	阿尔茨海默病	65 965	2.8
7	流行性感冒和肺炎	59 664	2.5
8	肾炎、肾病综合征和肾病变	42 480	1.8
9	败血症	33 373	1.4
10	慢性肝病和肝硬化	27 013	1.1
	其他	617 547	25.6

表 5-3　2005 年全球销售排前 10 位的主要治疗类别药物

	治疗类别	2005年销售收入(亿美元)	占全球医药市场份额(%)	增长率(%)	适应证分类
1	降胆固醇及三酰甘油药	324	5.8	6.8	心血管药物
2	抗肿瘤药	285	5.1	18.6	抗肿瘤药物
3	抗溃疡药	267	4.8	3.8	抗溃疡药物
4	抗抑郁药和情绪稳定剂	198	3.5	−3.9	抗神经精神系统疾病药物
5	抗精神病药	162	2.9	10.7	抗神经精神系统疾病药物
6	血管紧张素Ⅱ抑制剂	142	2.5	18.1	心血管药物
7	促红细胞生成素制品	123	2.2	6.3	促红细胞生成素制品
8	钙通道阻滞剂(单用)	119	2.1	2.2	心血管药物
9	抗癫痫药	116	2.1	0.9	抗神经精神系统疾病药物
10	口服降糖药	107	1.9	6.9	抗糖尿病药物
	合计	1843	32.9	7.1	

（三）技术要求

1. 研究方法　一般认为，新药的主要药效学应在体、内外两种以上实验方法获得证明，其中一种必须是整体的正常或病理动物模型。同时，实验模型必须能反映药物作用的本质及与治疗指征的相关性。目前，申报者多尽可能选择作用机制与临床相符的多个病理模型、多种给药途径反映药物的作用特点。

选用合适的动物模型是客观评价新药药理作用的关键。病理模型应能反映临床疾病的病理、生理过程，如移植性肿瘤动物模型（Lewis 肺癌、S180 肉瘤、L1210 小鼠淋巴细胞白血病等），大鼠高血压模型（SHR 自发性高血压、肾动脉结扎、Doca 等），化学性（四氯化碳、半乳糖胺等）、药物性（对乙酰氨基酚）、免疫性（BCG+LPS、ConA）肝损伤模型，小鼠镇痛模型（热板和扭体法），动脉粥样硬化模型，胃溃疡模型（水浸应激型、乙酸烧灼型、幽门结扎型等），高血糖模型（化学性、自发性）等。另外，临床也有某些疾病和症状不能在动物模型上模拟和体现，难以建立相应的模型，如精神病、红斑性狼疮、眩晕和神经症等，只能尽量贴近人体的发病机制，采用相近的模型和方法进行研究。总之，应尽量选择国内外公认的实验模型，以利于客观、公平的评价新药的作用强度、特点和开发价值。

随着人们对疾病发生和药物作用新靶点的认识，近年来许多体外药理模型也常用于药效学评价，如离体组织及器官（离体心脏和血管条），动物及人肿瘤细胞株、抗菌谱筛选，受体和酶抑制剂以及基因和转基因细胞等。上述模型可从器官、组织、细胞、受体、酶、离子通道、基因水平反映药物的作用靶点和机制，具有微量、简便、快捷、高效、靶点明确等特点。同时，也应考虑到体内病理过程复杂，尤其是多靶点、多环节的调控，而药物本身的体内生物转化过程也直接影响其药效。因此，对体外模型的体内外相关性应做出客观评价。一般认为，体内外模型相关程度依下列顺序增加：分子模型<细胞器<器官<整体清醒动物<志愿者。所以，新药的药效学评价应尽量选择与疾病病理过程相似的模型，进行体内外多个模型的研究，才能全面、客观反映药物的作用及特点，提高新药开发的命中率。

2. 实验动物　实验动物的选择及质量控制是药效学研究的重要基础。合格的实验动物应是品系明确，健康无疾病，营养状态良好，对药效学研究反应敏感的动物。实践证明，动物的种类、品系、年龄、性别、遗传状态、饲养条件等因素直接影响药效评价的结果。

一般实验多选用成年动物，但也可根据研究需要，选用不同年龄和特殊种属的动物。如研究抗衰老药时需用老年大鼠，观察内分泌或生长发育药物多选用幼年动物。抗乙肝病毒实验可选用一日龄北京雏鸭。

某些药效学研究需选择在一定药理反应指标范围内的动物，以避免因个体差异太大而影响疗效评价，如小鼠学习记忆、镇痛、爬竿实验等都要进行动物预筛。

多数药效学实验选用雄性动物是基于雌性动物的性周期可能对实验指标的影响，但内分泌及生殖系统药物研究多应用雌性动物。此外，镇痛实验的热板法和足跖刺激法因雄性动物的阴囊对热敏感也需选用雌性动物。

此外，某些特殊的药效学研究则需使用遗传、免疫缺陷、转基因或基因敲除动物，如抗肿瘤药研究使用的裸鼠、人乙肝病毒转基因小鼠、细胞色素 P450 基因敲除小鼠等。

药物作用强度的评价与模型的病理损伤程度密切相关。损伤程度过大，即使有效的药物也难通过，造成新药苗头的流失。相反，损伤程度过轻，等于降低新药药效评价的“门槛”，造成误导和浪费。因此，控制造模的实验条件，选择合适的阳性对照药随批比较，可一定程度的避免上述情况发生。阳性对照药种类和剂量的选择是评价药效的另一关键。应选择目前国际市场同类治疗药物中作用较强的新药和合适的有效剂量进行比较，选择作用较弱的老药或降低有效剂量以便突出申报药物的作用强度只会降低新药评价标准和未来的市场竞争力。

3．观察指标　药效学检测指标应能反映主要药效作用的药理本质，应选用客观、灵敏、准确、定量或半定量测定方法。如抗菌实验的最小抑菌和杀菌浓度，脂代谢紊乱模型血脂指标（TG、TC、LDL-C、VLDL-C、HDL-C），心肌缺血及梗死模型的心功能和血流动力学指标（心率、心电图、动脉压、冠脉流量、心排出量左心室内压等）。此外，某些药物在观察主要指标的同时，还应观察其他相关的药理指标，以便更全面地了解药物的作用强度和特点，如抗艾滋病药物，在研究其抗病毒作用的同时还应观察药物对免疫功能的影响。

4．剂量选择　药效学研究的剂量选择应能反映量效关系，既从无效剂量开始，直到达到最大效应的浓度。体外实验要求出 ED_{50} 或有效剂量范围，体内实验不少于 3 个剂量。量效关系不明确的药物应说明原因。研究过程中不能因为追求最佳疗效而随意提高剂量，因为剂量大时除了原有药理作用外，还可能出现其他作用和毒性反应，同时还应考虑临床应用时病人对剂量的承受程度。高效、低毒的剂量范围是临床应用安全有效的重要保证。

5．给药途径　选择合适的给药途径时应考虑到药物的理化性质、体内转化过程以及临床应用的需要等，尽量采用拟推荐临床应用的给药方法，如该方法在动物上无法实施时，应予说明，改用其他方法如特殊部位的贴剂及黏膜给药（如鼻腔等）。

二、一般药理学

（一）研究目的和意义

一般药理学是研究新药主要药效作用以外的广泛药理作用，主要是对神经系统、心血管系统、呼吸系统等的影响。通过一般药理学的研究可有助于较全面地了解新药对机体重要生理功能的影响，同时也是对发现药物的新用途和作用机制以及毒理学研究的补充。

（二）研究内容及方法

1．动物选择　一般药理学研究常用小鼠、大鼠、猫、犬等动物进行。观察药物对神经系统的作用多选用小鼠，心血管、呼吸系统试验时应选择大鼠、猫、犬，不宜用小鼠和兔。试验应尽量在清醒动物上进行。在麻醉动物上进行试验时，应注意麻醉药的选择，如观察对心血管系统的作用时，氯仿可引起心脏毒性，乙醚和静脉注射戊巴比妥钠可引起心率加快，而氟烷可降低心率。

2．给药途径及剂量　一般药理学的给药途径选择应与其他临床前研究（如主要药效、毒性和药代等）和临床拟给药途径一致。剂量可选择 2~3 个，低剂量应参照 ED_{50}，耐受剂量应与主要药效学一致，可选择一次或多次给药。注意设置空白对照。

3．观察指标

（1）神经精神系统

1）一般行为：观察给药后动物的外表、毛发、姿势、步态的变化。

2）特殊反应：观察给药后是否出现麻醉、催眠、镇静、痛觉和对光反应异常，有无体位变化，有无肌颤、流涎、眼球震颤和瞳孔变化等。

对给药后的动物行为应进行定性和定量的评价，判断有无兴奋作用。如有兴奋和抑制作用，可采用不同实验方法测定药物对小鼠或大鼠自发活动的影响。

（2）心血管系统：观察给药后动物心率、心律、血压以及心电图 QRS、ST、T 波的改变。如在治疗有效剂量出现血压和心电图的改变，应进行整体和离体实验，如血流动力学、离体心脏实验等以确定对药物主要治疗作用的影响。

（3）呼吸系统：主要观察给药后动物呼吸频率和幅度的变化。如在治疗有效剂量出现明显的呼吸兴奋和抑制现象，则应进行整体和离体分析实验，如呼吸中枢抑制实验、肺流溢实验、膈肌膈神经实验等，判断药物对呼吸系统的影响。

三、复方药理学

复方药是不同于联合用药的药物类型，是由两个以上药物组成的制剂。复方与单药的不同之处在于利用不同单药的作用特点以达到增加疗效、降低用量、减少毒性和不良反应等目的。组成复方的各单药应是已批准生产的药物，复方中如有未经批准的新药，则应先进行该新药的研究和申报，获得新药批准后才可放入复方中。

复方药理学的研究应注意新复方组成的依据和合理性，如所选药物在同类药物中的优势以及最佳配比的基础，即每种成分存在的必要性。复方的组成成分不宜过于复杂，更不宜将中西药、生物和生化制品混用。疗效评价可按照主要药效学研究的要求选择合适的模型和指标，对复方制剂中多种组分的量效、时效、药代、毒副作用、理化性质及稳定性等进行研究，确定组分间的拮抗和协同作用。

第三节　药效学研究基本技术要求

严格、规范的新药研究技术要求是保证新药研究质量，对临床应用安全负责的关键和保证，其具体要求总结如下：

1. 研究人员　从事新药研究的课题负责人和实验者应是具有一定的专业和基础理论素质，熟悉新药审批的有关法规，有丰富的实践经验，经过专门培训，技术熟练，操作准确，能提供客观、可靠实验数据。同时，应有实事求是、严谨的科研态度，不能弄虚作假。

2. 实验药物　实验药物应化学结构确定，药物和制剂达到制备工艺及质量稳定要求，所用试剂应标明生产厂家和等级标准。

3. 实验动物　应符合国家规定的等级质量标准，一般选择健康成年动物或合适的病理模型，注意性别、年龄、营养状态、饲养条件等对实验结果的影响。

4. 实验仪器　实验仪器的精密度、准确性、标准化等优良性能是实验成功的重要保证。应有专人定期校正，误差应在允许范围内。

5. 实验设计　应遵照随机、对照和重复的原则进行设计。

6. 实验记录　实验记录是反映实验结果有效性、可靠性的客观依据。应详细记录实验条件，提供客观仪器记录及原始数据，结果应尽量表格化。实验指标可评价标准应在实验前拟定，不能随意更改。多人参加实验时应事先统一标准。实验中应注意记录未预见现象，发现差错及时注明，记录需专人妥善保存至新药上市后 2 年。

第四节　药效学评价及统计

一、统计处理要点

（一）实验设计

实验设计应随机分组，控制组间条件，力求均衡一致。实验应设阴性对照、阳性对照和能反映量效关系的3个剂量组。各组动物或样本例数应基本相同，数量应达到统计学要求。

（二）数据

新药申报应提供详细数据和原始数据，以备必要时核查。数据应至少有3位有效数字，标准差应有2位有效数字。数据缺失应详细说明原因。

（三）图表

数据应表格化，同时最好用图直观表达。图表可用“三星法”表示。即 * $P\leqslant 0.05$，** $P\leqslant 0.01$，*** $P\leqslant 0.001$。

（四）统计处理

实验报告中用“无显著性差异，有显著性差异，有非常显著性差异”表示，并根据统计结果做出专业结论，注明统计学方法，如χ^2法、t检验法、方差分析等。

二、计数资料的统计分析

计数资料应注明各组例数（n），阳性例数（r），阳性率（p），常用χ^2法，有配对关系用配对χ^2法，样本小或数据有0或1用确切概率法，有等级关系用Ridit或等级序值法。

三、计量资料的统计分析

计量资料应提供各组均数（X）、标准差（s）、例数（n），一般用t检验或方差分析法，必要时可用95%可信限。数据在$X\pm3s$之外者可考虑舍弃。两组的标准差相差1倍以上时可判断为方差不齐，不必检验。统计用药前及用药后数据时应以各组用药前后数据变化率进行两组t检验，不宜以用药后实测值进行检验。

第五节　新药药效学的研究思路与进展

随着科技、经济和社会的不断发展，人类对疾病的防治和自身健康（包括身体和身心）的要求越来越高。过去严重威胁人类健康的单纯生物病原如鼠疫、霍乱、天花等已被有效的控制或消灭，而社会、环境、心理、人口结构、病原等多因素作用和影响的疾病如恶性肿瘤、艾滋病、遗传病、老年性疾病等逐渐成为人类的主要疾病和死亡原因。

医学和分子生物学的进步使人类对疾病发生的分子基础有了比以往更为深入的了解和认识。根据临床发病的分子机制，选择发病过程中的关键靶点，建立相应的体内外模型进行药效学评价是新药开发的关键。本节将以严重影响人类健康的重大疾病如恶性肿瘤、糖尿病、老年性痴呆等疾病的防治药物为例，介绍近年来相关的研究进展，为培养和开拓研究思路提供参考。

一、抗肿瘤药物

全世界每年死于恶性肿瘤的病人近500万，我国每年的肿瘤患者人数也近120万人，已成为城市死因的第一位。肿瘤的治疗关键在于降低死亡率和发病率，而药物在肿瘤的预防和治疗中都是最有可能突破的手段之一。

癌细胞生物学的研究为抗肿瘤药的研究提供了许多新靶点和新的研究思路。目前，抗肿瘤药的研究已涉及多个领域，如癌细胞的分化诱导及癌的分化治疗、单克隆抗体及癌的导向治疗、细胞因子及免疫治疗、癌基因治疗等。

（一）以DNA拓扑异构酶Ⅱ（toposisomerase Ⅱ，TOPO Ⅱ）为靶点的药物研究

TOPO Ⅱ是一种真核生物生存所必需的泛酶，在几乎所有DNA代谢过程中发挥重要作用。TOPO Ⅱ可使一条完整的DNA双链穿过一个移动性的双链断口，从而导致DNA解结或解旋。此外，TOPO Ⅱ也参与DNA复制、转录、重组、染色体的组织等过程，是所有真核生物细胞生存不可缺少的关键酶。

已知肿瘤细胞具有快速增殖的特性，其TOPO Ⅱ的含量及活性远远高于正常体细胞，因此抑制TOPO Ⅱ活性能起到阻止肿瘤细胞快速增殖，进而杀死肿瘤细胞的目的。由于TOPO Ⅱ上述重要生理功能，已成为抗癌药物的重要作用靶点。

目前，以TOPO Ⅱ为靶点的药物按作用方式可分为两类：一类通过稳定TOPO Ⅱ介导的可切割复制物而杀死肿瘤细胞，称为TOPO Ⅱ毒剂（TOPO Ⅱ poison）；另一类通过抑制TOPO Ⅱ的催化活性而达到抑制肿瘤的作用，称为TOPO Ⅱ催化抑制剂（TOPO Ⅱ inhibition）。

1. TOPO Ⅱ毒剂　TOPO Ⅱ毒剂并不通过封阻酶的催化功能而杀死细胞，而是通过提高可切割复合物的稳定浓度使TOPO Ⅱ“中毒”。TOPO Ⅱ毒剂的作用使受药细胞基因组DNA发生双链断裂，从而导致细胞变异或是启动一系列导致细胞死亡。临床上广泛应用的TOPO Ⅱ毒剂如依托泊苷（etoposide，VP16）和阿霉素，是常用的抗癌药。喹诺酮类如CP-115953是迄今为止惟一报道对真核和原核生物TOPO Ⅱ均有作用的化合物。依达比星（idarubicin）和茚托利辛（intoplicine）等是近年来发现能捕获可切割复合物的抗癌剂。研究发现紫杉醇也有类似TOPO Ⅱ毒剂的作用，在低浓度时抑制TOPO Ⅱ的解旋，而在高浓度时却促进解旋。

TOPO Ⅱ是TOPO Ⅱ毒剂细胞毒的靶点。研究表明，细胞内TOPO Ⅱ水平高，则对TOPO Ⅱ毒剂敏感，反之则表现耐受。在哺乳动物中TOPO Ⅱα同型是TOPO Ⅱ毒剂的主要靶点。

DNA断裂以及随后的细胞死亡的必要条件首先要形成TOPO Ⅱ-药物-DNA复合物，形成途径有以下三种可能：①药物首先与DNA相互作用而成为三聚复合物的一部分；②药物特异地与TOPO Ⅱ-DNA二聚复合物结合；③药物通过与酶结合而进入三聚复合物，直接与TOPO Ⅱ作用。

此外，某些药物如VP16、VM26、安吖啶具有抑制TOPO Ⅱ重新连接断裂的DNA的能力，其他药物如玫瑰树碱、喹诺酮类化合物等主要提高DNA可切割复合物正向形成的速率。

TOPO Ⅱ毒剂的化学结构种类不同，但多作用在相同的功能区。关于TOPO Ⅱ毒剂作用机制尚不明了。最近提出的假说“位点毒模型（position poison model）”认为，药物可使

TOPO Ⅱ介导 DNA 断裂过程中产生的 4 个突出核苷酸发生扭曲而促进 DNA 断裂。

2. TOPO Ⅱ催化抑制剂 TOPO Ⅱ催化抑制剂并不能捕获可切割复合物，而是通过阻滞 TOPO Ⅱ的某一特定功能或催化反应中某一步骤，进而抑制 TOPO Ⅱ总的催化活性。这类药物包括新生霉素（novobiocin）、美巴龙（merbarone）、舒拉明（suramin）、福丝曲星（fostriecin）、氯喹（chloroquine）等。上述药物可规避非典型性多药耐药的表型，对 TOPO Ⅱ毒剂起阻断作用。TOPO Ⅱ催化抑制剂不包括蛋白或核酸变性剂，也不包括能改变底物 DNA 拓扑结构或使反应体系中 ATP 枯竭的化合物。

TOPO Ⅱ催化抑制剂具有不同的化学结构，其作用机制也不相同，可分为：①抑制 TOPO Ⅱ与 DNA 结合，通过阻断酶与其底物 DNA 的接触，如阿柔比星；②抑制 TOPO Ⅱ的催化功能，如美巴龙可以特异阻断 TOPO Ⅱ介导的 DNA 断裂，新生霉素使 DNA 旋转酶不能与 ATP 相互作用；③不仅抑制 TOPO Ⅱ的催化功能而且稳定反应的中间产物，以 ICRF-193 为代表，使酶以闭锁状的形式固定于 DNA 上。不过，目前关于该类化合物由于细胞毒作用较弱，因此对 TOPO Ⅱ的催化抑制功能是否是其抗肿瘤机制还有争论。

目前，世界上有上百种以 TOPO Ⅱ为靶点的抗癌药物处于临床前或临床研究。

如沙尔威辛（salvicine，SAL）是从药用植物南鼠草尾中提取分离并结构优化的全新二萜醌类化合物。在多种体内外肿瘤模型都显示较强的抗肿瘤活性。此外，SAL 呈现良好的抗耐药作用，能明显降低 MDR-1 及 P-gp 蛋白的表达，其抗耐药作用与其强有力的诱导耐药株细胞凋亡有关。研究表明，SAL 是一种新的非 DNA 嵌入型 TOPO Ⅱ毒剂，能特异性地抑制 TOPO Ⅱ介导的负超螺旋 pBR332 的解旋和 kDNA 去连环作用，造成 DNA 双链断裂。

S16020-2 是由法国 Servier 制药公司研制的一种橄色脂素衍生物。该药作用有别于其他 TOPO Ⅱ抑制剂，可促进 TOPO Ⅱ介导的正向 DNA 断裂，其介导的 DNA 断裂严格依赖于 ATP。经研究推论 S16020-2 可通过侧链与 TOPO Ⅱ的肽链发生作用。S16020-2 由于毒性，被停止在Ⅱ期临床阶段。S16020-2 的合成类似物 S30972-1 也有较高的抗肿瘤活力，作用优于 S16020-2，且毒性更小，要有望成为一种抗肿瘤新药。

F11782 是法国 Pierre Fabre 研究中心新近合成的非嵌入型 TOPO Ⅱ催化抑制剂。F11782 对 TOPO Ⅰ和 TOPO Ⅱ都有抑制作用，抑制酶与 DNA 结合，而不稳定 TOPO Ⅱ-DNA 可切割复合物，也不抑制 TOPO Ⅱ催化循环中的重连步骤，并具有微弱的抑制 ATPase 的作用。

（二）反义寡核苷酸药物研究

以基因为靶向的反义药物是抗肿瘤新药研究和开发的重要方向之一。反义技术（antisense technology）是根据核酸互补杂交原理特异性抑制特定基因表达的一种生物技术，可用于研究和开发以疾病相关基因为靶标的反义药物。反义药物以特定基因（如 mRNA）为靶点，合成与之特异性互补结合的一段约由 20 个核苷酸组成的人工合成寡核苷酸即反义核苷酸（antisense oligonucleotide，ASON）。ASON 可进行人工大规模合成和化学修饰，具有特异、高效的药理作用，便于进行药物合理设计等特性。

已知与肿瘤相关的基因有 500 种之多。随着肿瘤发生的分子机制研究进展，一些与肿瘤相关的基因逐渐被发现。目前选择的抗肿瘤反义药物的靶点主要有：①癌基因类，如 c-myc、c-myb、bcl-2、N-Ras、K-Ras、H-Ras、c-jun、c-fos、cdc-2、c-mos 等；②宿主基因类：

如多药耐药基因、细胞周期素（cyclin）、前胸腺素、T 细胞受体、表皮生长因子受体、蛋白激酶 C 等；③细胞因子类：如 IL-2、IL-1α、IL-β 等。抗肿瘤 ASON 药物研究中所选用的靶基因见表 5-4。目前，已有近 10 种抗肿瘤药 ASON 完成了实验研究，正在进行Ⅱ~Ⅲ期临床试验，见表 5-5，显示了抗肿瘤反义药物的广阔发展前景。

表 5-4　抗肿瘤反义药物研究中选用的基因

靶基因	评价的肿瘤细胞	生物学指标
Bcl-2	B 细胞淋巴瘤，骨髓瘤，肺癌	细胞凋亡
Survini n	宫颈癌，肺癌	细胞凋亡
MDM2	多种肿瘤	P53 激活作用
BCLXL	内皮细胞，肺癌	细胞凋亡
RelA	纤维肉瘤细胞系	细胞黏附，致癌性
c-Ki-Ras	内皮细胞，膀胱癌	CMA 表达，细胞增殖
(A，C)-Raf	内皮细胞，平滑肌细胞	CMA 表达，细胞增殖
BCR-ABL	原代骨髓组细胞	细胞黏附性
Jun N-Terminal Kinase1/2	肾表皮细胞	细胞凋亡
Telomerase	前列腺细胞系	细胞死亡
c-myc	白血病细胞系	细胞增殖与凋亡
c-myb	白血病细胞系	细胞增殖

表 5-5　正在进行临床试验的抗肿瘤 ASON 药物

化合物	开发商	靶基因	适应证	临床试验阶段
G3139	Genta(USA)	Bcl-2	恶性骨髓瘤	Ⅲ
ISIS3521	Isis(USA)	PKCα	B 细胞淋巴瘤	Ⅱ
ISIS5132	Isis(USA)	Raf 激酶	实体瘤	Ⅲ
ISIS2503	Isis(USA)	H-ras	实体瘤	Ⅱ
GEM231	Hybridon(USA)	蛋白激酶 A(PKA)	各种肿瘤	Ⅱ
MG98	MethyGene	DNA 甲基转移酶	实体瘤	Ⅱ
-	-	c-myb	实体瘤	Ⅱ

由于肿瘤发生的分子病因极为复杂，新药研制开发难度较大。研究表明，肿瘤与下列生理过程及其异常（或失调）密切相关：①细胞信号转导系统：细胞信号转导异常可导致恶性肿瘤快速增殖和无限生长。已发现抗肿瘤药物研究的靶点包括信号蛋白的构象/配基受体结合蛋白以及细胞信号传导过程中的关键蛋白因子（酶）等。典型的有：蛋白酪氨酸激酶

（PTK）、法尼基转移酶（Ftase）和丝裂原活化的蛋白激酶（mitogen activated protein kinase，MAPK）信号转导通路等；②细胞周期及其调控：肿瘤细胞增殖与细胞周期密切相关，并受细胞周期调节的关卡（checkpoint，CHK）调控，如调节 G2 和 S 期 CHK 的重要基因 CHK1 和 CHK2 等。此外，细胞癌变与细胞周期依赖性激酶（CDK）过量表达有关；③肿瘤血管生成过程：参与此过程的重要因子有缺氧诱导因子（HIF-1）、VEGF 及其受体、成纤维细胞生长因子（FGFs）、血管生成素（angiogenin）、基质金属蛋白（MMP）、尿激酶（uPA）、细胞黏附分子（整合素）等；④细胞寿命：近年受到关注的靶分子有端粒酶（telomerase）等。

目前基于肿瘤相关基因的多样性和复杂性，抗肿瘤反义药物研究的发展趋势为治疗特定类型肿瘤的“窄谱”抗肿瘤反义药物以及有靶向多个肿瘤相关基因的 ASON 组成的“复方”式“广谱”抗肿瘤反义药物。

二、抗病毒药

1. 抗肝炎病毒药　全世界大约有 20 亿人感染过乙型肝炎病毒（hepatitis B varies，HBV），在我国感染率高达 50%~70%，约 1.2 亿人是乙型肝炎表面抗原（HBsAg）携带者，3000 万慢性肝炎病人在社会流动。目前，WHO 已把乙型肝炎列为世界第九大死因。尽管乙肝疫苗已广泛使用，但现有患者和病毒携带者的治疗仍是今后抗病毒药物研究的重大课题。

HBV 感染宿主细胞主要经过吸附、穿入、脱壳、基因及蛋白的复制、装配和释放等过程，理论上凡能阻断上述任何一个环节的药物都具有抗 HBV 作用。

抗 HBV 药物作用途径可总结为以下六点：

1. 阻断 HBV 感染宿主细胞　HBV 吸附肝细胞膜是通过 pre S 区编码的多肽介导，设计和寻找阻断病毒与受体的结合、病毒内在化及脱壳过程的药物将成为抗 HBV 药物研究的一条新途径，在抗 HBV 策略上有着广泛的前景。

2. 阻断 HBV 的复制

（1）抑制反转录过程：主要有核苷类似物，包括嘌呤核苷类似物（潘昔洛韦等）和嘧啶核苷类似物（拉米夫定等）。此外，抗 HIV 药物齐多夫定（AZT）也能抑制 HBV DNAp 活性。

（2）抑制 cccDNA 的合成：HBV 依赖 cccDNA 复制，编码结构和非结构蛋白。抑制 HBV DNAp 活性，而不能抑制 cccDNA，是治疗乙型肝炎患者停药反跳复发造成治疗困难的主要原因之一。抑制 cccDNA 合成的药物主要有两类：超螺旋 DNA 活性物质，包括拓扑异构酶抑制剂如萘啶酸、喜树碱等，防止 cccDNA 拓扑异构体的互相转变和 DNA 结合化合物如抗 HBV ASON，通过基因杂交扣留机制选择性抑制 HBV 的基因表达。

3. HBV 复制的负调控　从基因水平抑制 HBV 调控系统起到抑制 DNA 复制作用，使得 HBV 基因组转录受阻。反义 RNA 是一种与特异 mRNA 互补的 RNA 分子，能阻断 mRNA 的翻译，对抗 HBV 具有高度特异性。

4. 宿主细胞处于抗病毒状态　干扰素与细胞膜上的特异性受体系统相结合后发生配体-受体复合物的内在化和降解，使特定的细胞基因去抑制，宿主细胞处于抗病毒状态而免受病毒感染，从而起到抗 HBV 的作用。

5. 使机体处于免疫状态　人体清除 HBV 的机制是通过特异性细胞免疫反应，主要是特异性细胞毒性T淋巴细胞识别及破坏HBV感染细胞。注射乙肝疫苗可使机体产生抗HBs抗体，阻止HBV感染。特异性转移因子治疗乙肝的机制在于供体可以将对HBV的免疫信息传递到受体，使其获得对HBV的免疫性。另外，HBV难于清除的重要原因是机体对HBV产生免疫耐受。研制打破免疫耐受的治疗药物也是清除病毒的重要手段。一些非特异性免疫调节剂，如白细胞介素-2（IL-2）、猪苓多糖等也可增强机体抗病毒能力。

（二）抗HIV药物

艾滋病（AIDS）是由HIV感染引起的致死性传染性疾病，尽管目前有10余种疫苗正在临床试用，但疗效尚未肯定。因此药物治疗仍是当前AIDS防治的焦点。HIV在体内的复制周期包括吸附、融合、脱壳、反转录、整合、DNA复制、转录、蛋白质翻译、成熟和出芽等10个步骤，其中反转录酶（reverse transcriptase，RT）、蛋白酶、整合酶及病毒吸附融合是目前的研究靶点。

对HIVgp120与CD4结合的抑制可用于研究干扰HIV病毒与宿主细胞吸附和结合的药物；基因重组的RT是抗HIV最主要的靶点；蛋白酶（protease，PR）以体外多肽为底物，用HPLC分析PR的多肽产物，计算药物对PR活性的抑制作用；HIV的RNA反转录成双链DNA后，在整合酶（integrase，IN）的作用下使病毒DNA整合到宿主细胞染色体DNA，也是抗HIV药物研究的重要靶点；HIV NC p7蛋白锌指结构是病毒内围绕HIV RNA的病毒核衣壳蛋白，在病毒颗粒的包装和释放中起重要作用，药物可通过将锌原子逐出锌指结构，干扰锌指结构与病毒的结合，从而抑制新感染病毒的成熟。

三、抗糖尿病药物

糖尿病是以持续的高血糖为主要表现的一种慢性进行性疾病，可导致多个并发症的产生，如视网膜、肾脏、神经系统病变及血管并发症，其中血管并发症是糖尿病患者致死致残的主要原因。

1型糖尿病（胰岛素依赖型）是由于胰岛B细胞损害引起胰岛素分泌水平极低而致高血糖，约占糖尿病人的10%。其治疗只能依赖于外源性给予胰岛素。2型（非胰岛素依赖型）是胰岛素分泌的相对不足及胰岛素作用环节不健全而致血糖水平升高，可用化学药物促使B细胞分泌更多的胰岛素，或改善靶组织对胰岛素的敏感性进行治疗。

目前，药物治疗糖尿病的研究思路主要有以下3个方面，即促进胰岛素的分泌，胰岛素增敏作用以及肝糖生成抑制作用。

（一）促进胰岛素分泌

新型的磺酰脲类药物如格列美脲可特异性地作用于胰岛细胞K^+-ATP通道而几乎不作用于心血管系统K^+-ATP通道，表现出其作用强、起效快、作用维持时间较短、导致低血糖的可能性也相应减小的特点。

非磺酰脲类药物如苯基丙酸类衍生物A4166在体内可与磺酰脲受体结合，通过与磺酰脲作用类似的机制促进胰岛素分泌。肽酶抑制剂是目前已知的作用最强的胰岛素分泌促进激素，在体内可被二肽酶降解。有报道肽酶抑制剂如硼酸类化合物和含氰基的化合物NVP-DPP-728可促进胰岛素释放而调节血糖。

（二）胰岛素增敏剂

胰岛素受体基因变异、肥胖等引起的胰岛素抵抗（insulin resistance），是导致2型糖尿病的主要原因。胰岛素增敏剂（insulin sensitiser）可降低机体胰岛素抗性，使胰岛素能发挥正常作用。

PPARγ 激动剂如噻唑烷二酮类（thiazolidinediones，TZDs）可抑制被怀疑与外周组织胰岛素拮抗有关的TNF-α 及 leptin 在脂肪细胞中的表达而降低胰岛素抵抗，从而增加外周组织对葡萄糖的利用，美国 FDA 批准用于2型糖尿病的治疗。Pioglitazone 能降低2型糖尿病人的高血糖、高血胰岛素及血浆高三酰甘油。临床研究表明可改善病人的胰岛敏感性。Rosigilitazone 能改善胰岛素抗性，降低血中葡萄糖和三酰甘油水平，并预防2型糖尿病患者肾脏病变和胰岛细胞降解。

PPARα 主要在脂类分解代谢旺盛器官组织如肝脏中表达，是血浆脂蛋白代谢酶的基因表达调控器，激活 PPARα 可降低血中的三酰甘油水平及改善肝脏中的脂类代谢异常。α-烷氧取代羧酸类化合物能同时激动 PPARα 和 PPARγ 而发挥药效。由于 PPARγ 在脂肪组织中与维甲酸受体结合形成杂合二聚体，因此，维甲酸受体激动剂也有降糖和降血脂作用。

（三）肝糖生成抑制剂

Pfizer 公司发现吲哚羧酸酰胺类化合物可抑制肝脏糖原磷酸化酶，产生降血糖作用，而吡咯啶类似物对糖原分解和胰高血糖素所致的葡萄糖生成均有抑制作用。小肠 α-糖苷酶抑制剂对小肠葡糖苷酶的竞争抑制即可降低餐后水平。阿卡波糖（acarbose）是 Bayer 公司于1975年从放线菌属微生物培养液中分离得到的一类低聚糖，其通过降低单糖的吸收速率可显著降低餐后的血糖水平以及血浆高胰岛素水平，减少三酰甘油的生成及肝糖原的生成。

四、抗老年痴呆药物

阿尔茨海默病（Alzheimer disease，AD）是一种以进行性认知障碍和记忆力损害为主的中枢神经系统退行性疾病。AD 的发病率占老年痴呆发病率的50%~70%，主要病理特征是大脑萎缩、脑组织内部老年斑、脑血管沉淀物和神经原纤维缠结。目前关于抗老年痴呆药物研究思路主要集中在：①延缓或阻止痴呆程度的加重；②减轻痴呆症状和改善记忆功能；③抑制和逆转 AD 早期的关键性病理改变的发生；④提高痴呆病人的日常生活能力，改善生存质量；⑤减少并发症，延长存活期。

AD 的胆碱能假说是拟胆碱药和 AchE 抑制剂治疗 AD 的理论基础，由于 AD 病人脑内胆碱能神经元受损明显，导致胆碱能活动低下。因此乙酰胆碱与 AD 认知功能损害特别是记忆障碍密切相关。目前常用的他克林类药物是一种中枢性、可逆性乙酰胆碱酶抑制剂，可通过延缓由结构、功能完整的胆碱能神经元分泌的乙酰胆碱的降解，增加脑内突触间隙乙酰胆碱的含量而治疗 AD。

Ca^{2+}作为体内第二信使是调节神经生长、突触形成和轴突极化的重要离子。研究表明脑内钙超载导致神经细胞凋亡，是兴奋性神经递质、能量和自由基代谢障碍等多因素引起 AD 的中心环节。钙通道阻滞剂如尼莫地平可通过改善血液循环、减少钙超载和自由基的产生，降低兴奋性氨基酸引起的神经毒性，逆转或阻止老化过程而达到治疗作用。

自由基及其他氧化代谢产物对神经细胞有明显毒性作用，可触发细胞凋亡。凋亡细胞进一步释放大量自由基和氧化代谢产物，形成恶性循环。抗氧化物如维生素 E 可减慢 AD 进程。来自跨膜糖蛋白的 A-β 蛋白是老年斑的主要成分，对神经元有毒性作用。因此，抑制 A-β 形成的药物如抑制特异的分泌酶或减少 tau 蛋白聚集成纤维已成为新的研究热点。M_1 受体激动剂和雌激素都能促进 β 前淀粉样蛋白正常分泌减少 A-β 的产生。

综上所述，新药研发是一个研究周期长、高投入、高风险、高回报的漫长过程，而药效学研究是阐明药物作用靶点和机制的主要内容。因此在临床前药效学研究中针对疾病发生的分子机制和临床治疗需求，选择单靶点/多靶点的组合模式，应用多种体内外病理模型综合评价药物的作用强度、特点和相关分子机制对于新药开发的成功至关重要。

（李　燕）

参 考 文 献

[1] Peet NP, Bey P. Pharmacogenomics: Challenges and opportunities. Drug Discov Today, 2001, 6: 495-498.

[2] 华允芬，明镇寰，张铭. 药物基因组学研究进展. 药学学报，2002，37：668-672.

[3] 周虹灏. 基因多态性与临床合理用药. 中华医学杂志，2000，80：658-661.

[4] 秦伯益. 新药评价概论. 第 2 版. 北京：人民卫生出版社，1999，93.

[5] 郭宗儒. 药物作用的理化基础. 当代药理学北京：中国协和医科大学北京医科大学联合出版社，1994，1-27.

[6] 王宏广. 发展医药科技建造医药强国—中国医药科技与产业竞争力国际比较. 中国医药科技出版社，2007.

[7] 新药（西药）临床前研究指导原则汇编. 中华人民共和国卫生部药政局，37-38.

[8] 韩锐. 抗肿瘤药研究的新方向. 当代药理学北京：中国协和医科大学北京医科大学联合出版社，1994，134-144.

[9] 蒙凌华，张永炜，丁健. 以 DNA 拓扑异构酶Ⅱ为靶点的抗癌药物. 中国新药杂志，2002，11：675-682.

[10] Krishnan P, Bastow KF. Noval mechanism of cellular DNA topoisomerase Ⅱ inhibition by the pyranonaaphthoquinone derivatives alpha-lapachone and beta-lapachone. Cancer Chemother Pharmacol, 2002, 47: 187-198.

[11] Guano F, Pourquier P, Tinelli S, et al. Topoisomerase poisoning activity of noval disaccharide anthracyclines. Mol Pharmacaol, 1999, 56: 77-84.

[12] Nabiev I, Chourpa I, Riou IF, et al. Molecular interaction of DNA-to-poisomerase Ⅰ and Ⅱ inhibor with DNA and topoisomerase and in ternary complexes: binding modes and biological effects of intoplicine derivatives. Biochemistry, 1994, 33: 9013-9023.

[13] Dhawan V, Swaffar DS. A unique paclitaxel-mediated modulation of the catalytic activity of topoisomerase Ⅱ. Anti cancer drugs, 1999, 10: 397-404.

[14] Malonne H, Atassi G. DNA topoisomerase targeting drugs: machanism of action and perspectives. Anti cancer drugs, 1997, 8: 881-822.

[15] Freudenreich CH, Kreuzer KN. Localization of an amonoacridine antitumor agent in tape Ⅱ topoisomerase-DNA complex. Proc Natl Acad Sci USA, 1994, 91: 11007-11011.

[16] Patel S, Jazrawi E, Creighton AM, et al. Proding the interactin of the cytotoxic bisdioxopiperazine ICRF-193

with the closed enzyme clamp of human topoisomerase Ⅱ alpha. Mol Pharmacol，2000，58：560-568.

[17] Zhang J，Ding J，Tang Q，et al. Synthesis and antitumor activity of noval diterpenequinoe salvicine and the analogs. Bioorg Medi Chem Lett，1999，9：2731-2736.

[18] Meng L，Zhang L，Ding J. Salvicine，an noval DNA topoisomerase Ⅱ inhibitor，exerts its effect by trapping the enzyme-DNA cleavage complex. Biochem Pharmacol，2001，62：733-741.

[19] Le MS，Pierre A，Markovits J，et al. S16020-2，a new highly cytotoxic antitumor olivacine derivative：DNA interaction and DNA topoisomerase Ⅱ inhibition. Mol Pharmacol，1998，53：213-220.

[20] 陈忠斌，王升启. 抗肿瘤药反义寡核苷酸药物研究现状和进展. 中国新药杂志，2002，11：683-685.

[21] Ingo T，Beend D，Gunher H. Antisense therapy in oncology：new hope for an old idea. Lancet，2001，358：487-489.

[22] Crooke ST. Potential roles of antisense technology in cancer chemotherapy. Oncogene，2000，19：6651-6659.

[23] 刘耕陶，司崇文，王勤环，等. 对我国慢性病毒性肝炎防治与研究工作的建议. 中华医学杂志，2002，82：74-76.

[24] 陈志强，董俊兴. 抗乙型肝炎病毒药物研究进展. 中国药学杂志. 2000，35:435-437.

[25] 曹鸿鹏，陶佩珍. 拉米夫定等六种药物的体外抗乙型肝炎病毒作用. 中华医学杂志，2001，81：1004-1007.

[26] Yeh CT，Chi HT，ChuCM，et al. G1 phase dependent nuclear localization of relaxed-circular hepatitis B virus DNA and aphidicolin-induced accumulation of covalently closed circular DNA. J med Virol，1998，55：42.

[27] 何建华，徐承熊，海南哥纳香醇甲 GHM-10 对 L1210 细胞 DNA 分子结构及拓扑异构酶Ⅱ活性的影响. 药学学报. 1999，34（5）：363-367.

[28] 郑永唐. 抗 HIV 药物的体外筛选和研究方法. 中国新药杂志. 2002，11：596-600.

[29] Tomasseli AG，Heinrikson RL. Targeting the HIV-protease in AIDS therapy：a current clinical perspective. Biochem Biophys Acta，2000，1477：189-214.

[30] Jr Robison WE，Reinecke MG，Abdel-Malek S，et al. Inhibitors of replication that inhibit HIV integreae. Proc Natl Acad Sci USA，1996，93：6326-6331.

[31] Tummino PJ，Harvey PJ，McQuade T，et al. The human immunodeficiency virus type 1（HIV-1）nucleocapsid protein zinc ejection activity of disulfide benzamides and benzisothiazolones：correlation with anti-HIV and virucidal activities. Antimicrob Agents Chemother，1997，41：394-400.

[32] 汤磊，杨玉社，嵇汝运. 抗糖尿病药物研究进展. 药学学报，2001，36：711-715.

[33] Ikenoue T，Akiyoshi M，Fujitani S，et al. Hypoglycemic and insulintropic effects of a noval oral antidiabetic sfent，（-）-N-（trans-4-isopropyl-cyclohexanecarbonyl）-D-phenyl-alamine（A-4166）. Br J Pharmacol，1997，120：137-145.

[33] Ikenoue T，Akiyoshi M，Fujitani S，et al. Hypoglycemic and insulintropic effects of a novel oral antidiabetic agent，（-）-N-（trans-4-isopropyl-cyclohexanecarbonyl）-D-phenyl-alanine（A-4166）. Br J pharmacol，1997，120（1）：137-145.

[34] Spiegelman BM. PPSR-γ：Adipogenic regulator and thiazolidinedione receptor. Diabetes，1998，47（4）：507-514.

[35] Ohtani K，Shimizu H，Tanaka Y，et al. Pioglitanzone hydrochloride stimulates insulin secretion in HIT-T15

cells by inducing Ca^{2+} influx. J Endocrinol，1996，150（1）：107-111.
[36] Pfahl M，Lernhardt W，Fanjol A. Methods and compositions for treating and/or preventing using specific retinoid compounds. WO：9842340，1998.
[37] 陈爱军，屠树滋，王秋娟. 治疗阿尔茨海默氏病药物的研究进展. 中国新药杂志，1999，8（3）.
[38] Cummings BJ，Cotman CW. Image analysis of beta-amyloid load in Alzheimer's disease and relation to dementia severity. Lancet，1995，346：1524.
[39] Sano M，Emesto C，Thomas RG et al. A controlled trial of selefiline，alphrtocopherol，or both as treatment for Alzheimer's disease. N Engl J Med，1997，336：1216.

第六章 药物作用的相互关系

药物相互作用（drug interaction）是指两种或两种以上药物在同时或前后序贯用药时，在体内产生作用的干扰，或在体外容器内就发生药物性质的改变，结果使药物疗效从量变到质变。所谓量变，就是药效增强或减弱，作用发生加快或减慢，作用维持时间延长或缩短；所谓质变，就是产生新的药理作用或不良反应。这些药物的相互作用，可能是有利的，也可能是有害的。由于新药的不断发现，药物品种日渐增多，临床用药很少只用一种药物，经常将两种或更多种药物或同时或先后应用，即所谓多药治疗，这种疗法固然有其有利的一面，也有不利的一面，有时由于不必要的合用，造成药物相互作用，表现出效应的增强、作用时间的协同或拮抗，反使药物的毒性反应发生率增高，医源性疾病不断出现，不少药物（如mibefradil）在上市后因药物相互作用导致严重的药物不良反应而被迫停止销售，不仅对病人带来危害，也为制药公司带来巨大的经济损失。因此，近年来药物相互作用的研究越来越受到药理学家与临床学家们的重视。

第一节 药物相互作用的发生

临床联合用药的目的是提高疗效，减低毒副反应。随着医疗水平的提高及新药品种的增多，联合用药日趋普遍。遗憾的是，许多药物相互作用产生了单味药所没有的不良反应。有些药物相互作用结果导致出血、低血糖休克、惊厥、高血压危象以及一些医源性疾病等，这些严重毒性反应易被重视。有些疗效改变的相互作用不易被发觉，例如高血压患者服降压药，开始疗效很好，由于治疗需要加服另一种药物，服药后降压疗效减弱。通常考虑是患者对降压药产生了耐药性，很少考虑由于药物相互作用而使降压效应下降或消失。因此就通过增加剂量达到降压，但当停用另一药物时，血压出现剧烈下降，造成患者不能耐受的症状。这时才考虑到血压不下降是由于药物相互作用引起的。当然，临床联合用药，使疗效提高的例子也很多。例如雌激素与孕激素制成的避孕药，L-多巴与脱羧酶抑制剂合用治疗帕金森病，利尿剂与β-受体阻断剂合用治疗高血压，铁制剂与叶酸合用预防妊娠性贫血，甲氧苄啶（TMP）与磺胺药合用提高抗感染作用等，肿瘤和严重感染时，联合用药可提高患者的生存率，常用组合可包括多达4种以上的药物。单一用药时，儿童急性淋巴细胞白血病的缓解率为40%~50%，3种以上药物联用时，缓解率可增加到94%~95%；而抗生素联合应用时，如在体外研究中证实药物间具有协同作用，能大大提高患者的治愈率；心力衰竭、严重高血压、心肌梗死等疾病的治疗亦常需要2~3种或以上的药物。但目前研究药物相互作用的目的，主要是防止严重的不良反应。

许多生理和病理过程可能受生物学介质（例如生长因子、干扰素、激素、炎性介质、凝血因子等）间相互作用的控制。这些过程包括细胞增殖、分化和合成，胚胎诱导，血小板激活和血栓形成，急性炎症，休克，免疫反应，激素释放和效应，肾脏的水钠分泌，肌肉分解代谢，气管收缩，血管扩张和血压调节。如此广泛的相互作用对生理和病理效应具有相当重要的意义，发生协同相互作用时，多种因素间的协作导致最大效应，而拮抗相互作用的发生则有助于限制这些病理生理过程的效应范围，这些有益于正常生理活动的调节。

重视药物相互作用对老年人尤为重要，由于老化过程中的生理因素，如肾功能降低、药物在体内代谢减慢、组织分布及血浆蛋白结合的改变、受体敏感性的升高或降低、代偿性反射功能的减弱等，都可使合并用药时产生的不良反应增加，甚至引起严重后果。另外老年人用药的品种、频率都较高，由于老年人同时患有多种疾病的概率较多，对安全范围狭窄的药物如强心苷、抗心律失常药需要长期应用，这些也增加了合并用药产生不良反应的机会。

目前在一般医院的住院病人中，同时给予的药物常在 5 种以上，不少病人同时接受 10~15 种药物，甚至可超过 15 种，据调查，国内有一病人同时接受 27 种药物；在英国伦敦医院曾有一例心脏病病人在一次住院期间接受了 50 种药物的治疗。据统计合并用药 2~5 种者药物不良反应率为 3.3%，6~15 种者不良反应率增至 28%，16 种以上者增加到 84%，此种增加呈几何级数方式，其中部分原因是由于药物相互作用所致。多数药物的相互作用具有可预测的理论基础，故在联合用药时应考虑理论指导，合理用药，掌握药物相互作用的关键是要了解所用药物的药代动力学特性及药物作用机制，提倡在熟悉药理作用的基础上，有目的地联合用药，反对盲目合用。不少相互作用是在动物实验中证实的，由于种属差异较大，动物体内的药物相互作用在人体不一定存在，因此还需在人体进行研究，已成为临床药理学的重要组成部分。

第二节　药物相互作用的研究概况

由于药物相互作用直接影响疗效及不良反应与毒性，因此药物相互作用是临床药理学与临床药学的重要研究项目，也是基础医学与临床医学相互联系的学科分支。临床医师、临床药理学家、临床药学家，甚至制药厂的工程师都必须掌握这方面的知识。

祖国医药学对药物伍用的研究，虽已积累了很多丰富经验，但对中药配伍的机制研究还不够，许多研究缺乏深度。有关药物相互作用的基础理论及知识研究，已受到国外普遍重视，我国医药文献直到 20 世纪 70 年代，才开始记载。据报道，同时服用的药物愈多，相互作用的发生率愈高。

近年来有许多选择性高、作用强、疗效好的新药上市。在临床应用时，必须注意联合用药产生的相互作用。我们既要肯定临床治疗中联合用药的优点，也要防止盲目滥用的缺点。

第三节　药物相互作用的分类与机制

一、物理化学方面

属药物配伍禁忌，临床用药时会经常遇到这类问题，属药剂学范畴。物理配伍变化一般属于外观上的变化，如出现浑浊、沉淀、结晶等现象。化学作用产生一般表现在产生沉淀、产生气体、爆炸或燃烧等外观异常，易被发现；但也有许多药物的分解、取代、聚合加减等化学反应难以从外观看出来，如混合后外观正常，而药物作用发生改变，易被忽视。外科手术时，将肌松药琥珀酰胆碱与麻醉药硫喷妥钠混合，琥珀酰胆碱在碱性溶液中水解失效。临床将青霉素G与庆大霉素加入大瓶输液中缓慢滴注虽已成常规，但必须考虑到药物浓度过低，注速过慢，抗生素很难达到有效血药浓度；同时药物在大量液体中停留时间过长，易水解失效，或产生药物相互作用。如液体中加入的药物种类太多，使液体成分复杂化，形成相互作用的机会也更多。下面以某些抗生素的药物相互作用以及配伍中稳定性考察说明此问题。

1. 第二代头孢菌素注射用头孢呋辛钠（商品名有伏乐新、力复新）不能以碳酸氢钠溶液溶解，不可与其他抗生素在同一注射容器中给药。

2. 注射用头孢哌酮钠舒巴坦钠（商品名有舒普深、铃兰新、优普同、新快欣、新瑞普欣）与阿米卡星、庆大霉素、苯海拉明、门冬酸氨美钾不能混合，以免发生沉淀；与酸制剂、含胺、胺碱制剂配合发生沉淀；与碱性制剂配合使效价降低。

3. 第三代头孢菌素注射用头孢曲松钠，其静脉输液中加入红霉素、血管活性药物（间羟胺、去甲肾上腺素）、氯丙嗪、维生素B族、维生素C等时将出现浑浊，所以应单独给药。

4. 去甲万古霉素与许多药物产生沉淀反应，故其液体中不能添加其他药物。

5. 注射用头孢曲松钠与葡萄糖酸钙注射液在两种输注液中的配伍稳定性考察的探讨：注射用头孢曲松钠与葡萄糖酸钙注射液在5%葡萄糖、0.9%氯化钠注射液中不稳定，均会出现白色结晶沉淀，随着葡萄糖酸钙注射液浓度的增大，生成结晶的时间延长，在较低浓度时，生成结晶的时间较短，在葡萄糖酸钙的浓度相同的情况下，头孢曲松钠与0.9%氯化钠注射液生成结晶的速度要比5%葡萄糖注射液的生成速度快，白色晶体经红外光谱检测和电感耦合等离子体原子发射光谱仪（ICP）检测：头孢曲松钠与0.5%葡萄糖和0.9%氯化钠配伍后产生了一种新的钙盐，钙离子来源于葡萄糖酸钙，结合的比例是1∶1，鉴于这几种物质配伍的不稳定性，临床输液应避免这几种药物配伍使用。

6. 美罗培南（MEPEM）是一种新型的碳青霉烯类抗生素，抗菌谱广，对各种β-内酰胺酶稳定，临床上用于难治性的重症感染，对MEPEM与临床上常用的0.9%氯化钠注射液、5%葡萄糖注射液、5%葡萄糖氯化钠注射液、复方氯化钠注射液配伍变化进行考察的讨论：MEPEM在含糖注射液中随着时间延长、含量下降及颜色变深较明显，提示用0.9%氯化钠注射液较好，复方氯化钠注射液含0.03%氯化钙，在实验条件下，与MEPEM配伍未观察到浑浊或沉淀，4小时内MEPEM含量也未见明显下降，考虑到MEPEM针剂中含适量碳酸氢钠作为助溶剂，建议避免配伍为好。

7. 乳酸环丙沙星与多种药物有配伍禁忌，如与氨苄西林稀释液混合3分钟后即可出现柱状透明结晶，与头孢哌酮钠注射液合用会出现乳白色浑浊，与磷霉素钠配伍由于pH的改变而使环丙沙星出现沉淀，与庆大霉素、妥布霉素等也可产生物理配伍禁忌。乳酸钠环丙沙星与多西环素、普鲁卡胺、氨茶碱及细胞色素C注射液有配伍禁忌。

药物制成剂型如丸剂、片剂、胶囊剂、粉剂等，需要加入赋形剂，有些赋形剂可与主药产生相互作用，而影响主药的疗效。如 1968 年，澳大利亚发现服用苯妥英钠片剂的癫痫病人出现共济失调、精神障碍及复视等神经精神症状。追溯原因是由于改变了赋形剂。过去用 $CaCO_3$ 作赋形剂，部分苯妥英钠与 $CaCO_3$ 形成不溶性钙盐，而减少了苯妥英钠的吸收。后改用乳糖作赋形剂，苯妥英钠的投料不变，由于苯妥英钠不与乳糖发生相互作用，于是出现了苯妥英钠中毒症状。

二、药理学方面

（一）药效学方面的相互作用

主要指一种药物改变了另一种药物的作用部位的反应而言，对血浆药物浓度无明显影响，是药物作用部位或受体部位对药物反应。药物合用对药效可产生相加、增强或拮抗作用。相加：如三磺合剂，将三种磺胺混合应用，不仅每种磺胺的用量减少，而且又可防止磺胺结晶析出的危险，合用时药效又与任一磺胺单用时的效应相当。增强：如磺胺甲基异噁唑与甲氧苄啶合用，由于两者分别作用于微生物叶酸代谢的不同环节，因而可起到双重阻断作用，使抗菌作用增强很多倍。拮抗：各类药物中均有这样的例子，如拟胆碱药与抗胆碱药，拟肾上腺素药与抗肾上腺素药，胆碱酯酶与胆碱酯酶抑制剂等。因为这一类相互作用在临床上占相互作用的大多数，因此应引起高度重视，尤其发生率最高的是在老年人使用多种中枢神经系统抑制药或精神药物产生的相互作用。其作用机制可分为以下几方面：

1. 相同受体上的相互作用　属受体激动剂和受体阻滞剂之间的拮抗作用。如阿托品竞争性阻断 M 受体，因此使 M 受体激动剂引起的降压作用消失。酚妥拉明竞争性阻断 α 受体，使肾上腺素引起的升压作用翻转为降压作用。氨基苷类抗生素能阻断终板膜上的 N_2 受体，并阻断运动神经末梢释放递质乙酰胆碱，如与筒箭毒合用，产生的肌松作用不是减弱，而是加强，在乙醚麻醉情况下更易发生呼吸肌麻痹，严重者可引起死亡。普萘洛尔拮抗 β 肾上腺素受体激动剂等。药物也能改变受体的敏感性，如长期服用胍乙啶后可使肾上腺素受体敏感化，去甲肾上腺素的升压作用大大增强。氟烷可使 β 受体部位敏感性增加，因此在手术时用氟烷静脉麻醉容易引起心律失常，如同时合并应用 β 受体阻滞剂就可预防或治疗这种心律失常。甲状腺素使抗凝剂与受体部位的亲和力增加，从而使抗凝作用增强，这对长期使用抗凝剂治疗动脉粥样硬化患者，具有重要临床意义，但同时要防止出血的危险。药物还能改变作用部位的递质及酶的活力，有些药物能使神经末梢作用部位的递质量改变，或使酶活性改变，直接影响药物的作用，例如利血平、三环类抗抑郁药及可卡因等都能抑制交感神经末梢囊泡再摄取去甲肾上腺素（NA），使循环中 NA 增加，血压上升，NA 被降解，血压又下降。如这些药物与单胺氧化酶抑制剂（MAOI）合用，则 MAO 活性下降，不能降解 NA，血压会持续升高，说明利血平已经失效。又如有机磷农药与乙酰胆碱酯酶结合，而使酶失活，乙酰胆碱不能被水解而积聚，产生中毒症状，肟类化合物使乙酰胆碱酯酶复活，水解乙酰胆碱而解毒。阿托品与肟类化合物合用，可提高解毒效应，这是由于阿托品阻断 M 受体，使未经水解的乙酰胆碱不能与受体结合。两药通过不同作用途径使乙酰胆碱不能发挥作用。

2. 可能在受体以外部位或生理系统的相互作用　一般来讲，合用的两药，不管它们作用于同一环节，或作用于不同环节，只要它们产生相同生理活性，总的药理作用增强。如在治疗重度高血压病时，常将氯噻嗪类利尿药与其他降压药合用；在肿瘤的化疗中，为了增强药物的抗癌效果，根据癌细胞增殖周期的特点，将作用于不同时相或作用机制不同的抗癌药物联合应用；在结核病的治疗中，为了延缓和减少耐药菌株的产生，也常采用联合用药的方式。又如催眠药的作用可被乙醇、麻醉性镇痛药、抗组胺药、抗惊厥药等增强，抗高血压药的降压作用又可被利尿药、普萘洛尔、麻醉药等所加强；给予单剂量环孢素的小鼠，肌注芬太尼引起的镇痛作用显著增强，且此作用与剂量相关，芬太尼与环孢素合用时，芬太尼的血药浓度不受环孢素的影响，也不改变芬太尼的血浆蛋白结合率，提示两药合用后，芬太尼镇痛作用的显著加强可能是药效学相互作用的影响所致，当然药动学相互作用的可能性也不能完全排除。顺铂为一有效抗癌药，但其主要副作用如肾毒性、恶心、呕吐和神经毒性等限制了其临床应用，将 LD_{100} 剂量的顺铂溶于注射用水，然后加入4%生理盐水，未引起小鼠中毒死亡。在临床应用大剂量顺铂治疗时，加入高渗盐水保护可防止其剂量限制性毒性。另外，顺铂的肾毒性可能是药物与亲核胺基和含硫基团结合所致，应用含硫化合物，如硫脲或硫代硫酸钠可改善顺铂的肾毒性，硫代硫酸钠对肾脏功能的保护作用不是因为减少了游离顺铂释放到肾脏的比值或数量，可能是硫代硫酸钠蓄积在肾小管，产生比在血浆中还大的硫代硫酸钠/顺铂比值，加用硫代硫酸钠后顺铂的消除速率常数、分布容积和全身清除率不变，且不影响顺铂的生物利用度，因此这也是药效学相互作用的又一例。如果两药合用产生完全相反的生理活性，则总的药理作用减弱或消失，如利血平抑制 NA 的再摄取，使 NA 很快被 MAO 降解，并改变细胞膜的通透性，使 NA 小量漏出，终于耗竭，血压下降，而麻黄碱促进 NA 释放，血压上升，两药合用，使利血平失效。

3. 改变体液和电解质平衡而产生的相互作用　此种情况多见于作用于心肌、神经肌肉突触传递及肾脏的药物，如排钾利尿药或两性霉素 B 均可增强强心苷的毒性，保泰松、吲哚美辛、皮质激素类药物等产生水钠潴留的副作用，如合用，这种副作用加重，水钠潴留的药物可抑制利尿药和抗高血压药物的降压作用，甚至使血压升高至治疗前水平。

4. 影响药物从细胞内流出而产生的相互作用　维拉帕料米是一种常用于治疗心律失常、心绞痛的钙通道阻滞剂，还可用来克服多种抗生素和植物类药物的抗药性。最近，有研究者发现该药在 Ames 试验中可增加一些药物的诱变作用，其中包括 AMSA、3-NH2-AMSA 等，与 DNA 结合的抗癌药米托蒽醌、双羟胺蒽醌等，抗寄生虫药溴化乙啶（ethidium bromide，EB）、阿的平等以及一些生物颜料和染发剂等，认为是一种协同诱变剂，能使维拉帕米提高诱变性的化合物不仅有疏水的碱性基团，还需有一个平面多环发色基团能嵌入 DNA 分子的碱基之间。该药所以能增敏诱变剂可能与阻碍这些化合物特别是碱性带电化合物从细胞内流出，提高细胞对致癌物和环境诱变剂的敏感性有关，对长期服用该药的病人，有可能增加对某些环境诱变剂的危险性。

（二）药代动力学方面的相互作用

主要指一种药物影响另一种药物的药物代谢动力学过程，从而改变血浆药物浓度及其所产生的效应的强弱和维持时间的久暂。

1. 主要影响药物吸收的相互作用　口服药物的胃肠道吸收是一个复杂过程，既取决于药物本身的理化特性，又取决于机体的生理生化因素，如胃肠道消化液的 pH、胃肠道蠕动、血液循环、空腹与饱食、药物的吸收与络合等。如自胃肠道吸收的甲药可因其被吸附于乙药的固体表面，形成沉淀或复合物而减低药物吸收的浓度，注射给药时也可利用一药干扰另一药物的吸收，而延长其作用时间。一般合并用药仅延长某药的吸收时间而不影响吸收总量，这种相互作用很常见，除非在抢救危重急症时，一般不重要，因为疗效需依靠反复给药达到稳态血药浓度，如合并用药影响吸收总量，则具有临床意义。影响吸收的机制：

（1）解离度：弱酸与弱碱性药物的吸收为非离子形式，故弱酸性药物如丙磺舒遇碱性剂，因解离度增加不易透过细胞膜，而吸收量减少；碱性药则与此相反。

（2）物理吸附性：在服用地高辛后立即进服药用炭 50g，几乎可完全抑制地高辛的吸收。同时服用药用炭 10g 后，地高辛的吸收可降低 80%，用药用炭 2g，3 次/天，共 12 天后，心脏病患者的地高辛和洋地黄苷的血浆浓度分别降低 30% 和 80%，其原因可能是由于吸收降低或两药的肝肠循环受阻。

（3）制剂的溶解与崩解速度：加速崩解的例子，如阿司匹林加碳酸氢钠缓冲后，吸收量增加；磺胺嘧啶遇氧化镁，巴比妥遇灰黄霉素减慢崩解，吸收量减少。

（4）影响胃的排空与肠蠕动：多数药物在肠道吸收，从胃排出进入肠道的速度为药物到达吸收部位的限速步骤，妨碍胃排空的物质如脂肪、苯海拉明、氯丙嗪等能使对乙酰氨基酚、对氨基水杨酸钠等药物的吸收增加，但时间推迟。静脉注射溴丙胺太林（普鲁苯辛）30mg，使对乙酰氨基酚口服的吸收推迟，但从 *AUC* 看总吸收量影响不大；相反静脉注射甲氧氯普胺 10mg，促进胃排空，加快对乙酰氧基酚吸收。肠蠕动加快或减慢对强心苷吸收和生物利用度的影响很大，如甲氧氯普胺能加快肠蠕动，使药物在肠内通过加快，吸收时间减少。地高辛与甲氧氯普胺合用，可减少地高辛的溶解和吸收，使血药浓度降低而影响疗效。相反，减慢肠蠕动的药物普鲁苯辛可增加地高辛溶解时间而致吸收完全，对已洋地黄化的病人易引起地高辛中毒。

（5）影响首过效应：药物口服时，因吸收的药物全部从肠壁进入门静脉系统，故首次循环必须通过肝脏，结果到达肝静脉的药物全部遭到代谢或受结合反应的影响，与进入肝脏之前明显不同，这种现象称为首过效应。左旋多巴合用卡比多巴，由于抑制胃肠壁和肝脏的脱羧反应，增加左旋多巴进入中枢神经系统的可利用药量，从而加强抗帕金森征的疗效。

（6）肠壁特性的改变：已知细胞毒类药物能损伤肠黏膜，从而减少其他药物的吸收。

2. 主要影响药物分布的相互作用　药物被吸收后，很快经循环分布于全身，虽然有些药物全部溶解于血浆中，但是多以一定的比例转运，剩下的部分与血浆蛋白结合，在血浆主要为白蛋白。

（1）药物与血浆蛋白结合：许多药物的血浆蛋白结合率很高，如解热镇痛抗炎药、双香豆素、甲氨蝶呤、萘啶酸、氯甲噻二嗪、苯妥英钠、依他尼酸（利尿酸）及磺胺药等。但是这种结合是疏松并呈可逆性，经常处于动态平衡。血浆蛋白结合率有一定的限量，达到饱和后如继续增加剂量，游离药物浓度就会迅速的升高，而引起毒性反应。只有游离药物才能显示出药理活性，可被代谢，而与血浆蛋白结合的药物是一种暂时贮存形式，即无活性也不能被代谢。口服抗凝血药华法林治疗时，如再服用水合氯醛可增强华法林的效应，因为水合氯醛的代谢产物三氯醋酸有很高的血浆蛋白结合率，能竞争性置换出华法林，而使其游离药物的血浓度升高，但这是较短暂的，因为游离的华法林很快经肝微粒体酶代谢，可能还有其他的过程也能缓解血药浓度的变化，很快再形成新的平衡。事实上竞争血浆蛋白结合部位而引起游离药物浓度升高，导致发生强烈的药理作用，这种现象较少见。因为游离的药物很快分布于组织而增大表观分布容积，遂使游离药物的血浆浓度仅略为升高，但是随着游离药物浓度的升高，药物的代谢及排泄也增加，结果药物相互作用弱而短暂或不被显现。游离药物与总血药浓度之间的关系变化，结果是总血药浓度降低。然而应用华法林的患者如服用保泰松则可引起强烈的相互作用而致出血不止。因为华法林是两种异构体（S 与 R）的混合物，S 异构体的活性较 R 强 5 倍，除竞争置换出华法林外，保泰松还可抑制 S 异构体的代谢，而促进 R 异构体代谢；磺胺异噁唑、水杨酸类及甲苯磺丁脲能与苯妥英钠竞争血浆蛋白结合部位，增加苯妥英钠的代谢清除率及降低其总血药浓度，而较少影响游离药物的稳态浓度，但是丙戊酸钠或保泰松与苯妥英钠竞争血浆蛋白结合部位，又可抑制苯妥英钠的代谢率，则较少影响总血药浓度，而游离药物浓度可能升高。

（2）组织分布：组织血流量与组织对药物的亲和力都能影响药物在组织中的分布，某些药物浓集于一定的组织中，从而妨碍了其他药物的分布。如阿的平浓集于肝脏中，在应用阿的平后 14 天，肝脏中阿的平浓度比血浆中浓度大22 000倍；如这时再给予一般剂量的氯喹，由于阿的平已浓集于肝脏，氯喹与组织结合减少，血浆浓度相对地增加，易引起氯喹中毒。地高辛及吗啡在骨骼肌的浓度也很高。脂溶性高的药物能很快进入脂肪组织贮存。奎尼丁与地高辛联合应用能使 90%患者地高辛的血浆浓度升高约一倍，自（0.75±0.28）ng/ml 升至（1.4±0.43）ng/ml，而且停用地高辛后其血药浓度仍然可升高，据此认为，奎尼丁能从组织结合部位竞争置换地高辛。钙通道阻滞剂维拉帕米与硝苯地平也可提高地高辛的血浆浓度。

3. 影响药物代谢的相互作用　某些药物经过肝脏时，被肝脏药物代谢酶代谢失活。两种药物合用，其中一种药物影响药物代谢酶活性，就可能影响另一药物的疗效。

（1）酶促作用：试验证明有 200 多种药物可增强肝脏药物代谢酶的浓度，因而加速许多药物的代谢，这种酶促作用也称酶诱导。由于药物的酶促作用，可缩短药物的半衰期，加速药物灭活，使血药浓度降低，疗效减弱。但酶诱导促使药物代谢加速，并不一定导致药物作用减弱，作用维持时间缩短，因为某些药物（如可待因与麻黄碱）的代谢产物与它们原药的药理活性是相同的，也有些药物的代谢产物的活性甚至大于原药的药理活性，如红色百浪多息的代谢产物是磺胺，后者的抗菌效力比百浪多息强得多，这种情况，酶促作用反而加强药物的疗效。苯巴比妥是一种强酶促剂，可与很多药物产生相互作用。如苯巴比妥与双香豆素合用，可促使双香豆素代谢加速，抗凝作用减弱，合用时应适当增加抗凝剂的剂量；若一旦停用苯巴比妥，抗凝剂剂量也应适当减少，否则有出血危险。临床合用此二药时，2~5 天内，抗凝作用明显减弱，用药 1 周以上，全部患者出现抗凝药失效。故此二药不宜合用。再如苯妥英钠可使氢化可的松羟化酶活性增加，阿狄森病患者在用氢化可的松治疗时，合用苯妥英钠容易产生阿狄森病危象。此外，保泰松也是常用的酶促剂，能使安替匹林、氢化可的松、洋地黄毒苷的疗效下降。乙醇能明显缩短苯巴比妥、甲苯磺丁脲等多种药物的半衰期，严重影响这些药物的作用。嗜酒者应用治疗剂量对乙酰氨基酚，可引起严重的肝损害，由于经常饮酒诱导肝脏药物代谢酶产生大量肝脏毒性代谢产物（羟化物），加之嗜酒者一般营养不良，谷胱苷肽缺乏，不足以解除代谢产物的毒性。卡马西平有较强的诱导肝脏药物代谢酶的作用，因而可增加性激素结合蛋白（SHBG）在肝脏的合成，遂使SHBG的血浆水平缓慢升高，虽然血浆雄激素的浓度不变，但进入组织的游离雄激素已减少。因此，长时间应用卡马西平可引起性功能过低或阳痿。

（2）酶抑作用：与酶促作用相反，有些药物减弱酶的活性，如两药合用会产生药效增强的相互作用。氯霉素是一种强肝脏药物代谢酶抑制剂，因此，通过此酶系统代谢的药物如双香豆素、苯妥英钠、氯丙嗪及甲苯磺丁脲等，如与氯霉素同时应用则可提高其血药浓度及延长半衰期，因而引起严重毒性反应甚至死亡。红霉素可增强阿司咪唑、卡马西平、皮质激素、环孢素、地高辛、麦角生物碱、特非那定、茶碱、三唑仑、丙戊酸钠及华法林等的作用，是由于红霉素抑制这些药物经肝脏药物代谢酶介导的代谢。有些食物也能影响药物代谢，改变药物的作用。有报道食用白菜及卷心菜能缩短安替匹林的半衰期，降低非那西丁血浓度达34%~67%。提示蔬菜有可能促进药物在肝脏的代谢，所以蔬菜诱导药物代谢酶的作用也不能忽视。此外，含酪胺与多巴的食物如蚕豆、香蕉及干酪等，不能与单胺氧化酶抑制剂（MAOI）合用，因为MAOI能抑制单胺氧化酶（MAO）活力，使多巴胺与酪胺含量增加，从而使去甲肾上腺素（NA）量增加，血压升高，故心血管病患者服用MAOI时，要注意药物与食物的相互作用。

（3）肠内菌群的改变：人体内有些菌群参与药物代谢过程，如迟缓真杆菌，当地高辛与红霉素合用时，红霉素可改变菌群而阻抑地高辛代谢过程，使其血药浓度改变，甚至可引起地高辛中毒。

4. 影响药物排泄的相互作用　游离型药物能从肾小球滤过，结合型药物不易滤过，因此与血浆蛋白结合力大的药物可促进结合力小的药物过滤、排出，半衰期缩短。药物通过肾小管同一排泄系统时，呈竞争性抑制作用。如丙磺舒抑制青霉素的排泄而提高后者的血浆浓度，从而增强效应及延长半衰期。丙磺舒、水杨酸类及保泰松等可抑制甲氨蝶呤经肾消除，而增强毒性。西咪替丁及胺碘酮抑制普鲁卡因的排泄，是在碱性药物主动转运系统发生的相互作用。奎尼丁、维拉帕米及胺碘酮抑制地高辛排泄，是在未明的肾小管部位发生相互作用。药物如能改变近端肾小管重吸收 Na^+ 均可影响 Li^+ 排泄，利尿药减少 Li^+ 的清除而增加 Li^+ 浓度；而非甾体消炎药则增加近端肾小管重吸收 Li^+ 而增加血 Li^+ 浓度，此种相互作用尤以吲哚美辛较强，布洛芬及萘普生也可发生，但是舒林酸及阿司匹林则较少发生。

第四节　新药创制过程中的药物相互作用研究

对于创新药物，临床前采用高通量技术进行生物转化研究，或根据生物转化研究结果及时地对先导药物进行结构修饰，有助于预测上市后代谢性药物相互作用的发生和增加市场竞争力。对于已上市药物，认识其代谢的酶学基础，了解药酶的常见底物、诱导剂和抑制剂及合理选用同类药物，可避免具有临床意义的代谢性药物相互作用的发生。手性药物的代谢性相互作用也不容忽视。代谢性药物相互作用也能被积极地利用，以增加目标药物的生物利用度、降低用药经济负担或探知一些体内过程的特异性。

一、药物相互作用的类别（types of drug interactions）

药物相互作用可按不同的机制分成多种：①药剂学的相互作用，即制剂之间可以发生物理化学反应；②药物代谢动力学的相互作用，即影响药物的吸收、分布、代谢和排泄；③药效学的相互作用，如改变受体的敏感性等。其中文献报道最多的是代谢性药物相互作用。代谢性药物相互作用可分为对酶的抑制作用（inhibition）和诱导作用（induction），其中对酶的抑制作用按机制又可分为可逆性、半可逆性和不可逆性三类。近年来，随着对药物代谢的深入认识和体外代谢试验的发展，药物相互作用的计算机模拟和预测正逐渐成为药物研发过程中的一个重要工具。这里着重介绍几种最常见的药物相互作用，即可逆性抑制（可逆性相互作用的一种）、机制性抑制（不可逆相互作用）以及诱导作用（induction）。

1. 可逆性抑制（reversible inhibition） 可逆性抑制包括三种：竞争性抑制（competitive inhibition）、非竞争性抑制（noncompetitive inhibition）和反竞争性抑制（uncompetitive inhibition）。竞争性抑制指的是抑制剂和底物竞争游离酶的结合部位，这种抑制表观上使得 K_m 增大，而 V_{max} 不变；非竞争性抑制指的是抑制剂不仅与游离酶结合，也可以与酶-底物复合物结合，这种抑制表观上使得 V_{max} 变小，但 K_m 不变；反竞争性抑制指的是抑制剂只与酶-底物复合物结合，而不与游离酶结合，这种抑制作用使得 V_{max} 和 K_m 都变小，但 V_{max}/K_m 比值不变。

2. 机制性抑制（mechanism-based inhibition） 机制性抑制指的是抑制剂（这里也称作失活剂，inactivator）和酶形成的结合物被酶激活后不可逆地使酶失去活性。这种抑制作用的主要特征是抑制剂通过“杀死”酶而影响其自身和其他药物的代谢。体内会合成新的酶来取代被“杀死”的酶，这个过程需要一定的时间（4~7 天，取决于该种酶的体内合成的半衰期）。因此机制性抑制呈现时间依赖性（time-dependent），往往抑制剂从体内清除后其抑制作用还会存在一段时间。

3. 诱导作用（induction） 机体内各种酶的含量会受到基因、饮食、疾病和外源物（xenobiotics，如药物）的影响。通常情况下，体内酶的合成和代谢处于动态平衡，因此酶的含量是稳定的。一些药物通过促进酶的合成或降低酶的代谢而增加酶的含量，这就是诱导作用。前一种机制（即促进酶的合成）比较常见。人体内的许多酶是可诱导的，如 CYP1A1、CYP1A2、CYP2B6、CYP2C8、CYP2C9、CYP2C19、CYP2E1、CYP3A4 等。酶的含量的上升会加快药物的代谢，从而使药效降低甚至失去药效。与机制性抑制类似，诱导作用也呈现时间依赖性。诱导剂作用一段时间（通常是几天）后诱导作用才会体现出来。许多诱导的机制目前还没有完全明了。

二、药物相互作用的预测（prediction of drug interactions）

应用体外试验的药物相互作用数据和其他一些相关信息（如剂量、药物的血浆蛋白结合率等）可以定量或定性地预测体内的药物相互作用。然而目前文献报道中关于体内药物相互作用的定量预测有一些失败的例子，原因之一是预测的准确性往往受到体外数据的准确性的影响，另外一个原因是对药物与机体之间作用的一些机制（如转运体的作用）还缺乏了解。尽管如此，定性预测药物之间的相互作用仍有助于新药的筛选，并能有效地减少不必要的临床试验。

综上所述，药物相互作用机制十分复杂，不少药物的相互作用不限于一种机制，某些药物可发生多种相互作用。但临床上相互作用的不良反应，并非所有人都能发生，这是由于个体差异、药理状态及遗传因素等所致。药物之间产生相互干扰已成为临床医疗实践中面临的一个实际问题，必须引起足够的重视，详见表6-1、6-2、6-3。

表6-1　药物代谢诱导所致药物相互作用

诱导药物	受影响药物
乙醇	双香豆素、苯妥英钠
巴比妥类	氯丙嗪、皮质激素类、双香豆素类、多西环素、口服避孕药、苯妥英钠
酰胺咪嗪	苯妥英钠
二氯醛比林	华法林
格鲁米特	双香豆素
灰黄霉素	华法林
邻甲苯海拉明	氯丙嗪
保泰松	皮质激素类
苯妥英钠	皮质激素类、双香豆素、口服避孕药、甲苯磺丁脲
利福平	双香豆素、口服避孕药、甲苯磺丁脲

表6-2　药酶抑制所致药物相互作用

诱导药物	受影响药物
非特异性诱导药物	
氯霉素	苯妥英钠、甲苯磺丁脲、华法林
西咪替丁	地西泮、华法林
双硫醒	乙醇、苯妥英钠、S-华法林
异烟肼（慢乙酰化者）	苯妥英钠
甲硝唑	乙醇、S-华法林
保泰松	氯磺丙脲、苯妥英钠、甲苯磺丁脲、S-华法林
特异性诱导药物	
别嘌呤醇（黄嘌呤氧化酶）	硫唑嘌呤、巯嘌呤
卡比多巴和苄丝肼（多巴脱羧酶）	L-多巴
MAO抑制剂	含氨的食物、苯丙胺
与MAO抑制剂相互作用的含氨的食物	
干酪	
酒类	
乳酪	
不新鲜的蛋白（尤其是风干的家禽或野味）	

表 6-3 临床重要药物的药物相互作用

诱导药物	受影响药物
1. 药物作用加强的药物相互作用	
醋磺环己脲	β 肾上腺素受体阻滞剂、保泰松
乙醇	中枢作用药物、双硫醒、甲硝唑
含氨食物	MAO 抑制剂
苯丙胺	中枢作用药物、MAO 抑制剂
硫唑嘌呤	别嘌呤醇
β 肾上腺素受体阻滞剂	维拉帕米
强心苷	低血钾（利尿剂、泻药、甘珀酸、皮质类激素、两性霉素 B）、高血钙（维生素 D、钙）、奎尼丁、螺内酯、维拉帕米
头孢菌素	丙磺舒
头孢噻唑	强力利尿剂（依他尼酸、呋塞米）
氯磺丙脲	β 肾上腺受体阻滞剂、保泰松
双香豆素	促蛋白合成甾类、水合氯醛、氯霉素、氯贝丁酯、双嘧达莫、双硫醒、右旋甲状腺素、吲哚美辛、甲芬那酸、甲硝唑、新霉素、羧基保泰松、保泰松、水杨酸盐、磺吡酮
庆大霉素	强力利尿剂（依他尼酸、呋塞米）
降血糖药	β 肾上腺素受体阻滞剂
L-多巴	多巴脱羧酶抑制剂（卡比多巴、苄丝肼）
碳酸锂	利尿剂
局麻药	肾上腺素
巯嘌呤	别嘌呤醇
甲氨蝶呤	水杨酸盐
青霉素	丙磺舒
哌替啶	MAO 抑制剂
苯妥英钠	氯霉素、双香豆素、双硫醒、异烟肼、保泰松
甲苯磺丁脲	氯霉素、氯贝丁酯、双香豆素、保泰松、磺胺类药
血管扩张药	β 肾上腺素受体阻滞剂
维拉帕米	β 肾上腺素受体阻滞剂
2. 药物作用减弱的药物相互作用	
苄二甲胍	三环抗抑郁药
氯丙嗪	巴比妥类、邻甲苯海拉明
氢化可的松	巴比妥类、保泰松、苯妥英钠
可乐定	三环抗抑郁药

续　表

诱导药物	受影响药物
双香豆素	乙醇、巴比妥类、消胆酸、二氯醛安替比林、格鲁米特酮、灰黄霉素、氢化可的松、去甲替林、苯妥英钠、利福平、维生素 K_1
异喹胍	三环抗抑郁药
胍乙啶	三环抗抑郁药
口服避孕药	巴比妥类、苯妥英钠、利福平
苯妥英钠	乙醇、巴比妥类、卡马西平
水杨酸盐	磺吡酮
甲苯磺丁脲	利福平

（陈晓光）

参 考 文 献

[1] Davies DM. Textbook of adverse reactions. 4th ed. Oxford：Oxford University Press，1991.

[2] Kitler MJ. Mechanism of unpredictable adverse drug reaction. Drug Safety，1994，11：196.

[3] Craig CR，et al. Modern Pharmacology. 4th ed. Boston：Little Brown and Company，1994.

[4] Y Suzuki，T Nagai，T. Mano，et al. Interaction between valproate formulation and phenytoin concentration. Eur Clin Pharmacol，1995，48：615.

[5] H C Korting ，M. Schäfer-Korting，W. Klövekon，et al. Comparative effiaacy of hamamelis distillate and hydrocortisone cream in atopic eczema. Eur Clin Pharmacol，1995，48：4616.

[6] J zhi，AT Melic，SG Koss-Twardy，et al. The effect of orlistat，an inhibitor of dietary far absorptior，on the pharmacokinetics of beta-rotene in healthy volunteers. J Clin Pharmacol，1996，36：152.

[7] Hardman JG et al. Goodman & Gilman's the pharmacological basis of therapeutics. 9th ed. New York：McGraw-Hill，1996.

[8] 李章文. 药物相互作用. 杨藻宸. 药理学和药物治疗学. 北京：人民卫生出版社，2000，206.

[9] 徐超元，韩欣. 药物毒副作用实例与合理用药. 天津：天津科技翻译公司，1993，45.

第七章　药物的体内过程

药物的体内过程，又称为药物代谢（drug metabolism），是药理学的重要组成部分。其研究内容主要是机体对药物的作用，包括药物的吸收（absorption）、分布（distribution）、代谢（metabolism）和排泄（excretion）。英文中经常用四个单词的首字母缩写，写成ADME。其中，将代谢和排泄合在一起，统称为消除（elimination）。将分布、代谢和排泄合在一起，统称为处置（disposition）。药物代谢研究从上述角度勾勒出药物在动物体内的来龙去脉，可以作为药效学和毒理学研究的借鉴，也可以在适应证、用药途径、剂型、剂量、给药间隔等方面为临床应用提供依据。药物代谢研究结果已经成为申报临床研究必须提交的重要资料。并且，因其是新药开发中半途淘汰的主要原因之一，很多大型医药公司已将药物代谢作为早期筛选的内容。本章将从药物代谢研究的发展、生物膜和转运机制、经典的药物代谢、新药开发中的药物代谢研究等几方面加以介绍。

第一节　药物代谢研究的发展

药物代谢的研究始于何时还没有一个非常权威的考证，从文献检索到的资料分析，其历史可能要追溯到20世纪40年代或更早，当时这方面的论文甚少，直至60年代，研究论文的数量才陡然增加。其后的发展更加迅猛，从研究技术、方法到研究内容均取得了巨大的进展，衍生出不同的专业方向，甚至形成了独立的学科。

一、药物代谢的研究技术

经典的药物代谢研究是测定血液和各种组织中药物的浓度和含量，从技术角度讲类同于药物含量分析。因此，伴随着化学分析技术的日新月异，药物代谢研究技术也不断更新。主要包括分离技术和测定方法。分离技术有液-液提取、固相萃取、薄层层析、纸层析、柱层析、高效液相色谱、气相色谱等。测定方法发展更为迅速，如比色法、紫外分光光度法、荧光分光光度法、质谱法、核磁共振谱法、薄层层析法联用上述检测法、高效液相色谱法（HPLC）联用紫外检测、荧光检测、电化学检测、光电二极管阵列检测和质谱检测等，气相色谱法（GC）联用电子捕获检测、氢火焰检测和质谱检测等。除色谱法外，也有放射性核素示踪、放射免疫法（RIA）、酶免疫法（EIA）和荧光偏振免疫分析法（FPIA），高效毛细管电泳法（HPCE）在一些研究中采用。抗生素类药物还利用了特有的微生物法或专门的自动化微生物分析仪。几乎所有的分析技术都被借鉴到药物代谢的研究中来，向着高灵敏度和特异性以及微量化的方向发展。

二、药物代谢动力学

药物代谢动力学（pharmacokinetics），也称药代动力学或药物动力学，简称药动学。是数学与药理学相结合产生的一门学科。药物进入机体后，在血液中的含量会随着时间的推移而变化，是一个动力学过程。药代动力学是假设药物进入机体后有不同的分布空间，每个空间作为一个房室，如一室模型，假设药物进入机体后立即均匀地分布到全身的体液和组织中去，只有一个房室，然后排出体外。二室模型则假设药物进入机体后很快均匀地分布到一部分体液和组织（中心室）；再以较慢的速度由中心室分布到另一部分体液和组织（周边室），最后由中心室排出体外。每种情况用对应的数学公式表达，称为数学模型。将实验测得的数据用不同的房室模型模拟，选择相关性最好的，可以得到有关的参数。应当指出的是模型中的房室是一个虚拟的概念，中心室和周边室均为一部分组织和体液的临时组合，对于不同药物这种组合是不同的。

三、统计矩方法

统计矩（statistical moments）是作为一种处理药代动力学数据的数学方法出现的。这种方法对药物和代谢物未作房室模型的假设，而是将药物血浆浓度的时间过程作为统计的分布曲线，定义下列参数：

曲线下面积 $AUC=\int_0^{\infty} Cdt$

平均滞留时间 $MRT=\dfrac{\int_0^{\infty} tcdt}{\int_0^{\infty} cdt}=\dfrac{AUMC}{AUC}$

平均滞留时间的方差 $VRT=\dfrac{\int_0^{\infty} t^2cdt}{\int_0^{\infty} cdt}=\dfrac{\int_0^{\infty}(t-MRT)^2cdt}{AUC}$

可由这些参数推导出生物利用度、清除率、半衰期、表观分布容积和稳态血药浓度等参数。这个方法经常在生物利用度和生物等效性的研究中采用。

四、生理药代动力学模型

如前所述，药代动力学的房室模型不具有解剖学或生理学意义，因此在一定程度上并没有反映机体的本来面貌，另外，在模拟中有时可以选择两种模型，这种不确定性使其参数可能有较大差异。因此人们期望一种更真实的模型。于是，生理药代动力学模型（physiological pharmacokinetic model）应运而生。

决定药物体内过程的因素，除了药物本身的理化性质之外，机体的生理与生化状态也起着非常重要的作用。生理模型就是企图在药物体内过程与生理生化参数之间建立一定的数学联系。生理模型需要的资料包括：①解剖方面，如器官的体积和组织的大小；②生理方面，如血流速度和酶反应；③热力学方面，如药物和蛋白结合的等温线；④转运方面，如膜的通透性。生理模型也是由对应于解剖组织上的若干房室组成的，房室之间按血液循环途径排列，进入每个房室的药量等于从该房室输出的药量，然后为每一房室列出一个微分方程，微分方程组就是这种药物的生理模型的数学表达式。

许多药物在药代动力学方面的种属差异与解剖和生理生化因素有关。只要按动物种属更换有关参数，同一生理模型可适用于不同种属的动物。许多病理过程可以改变药物的体内过程，其机制常与某些生理生化参数的改变有关，生理模型也有助于研究病理过程对药物体内过程的影响。

应当看到，生理药代动力学模型的建立绝非易事。首先，检验这个模型需要大量的数据。其次，对于人，组织样品的采集是不可行的，而有时人与动物又有较大差异，不可替代。另外，微分方程的求解需用大型计算机。

五、时间药代动力学

在进行药代动力学研究时，人们发现药物的血浆水平和药代动力学参数在一天内不是恒定的。对动物和人的研究也确实表明药物的 C_{max}、t_{max}、AUC、$t_{1/2}$ 均作为给药时间的函数而产生变化。如给健康志愿者口服 100mg 吲哚美辛，在早 7：00 服用时的 C_{max} 显著高于 19：00 服用时的；而晚间服用的 t_{max} 要比早晨服用时长得多。药代动力学参数在一天内随时间变化的机制可能与生物的生理节律变化相关。进行这种时间与药代动力学相关性研究的学科称为时间药代动力学（chronopharmacokinetics）。这种变化规律已经在某些镇痛药、中枢神经系统药物、心血管药、抗哮喘药和抗菌药中发现。对与此有关的生理节律变化包括胃排空、器官血流量、肠运动性、血浆蛋白结合、肝微粒体单氧化酶系统、结合的肝转移酶系统等都进行了一些研究。应当指出不同种属间的时间规律有很大差别，对于日间劳作的人和昼伏夜出的鼠类，得到的参数可能截然相反。

六、药动学和药效学结合模型

药代动力学主要是研究药物在生物体内包括血浆和不同组织内含量随时间变化的过程。药效学主要是研究药物在生物体内对相关病理生理过程及疾病的影响，包括量效和时效关系。而在实际的实验室和临床研究中，经常要遇到和考虑给予的药物剂量与产生的药效之间的相关性和变化过程的问题，这种需求促使药动学和药效学结合模型［pharmacokinetics and pharmacodynamic（PK-PD）model］的产生。近年来，PK-PD 模型的研究已经广泛开展并取得长足进步。

从最简单的概念考虑，PK-PD 模型首先要分别建立一个药动学模型和一个药效学模型，在此基础上，再建立一个连结二者的模型，将血浆或组织浓度与药物效应相联系。但实际上进行的工作远较这些复杂。药动学自始至终是研究药物或代谢物随时间的定量变化，所以结合模型在药动学方面并没有太多改变。而在疾病和病理生理变化上由于涉及众多的相关因素，药物的影响也纷繁复杂，建立结合模型在药效学方面确实存在较大的难度。

为了在临床前或临床试验中将观察到的结果定量化，经常使用生物标志物（biomarker）这一概念。生物标志物定义工作组织（biomarkers definitions working group）将生物标志物定义为体征或实验室检测指标。它们在病理过程中可以被监测，具有公认的诊断和/或预后作用。生物标志物可以代表临床终点。在不同的模型中，如体外检测、体内动物模型、健康者和病人的临床试验、流行病学研究和模拟生物学系统，均可评价生物标志物。在第 9 届欧洲制药科学联盟（EUFEPS）会议上，根据 Danhof 建议，将生物标志物依照在临床终点的远端到近端的次序分为 7 类，即：0 型（基因型或表型）、1 型（浓度）、2 型（占据靶点）、3 型（靶点激活）、4 型（生理测定或实验室检测）、5 型（疾病过程）、6 型（临床分级）。

在建立PK-PD模型过程中，需要完成下列几项工作：①基于病理学和药理学的机制，选择适当的生物标志物，它必须与临床终点有很好的相关性；②建立检测生物体液或组织内药物或代谢物的定量方法；③建立测定生物标志物的定量方法；④根据机制建立PK-PD模型和验证模型。

可以预期PK-PD模型的研究将在新药作用机制研究、制定合理临床剂量和用药方案、解决临床用药个体化和临床试验的模拟等方面发挥越来越大的作用。

七、药物代谢的体外研究

药物开发过程包括若干步骤，从靶点识别和筛选，先导物的产生和优化，临床前和临床研究到最后的药物注册。化合物在任何一个环节不符合预定标准就会被淘汰。据1991年的统计数据，由于药物代谢和药动学参数不合要求导致的耗损率占有40%。因此，制药公司引入一系列新方法改善开发新药的成功率。新策略之一是体外方法早期确定和预期新化学实体（NCE）的药物代谢性质。采用体外方法进行药物代谢研究的优点主要有：①与动物实验相比，方法简便易行，可进行大量化合物的筛选；②筛选得到的NCE的代谢信息可指导化合物结构修饰，有助于寻找到代谢性质更好的化合物；③体外实验可采用人源的材料，如酶、细胞和肝切片，实验结果与人体的相关性更强。

研究药物代谢的体外模型涉及不同层面的实验材料，主要包括以下方面：

1. 重组表达的酶　含有表达代谢酶cDNA的微粒体对于研究药物代谢是重要的体外模型。重组表达的酶常规用于预期药物的清除率和与酶抑制相关的药物相互作用（drug-drug-interaction，DDI）的危险性。重组表达的酶系统是最简单的模型，它含有单一的酶，通常产生在真核细胞的内质网。

2. 肝微粒体　微粒体能够很容易地从不同的组织制备，最普通的是用动物的肝和人的供体进行制备。因此，人肝微粒体（HLM）已经变成一个非常普通和广泛使用的体外模型。可用来观察和鉴定CYPs、含有单胺氧化酶的黄素和葡萄糖苷酸转移酶的活性。

3. 新鲜和低温保存的肝细胞　新鲜和低温保存的肝细胞对于评价和预期NCE的清除率和DDI是有价值的体外模型。人的肝细胞对于研究诱导的DDI和可能的不良药物反应也是最重要的体外模型。这个模型含有所有的Ⅰ相和Ⅱ相的酶以及所有需要的辅酶。

4. 组织切片　组织切片是最复杂的体外模型，最接近模拟体内的状态。组织切片是研究代谢产物形成的非常有用的模型，但是这个模型不能预期代谢清除率和DDI。

5. Caco-2细胞　caco-2细胞是一种人结肠腺癌经培养分化得到的细胞株，单层具有紧密连结，类似于人的肠上皮细胞。已经证明，药物跨过caco-2细胞单层的透过性与人口服吸收程度有很好的相关性。caco-2细胞已经广泛用作评价开发药物透过性质和指导深层机制研究的体外工具。

6. HepG2细胞　HepG2细胞是一种从人肝母细胞瘤衍生的肝细胞株。它表现各种肝特异的代谢功能。可替代肝细胞进行体外实验。

7. 血浆蛋白结合　在血浆或全血中游离药物在清除中有重要的作用，因为它是分布的未结合的药物，因此容易受代谢的影响。最普通使用的方法是微透析、平衡透析和超滤。

上述体外药物代谢模型可以分别用于测定药物在代谢和药动学方面的各种性质，具体研究内容见表 7-1。

表 7-1 药物代谢研究的体外模型

研究目的	适用模型
代谢不稳定性	肝细胞悬液 肝切片 亚细胞结构（如微粒体） c-DNA 表达的代谢酶
代谢产物	亚细胞结构（如微粒体） c-DNA 表达的代谢酶 肝切片 肝细胞悬液/分离培养肝细胞
多态性酶代谢	c-DNA 表达的代谢酶 亚细胞结构（如微粒体）
口服吸收性	Caco-2 细胞
药酶的诱导	肝细胞原代培养 HepG2 细胞 肝切片
药酶抑制作用	亚细胞结构（如微粒体） c-DNA 表达的代谢酶 肝细胞悬液

八、药物代谢研究的高通量筛选

随着研究者对药物药效、安全性和代谢性质的要求不断提高，新药开发一方面要合成大量的化合物，一方面要对大量的化学实体进行筛选，传统的筛选模式已不能从数量和速度上解决这个问题。高通量筛选（high throughput screening，HTS）的产生可以说是受命于这个要求。高通量筛选是一个完备的系统，主要由五个部分组成：①自动化操作系统，又称实验室机器人，该工作站可以进行自动加样、稀释、转移、洗脱、混合、温孵、检测等操作；②高灵敏度的检测系统；③分子、细胞水平的高特异性体外筛选模型；④样品管理库；⑤数据采集传输处理系统。药物代谢研究的高通量筛选所包括的筛选内容主要涉及体外吸收、分布、代谢和排泄相关内容的检测，如代谢稳定性、抑制筛选和确定酶动力学参数、诱导筛选等。

高通量筛选发展的历史基本上是实践的过程，一篇有关 HTS 的综述对此作了详细的说明。1986 年，该制药公司进行天然产物筛选时开始有了 HTS 的概念，通过改变溶剂、检测体积和检测浓度，每周可筛选 800 个化合物，到 1989 年达到每周稳态筛选 7200 个化合物。1995 年 HTS 方法被扩大到 ADME 的筛选。伴随筛选量的增加，相应于筛选内容的先进检测方法也被不断引进，如人肝细胞报告基因检测，96孔板串联高通量HPLC和质谱技术。高通量筛选方法和传统筛选方法的不同之处的比较见表7-2。

表7-2　传统筛选和高通量筛选的比较

传统筛选	高通量筛选或更多
单一试管	96孔板或更多
大检测容量，~1ml	小检测容量，50~100μl
化合物量，5~10mg	化合物量，~1μg
检测成分，单次加入	检测成分，同时加入
机械作用1:1	机械作用1:96或更高
人工操作样品处理	自动化操作样品处理
固体-常规溶液	化合物库-DMSO溶液
检测灵敏度低	检测灵敏度高
检测慢，费体力	检测快，有效率（~1min/步骤/96孔板）
筛选20~50化合物/周/实验室	筛选1000~10 000化合物/周/实验室
限制筛选的数量和种类	不限制筛选的数量和种类
人工采集处理数据	自动化采集处理数据

高通量筛选在具体的操作中还有一个特点就是每个公司都需要进行一些自行的约定和选择。主要包括如下方面：①确定筛选浓度和阳性结果的标准；②确定筛选板的格式，如固定对照组在筛选版中的位置；③确定重复筛选的方式，如采用单一或混合样品；④固定筛选和随机筛选：前者是每一个化合物均可进入每一个固定的HTS模型进行筛选，后者是依据对靶点的经验进行定向的筛选；⑤基于生化和基于细胞的筛选、前者是以生化机制为基础，靶点比较明确，后者以细胞为材料，缺点是可能不明确阳性实验结果的机制，优点是对细胞的进一步检测可能发现和提供未知的有兴趣的靶点或信号途径的信息。在上述方面，不同的机构的策略和决定不尽相同，一直存在争论，但一般均会视本身的目的和条件进行权衡和选择。

九、药物代谢特点的虚拟筛选

计算机药理学（in silico pharmacology 或 computational pharmacology）是一个快速成长的新领域，它从各种来源俘获、分析和整合生物学和医学数据，建立计算机模型，或进行预期的模拟实验，提供假设，最终促成药物和治疗上的新进展。

在新药发现过程中，采用计算机方法，依据分子对某一个靶点的亲和程度，将化学库中的分子进行打分和排序的研究方法，称为虚拟筛选（virtual screening，VS）。由于HTS要付出大量的费用和时间，而获得的阳性率却较低，采用虚拟筛选则可能在一定程度上减少HTS的化合物数目，提高筛选化合物的阳性率。近年来，有些制药公司已经将虚拟筛选方法作为HTS的一个有效补充，成为先导物产生过程的一个组成部分。

与由技术驱动的HTS不同，虚拟筛选是一个由知识驱动的方法。定量构效关系（QSAR）分析是虚拟筛选在方法学上的基础。生物大分子的结构及活性位点和大量的活性化合物的结构信息是虚拟筛选在知识方面的基础。虚拟筛选是在分子结构和化学性质或生物学作用相关数学模型上进行的。

虚拟筛选工作内容主要包括以下几个方面：①靶点或称生物大分子结构的识别，小分子结合位点的确认；②建立小分子化合物库，实际上是具备结构数据的虚拟化合物库；③采用计算机程序将小分子化合物库中的化合物与生物大分子的活性位点进行对接和评分（docking/scoring）；④挑选评分较高的分子，进行类药性评价，选择化合物进行生物学实验验证。

目前，虚拟筛选已经应用于很多靶点对化学实体的筛查，包括酶、激酶、药物代谢酶和转运蛋白、受体、核受体、离子通道、转录因子、抗生素、抗病毒剂、整合素等。在药物代谢方面，应用到一些具有复杂性质的模型，如清除率、分布容积、血浆半衰期、肾清除率、蛋白配基相互作用、酶的 V_{max} 等。

需要指出的是，虚拟筛选并不是一把万能的钥匙，因为它本身还有很多未能逾越的障碍。概括地讲，一方面是由于对生物大分子的知识还不完备，很多分子内部空间的生物学功能尚有大量未解之谜，计算机设计不可能超越这些知识；另方面，计算机模拟方法还不能尽善尽美地反映结构和功能的所有状况。所以虚拟筛选的结果是否真实可靠，还需要进一步得到体外和体内实验的进一步验证。

十、药物代谢酶

药物代谢酶一般是特指细胞色素 P450（cytochrome P450）。它首先发现于 1962 年，由于与一氧化碳结合产生特异的 450nm 吸收峰而得名。1963 年阐明它的氧化酶功能后引发了研究的热潮。其后发现了许多 P450 的亚型，细胞色素 P450 已经成为一个集合名词，称细胞色素 P450 超家族。哺乳动物的各种 P450 参与固醇和类固醇的生物合成和代谢，各种脂类生物因子，包括二十碳酸、维生素 D_3、类维生素 A 的代谢。另外的一个重要功能是参与对外来疏水性化合物的氧化代谢，使其易于排出体外。一部分研究者还关注各种化合物对细胞色素 P450 的诱导作用和抑制作用。

由于发现不同人种和民族对药物代谢的差异还衍生出另一个研究方向，即对不同人群细胞色素 P450 多态性（polymorphism）的研究，并且归入遗传药理学的研究范畴。

十一、药物代谢产物鉴定

从生物体组织和排泄物中分离鉴定药物的代谢产物，特别是活性代谢产物也是从药物代谢研究中独立出的专业方向，由于仪器不断更新换代，如气相-质谱联用、液相-质谱联用、液相-质谱-质谱联用、液相-核磁联用等，使得这方面的研究更趋简单和快速。

十二、治疗药物监测

治疗药物监测（therapeutic drug monitoring，TDM），又称药物水平监测（drug level monitoring），是指临床医生对服药病人进行血药浓度测定，可以看作是药代动力学在临床上的应用。由于病人之间普遍存在个体差异，包括年龄、性别、体重和药物代谢上的不同，服用相同剂量的药物，对于一些人可能适合，但有些人可能已经过量，有些人尚未产生疗效。所以临床医生在观察药物对病人治疗效果的同时，对病人血药浓度进行检测，找出药效与血药浓度之间的关系，调节用药量，使剂量达到最优化的程度，是用药个体化的一种手段。这种方法已经纳入临床药理学的研究范围。当然，TDM 只是对需要长期服用一种药物的病人才有必要。

第二节　生物膜结构和转运机制

药物通过生物膜的运动称为转运（transport）。药物的体内过程，包括吸收、分布和排泄，均涉及细胞膜的转运。

一、生物膜

生物膜包括细胞膜和细胞的内膜系统，是由脂类、蛋白质和糖类组成。生物膜的分子结构，一般称为膜脂双分子层结构，即在膜的中间是双层脂类分子，两层脂类分子疏水性的尾部相对，亲水性的头部位于膜的外侧，与内外层的蛋白质以非共价键相连，活细胞的细胞膜处于流动状态，脂类和蛋白质可以在膜的平面上移动。生物膜像一道半透膜屏障，控制着营养物质、内源性物质从细胞外液进入细胞和代谢产物流出细胞，同时阻止外源性有害物质进入细胞，保持内环境的稳定。生物膜又如一个平台，在膜脂双分子层中，镶嵌了一些重要的功能性蛋白质，如酶、受体、转运蛋白、离子通道等，完成细胞的有关功能。

二、转运机制

（一）被动转运

1. 膜孔过滤　膜孔过滤（filtration through pores）是水溶性小分子随同大量水分子经过生物膜的孔状结构透过生物膜的过程。凡是分子大小和电荷符合膜孔结构要求的物质均可与水分子一起转运。转运的动力为膜两侧的流体静压力梯度和渗透压梯度。不同组织生物膜上的孔道直径并不相同，因此透过的分子大小也有很大差异。

2. 被动扩散　一般情况下，物质的分子是由浓度较高处向浓度较低处扩散。在体内，外源性物质也是由生物膜浓度较高的一侧向浓度较低的一侧扩散。扩散所消耗的能量是高浓度溶液所具有的势能。大多数药物以这种方式通过生物膜。因此，被动扩散（passive diffusion）具有如下特点：顺浓度梯度转运；对通过物质无特异性选择；对通过物质的量无饱和现象；物质间无竞争抑制现象。

由于被动扩散是化合物通过脂质双分子层的过程，其通过速率，主要是由化合物的脂溶性和解离度所决定的。脂溶性越高、解离度越低的化合物越容易被转运。

物质的脂溶性可以用油水分配系数来表示，即在一种脂相和水相同时存在的系统中，一种物质一部分溶解于脂相，一部分溶解于水相，当在脂相和水相的分配已经达到平衡状态时，它在两相分配的数量之比称为油水分配系数。脂溶性越高，越容易穿过生物膜。

多数药物是弱酸、弱碱型的有机化合物，在溶液中处于离子及非离子型的动态平衡状态，其比例取决于本身的 pK_a 及环境的 pH，只有呈非离子型时才可穿过生物膜。

对于酸来说，$pK_a - \mathrm{pH} = log \dfrac{[HA]}{[A^-]}$

对于碱来说，$pK_a - \mathrm{pH} = log \dfrac{[BH^+]}{[B]}$

其中 HA、B 为酸和碱的非离子型，A^- 和 BH^+ 为酸和碱的离子型。因此，酸碱本身的 pK_a（或 pK_b）以及外界的 pH 决定了它们离子型与分子型的比例，由此对它们的转运有很大影响。对于酸性化合物，当 $pK_a>7.5$ 时，在 pH 1~8 范围，基本为非离子型，其转运不受 pH 影响，pK_a2.5~7.5，解离度变化大，其转运受 pH 影响大，$pK_a<2.5$，基本为离子型，转运很慢。对于碱性化合物，$pK_b<5$ 时，不受 pH 影响，pK_b 5~11 时，受 pH 影响很大。

有一些易形成离子型的化合物，如季胺类化合物，在胃肠道也有一定的吸收，其原因是与黏蛋白结合，形成复合物，可以进行被动扩散。由于这种复合物是离子对，所以称为离子对转运。

（二）载体转运（carrier transport）

水和非极性分子可以由被动转运通过生物膜，而另一些离子和极性分子如葡萄糖、氨基酸、核苷酸及细胞代谢产物也可通过生物膜，其转运的方式是借助于细胞膜上特定的膜转运蛋白（membrane transport protein）进行的，称为载体转运（carrier transport）。膜转运蛋白主要有两类，一类为载体蛋白（carrier protein），一类为通道蛋白（channel protein）。载体蛋白与特定的溶质结合，改变构象使溶质穿越细胞膜。通道蛋白形成一种充满水溶液的通道，贯穿脂双层，特定的溶质可由通道穿过细胞膜。这些转运方式叫做载体转运，按其不同的特点，又分为两种方式。

1. 主动转运　细胞膜利用消耗能量使物质逆浓度梯度方向进行的转运，称为主动转运（active transport）。主动转运过程类似于酶和底物的反应，有特定的结合部位。因此，其特点是：逆浓度梯度；消耗能量；可被代谢抑制剂阻断；对底物转运有结构特异性要求，相似结构由同一系统进行转运，彼此产生竞争性抑制，转运过程有饱和现象。与酶底物反应不同的是，载体蛋白对溶质没有结构修饰作用。

2. 被动易化扩散　所有通道蛋白和许多载体蛋白使溶质穿过膜的过程是被动的，即运动方向是由溶质的浓度梯度或电化学梯度决定的，称为被动易化扩散（passive facilitated diffusion）。其特点是：顺浓度梯度转运，不消耗能量，有饱和现象，可被竞争性抑制。

目前对载体蛋白转运的模式还不是很清楚。一般认为载体蛋白先暴露膜一侧的溶质结合点，使溶质进入载体蛋白，再通过可逆的构象变化暴露膜另一侧的溶质结合点，将进入载体蛋白的溶质释放出来，完成跨膜物质转运。

（三）膜泡转运

转运蛋白可以使极性小分子通过细胞膜，但不能转运大分子如蛋白质、核酸和多糖，事实上大分子和颗粒物质并不穿过细胞膜，而是通过膜囊泡形成和融合来完成转运过程，所以称为膜泡转运（cytosis transport）。摄入的物质被细胞膜逐渐包裹，然后内陷，与细胞膜分离形成含有摄入物的囊泡，进入细胞质，这个过程称为胞吞（endocytosis）。根据细胞膜凹陷形成的囊泡大小和内容成分不同，胞吞作用可分为胞饮（pinocytosis）和吞噬作用（phagocytosis）两种类型。胞饮作用是摄入液体和小溶质分子，小泡的直径小于 150nm。吞噬作用是摄入固体，小泡直径大于 250nm。脂溶性维生素及重金属从肠道上皮细胞吸收是以胞吞的方式进行的。新生儿可通过胞吞作用吸收蛋白质，成人这种吸收机制已减弱或消失。

第三节　药物的吸收

药物从给药部位进入血液的过程叫吸收（absorption）。这里的药物是指原形药，不包括代谢产物。

临床上的给药途径除局部用药外，一般包括血管内（动脉、静脉）给药途径和血管外（口腔、胃肠道、肌肉、皮下、肺和直肠）给药途径。前者药物直接进入血管，不涉及吸收；后者则涉及吸收。

一、消化道吸收

（一）胃和小肠

大部分药物是经过口服途径给药，也即消化道吸收的方式。消化道吸收实际上就是胃和小肠的吸收。胃是一个容积很大的器官，其黏膜面积较大，约为 $1m^2$，有丰富的血流灌注，血流量为 150ml/min。对药物吸收十分有利。但胃液的酸性较强，pH 在 1~2，因此，弱酸性药物基本以非离子型存在，容易被吸收，而弱碱性药物在胃中大部分以离子型存在，不易吸收。

小肠是一个很长的管道状器官，内层覆盖着小肠黏膜，表面有大量的微绒毛，面积约为 $200m^2$，血流量可达 1000ml/min。从内向外依次为不搅动水层、刷毛缘、细胞之间的紧密联结、细胞的基侧膜和细胞间隙、细胞的基底膜、固有层及毛细血管。不搅动水层是一薄层水相，脂溶性物质穿过较困难，增加肠蠕动可使此层变薄。非离子型物质吸收是穿越细胞的过程，途经刷毛缘、细胞基侧膜和基底膜。离子型物质吸收是经过细胞间隙的过程，途经紧密联结和细胞侧通道。长链三酰甘油、维生素 A、胆固醇等物质在固有层内由毛细血管转入到淋巴管内。

（二）影响胃肠道药物吸收的因素

1. 药物和剂型如前所述，药物的解离度和脂溶性是影响吸收的主要因素。除此以外，固体药物在胃肠道内的溶解速度也影响吸收，其中药物的表面积越大溶解速度越快。如果弱酸或弱碱药物与强碱或强酸生成盐可以增加其溶解性。药物以晶体状态存在时，不易溶解。此外，赋形剂的加入会改变药物的溶解或崩解速度。

2. 血流灌注速率　是单位容积组织每分钟血流量，单位用 ml/（min·ml）组织表示。血流灌注速率大，单位时间里携带的药物较多，吸收较快。对于高脂溶性药物或自由通过膜孔小分子，其透过生物膜的速度较快，吸收速率主要受灌注速率限制。

3. 胃肠道状况　胃肠道本身的情况对吸收的影响是显而易见的，主要有以下方面：

1）胃排空：为胃将内容物完全排入小肠的过程。延缓胃排空有利于一些碱性药物在胃中的溶解；另一方面，它又使一些药物进入小肠的时间延长，影响吸收的速度。不同食物和药物可增加或减少胃排空时间。

2）食物：食物有不同的成分，进食量和进食时间也有变异，药物的化合物也分属各种类型，因此食物对药物会有不同的影响，如纤维与地高辛形成复合物、四环素与多价金属螯合均减慢其吸收速度；而脂肪则可增加灰黄霉素的吸收。高脂肪食物增加了血浆内游离脂肪酸的含量，因此将从血浆白蛋白结合位点上置换出很多药物。高蛋白食物增加了混合功能氧化酶系统的活性，可促进很多药物的代谢。高电解质摄入增加锂的排泄，也降低利尿药的作用。

3）肠蠕动：肠蠕动对药物吸收有不同的影响。其一，可促进固体药物的崩解和溶解。其二，使不搅动水层厚度减小，有利于脂溶性药物的吸收；其三，使溶解度小的或有主动转运的药物在肠道内存留时间缩短，减少吸收。

3. 转运蛋白　总的来说，被动扩散是药物在胃肠道最重要的转运过程。扩散能够发生在通过细胞的途径和通过细胞间的途径。另外，主动转运也占有很重要的位置。由于一些药物与受体或酶的内源性配体结构类似，因此，它们自然成为各种生物膜泵（如氨基酸、葡萄糖、维生素和重金属转运蛋白）的配体。甚至很多结构更为复杂的新药，也需要载体介导转运进行吸收。还有很多结合代谢物，可被有机阴离子转运多肽、有机阳离子转运蛋白和有机阴离子转运蛋白转运。有一些转运蛋白系统的作用与吸收相反，是为了排出非营养化合物，从而保护有机体。它们中最典型的代表是多药耐药蛋白家族（multi-drug resistance protein family）。P-糖蛋白就是一种所谓的排出泵（efflux pump），是 MDR1 基因的产物，能够从细胞逐出广泛的结构不同的物质。

4. 药物代谢转化　口服给药后，经过胃肠道、肠壁和肝脏时，药物发生氧化、还原、水解、形成复合物或结合物，使原形药进入血液循环的数量减少，这个过程称首次通过效应（first pass effect）。首过效应中主要是药物代谢酶的作用。肝内的药酶已经得到了广泛的研究和肯定。研究表明胃肠道也表达大量的药物代谢酶，表达的类型和程度与肠段的位置有密切关系。

5. 疾病　脂痢：脂溶性药物吸收不良；急性菌痢：婴幼儿对氨苄西林和萘啶酸吸收不佳；库欣综合征：肠壁增厚，吸收表面积减少。

6. 药物相互作用　抗酸药一般为强碱弱酸型化合物或两性化合物，所以会改变胃肠道的 pH，因而会改变药物的溶解度。改变胃排空，金属离子可以与药物形成复合物，影响吸收。抗酸药中，两性化合物氢氧化铝呈胶体状态，可吸附药物，影响吸收。

代谢抑制剂可抑制相关药物的吸收，如丙磺舒、汞撒利、依他尼酸可减少洋地黄毒苷等的吸收。同载体转运的药物可产生竞争性抑制作用，如对氨基水杨酸与利福平之间，新霉素与青霉素之间都会减少对方的吸收。

7. 种属差异　在种属间药物通过胃肠道的吸收可能是相似的，因为在哺乳动物中上皮细胞生物膜的性质是相似的，而吸收过程基本上是药物和生物膜之间的相互作用。但是，不同种属在解剖、生理、生化方面也存在差异，如肠道菌群量或类型、胆汁流量和胆酸生成、组织的 pH、首次通过效应等可能不同，导致在吸收上的种属差异。如：大鼠口服 10mg/kg 吲哚美辛，30min 后血药浓度水平比其他种属大 10 倍左右。犬对氯酰心安的吸收可达 90%，而人和猴对此药的吸收仅达 50%。

8. 年龄　年龄对吸收的影响主要是在两个极端。一是婴幼儿，药物的吸收可能受胃的 pH 和胃排空速率的影响。还有，不足 1 个月的婴儿，分布容积明显增加，部分是由于血浆蛋白结合较低，也因为细胞外液体积相对较高。药物代谢酶在 1 个月以内一般是不成熟的，会造成清除率较低，半衰期延长。对于老年病人，影响因素包括生活的方式、环境、多种疾病状态和伴随的治疗，随着年龄增长生理的持续变化，如肾功能、肝功能、心排出量下降等，所有这些都会逐渐改变药物的药效学和药代动力学。

9. 遗传　口服生物利用度对于一个个体是比较恒定的，而很多药物对不同个体却显示明显的变化。原因还不十分清楚，但很可能包括遗传的因素。由于转运蛋白和酶是基因的产物，它们可能显示基因的多态性，某些也确实得到了证明。研究证明 MDR1 外显子 26 的单核苷酸多态性与肠表达和功能有关。在人体肠道组织，3435TT 型个体 MDR1 组织含量不到野生型个体 3435CC 的一半，杂合子 MDR1 组织含量居中，口服 MDR1 底物地高辛后 3435CC 型受试者血药峰浓度 C_{max}、药时曲线下面积 AUC 均低于 TT 受试者。还有，已经被鉴定出 CYP3A4 等位基因的变化，但它们对代谢和药代动力学的影响尚不清楚。另外，有研究证明，在 23 个个体结肠样品中对药物代谢酶 CYP1A、CYP2C19、CYP2E1 的表达有非常大的变化，相差比例分别达到了 26 倍、24 倍和 7 倍。

二、呼吸道吸收

呼吸道是由鼻腔、咽喉、气管、支气管、肺组成的系统。呼吸道吸收就是肺和下呼吸道的吸收。肺泡又是吸收的主要部位，具有很大的表面积，肺部的血流也很丰富，是一个很好的给药途径。但其剂型有特殊的要求，必须以气体、气雾剂（固体或液体微粒）或挥发性药物的形式给药。药物转运的方式也是以被动扩散为主。吸收的第一道屏障是呼吸道表面的液体，包括黏液，这层的厚度将决定药物溶解后的浓度和进入组织的速率。然后，药物必须穿过呼吸道上皮细胞，对于亲水性较强的化合物，这是一道最强的屏障，药物必须通过上皮细胞的基底膜和间质。最后，药物要被摄入到黏膜的血管中，血液流动的变化将影响它的摄取和分布。呼吸道给药的优点是：吸收速度快，无首过效应，适用于哮喘和一些全身给药的疾病。缺点是：剂型较复杂，剂量不易控制。

三、舌下及直肠吸收

舌下和直肠均不是一种主要的给药途径，但在某些情况下也常被采用，由于解剖上的原因，在两个部位吸收的药物进入血液循环前不经过肝脏，所以没有首次通过效应，生物利用度可能较高。硝酸甘油是一种舌下含用的药物，使用后可很快缓解冠状动脉痉挛引起的心绞痛。有一些容易造成胃部不适的药物如吲哚美辛可采用直肠给药，使用它的栓剂治疗关节炎。对于服药较困难的儿童也可考虑直肠途径。

第四节　药物的分布

药物由血液运送到机体各组织的过程，称为分布（distribution）。

一、影响药物组织分布的因素

（一）组织血流量和药物的组织亲和力

药物分布到组织的速率基本上取决于组织的血流量，组织的血流量是由灌注速率，即单位容积组织每分钟血流量 ml/（min · ml）来衡量的。当药物为脂溶性小分子，易通过组织细胞膜和毛细血管壁，组织血流灌注速率是药物分布的限速因素。药物分布到组织的多少取决于药物与组织的亲和力，和组织及药物的特性有关，其大小由达到平衡时单位质量组织含量和单位容积血液含量之比来衡量的。

（二）屏障

1. 血脑屏障（blood-brain barrier） 脑毛细血管内壁结构比一般组织要致密，内皮细胞被紧密连结封接，几乎无细胞间隙。外层包有星状胶质细胞及软脑膜。脂溶性强的化合物有可能透过血脑屏障，有些离子、氨基酸可由脑组织进入血液。血浆蛋白和大部分有机化合物不易通过。

2. 血-脑脊液屏障（blood-cerebrospinal fluid barrier） 血液与脑脊液间除了毛细血管外，还有脉络丛上皮细胞紧密连接，药物几乎全部通过上皮细胞内部进入脑脊液。药物的转运以被动转运为主，速率取决于药物的脂溶性和解离度。

3. 胎盘屏障（placental barrier） 母体血管分布到子宫肌层，胎儿的毛细血管伸延到胎盘，胎盘屏障是由数层平滑肌组成的。种属间稍有差异。人的胎盘屏障包括覆盖绒毛膜的滋养层，绒毛结缔组织和毛细血管内皮细胞。脂溶性药物易通过屏障，分子量1000以上的水溶性物质则难以通过。除被动扩散外，对氨基酸之类的必需物质也存在主动转运。

（三）血浆蛋白结合（plasma protein binding）

药物进入血液后，以两种形态存在，一种是游离型，一种是结合型。很多物质可与血浆蛋白结合，其中，酸性药物一般与白蛋白结合，碱性药物与α_1酸性糖蛋白或脂蛋白结合，内源性物质和维生素与球蛋白结合。只有游离药物能穿过生物膜在体内组织自由分布，所以药物与血浆蛋白结合对药物的分布有很大的影响。

药物与血浆蛋白的结合是一种可逆的化学平衡反应可以用下述的反应，方程式表示：

$$D + P \underset{k_2}{\overset{k_1}{\rightleftharpoons}} DP$$

其中，D表示药物；P表示血浆蛋白；DP表示药物血浆蛋白复合物；k_1表示结合常数；k_2表示解离常数。当达到平衡时，亲和常数K可用下式求出：

$$K = \frac{k_1}{k_2} = \frac{[DP]}{[D][P]}$$

当K值较低时，随着给药量的增加，血浆内药量的百分比和组织内药量百分比的变化都比较小。当K值大到1×10^7时，给药量较小的情况下，药物几乎全部与蛋白质结合，血浆内药量百分比很高，组织内药量百分比很低。当给药量达到一定程度时，蛋白结合量已经饱和，游离药物的量剧增，迅速向组织转运，组织内药量百分比大增，而血浆中药量百分比锐减。在给药量变化过程中组织内的浓度可能突然达到中毒水平。在实际应用中应加以注意。

药物与血浆蛋白结合后虽然变得没有活性，但却可以使一些较难溶于水的药物溶于水中，因此，血浆蛋白可被看成是体内一种有效的运输系统。

同时应用两种药物时，会对血浆蛋白产生竞争结合，从而影响到它们使用的药量，并且，一种药物可将另一种药物从血浆蛋白结合物中置换出来。

（四）蓄积

当连续应用某些药物时，在末梢器官中的药物浓度有逐渐上升的趋势，这种现象称为蓄积（accumulation）。这时药物从组织转运入血的速度比它从血浆进入组织的速度要慢。一方面，蓄积有利于延长药物在体内的时间，维持较长的药效；另一方面，蓄积不利于排出有害物质。产生蓄积的机制，主要有以下几个方面：药物在组织内被代谢，产生了极性较大的物质；由于组织内 pH 的变化或带有相反电荷的离子的存在，使化合物变成离子型的形式；与组织成分有化学结合或疏水性结合，或被摄入组织成分中；细胞膜存在特殊的转运机制，一般是单向性的，使组织浓度高于组织外浓度。除此之外，药物与组织中某些特殊物质结合也是蓄积的原因之一，如眼或皮肤的色素颗粒可与氯丙嗪结合；四环素沉积在牙齿中；重金属汞、铅等蓄积在肾脏等。

第五节　药物的代谢

药物经过生物体内酶促反应，发生化学结构变化，成为其代谢产物，这个过程称为药物的代谢（metabolism），也称药物的生物转化。

药物代谢发生的器官主要是肝脏。此外，肾脏、肺、肠黏膜、血浆和神经组织也可使药物发生代谢。其生物学意义：从化学结构角度讲，一般药物经代谢转化后其脂溶性降低，极性增加，易于排出体外。从药理角度讲，药物经过代谢转化后，可能使其失去活性，变成非活性代谢产物，一般称为解毒；也可能使其活性增加，生成活性代谢产物；也可能使其产生毒性，统称为生物活化。还有些药物本身没有活性，需经转化后才具有药理作用，这些药物称为“前药”（prodrug）。有些药物极难被代谢，有人称其为“硬药”。

药物代谢反应的分类：根据药物代谢反应的不同特点，可将其分成两种类型，第一相反应和第二相反应。第一相反应是指药物本身经氧化、还原、水解等反应，结构发生变化，一般在分子中引入极性基团。第二相反应是指第一相反应的转化产物或具适合功能基团的原药物与体内的某些基团结合，形成结合物。

一、药物代谢酶

（一）药酶存在的部位

药酶位于肝细胞内质网，包括滑面和粗面内质网两部分。药酶首次发现于微粒体，即将组织匀浆后，先用10 000g 离心 30min，除去核和线粒体，上清液用100 000g 离心 60min，沉淀为内质网囊泡碎片，称微粒体。

（二）药酶的功能成分

药酶是由血红素蛋白（称 P450）、黄素蛋白（称 NADPH-细胞色素 C 还原酶），磷脂、（主要是磷脂酰胆碱）三种成分组成。NADPH-细胞色素 C 还原酶的生理功能是将 NADPH 传来的电子传递给 P450，起电子载体作用。磷脂酰胆碱能加速上述作用。

（三）P450

P450 是肝微粒体内存在的一种血红素蛋白，在还原状态下可与一氧化碳结合，在 450nm 处呈明显的吸收峰。故名 P450。P450 分布在哺乳类动物的肝、肾、肺、肾上腺、脑、皮肤、结肠、胎盘、睾丸、黄体、淋巴结等组织。

P450的生理功能是参与很多物质的代谢。其中包括内源性物质如类固醇、脂肪酸、胆酸、维生素D_3、前列腺素、儿茶酚胺等。外源性物质如药物、致癌物、致突剂、杀虫剂、毒物等。已鉴别出200多个P450家族。人类有57个基因和59个伪基因，分属18个家族和43个亚家族。根据其氨基酸组成，分子量，底物、诱导物和抑制剂特异性等，进行了细致的分类。用CYP（cytochromes P450的词根）表示P450，接阿拉伯数字表示家族，接英文字母表示亚家族，再接阿拉伯数字表示个体。

催化的分子机制包括以下过程：首先有机底物RH与氧化型P450结合形成底物-P450复合物；然后接受从NADPH传来的一个电子后，复合物被还原成底物-还原型P450复合物；再与分子氧结合生成底物-P450-氧三体复合物；最后，三体复合物接受NADPH或NADH途径的电子后，将三体复合物还原，一个氧原子进入有机底物，一个氧原子生成水，最终底物羟化，还原型P450回复为氧化型P450（图7-1）。

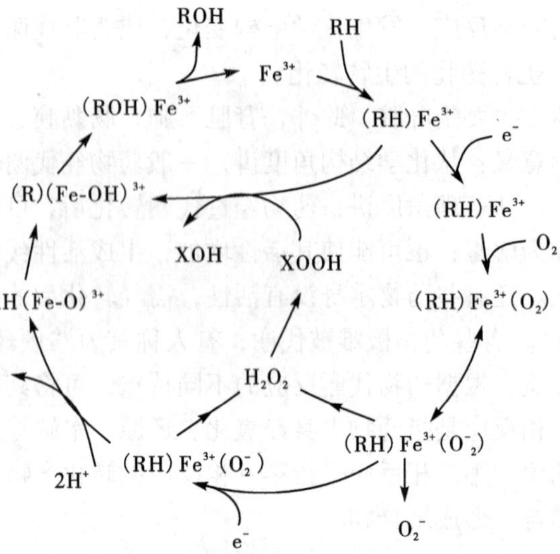

图7-1 细胞色素P450的催化过程

R-H：底物；R-OH：羟基化产物；XOOH：过氧化物

（X为H或有机物残基）；XOH：羟基化副产物

二、药物代谢反应的类型

药物的代谢反应是各种各样的，一种药物可能不发生代谢，也可能发生一种代谢，产生一个代谢产物，也可能发生多种代谢，产生多个代谢产物，有的代谢产物还会被代谢，产生次生代谢物。下面介绍的是一些基本的反应。

（一）氧化反应

1. 脂肪族化合物的氧化

1）饱和烃的氧化：饱和烃的氧化经常发生在ω位和ω-1位，在甲基或次甲基上产生一个羟基。如巴比妥和戊巴比妥的侧链氧化（图7-2、7-3）。

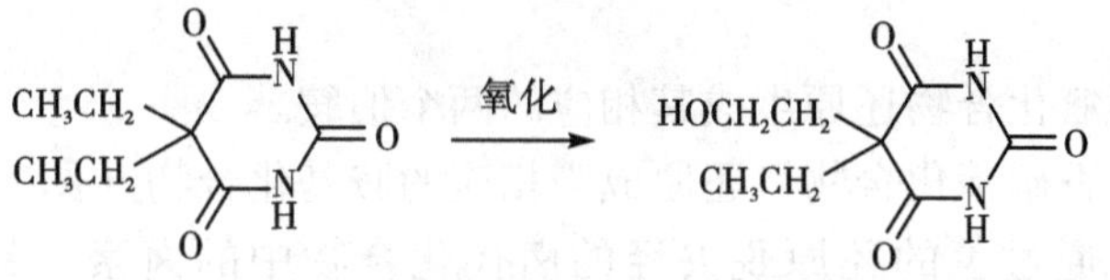

巴比妥　　5-乙基-5β-羟乙基巴比妥

图 7-2　饱和烃的 ω 位氧化

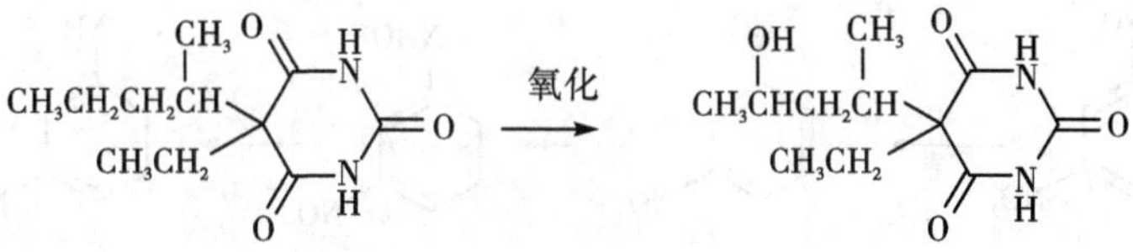

戊巴比妥

图 7-3　饱和烃的 ω-1 位氧化

2）烯烃氧化：烯烃的碳-碳双键很容易被氧化成环氧化物。

2. 芳香烃的氧化　芳香族化合物的氧化，是先与苯环相邻的两个碳形成环氧化，然后羟化，形成两个羟基。

3. O、S、N 脱烃

1）O-脱烃：对于含有烃氧基（如甲氧基、乙氧基）的化合物，其氧化过程为脱去烃基，形成一个羟基（图 7-4）。

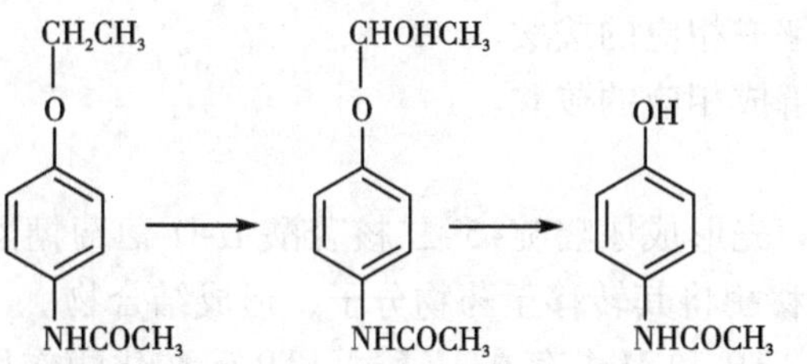

非那西丁

图 7-4　氧脱羟反应

2）S-脱烃：对于含有烃硫基（如甲硫基、乙硫基）的化合物，其氧化过程为脱去烃基，形成一个巯基。

3）N-脱烃：对于含叔胺基的化合物，其代谢途径可能是脱去烃基，形成仲胺基。

4. N-氧化

1）叔胺：叔胺氧化是在氮原子上加一个氧原子。

2）伯胺和仲胺：仲胺羟化过程不需要 P450 参与，先经 N-氧化而后加羟。伯胺经代谢形成相应的 N-羟基化合物。

5. S-氧化　在S原子上加上一个氧原子。

（二）还原反应

1. 偶氮还原　偶氮化合物还原生成其相应的两个伯胺。

2. 硝基还原　芳香硝基化合物可还原成为相应的胺基化合物（图7-5）。

3. 还原脱卤素　通过氢的还原脱去烃的卤代化合物中的卤素。其中C-F键比较稳定（图7-6）。

4. 羰基还原　醛和酮被还原成相应的醇。

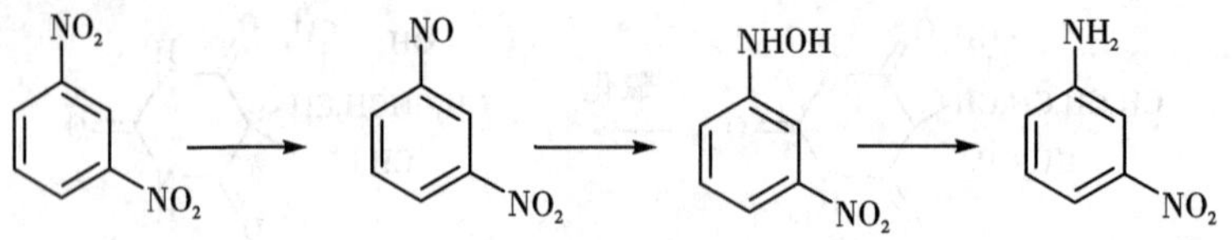

图7-5　芳香硝基还原反应

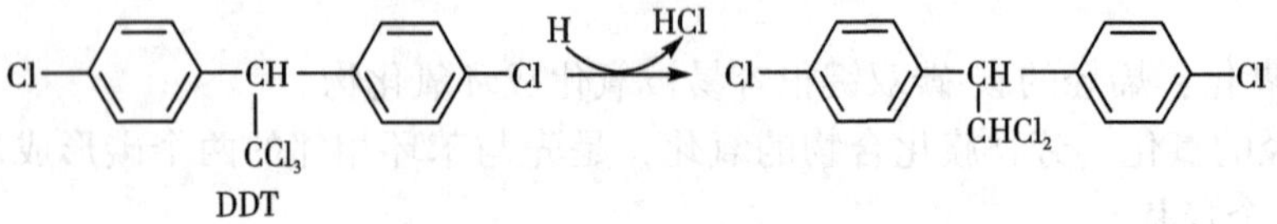

图7-6　还原脱卤素反应

（三）水解反应

1. 羧酸酯　水解成相应的羧酸。

2. 氨基甲酸酯　水解成相应的羧酸。

3. 酰胺和酰肼　水解成相应的羧酸。

（四）结合反应

1. 葡萄糖醛酸结合　先形成尿嘧啶-5'-二核苷酸-α-D-葡萄糖醛酸（UDPGA）辅酶，在通过UDP-葡萄糖醛酸转移酶将其转移至药物分子，形成结合物。

2. 硫酸结合　先在ATP和Mg^{2+}存在下通过ATP硫酸化酶作用形成5'-磷酸腺苷硫酸脂（APS），再通过APS硫酸激酶作用，形成3'-硫酸腺苷-5'-磷酸硫酸酯（PAPS），在硫酸转移酶催化下，将PAPS中的SO_3^-转移至药物分子，形成结合物。

3. 氨基酸结合　羧酸先与ATP及辅酶A形成酰基辅酶A，通过N-酰基转移酶催化将甘氨酸或谷酰胺酰化。

4. 谷胱甘肽或巯基尿酸结合　谷胱甘肽（GSH）经GSH-S-转移酶催化先与亲电子中间代谢物结合，再由γ-谷氨酰转移酶催化脱去谷氨酸，由半胱氨酰甘氨酸酶催化脱去甘氨酸，然后将乙酰辅酶A的乙酰基转移至半胱氨酸的氨基，形成巯基尿酸排出体外。

第六节　药物的排泄

药物由体内排出体外的过程，称为排泄（excretion）。主要的排泄器官包括肾、肝、胆、肠、肺及外分泌腺，最重要的是肾和肝胆。

一、肾排泄

（一）肾脏与排泄相关的组织结构

肾脏在消除各种亲水性化学异物如药物、毒物和内源性化合物中起着非常重要的作用。它建立了高容量的转运系统，防止滤过的营养物、电解质从尿中丢失，同时，肾小管又能分泌各种有机离子。识别和确定有机阳离子和阴离子转运蛋白特征的工作已经在分子水平上取得了进展。肾脏中与排泄有关的最基本的组织结构是肾单位，它是由肾小球、近曲小管、髓袢、远曲小管和集合管组成，在排泄中各有其相应的功能。

（二）肾小球滤过作用

肾小球是毛细血管小球，毛细血管壁上有很多小孔，以膜孔滤过的方式进行转运。当药物与血浆蛋白结合时，不能被滤过。滤液中的药物浓度与血浆中的药物浓度相等。如果药物从肾小球滤过，并全部从尿中排出，则排泄率与滤过率相等。一般常以单位时间内菊粉的清除率表示肾小球的滤过率。清除率是以在单位时间多少容积血浆内的药物被清除掉来表示的。因此，可用下式计算滤过率：

$$GFR = Uin \cdot V/Pin$$

其中，GFR 为肾小球滤过率，Uin 为尿中菊粉浓度，Pin 为血中菊粉浓度，V 为每分钟尿量。

（三）肾小管主动分泌作用

主动分泌主要发生在近曲小管，通过此作用可将某些药物排到尿内。因此，有主动分泌参与时，药物的排泄率会大于肾小球滤过率。现已证明，在肾小管细胞，ATP 依赖的主动转运蛋白如 MDR1/P-糖蛋白和多药耐药蛋白 MDP 基因家族具有对疏水性分子和阴离子结合物排出的功能。

（四）肾小管的重吸收

重吸收发生在近曲和远曲小管，通过此作用可将某些物质重新回收到血液中来。因此，有重吸收存在时，物质的排泄率会小于肾小球滤过率。重吸收包括两种方式，即主动重吸收和被动重吸收。

1. 主动重吸收　发生在近曲小管。被重吸收的物质主要有葡萄糖、氨基酸、维生素和电解质等。

2. 被动重吸收　发生在远曲小管。被重吸收的物质主要是外源性物质。脂溶性高的物质易被重吸收。另外，尿液的流速和 pH 也影响重吸收。

另外有证明认为，肽类药物跨过刷毛缘膜的重吸收好像是由两个不同的 H^+/肽共转运蛋白 PEPT1 和 PEPT2 介导的。

二、胆汁排泄

肝脏是物质代谢的器官，也是胆汁生成和分泌的器官。肝细胞与毛细胆管相连，毛细胆管逐渐汇集成胆管，流出的胆汁贮存在胆囊中，根据需要再由胆总管排入十二指肠。药物一般以原形药和代谢产物的形式进入胆汁。在肝清除中，通过肝细胞膜是一个关键的参数，包括不同的载体介导的系统。肝窦摄取化合物通过了不同的转运蛋白，如 Na^+依赖的或 Na^+不依赖的阴离子转运蛋白和某些阳离子转运蛋白。胆汁消除阴离子化合物，包括谷胱甘肽 S-结合物，是由 MRP2 介导的。胆盐排泄是通过胆盐排出泵（BSEP），Ⅰ型 P-糖蛋白涉及两性阳离子药物的分泌，而Ⅱ型 P-糖蛋白是一个磷脂的转运蛋白。

药物自肝胆的排泄与肾排泄相似，也可用胆汁清除率来表示。

$$BCR = V \cdot B/P$$

其中，BCR 为胆汁清除率，V 为胆汁流量，B 为胆汁内药物浓度，P 为血浆中药物浓度。

当 B/P≤1 时，多为被动扩散，如葡萄糖、甘露糖、菊粉等。当 B/P>1 时，为主动转运，如丙磺舒、磺溴酞、四环素等。胆汁是药物代谢产物消除的主要器官，尤其是水溶性强的结合产物，如葡萄糖醛酸、甘氨酸或硫酸的结合物。

三、肠肝循环

药物由胆汁排出，在肠道运行中重新被吸收，称为肠肝循环（enterohepatic circulation）。肠肝循环经常表现出药-时曲线的多峰现象和较长的表观半衰期。可以进入肠肝循环的化学物质有很多，包括一些内源性物质，如胆酸、叶酸、雌激素、维生素 D 等，和很多药物，如吲哚美辛、吗啡等。药物和代谢产物的结合形式需经过葡萄糖醛酸酶或硫酸脂酶将结合物分解后，其游离型才能被肠道重吸收。

四、肠排泄

这里所述的肠排泄，不是指药物在口服后经过消化道未被吸收时的排泄，而是指采用其他给药途径时，药物由肠道排出的情况。例如，给大鼠腹腔注射 ^{14}C 标记的苯妥英钠类似物 bis-tri-fluoromethyl phenylhydantoin 10mg/kg，在 2 周时间内，尿中累积排泄不足给药量的 0.5%，而粪中累积排泄占给药量的 94%，胆汁在 4 小时内仅排出给药量的 0.5%，表明肠排泄是该药排泄的一个主要的途径。研究表明，药物从血液进入肠道包括了主动和被动转运过程。被动转运依赖浆膜和黏膜侧的浓度梯度，排泄的程度由药物血清蛋白结合率、分布容积、亲脂性、pK_a、分子大小、肠血流速率决定的。主动转运即涉及 P-糖蛋白，有机阳离子和有机阴离子转运蛋白。肠分泌系统降低了药物的吸收程度。另一方面，又是利于有害物质排出的一个措施。

五、肺排泄

药物肺排泄一般发生在气体或挥发性药物，排泄速率取决于挥发性药物的溶解度，如果药物在血液中溶解度较大，则不易排出。另外，肺本身的血流量和呼吸速率也影响药物的排出。

第七节　新药开发中的药物代谢研究

在申报西药一类新药临床研究时，药物代谢研究资料是一个重要的资料。新药临床前研究指导原则中指出：临床前药代动力学研究的目的，在于揭示新药在动物体内的动态变化规律，阐明药物吸收、分布、代谢和排泄的过程和特点，并根据数学模型提供重要的药代动力学参数，为在动物进行药理学和毒理学研究，以及为临床合理用药的安全性和有效性研究提供依据。

一、新药申报中药代动力学资料的研究内容和要求

（一）血浆药-时曲线

血浆药-时曲线：动物给药以后，以给药一刻作为零时开始计算，在事先设定的时间点采血，然后测定每次所取的血浆中的药物浓度；以时间作为横坐标、以血浆药物浓度的对数值作为纵坐标描绘的曲线。取血的时间设计，不同的药物是各不相同的，要包括整个吸收、分布和消除过程。通常要取 9~13 个时间点，即吸收相 2~3 点，分布相 2~3 点，消除相3~4 点。全程要达到 3~5 个半衰期或测定到血浆浓度为峰浓度的 1/10 时。

根据测定的数据，可采用房室模型或非房室模型的方法计算药代动力学参数。

（二）组织分布

组织分布：动物给药以后，以给药一刻作为零时开始计算，在事先设定的时间点处死动物，取出心、肝、肾、脾、肺、脑、胃、肠、子宫或睾丸、肌肉、脂肪等器官和组织，然后测定其单位质量的药物含量。一般在吸收相、分布相和消除相各选一个时间点。

（三）血浆蛋白结合率

血浆蛋白结合率：血浆与其中的药物在一起放置足够的时间，游离药物与结合药物达到平衡后，结合药物占药物总量的百分率。至少要测定 3 个浓度的血浆蛋白结合率。

（四）排泄

排泄分为粪尿排泄和胆汁排泄。

粪尿排泄：动物给药后，放入代谢笼内，按设定的时间间隔分别收集粪和尿，测定体积或重量，并测定药物的含量。

胆汁排泄：动物（一般是大鼠）事先固定在实验板上，手术进行胆管插管，将胆汁引流到容器，给药后，按设定时间收集胆汁，测定体积和药物含量。从而计算出药物在每种途径中的排泄速率和数量。

（五）代谢物

当原形药的排泄百分率低于给药量的 50%时，需要对代谢物进行初步实验，探明可能存在几个代谢产物，在申报生产前要尽可能确定其结构。

（六）对药物代谢酶活性的影响

创新药物，应观察药物对细胞色素 P450 同工酶是否具有诱导作用和抑制作用。在临床前阶段可以用底物法观察对动物和人肝微粒体 P450 酶的抑制作用。药物对酶的诱导作用可观察整体动物多次给药后的肝 P450 酶或在药物反复作用后的肝细胞 P450 酶

活性的变化。

二、药物代谢研究的早期介入

如前所述，在整个新药开发过程中，因药物代谢问题而遭淘汰的药物占有相当大的比率，因此，现在药物开发的逻辑转向"失败的早-失败的廉价"的观点，很多大型制药公司将药物代谢转化和药代动力学研究由新药开发阶段转入发现新药阶段，在早期即进行药物代谢的筛选，并依据药物代谢的结果改造药物的结构。为了节省费用和时间，这种早期筛选一般采用虚拟筛选和体外筛选的方式。

三、对新药非临床药物代谢研究要求的新趋势

《化学药物非临床药代动力学研究技术指导原则》指出："本指导原则是供研制单位在进行化学药品新药的非临床药代动力学研究时参考，而不是新药申报的条框要求。研制单位可根据不同药品的特点，参考本指导原则，科学合理地进行试验设计，并对试验结果进行综合评价。"这段文字表明新药进入临床试验前，对其非临床药物代谢研究资料有了更高的要求。研究资料不再是千篇一律地罗列药物代谢数据，而是要突出新药自身的特点。不同系统的药物在药物代谢方面可能有不同的侧重，如药物在药效靶器官的含量，对中枢神经系统的药物可能更关心其透过血脑屏障的能力，对抗肿瘤药物可能更注重其分布到肿瘤的数量。再如药物在毒性靶器官的含量，可能涉及在治疗剂量下是否产生毒性以及毒性高低的问题。另外，综合分析要求数据之间能够相互印证。生物利用度不高的药物应探明是什么原因，是吸收不佳，还是代谢过快？总之，应能够尽量把相关的问题解释清楚，为更安全合理地进行临床研究提供依据。

（王文杰）

参 考 文 献

[1] 彭司勋. 中国药学年鉴（2000）. 北京：北京科学技术出版社，2001，27-31.

[2] Caldwell J，Gardner I，Swales N. An introduction to drug disposition：the basic principles of absorption，distribution，metabolism，and excretion. Toxicol Pathol，1995，23（2）：102-114.

[3] Kaniwa N，Ogata H，Aoygi N，Takeda Y，Uchiyama M. Power analyses of moment analysis parameter in bioequivalence tests. J Pharm Sci，1989，78（12）：1020-1024.

[4] Juinn Huei Liu，Yuichi Sugiyama，Shoji Awagum，et al. In vitro and in vivo evaluation of the tissue to blood partition coefficient for pharmacokinetic models. J Pharmacokin Biopharm，1982，10（6）：637-647.

[5] Labrecque G，Belanger PM. Biological rhythms in the absorption，distribution，metabolism and excretion of drugs. Pharmac Ther，1991，52：95-107.

[6] Mager DE，Jusko WJ. Development of translational pharmacokinetic-pharmacodynamic models. Clin Pharmacol Ther，2008，83（6）：909-912.

[7] DRH Huntjens，Danhof M，OE Della Pasqua. Pharmacokinetic-pharmacodynamic correlations and biomarkers in the development of COX-2 inhibitors. Rheumatology，2005，44：846-859.

[8] Pawel Baranczewski，Andrzej Stanczak，Kathrin Sundberg，et al. Introduction to in vitro estimation of metabolic stability and drug interactions of new chemical entities in drug discovery and development. Pharmacological reports，2006，58：453-472.

[9] Pereira DA, Williams JA. Historical perspectives in pharmacology: Origin and evolution of high throughput screening. B J Pharmacol, 2007, 152: 53-61.
[10] Ekins S, Mestres J, Testa B. In silico pharmacology for drug discovery: methods for virtual ligand screening and profiling. B J Pharmacol, 2007, 152: 9-20.
[11] Ekins S, Mestres J, Testa B. In silico pharmacology for drug discovery: applications to targets and beyond. B J Pharmacol, 2007, 152: 21-37.
[12] Tsuneo Omura. Forty years of cytochrome P450. Biochem Biophys Res Commun, 1999, 266: 690-698.
[13] Ensom MH, Chang TK, Patel P. Pharmacogenetics: the therapeutic drug monitoring of the future? Clin Pharmacokinet, 2001, 40 (11): 783-802.
[14] 宋今丹. 医学细胞生物学. 北京：人民卫生出版社，1997，41-77.
[15] 宋振玉. 药物代谢研究. 北京：人民卫生出版社，1990，9-25.
[16] Olavi Pelkonen, Alan R Boobis, Ursula Gundert-Remy. In vitro prediction of gastrointestinal absorption and bioavailability: an experts' meeting report. Eur J Clin Pharmacol, 2002, 57 (9): 621-629.
[17] Hathcock JN. Metabolic mechanisms of drug-nutrient interactions. Fed Proc, 1985, 44 (1Pt1): 124-129.
[18] Van Asperen J, Van Tellingen O, Beijnen JH. The pharmacological role of P-glycoprotein in the intestinal epithelium. Pharmacol Res, 1998, 37 (6): 429-435.
[19] Pond SM, Tozer TN. First-pass elimination. Basic concepts and clinical consequences. Clin Pharmacokinet, 1984, 9 (1): 1-25.
[20] Lin JH. Species similarities and differences in pharmacokinetics. Drug Metabo Dispos, 1995, 23 (10): 1008-1021.
[21] Milsap RI, Jusko WJ. Pharmacokinetics in the infant. Environ Health Perspect, 1994, 102 (Suppl11): 107-110.
[22] Cohen JL. Pharmacokinetic changes in aging. Am J Med, 1986, 80 (5A): 31-38.
[23] Routledge PA. Pharmacokinetics in children. J Antimicrob chemother, 1994, 34 (SupplA): 19-24.
[24] Grandison MK, Boudinot FD. Age-related changes in protein binding od drugs: implications for therapy. Clin Pharmacokinet, 2000, 38 (3): 271-290.
[25] Widdicombe J. Drug uptake from the airways and lungs. Indian J Pharmacol, 1998, 42 (1): 3-14.
[26] Abraham M H, Takacs-Novak K, Mitchell. On the partition of ampholytes: application to blood-brain distribution. J Pharm Sci, 1997, 86: 310-315.
[27] Fischer H, Gottschlich R, Seelig A. A blood-brain barrier permeation: Molecular parameters governing passive diffusion. J Membr Biol, 1998, 165: 201-211.
[28] Vadivel Ganapathy, Puttur D Prasad, Malliga E Ganapathy, et al. Placental transporters relevant to drug distribution across the maternal-fetal interface. J Pharmacol Exp Ther, 2000, 294 (2): 413-420.
[29] 宋振玉. 药物代谢研究. 北京：人民卫生出版社，1990，26-50.
[30] Anzenbacher P, Anzenbacherova E. Cytochromes P450 and metabolism of xenobiotics. CMLS Cellular and Molecular Life Sciences, 2001, 58: 737-747.
[31] 宋振玉. 药物代谢研究. 北京：人民卫生出版社，1990，51-67.
[32] Ken-ichi Inui, Satohiro Masuda, Hideyuki Saito. Cellular and molecular aspects of drug transport in kidney. Kidney International, 2000, 58: 944-958.
[33] Masereeuw R, Russel FG. Mechanisms and clinical implications od renal drug excretion. Drug Metab Rev,

2001, 33 (3-4): 299-351.

[34] Lecureur V, Courtois A, Payen L, et al. Expression and regulation of hepatic drug and bile acid transporters. Toxicology, 2000, 153 (1-3): 203-219.

[35] Roberts MS, Magnusson BM, Burczynski FJ, et al. Enterohepatic circulation: physiological, pharmacokinetic and clinical implications. Clin Pharmacokinet, 2002, 41 (10): 751-790.

[36] Arimori K, Nakano M. Drug exsorption from blood into the gastrointestinal tract. Pharm Res, 1998, 15 (3): 371-376.

[37] 中华人民共和国卫生部药政局. 新药（西药）临床前研究指导原则汇编. 北京: 39-42.

[38] Ekins S, Ring BJ, Grace J, et al. Present and future in vitro approaches for drug metabolism. J Pharmacol Toxicol Methods, 2000, 44 (1): 313-324.

[39] Smith DA, Van de Waterbeemd H. Pharmacokinetics and metabolism in early drug discovery. Curr Opin Chem Biol, 1999, 3 (4): 373-378.

[40] Han Van de Waterbeemd, Dennis A Smith, Kevin Beaumont, et al. Property-based design: optimization of drug absorption and pharmacokinetics. J Med Chem, 2001, 44 (9): 1313-1333.

第八章　药代动力学与新药研究

药物的疗效和毒性与其体内生物转化过程密切相关。药代动力学（pharmacodynamics）是用数学方式定量地研究药物在体内吸收（absorption）、分布（distribution）、排泄（excretion）和转化（biotransformation）的动态过程，尤其是按照用药后血药浓度变化的规律，将机体模拟为数学模型，以药代动力学参数反映机体对药物的处置（disposition）。

自 1924 年 Widmark 和 Tandberg 提出药代动力学分室概念以来，药代动力学的研究随着计算机的广泛应用和新药开发的需要而迅速发展。与此同时，高效、微量的化学和生物学分析技术明显提高了生物样品中（体液、组织、脏器及排泄物）药物及代谢产物检测的灵敏度和结构鉴定的准确性。目前，药代动力学研究不仅可以描绘药物和其他化学物质在动物和人体内的变化规律，同时在新药研究过程中指导先导物的设计和药代特性早期评价、优选给药途径、药物剂型的改进等方面也具有重要意义。本章将就药代动力学的基本参数及房室模型分析，药代动力学与药效动力学，药代动力学与临床用药以及药物代谢研究在新药开发中的作用等方面作一简述。

第一节　药代动力学的重要参数及意义

药代动力学研究的特点是将机体转运机制相似的部位归于同一房室，以便于分析药物在体内的转运规律。房室（compartment）只是便于分析用的抽象概念，可代表动力学特性不同的药物“储存库”，其划分不受各部位解剖位置和功能的限制，而主要与膜的通透性、器官组织的血流量、药物与组织的亲和力等密切相关。药物进入体内后如立即均匀分布在体液和组织中，此时整个机体可被看做单一房室，称作“一室模型”。大多数药物在体内的过程属于“二室模型”即药物进入体内瞬间均匀地分布到“中央室”（全血和血流供应充盈的组织及体液）和较慢地分布到周边室（血供少，药物不易进入的组织）。此外，较复杂的“三室模型”则是一个中央室连接两个周边室。因此，在药代动力学研究中首先要确定房室模型，并求算反映药物吸收、生物转化、消除等体内动态过程的理化常数，以分析药物在体内的生物转化规律。目前常用的药代动力学参数包括：

一、生物半衰期

生物半衰期（biological half life，$t_{1/2}$）是指药物在体内消除半量所需的时间，可从测定血浆或血清中药物浓度的衰变求出。生物半衰期可反映药物自体内消除（生物转化和排泄）的快慢程度，是临床确定给药次数和间隔的重要依据之一。此外，半衰期还可反映消除器官的功能（肝的生物转化和肾的排泄），以调整临床给药方案。表示公式如下：

$$t_{1/2}=\frac{0.693}{K_e}$$

K_e为速率常数。

二、表观分布容积

假定药物均匀地分布在各组织和体液中，其浓度与血浆中相同，将药物分布的体积称为表观分布容积（apparent volume of distribution，V_d）。此参数不具备直接的生理意义和真正体积，但可反映药物分布的广泛程度和与组织的结合程度。表示公式如下：

$$V_d=\frac{A}{AUC\cdot K_e}$$

其中A为体内药量，AUC为药时曲线下面积，K_e为速率常数。

三、血药浓度-时间曲线下的面积

血药浓度-时间曲线下的面积（AUC）是指血药浓度对时间作图后所得曲线下的面积，可用梯形法和样条函数法计算。该参数是计算生物利用度和其他动力学参数的重要基础。

四、生物利用度

生物利用度（bioavailability）是指药物以活性形式进入血液循环后的速度和相对量，也就是药物的吸收程度。目前均采用血药浓度作为生物利用度的指标，即通过比较静脉和口服血药浓度或尿药浓度加以测定。同一药物静脉注射和血管外用药的AUC之比称为绝对生物利用度，实验药物与临床应用的标准品相比时称为相对生物利用度，可用下列公式表示：

（一）绝对生物利用度

静脉和口服剂量相同时：

$$F(\text{生物利用度})=\frac{AUC_{po}}{AUC_{iv}}\times 100\%$$

静脉和口服剂量不同时：

$$F=\frac{D_{iv}\cdot AUC_{po}}{D_{po}\cdot AUC_{iv}}\times 100\%$$

其中D_{iv}为静脉给药剂量，D_{po}为口服给药剂量，AUC_{po}为口服给药后AUC，AUC_{iv}为静脉给药后AUC。

应用尿药（Au）数据时可根据下式计算：

$$F=\frac{Au_{po}}{Au_{iv}}\times 100\%$$

（二）相对生物利用度（Fr）

$$Fr=\frac{D_1\cdot AUC_2}{D_2\cdot AUC_1}$$

其中 D_1 为标准制剂给药剂量，AUC_2 为实验制剂 AUC，D_2 为实验制剂给药剂量，AUC_1 为标准制剂 AUC。

五、体内总清除率

体内总清除率（total body clearance，TBCL）是单位时间内从体内清除的表观分布容积，相当于代谢清除率和肾清除率之和，被视为能够正确估算药物清除率的惟一参数，表示公式如下：

$$TCBL=\frac{A}{AUC}$$

其中 A 为体内药量，AUC 为药时曲线下面积。

六、平均稳态血浆浓度

目前临床常用的药物大部分是多次给药，并固定给药间隔和剂量，使得体内药物和血浆中药物浓度水平达到稳态（steady state，SS），即任一剂量间隔内的血药浓度-时间曲线都相同。如药物可被完全吸收或利用，给药时间间隔等于半衰期时，4~6 个半衰期后就可达到稳态，此时药物不易发生蓄积现象。如给药间隔短于半衰期的 1.4 倍，药物将在体内蓄积。Wagner 等提出的表示公式如下：

$$C_{ss}=\frac{AUC}{t}$$

其中 C_{ss} 为平均稳态血药浓度，t 为两次给药间隔时间，AUC 为药时曲线下面积。

七、肝脏首过效应

口服给药时，药物可通过门静脉进入肝脏，部分药物可被肝脏的药酶代谢或与肝组织蛋白结合，使原形药进入体循环的药量少于吸收量，称为首过效应（first pass effect）。首过效应的程度可用 Gibaldi 等的公式表示：

$$R=1-\frac{D_{iv}}{AUC_{iv}}\cdot Q$$

其中 R 为口服 AUC 与静脉 AUC 之比，D_{iv} 为静脉给药剂量，AUC_{iv} 为静脉给药后 AUC，Q 为血流通过肝脏的流速。

第二节 药代动力学与药效动力学

药代动力学和药效动力学（pharmacodynamic）是按时间同步进行的两个密切相关的动力学过程。如前所述，药代动力学主要是研究药物在体内的吸收、分布、排泄和生物转化的经时过程，可用常见的 N-室线形乳突模型（linear mammillary model）来描述。药效动力学则是研究药物的浓度和效应之间的关系，如直接测定受体部位的药物浓度较为困难，但根据该部位浓度和血药浓度有一定的相关性，可利用血药浓度和效应的关系建立相应的数学模型，包括线形模型、对数线形模型、最大效应 E_{max} 模型、S 形 E_{max} 效应模型，药物抑制性

E_{max}模型和药物兴奋性E_{max}模型，其中以S形E_{max}效应模型最为常用。

以往在某些药物的体内研究中发现，如强心苷静注后，药理效应需要经过一定时间才逐步出现，提示从起效到达峰效应有一时间过程，并估算出达峰效应的时间从最小的毒毛花苷（12min）到地高辛（12h）不等。Sheiner等由此提出药物浓度在效应部位和房室之间平衡前存在速率过程，并在传统房室模型基础上增添作用部位的效应室，构成药代动力学和药效动力学结合模型［Combined Pharmacokinetics and Pharmacodynamic（PK-PD）models］。PK-PD模型模式图见图8-1。

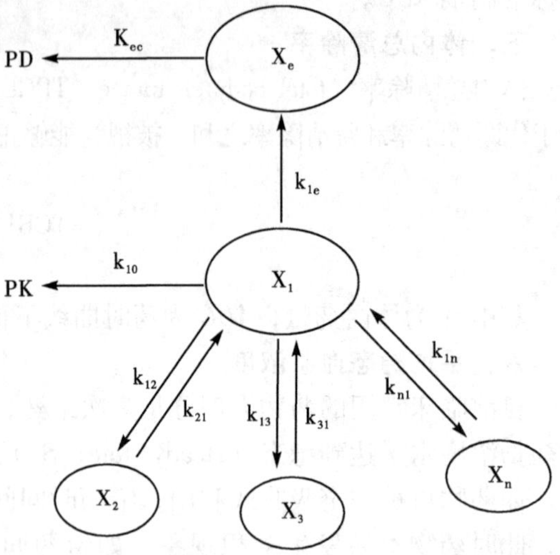

图8-1　药代动力学/药效动力学结合模型

Colburn根据传统的线形三个房室模型和不同的输入方式，效应室连接中央室或外周室等因素组合建立的函数式，定量描述效应-浓度-时间的关系，估算出PK-PD参数，其中常用的效应室浓度C_e的函数式如下所示：

$$\text{静注一房室}\ C_e = \frac{k_{eo}X_o}{V}\left[\frac{e^{-kt}}{(k_{eo}-K)} + \frac{e^{-k_{eo}t}}{(K-k_{eo})}\right]$$

$$\text{二房室}\ C_e = \frac{k_{eo}X_o}{V_c}\left[\frac{(k_{21}-\alpha)}{(\beta-\alpha)(k_{eo}-\alpha)}e^{-\alpha t} + \frac{(k_{21}-\beta)}{(\alpha-\beta)(k_{eo}-\beta)}e^{-\beta t} + \frac{(k_{21}-k_{eo})}{(\alpha-k_{eo})(\beta-k_{eo})}e^{-k_{eo}t}\right]$$

$$\text{一级吸收一房室}\ C_e = \frac{k_{eo}k_aFX_o}{V}\left[\frac{e^{-Kt}}{(k_a-K)(k_{eo}-K)} + \frac{e^{-k_at}}{(K-k_a)(k_{eo}-k_a)} + \frac{e^{-k_{eo}t}}{(K-k_{eo})(k_a-k_{eo})}\right]$$

$$\text{零级过程一房室}\ C_e = \frac{k_{eo}k_o}{V}\left[\frac{(e^{KT}-1)e^{-Kt}}{K(k_{eo}-K)} + \frac{(e^{k_{eo}T}-1)e^{-k_{eo}t}}{k_{eo}(K-k_{eo})}\right]$$

$$\text{二房室}\ C_e = \frac{k_{eo}k_o}{V_c}\left[\frac{(k_{21}-\alpha)(e^{aT}-1)e^{-\alpha t}}{\alpha(\beta-\alpha)(k_{eo}-\alpha)}\right.$$

$$+\frac{(k_{21}-\beta)(e^{\beta T}-1)e^{-\beta t}}{\beta(\alpha-\beta)(k_{eo}-\beta)}+\frac{(k_{21}-k_{eo})(e^{k_{eo}T}-1)e^{-k_{eo}t}}{k_{eo}(\alpha-k_{eo})(\beta-k_{eo})}\Bigg]$$

将 C_e 代入 Hill 方程，将得到效应-浓度关系式：

$$E=\frac{E_{max}C_e^{\ s}}{EC_{e50}^{\ s}+C_e^{\ s}}$$

健康志愿者口服和静脉注射药物 pimopendan［4, 5-dihydro-6-2-(4-methoxyphenyl)-1H-ben-zimidazole-5-yl-5-methyl-3（2H)-pyridazinone，pimo］后用 PK-PD 模型的模拟曲线求得的参数如 k_{eo}，EC_{50}，E_{max} 等见表 8-1。

表 8-1　8 名健康志愿者口服和静脉注射 pimo 后血浆和红细胞中 PK-PD 模型参数

参数	单位	血浆(Mean±S.E.)		红细胞（Mean±S. E.）	
		(+)-pimo	(−)-pimo	(+)-pimo	(−)-pimo
po					
K_{eo} [a]	1/h	0.33±0.07	0.33±0.06	0.35±0.07	0.30±0.07
n		2.43±0.57	2.37±0.57	2.62±0.85	2.23±0.51
C_{e50}	ng/ml	6.54±1.35	6.64±1.35	34.62±6.30	39.01±6.38
E_{max}	cm	2.60±0.51	2.30±0.13	2.16±0.42	1.75±0.34
E_0	cm	3.36±0.13	3.36±0.13	3.35±0.12	3.39±0.11
$E_{0(obs)}$ [b]	cm	3.45±0.11	3.45±0.11	3.45±0.11	3.45±0.11
$T_{max(e)}$ [c]	h	3.51±0.39	3.58±0.39	3.56±0.38	3.86±0.41
T_{max} [d]	h	1.23±0.18	1.24±0.17	1.14±0.19	1.15±0.19
T_{max} [e]	h	2.28±0.28	2.34±0.27	2.42±0.32	2.71±0.38
iv					
K_{eo}	1/h	0.18±0.03	0.19±0.04*	0.17±0.01	0.19±0.02
n		4.38±1.02	4.92±1.33	5.33±1.21	6.32±1.27*
C_{e50}	ng/ml	5.54±1.10	5.54±1.30	27.79±6.48	37.31±6.12
E_{max}	cm	2.28±0.66	2.17±0.58	2.71±0.71	1.51±0.38
E_0	cm	3.20±0.09	3.20±0.08	3.19±0.09	3.18±0.09
$E_{0(obs)}$	cm	3.22±0.09	3.22±0.09	3.22±0.09	3.22±0.09
$T_{max(e)}$	h	3.07±0.25	3.45±0.55	3.12±0.36	3.09±0.25

PK-PD 模型的应用不仅可以通过药代动力学参数反映药物在体内的处置特性，同时也可推论产生效应的受体和作用部位的药物浓度，定量地反映药物浓度和效应的关系。上述研究对于探讨临床疗效异常的原因如个体差异、病理状态的影响、合并用药时药物相互作用和制订合理给药方案均具有重要的意义。

第三节　药代动力学与临床用药

如前所述，临床前药代动力学研究的主要目的是为临床选择最佳药物剂量和给药途径、给药间隔时间和剂型提供参考数据，以达到临床安全、有效的用药需求。药物在临床使用过程中的药代动力学研究则可进一步为不同用药人群（个体差异、长期用药、病理状态、遗传多态性等）提供个体化用药方案，以达到提高疗效、减少不良反应和毒性的临床效果。

一、给药间隔的选择

血浆半衰期可作为确定给药次数，预计达到稳态时间和停药后消除时间的重要参考。常用药物按其半衰期长短主要可分为四类：①超快消除：$t_{1/2}\leqslant 1h$，此类药物给药次数较频繁，对于治疗指数大的药物以静脉给药为宜；②快速消除：$t_{1/2}=1\sim 4h$，此类药物给药次数和途径与超快消除类药物相似；③中等消除：$t_{1/2}=4\sim 8h$，此类药物多取半衰期作为给药间隔；④慢或极慢消除：$t_{1/2}>8h$，可每日给药一次。

给药间隔时间对于维持稳定的有效血药浓度，减少毒性极为重要。按照一般药代动力学规律，以 $t_{1/2}$ 为间隔时间恒量恒速给药，4~6 个半衰期多可达到稳态。临床通常使用的剂量间隔约等于一个血浆半衰期，但对于半衰期过短和过长的药物，则可能出现给药过频或血浆药物浓度波动，因此还需结合具体药物而定。由于各种药物的半衰期相差较大，因此对于毒性小、半衰期短的药物可适当加大剂量，以便在半衰期末仍能维持一定的血药浓度。

二、给药途径及剂型的选择

药物的吸收速率和生物利用度是选择和改进临床药物剂型和给药途径的重要参数，也直接关系到药效出现的时间和强度。

口服给药是临床最常用的给药方式，但某些药物因存在不吸收或吸收缓慢不规则、胃肠道破坏或局部刺激以及肝脏首过效应等问题均可影响疗效。此外，细胞色素 P450 3A（Cytochrome P450 3A，CYP3A）与 P-糖蛋白（P-glucoprotein）在肠道相互作用也是影响药物生物利用度的重要因素。

口服药物在肠道首先经被动扩散进入吸收细胞。进入吸收细胞的药物可能有三种去向：①被 P-糖蛋白泵出再次回到肠道；②被吸收细胞中的 CYP3A 代谢；③进一步吸收进入门静脉。由于被主动转运回肠道的药物进入下一段肠道后可再次以被动扩散吸收进入吸收细胞，因此在吸收细胞和肠腔之间产生循环，导致存于肠壁的 CYP3A 有更多机会与药物分子接触，增加药物代谢的机会，同时也增加了药物以未经代谢的原型分子形式直接从肠道排出体外的概率。

如对健康志愿者口服吸收环孢素的研究结果显示，14%的药物没有吸收或者被 P-糖蛋白泵回肠道，51%的药物在肠壁的吸收细胞中被代谢，而肝脏首过效应中药物损失仅 8%。

可见肠道 CYP3A 和 P-糖蛋白参与的首过效应不容忽视。

与此相反，某些药物不易吸收的特性也可用于胃肠道给药，发挥局部作用，如抗酸药、泻药、肠道抗菌药等。

舌下给药由于黏膜吸收快，可直接进入体循环，避免胃肠道消化酶和酸碱度的破坏以及肝脏首过效应，适用于用药量较小的药物。

气体和挥发性药物可用于吸入给药。由于肺泡毛细血管丰富，总面积大，气态药物经肺的吸收速率仅次于静脉注射。

三、临床用药个体化

由于不同种族、性别、营养状态、病理状态、长期用药和合并用药后的药物体内过程可能存在明显差异，因此可借助血药浓度测定以确定不同用药个体产生最佳疗效和最小毒性的合适剂量，多见于治疗指数低的药物（如强心苷或抗心律失常药等）、肝肾功能损伤者、长期用药和合并用药等。

第四节　药物代谢与新药开发

药物代谢是新药研究和开发过程中不可缺少的重要环节，可为新药研究的不同阶段，包括先导化合物的代谢特性优选、体内药代动力学（了解药物的体内过程和活性形式）、临床合理用药（选择最佳有效剂量、给药途径、最佳剂型、合并用药的安全性和个体化用药）提供重要的理论依据。

通常新药研究的过程可分为药物设计和新药开发两个阶段。药物设计包括：①针对某一特定治疗靶点设计先导化合物；②根据先导化合物的药理、毒理及代谢等特性进行结构改造以获得结构新颖、高效低毒、药代特性优良的候选物。新药开发阶段则主要对候选物进行系统的体内外药效、药代动力学及毒性评价。药物代谢研究在上述新药研发的不同阶段均发挥着重要作用。某些药物由于代谢过快可导致生物利用度下降和消除过快，而代谢生成的活性代谢产物可进一步影响药效和产生毒性。因此，在新药设计阶段可针对先导化合物代谢过快或生成毒性代谢物的特性进行结构改造以获得安全稳定的候选物，使之具有更大的开发价值，也可合成有效代谢物或模拟有效代谢物的结构以获得新的候选物；而在新药开发阶段利用各种体外模型对候选物的代谢特性如药物代谢酶（drug metabolizing enzymes）的诱导/抑制、参与代谢的药酶种类、活性代谢物的生成等进行综合评价，对于预测合并用药时药物-药物相互作用尤为重要。同时可用不同种属的实验动物进行体内代谢研究，以预测药物在人体内的动力学特征和生物转化模式。

国外近期报告指出，新药研究过程中只有 10% 的新药候选物可进入市场，而大约 40% 的药物是由于无体内活性或药代动力学参数不佳而遭淘汰，因此，在新药研发早期优选药代特性优良的候选物进入后期开发至关重要。已知理想的药代特性包括：①较好的溶解性，便于口服吸收或制成注射剂型，以满足临床治疗的不同需求；②体内动力学过程最好符合预计给药途径和次数的线性药代动力学过程并能均衡清除，即原型药自肾脏和胆汁排泄；③应具有最佳的生物利用度和适当的血浆蛋白结合率，以便维持有效血药浓度；④生物转化过程最好是经多个药物代谢酶催化的氧化代谢，生成数目有限或无活性/毒性的代谢产物；⑤最小CYP/P-gP的抑制和诱导作用，减少药物相互作用及不良反应；⑥不经基因多态性药酶代谢以减少种属差异等。因此，在药物设计及新药开发早期将药效、毒性和药代特性进行同步分析将有助于获得安全、有效、药代特性优良的治疗药物，可降低候选药物的淘汰率，节省研究成本和缩短研究周期，提高新药的市场竞争力。

一、药物代谢与新药设计

以往研究表明，多个体外高活性的化合物由于不良的药代动力学特性在体内无效（如药物代谢速度过快导致药物作用时间过短或吸收不良），或由于活性代谢物产生的毒性而失去开发价值。因此，合理的药物设计应考虑到药物代谢途径及相关代谢特征，找出先导化合物的代谢“hot-spot”，对其结构进行改造，降低毒性或增加代谢稳定性。

1. 对先导药物进行化学改造，改善药理作用，降低毒性　通过对先导化合物进行结构改造，可使获得的新药候选物按照已知的代谢途径失活，或不代谢而以原形排出体外，提高药物的安全性，也可防止药物失活，提高药效。

（1）在体内不代谢或仅经水解酶代谢的药物设计：对先导药物进行结构改造可得到在体内不代谢或仅经水解酶代谢的候选物。由于这类药物可不经CYP P450酶系进行生物转化，避免了活性代谢物的产生而降低了药物毒性。如目前临床使用的骨吸收抑制剂双磷酸盐（bisphosphonates）就是由焦磷酸盐经结构改造获得。已知焦磷酸盐在体外可与磷酸钙牢固结合，抑制磷酸钙晶体的生成和溶解，但由于焦磷酸在体内到达病变位置前已被水解，因此体内无抑制骨吸收作用。对焦磷酸进行结构改造时发现当以P-C-P键代替焦磷酸的P-O-P键时可得到双磷酸盐，该化合物与焦磷酸有相似活性，但在动物或人体内都不被代谢，惟一的消除途径是肾排泄。又如短效μ阿片受体激动剂remifentanil（商品名Ultiva），其结构特点为甲基酯，90%以上在体内经酯酶水解代谢为无活性的酸性代谢物经尿液排出。通常，上述药物安全性较好，无明显系统毒性，在新药设计中很受欢迎。但由于体内药物代谢酶种类繁多，作用底物十分广泛，因此不经代谢的化合物很难得到，迄今仅存有限几例可供参考。

（2）对药物分子进行结构修饰，防止其失活：大部分药物进入体内经转化后活性可减弱甚至消失。若对药物分子进行化学修饰防止其快速失活，则可增加药物的作用。如临床常用的巯嘌呤（mercaptopurine）在体内易被氧化脱硫而失去药效，经结构改造保护巯基后，可得到巯唑嘌呤（azathioprine）。

2. 合成有效代谢物或模拟有效代谢物结构，以获得新的候选物　某些药物通过生物转化形成的代谢物仍有药理活性。由于这些代谢物通常与药物代谢Ⅱ相酶结合排出体外，与原型药相比可能安全性更高，因此可作为候选药物的来源之一，如对乙酯氨基酚（paracetamol）是非那西丁（phenacetin）的O-脱乙基代谢物，但对乙酯氨基酚较非那西丁镇痛作用更强，且不导致高铁血红蛋白血症及溶血性贫血。对乙酯氨基酚在体内主要与葡糖醛酸和硫酸形成结合物，在临床规定的用量范围内是很安全的。除药物代谢Ⅰ相酶催化的氧化-还原反应外，通过药物代谢Ⅱ相酶的共价结合反应也可产生有生物活性的代谢物，如吗啡-6葡萄糖醛酸（morphine-6-glucuronide）是比吗啡（morphine）本身强的μ阿片受体激动剂。此外米诺地尔（minoxidil）也是通过硫酸结合物在体内产生治疗作用。

由于需要进行代谢研究的新药一般都是已明确有一定生物活性的化合物，因此通过代谢研究发现的新药大多不是完全新类型的化合物，而多是通过对先导化合物进行结构改造以增加疗效或改善克服不良反应，这在新药开发中也是一个不可忽视的途径。

二、药物代谢与临床前研究

新药的临床前药代研究可分为候选物药代特性的早期评价和临床前系统的体内药代动力学研究。

（一）药物代谢特性的早期评价

以往传统的药代研究多为体内实验，即在完成了大量药效学实验后（研究中后期）才在整体动物上进行，导致实验周期相对较长，样品用量大，不能满足日益扩大的新药资源（如计算机辅助设计、组合化学、天然产物快速分离）的研究需要。此外，分析技术自动化和分辨率的滞后也限制了体内微量样品的测定。近年来，随着分子生物学和自动化微量分析技术的飞速发展，已相继建立了不同层次的药代快速体外评价体系，包括细胞和组织培养、亚细胞组分、纯化酶和转基因细胞、体外酶重组系统、生物膜等多种体外模型，结合高效、高分辨率、高灵敏度、自动化微量的分析方法，如 GC-MS-MS、LC-MS-MS、荧光和同位素标记等技术，对先导物的吸收和转运、药酶的抑制和诱导、药物相互作用、生物转化等特性进行多层次多角度的评价。体内也开展了组合给药和快速动力学研究模式，加速和提高了新药药代特性早期评价的研究水平和速度。

1. 药代特性的体外研究　目前常用的体外研究体系如表 8-2 所示。

表 8-2　临床前药代研究的体外模型

药代特征	体外模型
药酶诱导	培养肝细胞 HepG2 细胞 肝切片
代谢	肝细胞悬液 肝切片 高表达酶
酶抑制	亚细胞组分（微粒体） 高表达酶 肝细胞悬液
吸收	Caco 2 细胞 HT29-18-C1 细胞
基因多态性	高表达酶 亚细胞组分（微粒体）
代谢产物生产	亚细胞组分（微粒体） 高表达酶 肝切片 培养肝细胞

（1）溶解度和渗透性：药物的溶解度和渗透性是影响药物吸收的重要因素。目前多种单层细胞模型可用于评价药物自肠道的吸收和转运，包括 Caco-2、HT-29、T-84、MDCK-Ⅱ、LLC-PK1 等。以常用的 Caco-2 单层细胞模型为例，该模型可通过测定药物从黏膜侧到浆膜侧的透过和浆膜侧到黏膜侧的转运，计算渗透系数以反映药物的吸收和 P 糖蛋白的外排作用。由于细胞的培养条件、传代系数和 P-糖蛋白表达水平以及药物对 P-糖蛋白的作用等均可影响结果的可靠性，因此需要同时以已知药物（P-糖蛋白的底物和抑制剂）作为对照随行检测。此外，人工磷脂双层膜方法可在 96 孔板上进行，筛选效率明显提高。

（2）分布：药物能否通过血脑、血睾和胎盘屏障是作为评价作用于中枢神经系统药和抗病毒药能否到达靶位以及非中枢神经系统药物潜在不良反应的重要指标。由于评价中枢神经系统药物的体内药理模型实验周期较长，因此，只能作为二线和三线筛选模型。较理想的体外模型多用原代牛脑微血管内皮单层细胞模型。

（3）药酶诱导与抑制：药物对药酶的抑制作用是造成临床合并用药时药物-药物相互作用的主要原因，其后果是代谢受抑制的药物在作用增强的同时毒性反应增大，尤其是安全窗较窄的药物。因此，药物对药酶的抑制作用是评价药物能否进入开发阶段的重要指标之一。由于体内参与大多数临床药物代谢的酶系以 CYP450 为主，因此目前用于快速评价的主要药酶是细胞色素 P450 同工酶（如 CYP2D6、3A4 和 2C9 等），可用荧光法和 LC-MS-MS 测定探针药产物的生成以反映药物对单个酶的影响。此外，还可通过酶促动力学参数分析、增加反应时间、稀释和去除代谢产物等判断药物的直接抑制作用还是代谢后产生的可逆/不可逆的共价结合。如果药物对药酶有明显的抑制作用，则需计算其 IC_{50}，判断抑制作用的强弱，同时结合给药剂量和体内血药浓度，预测其临床意义。

药物对 CYP450 同工酶的诱导可加速自身和其他药物的体内代谢，导致药物疗效降低。因此药物是否诱导 CYP450 同工酶的研究也列入早期筛选。以往传统的药酶诱导评价多在研究后期的体内动物进行，用量大，由于种属差异也不能完全反映人体内的实际情况。与体内研究相比，体外人肝细胞培养体系则具有用量少，可直接反映人体内变化的优点而得到广泛应用。由于诱导时间较长（2 天），培养后还要进行酶活性和蛋白测定，较难进入高通量筛选。近期国内外已有不少新药研究部门建立了重组人源 CAR/PXR 启动子活性测定方法，反映药物对 CYP3A 的诱导机制。

（4）药代动力学特征：药代动力学特征是判断药物口服生物利用度和整体消除的重要参数。目前用于体外药代动力学的研究体系包括肝微粒体、人源 cDNA-高表达酶系、肝切片或肝细胞。多数模型可在 96 孔板上进行，用 LC-MS-MS 检测原型药物的消失或产物生成。上述方法的体内外相关性和研究系统中底物、辅助因子和酶活性等是直接评价结果是否客观的重要因素。

不同种属动物和人肝微粒体是最适合研究药物生物转化的体外研究体系，因为可同时收集大量代谢产物和确定参与药物代谢的同工酶类型。此外，肝切片和肝细胞由于既含药物代谢酶，也有某些辅助因子，因此可弥补肝微粒体的不足。

当然，由于体内还存在多种影响药代的因素如膜转运、非肝清除、血流量、蛋白结合以及组织分布等，整体动物还可收集胆汁、尿、血浆等体液，体内药代研究仍是不可替代的。

（5）药物代谢途径及相关酶鉴定：在药物代谢过程中，一种酶可催化药物的多种代谢反应；而多种同工酶或不同酶系统可能催化同一代谢反应。如抗组胺药特非那定（terfenadine）在人体内的N-脱烷基化和C-羟化反应都由CYP3A4催化，而丙米嗪（imipramine）在人肝微粒体中的脱甲基化反应则由CYP1A2和CYP3A4两种同工酶共同完成。药物代谢反应的这种复杂性是由药物代谢酶系统的多样性造成的。同样，多数手性药物的代谢有立体选择性，这也可能是由于不同的同工酶参与了不同对映体的代谢。如大鼠中*R*和*S*-美芬妥英（mephenytoin）的4个羟基化反应是立体选择性的，*S*和*R*-美芬妥英的4个羟基化分别由的CYP2C11和CYP3A1/2催化。药物由体外模型得到的代谢特征通常可一定程度地反映体内的代谢特性，因此可在新药开发的早期用人源细胞或酶系进行药物代谢的有关研究以确定药物在人体内可能的代谢特征。如体外实验常用肝切片系统，既保留了生理状态下药物进行生物转化时Ⅰ相和Ⅱ相反应所需的酶和辅助因子，而且与体内的代谢环境较为相似。除肝切片外，分离培养的肝细胞及高表达的代谢酶也经常用来进行体外药物代谢研究。

（6）药物-药物相互作用：由于临床不同类型疾病药物治疗的复杂性和长期用药的需求，联合用药已成常规。虽然新药研发单位新药上市前进行了系统的临床前及临床研究，但合并用药后的药物相互作用仍有发生。除遗传多态性和其他常见生理和病理因等因素造成的个体差异外，药物对药酶的抑制和诱导是造成药物-药物相互作用的主要原因。由于酶诱导作用是通过基因调控的方式并需要一定周期，因此表现为慢性的非直接作用。而酶抑制作用是通过可逆/不可逆的直接、快速作用，因此对体内药代动力学影响和随之导致的疗效/毒性改变尤为突出。此外，由于生物转化是许多药物消除的主要途径，因此当两种或多种药物经同一代谢酶代谢时，药物间则可能由于对药酶的竞争而发生相互作用。如当奥美拉唑（omeprazole）与地西泮（diazepam）合用时，由于二药皆由CYP2C19代谢，但与代谢酶的亲和力不同，因此在高代谢（extensive metabolizers，EM）人群中可见地西泮的血药浓度显著增加，导致严重的不良反应。

除药物代谢酶外，P-糖蛋白的诱导和抑制也是导致临床药物相互作用的另一重要因素。由于P-糖蛋白是体内参与药物首过效应的重要外排蛋白，其与CYP3A的联合作用可进一步加速药物的生物转化，因此药物对P-糖蛋白的抑制作用可直接影响药物的生物利用度。目前美国FDA已就基于药酶和P-糖蛋白的药物相互作用的研究给予明确的建议和指南，以提高临床药物相互作用的预测水平，减少由于合并用药导致的不良反应和毒性的发生。

2. 药物代谢特性的体内研究　组合体内给药是药物代谢体内研究的新思路，其作法是单个动物同时接受多个结构类似物的混合物，应用LC-MS-MS检测结构类物体内线性动力学过程，分析药物结构差异与药代动力学变化的规律。这种给药方式可大大提高体内给药的研究速度，避免体内外研究相关性的差异。不过，研究过程中不同代谢产物的相互干扰、药酶调控导致的药物相互作用以及多个药物原有药效和毒性对药代的影响均是研究中值得注意的问题。

体内药代研究的另一尝试是将血样收集时间缩短至6~8h，然后合并同一时间点的样品或合并所有时间点的样品，用 LC-MS 或生物学方法测定血药浓度，计算 *AUC*。此方法称为快速体内筛选，较适合口服系列化合物的药代动力学参数的评价。

3．虚拟筛选　根据以往对不同结构类型化合物的四个重要参数包括化合物分子量大小、log P、结构中氢键供体和受体的数目进行分析和统计，可初步总结出与药物溶解性和透过性可能相关的规律，即分子量>500，log P>5，氢键供体>5 和氢键受体>10。由于上述规律中的相关数字多为 5 或 5 的倍数，因此有人简称为“5”原则。虽然上述研究不需任何生物学实验过程，但需要大量结构分析的信息库作为依据，因此目前只能作为药物吸收特性的初步判断，还需要后续体外生物学研究进一步确以。

近年来细胞色素 P450 的分子模型已用来研究底物的作用部位，包括 2B、2C9、2C19、2D6 和 3A 等。不过，目前分子模型的研究还仅局限于药物设计阶段，不能用于药物筛选。

（二）临床前体内药代动力学研究

在新药临床前研究过程中，不仅要对药物的体外代谢、药效及机制等方面进行研究，同时要选定合适的动物种属进行体内实验。在新药报批时，药政管理机构需要申报者提供在动物体内对原型药或代谢物进行药理、毒理及代谢等研究的完整数据，并要确定临床应用的安全范围。因此，在体内实验过程中一定要选择与人有相似代谢特征的实验动物。

国内外新药审评部分对于新药系统临床前药代动力学研究均有明确而详细的指南，包括生物样品中药物检测方法学的建立及考察、实验动物的选择、血浆药代动力学/分布/排泄、血浆蛋白结合、生物转化途径及与药酶/P-糖蛋白相互作用等具体研究内容。下面仅就部分内容略作解释。

1．体内代谢产物的收集　代谢产物的收集与研究是药物代谢研究中最经典、同时也是十分有效的方法之一。由于药物最终会通过与原型药结构相关的一种或多种代谢物排出体外，因此，分离鉴定体内代谢产物可在一定程度上了解药物的生物转化途径。近年来，HPLC 及 GC-MS-MS，LC-MS-MS，LC-NMR 及 LC-MS-NMR 等高速、高效、高灵敏度的分析方法已广泛用于代谢产物的分析，可在检测出极微量代谢产物的同时鉴定代谢产物的结构。如果代谢产物具有一定的生物活性，还应同时进行活性代谢产物的体内动力学研究，全面了解药物的体内活性形式和代谢过程。同时根据代谢产物的结构进行修饰还有望新药的后续开发。

2．体内生化研究　近年来在分子水平对药物代谢酶已进行了越来越深入的研究，促使药物的体内代谢研究不仅局限于对代谢产物的分离鉴定，而且涉及参与药物代谢的酶学及相关基因分子生物学特征。在体内药物代谢研究的过程中可观察到，同一药物在不同种属、个体或性别动物体内代谢、药效及毒性可能存在很大差别，这是由于其药物代谢酶水平和组成的差异所致。以 CYP450 酶为例，目前在哺乳动物中已鉴别出 14 个 CYP450 基因家族。除 CYP450 酶系外，尿苷二磷酸葡萄糖醛酸转移酶（UGT）和羧酸酯酶也都是由不同同工酶构成的大家族，各同工酶的代谢活性有明显的种属差异。

同工酶学说可解释药物代谢过程中的种属差异及立体选择性代谢等现象。如氯沙坦（losartan）在大鼠和猴子体内分别经氧化及葡糖醛酸化反应进行代谢，而在人体内则产生几乎相等的氧化和葡糖醛酸化代谢物。同样，多数手性药物的立体选择性代谢也属此例。如口服抗凝药华法林（warfarin），临床用药为消旋体，但其代谢是立体选择性的。*S*-华法林在体内主要由 CYP2C9 催化代谢为 *S*-7-OH 华法林及一小部分 *S*-6-OH 华法林；而 *R*-华法林在体内则由 CYP1A2 和 CYP2C19 催化，主要代谢为 *R*-6-OH 华法林及一小部分 *R*-7 华法林。药物代谢过程中的性别多态性现象也可由同工酶学说来解释。

3. 预测人体内的代谢特征　在进入临床实验前，根据药物代谢的体外及动物体内特性可初步推断出药物在人体的代谢途径，并可定量（或半定量）估计药物各代谢途径的清除率。同时还应注意由于种族及环境等因素，即不同人群中药物代谢酶的基因构成可能存有较大差异，即药物代谢酶的基因多态性。当药物主要由这类酶代谢时，不同患者对同一药物的代谢速率可能有显著差异。

关于人药物代谢酶的基因多态性研究较为广泛的两个酶是 CYP2D6 和 CYP2C19。按照 CYP2D6 的基因多态性可将人群分为超快代谢型（ultra-rapid metabolizers，UM）、高代谢型（extensive metabolizers，EM）和低代谢型（poor metabolizers，PM）3 个表现型。在高加索人群中，有 5%～10%的人为 PM 表现型，而在亚洲人群中，只有 1%～2%的人为 PM 表现型。迄今已发现包括抗抑郁药、抗精神病药以及心血管系统药物等至少 50 种药物主要是通过 CYP2D6 代谢。同样，按照 CYP2C19 的基因多态性也可将人群分为 EM 和 PM 两个表现型。在高加索人群中，有 2%～6%的人为 PM 表现型，而在亚洲人群中，有 14%～22%的人为 PM 表现型。

三、药物代谢与临床研究

新药准备进入临床研究前一定要了解药物的体内代谢图谱，只有这样才能确定药物在人体内不会产生未知物，避免人体由于暴露于未知化合物而可能产生的毒性；通常适当的体外实验可以避免这种意外的发生。可是如果进入临床后在人体内发现有大量未知代谢物的生成，通常要暂停开发，直到合成出该未知代谢物并通过动物实验确定无毒后才能继续。此外，了解药物的代谢途径是否是经 CYP450 介导的代谢消除以及药物对药酶的抑制/诱导作用，还可简化药物间相互作用的研究或给予足够的重视。通过以上一系列研究，在临床药理研究的最后阶段，关于药物的代谢途径、活性代谢物的存在、代谢的种属差异以及药物对代谢酶的诱导及抑制等特征都应清楚。上述结果在临床针对不同人群的用药具有重要的理论意义和实用价值。

四、药物代谢与药物不良反应

为保证药物临床应用的安全性，在开发过程中一定要对新药进行全面细致的安全评价，并要充分预测在人体内可能产生的毒性。药物代谢过程中的氧化结合反应、对药酶的诱导和抑制以及药物的立体选择性代谢、参与药物代谢的酶基因多态性等都与药物毒性的产生相关。虽然药物代谢有种属特异性，药物诱导产生的毒性也有种属依赖性，但一般仍可用动物实验预测药物的安全性。

（一）氧化和结合反应与药物毒性

药物通过氧化反应产生的活性代谢物是药物产生毒性的重要因素，如临床过量对乙酰氨基酚产生的肝毒性是由于药物经 CYP450 酶系氧化生成大量的 N-乙酰对苯醌亚胺（NAPQI），从而引起肝内 GSH 耗竭，导致 NAPQI 与肝细胞蛋白质进行共价结合，造成肝细胞坏死。除氧化反应外，以往认为药物安全解毒的Ⅱ相反应如葡萄糖醛酸化、硫酸化及 GSH 结合等也与药物产生的毒性有关。如某些杂环芳胺类化合物可在肝脏中转化为 N-羟基-N-葡萄糖醛酸代谢物，随胆汁进入肠道后在细菌 β 葡萄糖醛酸酶的作用下释放出致癌的羟胺类化合物而导致结肠癌的发生。

（二）药酶的诱导和抑制与药物毒性

对药酶的诱导与抑制除了改变药物代谢速率外，对活性代谢物的生成亦有重要影响。对药酶的诱导可通过加速活性代谢物的生成而增加药物的毒性，如 CYP1A 可催化苯并芘生成具有强致癌性的中间物，而有 CYP1A 诱导作用的药物可加速这种活性代谢物的生成。由于药酶的抑制引发的药物间相互作用也可导致非常严重的不良反应。如特非那定（terfenadine）主要由 CYP3A 代谢，而酮康唑（ketoconazole）是 CYP3A 的强抑制剂，因此当特非那定和酮康唑同时应用时，可导致特非那定的血药浓度升高，引起严重的心脏毒性，甚至危及生命。

（三）立体选择性毒性

从药效学的角度分析，药物产生药效及毒性多是由药物分子与特殊的酶或受体的相互作用决定的。因此，手性药物的对映体之间在药效及毒性上可能有很大差别。如在世界范围内引起巨大反响的镇静催眠药——反应停在 20 世纪 60 年代是以消旋体的形式上市的，此后研究者在对大鼠及小鼠的研究中发现，反应停的 S-对映体有致畸性，而 R-对映体则无致畸性。而当 S-和 R-反应停分别给予兔时，却都有致畸性，而且消旋体似有更大的致畸性。显然，反应停的毒性有立体选择性，且这种立体选择性毒性是有种属特异性的。如果在反应停进入临床前详细对其种属特异的立体选择性毒性进行实验，则反应停造成的悲剧就可能避免。

（四）药物代谢酶的基因多态性与药物毒性

某些药物代谢酶具有基因多态性，可依此将人群分为 EM 及 PM 等表型，对于主要由这类酶代谢且治疗范围比较窄的药物来说，在不同表型人群中产生的药理作用可能有很大差别，因而更易产生毒性。临床已证实经 CYP2D6 代谢的药物在 PM 表型患者身上更易产生不良反应。如普罗帕酮（propafenone）是主要由 CYP2D6 代谢的药物，Siddoway 等人在 28 位慢性室性心律不齐病人中的研究表明，普罗帕酮在 PM 表型病人体内的血浆稳态血药浓度要高于 EM 表型病人。导致 PM 表型病人发生中枢神经系统副作用的比率（67%）要明显高于 EM 表型病人（14%）。

五、研究展望

随着生存环境和生活条件的改变，治疗死亡率较高的疾病和常见病（如肿瘤、心脑血管、神经精神、糖尿病等）以及突发传染病等类新药的需求明显增加，同时国内外药品市场面临日益激烈的竞争态势均对新药的安全性和疗效提出更高的要求。此外，目前新药研发的重点除传统的化学药物外，生物药物和天然产物及中药有效成分的研究也呈规模化发展，其特点是化学结构的多样性和新颖性、给药剂量的微量化以及药物体内复杂和多成分的微量分析等。上述新药研发的特点对药代动力学研究从理论到技术均提出更高的要求。

在先导物药代特性早期评价方面，虽然目前已建立细胞、人源高表达酶和受体、在体和离体器官组织以及体内等不同层次的研究模型，但各类模型的体内外相关性及临床预测的参考价值仍需深入研究，以便不断提高预测的科学性和可靠性。对于日益扩大的新药候选物来源，早期药代特性评价的高效、快速仍显不足，涉及模型的简便易行、检测技术灵敏度的提高和大型分析仪器的应用和功能开发。

药物代谢酶和转运蛋白是参与药物体内生物转化和消除的重要体系，经短短数十年的研究在结构和功能、调控与生物学效应等方面已取得显著的成果，并应用于新药开发研究。同时也有诸多理论问题尚未完全解决，如某些药物代谢酶的三维结构仍不完全清楚；CYP450 酶系如何产生活性中间体，其结构如何，怎样氧化底物等。此外，如何通过临床前实验结果更好地预测新药候选物对 CYP450 酶系的抑制和诱导作用以及潜在的药物相互作用，如何预测活性代谢物介导的毒性，不断新发现的 CYP450 同工酶定位及功能等问题尚待研究。这些问题的解决将对药物研究具有重要的指导意义。除了 CYP450 外，也将更加关注其他药物代谢酶如Ⅱ相酶在新药研究中的应用。

在药物设计方面，对酶分子结构的深入研究将指导新药的开发过程。如 Szklarz 等人在最近的研究中采用定点突变的方法对 CYP3A4 和 CYP2B1 底物特异性的分子机制进行了研究，将有助于了解酶诱导及抑制的分子机制，进而可指导靶向药物的分子结构设计。同时由于对化合物的生物学活性进行快速评估的高通量筛选方法的出现，使得大量候选药物进入开发阶段，这也需要加强对药物代谢酶的基础研究，以便获得更好的药物高通量代谢研究模型。

生物药物的研究难点则在于体内内源性物质对检测结果可靠性的干扰，急待低污染、非标记的新型检测技术的出现。随着中药现代化和走向国际市场，中药及天然产物体内有效成分和药效的关系对于临床疗效和毒性的阐明至关重要。

展望未来，计算机模拟可能为我们省去不少体外筛选实验，而酶调控的研究可用基因芯片完成。计算机分析和虚拟模型将为我们积累和提供更多有参考价值的信息。上述药代研究思路和实验技术的变革将会通过提高新药开发的命中率而降低研究成本，缩短新药开发周期，为人类提供高效、安全、服用方便的新药。

（李　燕）

参 考 文 献

[1] 刘昌孝. 药代动力学数据库. 北京：中国医药科技出版社，1994，1-4.

[2] 刘耕陶. 当代药理学. 北京：中国协和医科大学北京医科大学联合出版社，1994，107-114.

[3] Holford NHG，Sheiner LB. Understanding the dose-effect relationship：Clinical application of pharmacokinetic-pharmacodynamic models. Clin Pharmacokin，1981，6：429-453.

[4] Chu KM，Hu OYP，Shieh SM. Cardiovascular effect and simultaneous pharmacokinetic and pharmacodynamic modeling of pimobendan in healthy normal subjects. Drug Metab Dispos，1999，27：701-709.

[5] Benet LZ，Wu CY，Fhebert M，et al. Intestinal drug metabolism and anti-transport processes：a potential paradigm shift in oral drug delivery，J Control Release，1996，39：139-143.

[6] Shimada T，Yamazaki H，Mimura M，et al. Interindividual variations in human liver cytochrome P-450 enzymes invoveled in the oxidation of drugs，carcinogens and toxic chemicals：studies with liver microsomes of 30

Japanese and 30 caucasians. J Pharmacol Exp Ther, 1994, 270: 414-423.

[7] Lown KS, Mayo RR, Leichtman AB, et al. Role of intestinal P-glycoprotein in interpatient variation in the oral bioavailability of cyclosporine A. Clin Pharmacol Ther, 1997, 62: 248-260.

[8] Benet LZ, Cummins CL. The dug efflux-metabolism alliance: biochemical aspects. Advanced Drug Delivery Reviews, 2001, 50: 3-11.

[9] Lin JH, Lu AYH. Role of pharmacokinetics and metabolism in drug discovery and development. Pharmacol Rev, 1997, 49: 403-440.

[10] Smith DA, Jones BC, Waker DK. Design of drugs involving the concepts and theories of drug metabolism and pharmacokinetics. Med Res Rev, 1996, 16: 243-266.

[11] Obach RS, Baxter JG, Liston TE, et al. The prediction of human pharmacokinetic parameters from preclinical and in vitro metabolism data. J Pharmacol Exp Ther, 1997, 283: 46.

[12] Rodrigues AD. Preclinical drug metabolism in the age of high-throughtput screening: an industrial perspective. Pharm Res, 1997, 14: 1504-1510.

[13] Yasumori T, Chen L, Nagata K, et al. Species differences in stereoselective metabolism of mephenytoin by cytochrome P450 (CYP2C and CYP3A). J Pharmacol Exp Ther, 1993, 264: 89-94.

[14] Dogterom P, Rothuizen J. A species comparison of tolbutamide metabolism in precision-cut liver slices from rats and dogs. Drug Metab Dispos, 1993, 21: 705-709.

[15] Lin JH, Anthony YH Lu. Inhibition and induction of cytochrome P450 and the clinical implications. Clin Pharmacokinet, 1998, 35: 361-390.

[16] Shaffer JE, Adkison KK, Halm K, et al. Use of "N-in-one" dosing to create an vivo pharmacokinetics databases for use in developing structure-pharmacokinetic relationships. J Pharmaceu Scien, 1999, 88: 313-318.

[17] Ekins S, Waller CL, Swaan PW, et al. Progress in predicting human ADME parameters in silico. J Pharmacol Toxicol Methods, 2000, 44: 251-272.

[18] Nelson DR, Koymans L, Kamataki T, et al. P450 superfamily: uptate on new sequences, gene mapping, accession numbers and nomenclature. Pharmacogenetics, 1996, 6: 1-42.

[19] Ronald EW. Short-and long-term projections about the use of drug metabolism in drug discovery and development. Drug Metab Dispos, 1998, 26: 1213-1216.

[20] Szklarz GD, Halpert JR. Molecular basis of P450 inhibition and activation: implication for drug development and drug therapy. Drug Metab Dispos, 1998, 26: 1179-1184.

[21] Kuhlmann J. Drug research: from the idea to the product. Int J Clin Pharmacol Ther, 1997, 35: 541-552.

[22] Sinz M, Wallace G, Sahi J. Current industrial practices in assessing CYP450 enzyme induction: preclinical and clinical. AAPS J, 2008, 10: 391-400.

[23] Grime KH, Bird J, Ferguson D, et al. Mechanism-based inhibition of cytochrome P450 enzymes: an evaluation of early decision making in vitro approaches and drug-drug interaction prediction methods. Eur J Pharm Sci. 2009, 36: 175-191.

[24] Lake BG, Price RJ, Giddings AM, et al. In vitro assays for induction of drug metabolism. Methods Mol Biol, 2009, 481: 47-58.

[25] Galetin A, Gertz M, Houston JB. Potential role of intestinal first-pass metabolism in the prediction of drug-drug interactions. Expert Opin Drug Metab Toxicol, 2008, 4: 909-922.

[26] Szakács G, Váradi A, Ozvegy-Laczka C, et al. The role of ABC transporters in drug absorption, distribution, metabolism, excretion and toxicity (ADME-Tox). Drug Discov Today, 2008, 13: 379-393.

[27] Kramer MA, Tracy TS. Studying cytochrome P450 kinetics in drug metabolism. Expert Opin Drug Metab Toxicol, 2008, 4: 591-603.

[28] Zhou ZW, Zhou SF. Application of mechanism-based CYP inhibition for predicting drug-drug interactions. Expert Opin Drug Metab Toxicol. 2009, 5: 579-605.

[29] Siddoway LA, Thompson, KA, Mcallister CB, et al. Polymorphism of propafenone metabolism and disposition in man: clinical and pharmacokinetic consequences. Circulation, 1987, 75: 785-791.

第九章 一般药理学

一般药理学（general pharmacology）研究是指主要药效学作用以外广泛的药理学研究，包括次要药效学（secondary pharmacodynamics）和安全性药理学（safety pharmacology）的研究。次要药效学主要研究药物非期望的、与治疗目的不相关的效应和作用机制。安全药理学主要研究药物治疗范围内或治疗范围以上的剂量时，潜在不期望出现的对生理功能的不良影响。

根据需要可能进行追加和/或补充的安全药理学研究。追加的安全药理学研究：根据药物的药理性质和化学类型，估计可能出现的不良反应。如果对已有的动物和临床试验结果产生怀疑，可能影响人的安全性，此时应做进一步追加的安全药理学研究，即对中枢神经系统、心血管系统和呼吸系统进行深入的研究。补充的安全药理学研究：是评价受试药物对中枢神经系统、心血管系统和呼吸系统以外的器官功能的影响，包括对泌尿系统肾脏、自主神经系统、胃肠道系统和其他器官组织的研究。

通过一般药理学研究，可以确定受试物非期望出现药物效应的情况，它可能关系到人的安全性；评价受试物在毒理学和/或临床研究中观察到的药物不良反应和/或病理生理作用；研究所观察到的和/或推测的药物不良反应机制。为长期毒性试验设计提供参考，为临床研究和安全用药提供信息，为开发新的适应证提供信息。

第一节 一般药理学发展史

1968 年在德国柏林召开的药理学会议上，Irwin S 教授作了一份《全面性检测评价》的重要报告——《系统性定量评价小鼠行为和生理状态的程序》。这为一般药理学研究的发展奠定了重要的基础。

1991 年 Haggerty GC 教授发表了名叫《新药神经毒性检测的策略和经验》的文章后，它对检测新药的神经毒性具有特别重要的指导意义。

1991 年日本厚生劳动省颁布的一般药理学研究，对新药必须进行一般药理学研究严格规定。一般药理学的研究目的是发现没有预测到的对器官功能的作用和寻找其他的药理学作用，而安全药理学的研究着眼点则集中在发现新药的不良反应上。

1993 年 7 月中国卫生部药政局颁布的《新药（西药）临床前研究指导原则汇编》中，首次在我国出现新药一般药理研究的指导原则。方法较简单，未提及药物的次要新作用和不良反应的观察，不利于对新药一般学药理研究作全面考虑。

1994 年 Murphy DJ 教授发表了《安全药理学中呼吸系统的研究方法和实验设计》的文章后，它对新药安全药理学中呼吸系统研究方法具有重要贡献和实际应用的指导意义。

1996 年 Mattsson JL 教授等发表了《大鼠功能性观测的系统检查指导临床的操作规程》的文章后，对一般药理学研究中功能性系统检查具有特别重要的意义。

1997 年美国 FDA 分别颁发 ICH M3《非临床安全性研究的时程对药品临床试验的指导原则》和 ICH S6《生物技术药品的临床前安全性评价》文件。这两份文件首次把一般药理学研究改为安全性药理学，它使安全性药理学提高到一个新的阶段。

1999 年 9 月中国新药审批文件修订的一般药理研究的指导原则（讨论稿），参考了国外的一些文献，强调根据药物的药理作用，在较广泛的研究不同系统功能的基础上，根据药物的治疗领域、作用特点进行系统的专项研究，但对一般药理或推测药物与人用安全性的关系方面未进行深入探讨。

2001 年美国 FDA 的 ICH 协调会制订了《人用药安全药理学的指导原则 S7A》，重视了对药物的安全性评价与临床的相关意义。

2002 年美国 FDA 的 ICH 协调会制订了《安全药理学研究评价人用药对延迟心室复极化（QT 间期延长）的指导原则 S7A》。这将使人生命功能最重要的器官——心脏具有更安全的药物评价。

2003 年最新研究表明科学合理的一般药理学/安全药理学研究对提高临床用药的安全性具有特别重要的意义。

2004 年美国科学顾问小组肝脏毒性分组将药物清除率研究列为肝脏功能测定的一个部分。

2004 年美国 FDA 的 ICH 协调会颁布《药物导致 QT 间期延长的可能性进行非临床评价（S7B）》。

2005 年 5 月，ICH 正式颁布了有关在药物临床研究中如何确定新药的心脏安全性的规范化条例（E14），即协调性三方指南：非抗心律不齐药物的致 QT/QTc 间期延长和致心律失常的临床评价。ICH E14 是第一个全球化协调性的指南，它的制定是为了确保临床研究中药物心脏安全性评价有章可循。

2005 年我国国家食品药品监督管理局今年发布的新版《化学药物一般药理学研究技术指导原则》和《中药、天然药物一般药理学研究技术指导原则》首次在法定文件中提出了安全药理学的概念，并指出该指导原则所指的一般药理学仅限于安全药理学研究的内容。

2006 年欧洲药品评价局下属人用药委员会的安全工作组发布《药物依赖性非临床研究指导原则》。

第二节　化学药物一般药理学研究技术指导原则（2005 版）

一、基本原则

（一）试验方法

应根据药物的特点和临床使用的目的，合理地进行试验设计。选用国内外公认的方法，包括科学而有效的新技术和新方法。某些安全药理学研究可根据药效反应的模型、药代动力学的特征、试验动物的种类等来选择实验方法。试验可采用体内和/或体外的方法。

（二）研究的阶段性

一般药理学研究贯穿在新药研究全过程中，可分阶段进行。在药物进入临床试验前，应完成对中枢神经系统、心血管系统和呼吸系统影响的核心组合（core battery）实验的研究。追加和/或补充的安全药理学研究可在申报生产前完成。

（三）执行 GLP 的要求

药物的安全性评价研究必须执行《药物非临床研究质量管理规范》（GLP）。一般药理学研究属于安全性评价的范畴，原则上须执行 GLP。对一些难于满足 GLP 要求的特殊情况，也要保证适当的实验管理和数据保存。核心组合实验应执行 GLP。追加的或/和补充的安全药理学研究应尽可能的最大限度遵守 GLP。

（四）可免做一般药理学研究的药物

1. 体内血药浓度低或其他组织器官分布很少的局部用药（如皮肤、眼科用药等）。

2. 只用于治疗晚期癌症病人的细胞毒类药物，在首次用于临床前可不做一般药理学研究，但不包括具有新的作用机制的此类药物。

二、实验设计的基本要求

（一）生物材料

生物材料有以下几种：整体动物、离体器官及组织、体外培养的细胞、细胞片段、细胞器、受体、离子通道和酶等。整体动物常用小鼠、大鼠、豚鼠、家兔、犬等。动物选择应与试验方法相匹配，同时还应注意品系、性别及年龄等因素。生物材料选择应注意敏感性、重现性和可行性，以及与人的相关性等因素。体内研究建议尽量采用清醒动物。如果使用麻醉动物，应注意麻醉药物的选择和麻醉深度的控制。

（二）受试物

外用药物和注射剂一般以制剂作为受试物。受试物尽量与药效学或毒理学研究的一致，并附研制单位的自检报告。

（三）样本量

试验组的组数及每组动物数的设定，应以能够科学合理地解释所获得的试验结果，恰当地反映有生物学意义的作用，并符合统计学要求为原则。小动物每组一般不少于 10 只，大动物每组一般不少于 6 只。动物一般要求雌雄各半。

（四）剂量

体内安全药理学试验要对所观察到的不良反应的剂量反应关系进行研究。同时，如果可能也应对时效关系进行研究。一般情况下，产生不良反应的剂量应与动物产生主要药效学的剂量或人拟用的有效剂量进行比较。由于不同种属的动物对药效学反应的敏感性存在种属差异，因此安全药理学试验的剂量应包括或超过主要药效学的有效剂量或治疗范围。如果安全药理学研究中缺乏不良反应的结果，试验的最高剂量应设定为相似给药途径和给药时间的其他毒理试验中产生中等强度不良反应的剂量。在实际工作中，在毒性剂量范围内产生的毒性作用可能会影响和混淆对安全药理学不良反应的观察，限制了剂量水平的升高。在安全药理学的检测指标未产生不良反应时，在限制剂量的情况下，可以采用单一剂量。

体外研究应确定受试物的浓度-效应关系。无明显影响作用时，应对浓度选择的范围进行说明。

（五）对照

一般可选用溶媒和/或辅料做对照。为了说明受试物的特性与已知药物的异同，也可选用阳性对照药。

（六）给药途径

整体动物试验，首先应考虑与临床拟用途径一致。如果有多个临床拟用途径时，分别采用相应的给药途径。对于在动物试验中难以实施的特殊的临床给药途径，可根据受试物的特点选择，并说明理由。

（七）给药次数

一般采用单次给药。但是若主要药效学研究表明，该受试物在给药一段时间后才能起效，或者重复给药的非临床研究和/或临床研究结果出现令人关注的安全性问题时，应根据具体情况合理设计给药次数。

（八）观察时间

结合受试物的药效学和药代动力学特性、受试动物、临床研究方案等因素选择观察时间点和观察时间。

三、主要研究内容

（一）核心组合实验

安全药理学的核心组合实验的目的是研究受试物对重要生命功能的影响。中枢神经系统、心血管系统、呼吸系统通常作为重要器官系统考虑，也就是核心组合实验要研究的内容。根据科学合理的原则，在某些情况下，可增加或减少部分实验内容，但应说明理由。

1. 中枢神经系统　定性和定量评价给药后动物的运动功能、行为改变、协调功能、感觉/运动反射和体温等的变化。

2. 心血管系统　测定给药前后血压（包括收缩压、舒张压和平均压）、心电图（包括QT间期、PR间期、ST段和QRS波等）和心率等的变化。

如药物从适应证、药理作用或化学结构上属于易于引起人类QT间期延长类的化合物，例如：抗精神病类药物、抗组织胺类药物、抗心律失常类药物和氟喹诺酮类药物等，应进行深入的实验研究，观察药物对QT间期的影响。

3. 呼吸系统　测定给药前后动物的呼吸频率和呼吸深度等的变化。

（二）追加和/或补充的安全药理试验

当核心组合实验、临床试验、流行病学、体内外实验以及文献报道提示药物存在潜在的与人体安全性有关的不良反应时，应进行追加和/或补充的安全药理学研究。追加的安全药理实验是除了核心组合实验外，反映受试物对中枢神经系统、心血管系统和呼吸系统的深入研究。追加的安全药理实验根据已有的信息，选择具体情况具体分析的方法。补充的安全药理实验，是在核心组合实验或重复剂量毒性实验中未对泌尿/肾脏系统、自主神经系统、胃肠系统功能进行相关研究，但出于对安全性的关注，需要进行的研究。

1. 追加的安全药理学实验

（1）中枢神经系统：对行为、学习记忆、神经生化、视觉、听觉和/或电生理等指标的检测。

（2）心血管系统：对心排出量、心肌收缩作用、血管阻力等指标的检测。

（3）呼吸系统：对气道阻力、肺动脉压力、血气分析等指标的检测。

2. 补充的安全药理学实验

（1）泌尿/肾脏系统：观察药物对肾功能的影响，如对尿量、比重、渗透压、pH、电解质平衡、蛋白质、细胞和血生化（如尿素氮、肌酐、蛋白质）等指标的检测。

（2）自主神经系统：观察药物对自主神经系统的影响，如与自主神经系统有关受体的结合、体内或体外对激动剂或拮抗剂的功能反应、对自主神经的直接刺激作用和对心血管反应、压力反射和心率等指标的检测。

（3）胃肠系统：观察药物对胃肠系统的影响，如胃液分泌量和 pH、胃肠损伤、胆汁分泌、体内转运时间、体外回肠收缩等指标的测定。

3. 其他研究　在其他相关研究中，尚未研究药物对下列器官系统的影响，但怀疑有影响的可能性时，如潜在的依赖性、骨骼肌、免疫和内分泌功能等的影响，则应考虑药物对这方面的影响，并做出相应的评价。

四、数据处理与结果评价

根据详细的试验记录，选用合适的统计方法，对数据进行定量和定性分析。应结合药效、毒理、药代以及其他研究资料进行综合评价，为临床研究设计提出建议。

五、附录

推荐的 QT 间期试验方法：可通过 4 个方面的电生理实验，研究药物延迟心室复极化作用。

1. 用离体动物或人体心肌细胞、培养心肌细胞系或克隆人离子通道的异种表达体系测定离子流。

2. 用离体心脏标本进行动作电位参数的测定，或对麻醉动物检测具有动作电位周期特异性的电生理参数。

3. 测定清醒或麻醉动物的心电图（ECG）参数。

4. 用离体心脏标本或动物进行致心律失常作用的测定。

第三节　一般药理学方法学

动物常用小鼠、大鼠、猫、犬等，性别不限，但观察循环和呼吸系统一般不宜用小鼠和兔。尽量采用清醒动物，也可以在麻醉动物上进行。小动物数目不能少于 10 只，大动物不少于 6 只。

给药途径应与临床推荐剂量相同。试验应设 2～3 个剂量组及相应的溶剂对照组，其中低剂量应参考临床用量或前期药效学实验的半数有效量进行折算。

一、比格犬一般药理实验

小猎兔犬（Beagle，比格犬）：原产英国，是猎犬中较小的一种。1880 年引入美国，开始大量繁殖。因其有体型小（成年体重为7~10kg，体长为30~49cm），短毛形态，体质均一，禀性温和，易于驯服和抓捕，亲人，对环境的适应力，抗病力较强，性成熟期（8~12个月）早，产仔数多等优点，被公认为是较理想的实验用家犬，已成为目前实验研究型别中最标准的动物，此种犬多用于长期的慢性实验。在国外，它已被广泛用于生物化学、微生物学、病理学、病毒学、药理学以及肿瘤学（如癌的病因学和癌的治疗学等）等基础医学的研究工作中，而农药的各种安全性试验，特别是制药工业中的各种实验，使用该犬最多。近年来，上海、北京等地已引入Beagle种犬，且饲育繁殖成功。

血容量(%体重)	5.6~8.3
心率(次/分)	120(100~130)
心排出量(升/分)	2.3
血压不麻醉(mmHg)	112(95~136)~56(43~66)
血压戊巴比妥钠麻醉(mmHg)	149(108~189)~100(75~122)
呼吸频率(次/分)	18(11~37)
潮气量(毫升)	320(251~432)
通气量(升/分)	5.21(3.3~7.4)
耗氧量(立方毫米/克活体重)	580

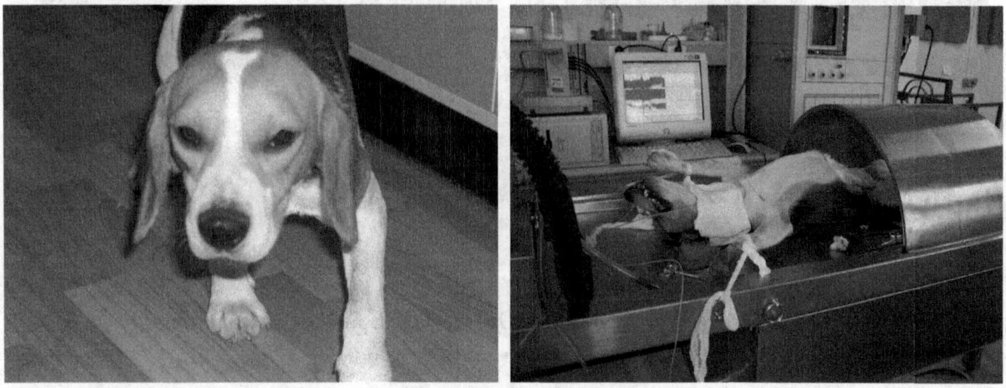

图9-1　比格犬

观察的系统指标：

1. 神经精神系统　直接观察给药后动物的一般行为表现，姿势，步态，有无流涎，肌颤及瞳孔变化。对用药后动物的行为活动进行定性定量评价，以示有无兴奋或抑制作用。

出现明显的兴奋或抑制现象时，应根据不同药物采用不同实验方法测定其对小鼠或大鼠自发活动的影响。

2. 心血管系统

测定记录给药前后动物的血压、心电，观察心电图的QRS、ST、T波、心率及心律的变化。

在治疗有效剂量出现明显的血压及心电图改变，应进行相应整体或离体的分析性试验（如血流动力学、离体心脏等），以确定心血管系统的变化对主要治疗作用的影响。

3. 呼吸系统　观察给药前后呼吸的频率及幅度。

在治疗有效剂量出现明显的呼吸兴奋或抑制时，应进行相应整体或离体的分析性试验（如呼吸中枢抑制试验、膈肌膈神经试验等），以确定药物对呼吸系统的影响。

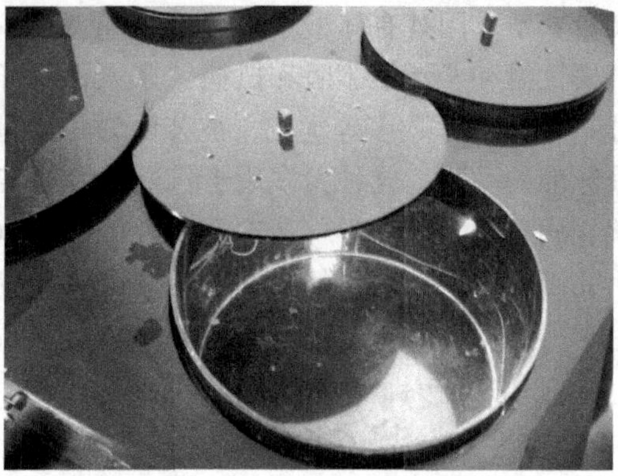

图 9-2　小鼠自发活动记录仪

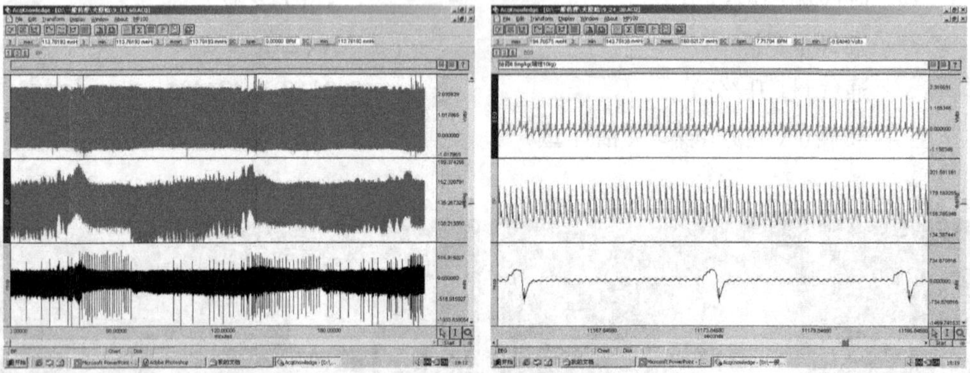

图 9-3　犬一般药理学指标

二、植入式生理信号无线遥测系统

植入式生理信号无线遥测系统是由美国 DSI（Data Sciences International）公司生产的。DSI 公司始创于 1984 年，总部位于美国明尼苏达州圣保罗市，是一家开发、生产和销售植入式和无线医学诊断和生理信号监测产品的医学仪器公司。作为全球植入式生理信号遥测领域的开创者和领导者，DSI 在生命科学研究中，从根本上促进了临床前药物的发现与安全性评估，更加速了学术、医疗仪器和政府层面的基础研究，已成为世界上制药、生物技术以及生物医药领域研究中应用的首选平台。

2006 年，DSI 并购了 Ponemah——生理信号采集和实时分析领域的领导者。至此，DSI/Ponemah 可为研究者提供高层次的综合平台，满足研究者在研究中进行持续的长周期的数据采集，以及同步进行多通道多类型数据采集的需求，并提供实时分析功能。

植入式生理信号无线遥测系统用于长时间测量清醒无束缚的鼠、兔、猫、犬、猴、鱼等动物的心电、脑电、体温和血压等生理参数。使用此系统可以保证动物在笼内自由活动，不需要麻醉或束缚，这样测量到的生理信号更能反映自然状态下的动物生理状况。购买 GLP

组件并进行产品定期校准可以使系统满足 GLP 实验室要求。

可以用于以下生理参数测量：动脉压、静脉压、左心室压、眼压、膀胱压、肾压、心电图、脑电图、肌电图、眼电图及体温。

1. 血压　直接连接体内血管或插入腔体腺体内测得的压力值最为稳定、准确，排除了麻醉的干扰，动物的惊扰等引起的偏差，并能长期观测，是目前最好的测量方法。

2. 心电图　电极直接缝合在皮下，信号干扰很小，测量心内心电图时导管插入心腔。

3. 脑电图　稳定抗干扰能力强，肌电图只须改变电极埋藏部位即可。

4. 小动物呼吸波　由压力信号解读出来，有专门软件加以分析。

5. 体温　直接由温度传感器在体内测量出来。

6. 生理活动　接受器内的十字天线随时监测动物的活动。

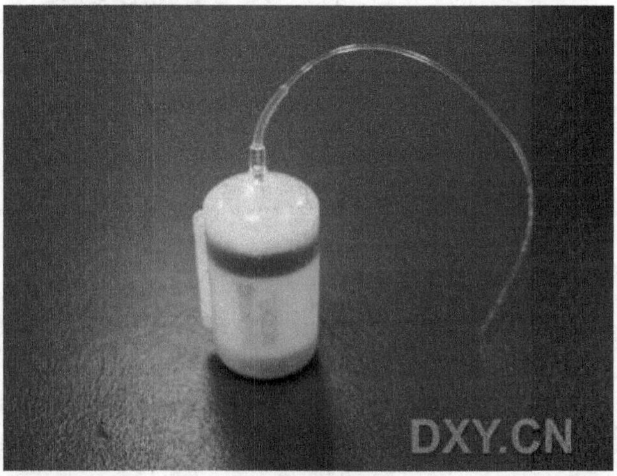

图 9-4　探头

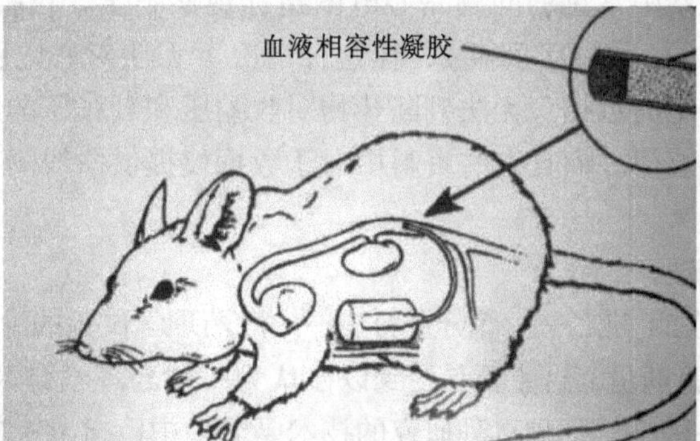

图 9-5　探头植入术后的大鼠（示意图）

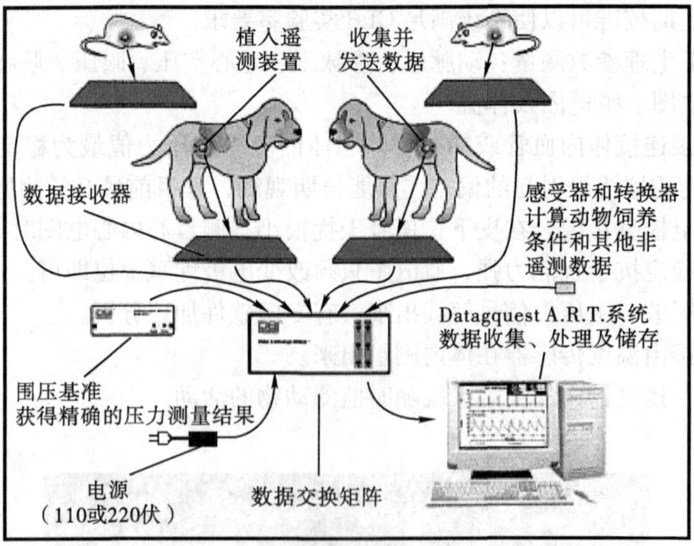

图 9-6　全 Telemetry 系统示意图

第四节　一般药理学常见问题分析

一、试验项目不齐全、观察指标不全面

中枢神经系统、心血管系统和呼吸系统是维持生命的重要系统，安全药理学研究应以充分的指标来达到对这些系统的重点观察。

有些资料中，中枢神经系统方面仅进行对一般状态的观察，未进行对自主活动的测定，或未进行功能协调运动和睡眠协同的影响试验，中枢神经系统是一个复杂的系统，仅以 1~2 个指标难以全面反映药物的影响，应尽可能多进行几个试验。有些资料中则观察了以上指标，但试验方法存在不合理之处，如自主活动未采用定量分析，而仅为直观描述。

心血管系统指标观察中常见的问题是心电图指标观察不全，仅提供 2~3 个指标，对心电图重要的指标有所疏漏（如 QT 间期），在这种情况下无法对心电图的影响进行评价；血压方面仅提供平均动脉压的数据，无法判断药物对收缩压和舒张压的影响。呼吸系统则有只观察呼吸频率而无呼吸节律。而且有些资料中对于数据仅提供曲线图，未提供具体数据及进行数据分析。

二、剂量设计不合理

剂量设计过低是常见问题之一。部分资料中，一般药理学试验的给药剂量等同于药效学剂量，甚至低于药效学试验剂量，这主要是受到以往认为一般药理学是药效学研究的延伸所致。事实上，在 1999 年《中药新药药理毒理研究的技术要求》中已指出："一般药理学研究低剂量应相当于药效学的有效剂量，中、高剂量自然需增加剂量。"因一般药理学为安全性评价的一部分，它需要评价药物在治疗或治疗剂量以上剂量范围时所产生的不良作用，因此《指导原则》规定低剂量应相当于主要药效学的有效剂量，高剂量以不产生严重毒性反应为限。

剂量组过少也是剂量设计方面存在的一个常见问题。有些试验中仅设两个剂量组，甚至只设一个剂量组，因剂量组过少，难以观察到量效关系，因此新指导原则中指出至少应设三个剂量组。有些试验中甚至不设对照组，因而无法观察到给药所带来的变化或无法判断变化是否是由给药所致。在一些情况下，可能需根据需要来设置阳性药对照组。

三、试验动物及动物数不合理

目前认为犬为观察心血管系统和呼吸系统的较佳动物。但在部分申报资料中，实验动物仍选用大鼠或者猫。大鼠因体型小，且为啮齿类动物，不推荐用以观察对心血管和呼吸系统的影响。而前些年来，猫为心血管系统试验中常用的动物之一，但猫来源多为市售，动物来源、年龄不明，遗传背景不清，不符合安全性评价的要求。

动物数偏少也是一般药理学研究中的常见问题。有些研究中，一般药理学研究的动物数过少，如每组仅采用 3 只动物，无法客观分析给药所带来的反应。为了对试验数据进行科学和有意义的解释，并结合中国国情，2005 版一般药理学技术指导原则中规定了试验的最低动物数，即小鼠和大鼠每组一般不少于 10 只，犬每组一般不少于 6 只。

四、试验方法不尽合理

给药途径不合理是试验方法不合理的常见问题之一。部分研究资料中，给药途径与临床拟用途径不一致，如拟定临床给药途径为静脉注射，但一般药理学的小鼠试验却采用了腹腔注射，虽然在周期长的长期毒性试验中腹腔注射可作为静脉注射的替代途径，但两者毕竟有一定差异，因此在静脉注射无明显试验难度时，应采用静脉注射给药途径，而不应采用腹腔注射给药。

观察时间不合理也是试验方法不合理的常见问题。有些申报资料中，观察心血管系统和呼吸系统时仅观察到药后 1 小时，甚至半小时，观察时间偏短，在此情况下难以充分地观察到给药所带来的影响，尤其是对一些反应较慢的药物，如口服给药。此外，在一些情况下，已观察到指标（如心电图）的变化，在拟设定的最末观察点仍未恢复时，也应适当延长观察时间，以观察反应的恢复情况。对于反应迅速的药物，如中药注射剂一般认为起效迅速，则应加强给药后较短时间内的观察，加大观察力度。例如有些药物会出现一过性的心电图、心率等的变化，若仅在给药 1 小时的时间点观察，因观察时间不合理，即会漏失有用的信息。对于目前的心电图和呼吸系统指标，测定仪器大多可以连续记录，增加观察时间点的数据分析不难做到。

在进行药物对中枢神经系统影响试验时，与催眠药物的协同/拮抗作用的观察是重要的一方面。目前大多采用的是与阈下剂量及/或阈剂量的戊巴比妥钠的协同试验。其中，戊巴比妥钠的剂量选择极其关键。因戊巴比妥钠来源不同、动物种系及来源均有差异，故在进行正式试验前应进行戊巴比妥钠剂量的筛选。有些资料中，采用所谓阈剂量的戊巴比妥钠，但对照组仍有将近一半的动物未入睡；或者，当采用“阈下剂量”时，观察对象却有睡眠时间，这意味着该剂量已达睡眠剂量。造成这些现象的原因即是未进行戊巴比妥钠剂量的筛选。

五、忽视与其他研究（药效、其他毒理、临床等）之间的关联性

一般药理学研究是药物安全性评价的一部分，它与其他研究如药效、急性毒性（急毒）、长期毒性（长毒）以及临床应用之间有着密切的关联性，它与其他研究有相互印证、相互补充的作用。但是目前有些资料却忽视其中的关联性。如有一新药，一般药理学试验可观察到对中枢神经系统有一定抑制作用，而在急毒和长毒试验中未反应，这种结果较难理解。也有在药效试验中观察到心电图或中枢神经的影响，而在一般药理学试验无反应。这些相互矛盾的情况反映出一般药理学研究中可能出现的一系列问题，例如，研究者的观察不仔细；试验方法存在一定问题；不同研究者之间相互脱节，未对研究中得到的信息及时沟通与交流，没能达到前期试验为后期试验提供参考信息的作用。

第五节　一般药理学发展方向

对于一般药理学的发展而言，科技的进步为其指明了方向，管理制度的完善为其提供了保障，同时，科技和管理也制约着药品的研发进程及科研人员素质的提高。

一、疾病治疗的新靶点新方法

分子生物学和生物工程技术为新分子靶点的发现提供了技术支持，从而为开发作用于新靶点的新药物分子指明了方向。此外，基因治疗等新的治疗手段无疑给安全药理学提出新的课题。新靶点新方法本身即存在出现不良反应的风险，依靠现有知识和技术，这些不良反应并不能完全被发现。在过去的10年中，确定的化合物的销售量增长了5倍，占医疗制品总销售量的很大部分，这些化合物中的绝大多数都是由两种或多种分子结合生成。未来，化合物的研发方向主要是通过多种新化学实体的结合产生复合药效，由此即产生的一般药理学方面的问题：需要对新化合物进行哪些一般药理学范畴内的检测？如何评价不良反应？如何将安全裕度原则应用于化合产物？

当前，新化学实体的设计趋向于针对已知分子靶点进行，而病理条件的形成大多涉及多种因素，经由多重通路介导，因此，在某些特殊情况下（例如功能性胃肠功能紊乱），多种药理学研究方法结合进行对于新化学实体的研究具有明显优势，还可能发现作用于多种靶点的非选择性新化学实体的临床应用价值。

二、科学技术

在将来，越来越多的新技术将应用于新化学实体的非临床分析及其对患者和非患者的有害作用的识别。一般药理学面临的挑战即是适应这些技术的需要，并能在药物研发过程中与之更好地融合，例如：利用电生理技术研究新化学实体对心肌动作电位的影响；使用遥感技术长期监测非应激状态动物的生理功能。

以下各研究领域的一些进展，不仅展现了一般药理学的光明前景，而且说明一般药理学将面临的重重挑战。

在模拟技术领域，计算机模型已应用于预测新化学实体抑制人类乙醚-a-Go-Go-相关基因（hERG）的可能性；基于心脏离子通道活性，心室动作电位数学模型已成功建立；采用计算机模型模拟心脏由基因表达为细胞，再生长为整体器官。

在体外研究方面，成年人干细胞经衍生已成功获得能够分化为心室细胞特性的心肌细胞。使用这一技术可在体外培养和扩增人类干细胞，从而大量制造心肌细胞前体，用于评价新化学实体对心脏离子通道、生物电活性及心肌收缩过程等的影响。半自动海马脑片分析方法用以评价化合物结合能力已获得初步支持数据。

在体内研究方面，斑马鱼幼虫的器官和组织在解剖结构、生理水平和分子水平上均呈现出与哺乳动物的相似之处，因此已经逐步用于中高通量筛选、慢性定量以及联合治疗的体内分析。尽管有关报道表明，这些模型具有很好的应用前景，但每个模型仍需经大量的化合物验证其对哺乳动物模型的有效性、稳定性、重复性及预测价值。此外，非临床技术在临床环境的应用也应给予重视，例如以超声心动描记成像技术测量动物及人体心脏功能。

目前，从事一般药理学研究的科研人员越来越多地将注意力放在药物代谢动力学及药效学方法整合，试图理解和预测药物对处于病理生理条件下病人的安全性问题，优化非临床分析方法向临床分析转化的水平，及时掌握相关先进技术以实现一般药理学研究目标。

新化学实体在安全性评价中出现的问题可致研发工作受阻甚至中止，引进先进技术和工艺的目的即在于以非临床研究结果证明这些潜在的危险性是否确实对人体有害，从而加快新药走向市场的进程。根本上说，知识的扩充和技术的发展将推动新的、稳定可靠的、重复性强、有预见性的不良反应的测定方法的发现。目前我们对不良反应的预测仅限于如致心律失常、头痛之类，有些药物甚至无法预知其不良反应，因此，集中现有力量研究经常发生的和（/或）严重的不良反应往往是更加明智的做法。但在一般药理学的发展过程中，任何可能推进检测、消除医疗安全隐患的科技革新都是不能忽视的。

三、制度规范

近年来，国际医药组织不断修改、完善一般药理学的指导方针，这说明药物安全性的规范性法规是药物研究中迫切需要的。因此，相关组织应尽快建立与安全药理学有关问题的法律框架，并积极推动医药工业、研究团体、学术界及法律部门专家进行对话，从而对已经出现的药物安全问题达成共识。

四、培养和教育

在研究者培养方面，一般药理学也将面临巨大挑战。如何用综合方法训练、评价研究人员分析药物安全性的能力，这关系到一般药理学未来的发展。目前，生物医学研究领域对于研究人员的培养方式分化较明显，这对一般药理学长期发展极为不利。举例来说，缺乏一体化培养的科研工作者对于诸如：完全模拟人体功能和疾病的动物模型；整体动物水平上，生物医学假说和实验的概念化所需的技术；药物研发临床研究和非临床研究过程等方面的工作将很难胜任。

20 世纪 90 年代末期，由药物引起的 QT 间期延长和扭转型室性心动过速使一般药理学成为一门强大的、科学推动的学科，但所有科研工作者都应明白的是，QT 间期仅仅是 ECG 的一个部分，ECG 仅仅是反映心脏功能的指标之一，而心脏也仅仅是组成心血管系统的一个器官。一般药理学研究的对象范围广阔，研究从哪里入手，到哪里为止将是这一学科长期面对的难题。

人们总是希望在药物研发早期尽量扩展一般药理学的研究内容，发现和消除安全隐患，开发出副作用少、安全性高的药品。要实现这个目标，今后的研究工作尚需重视以下几点：①将动力学研究整合到体内外及模拟研究方法中；②及时评价和积累新的技术成果；③完善和执行相关法律法规。

（朱海波）

参 考 文 献

[1] 黄芳华. 中药新药一般药理学研究技术要求和常见问题分析. 中国中药杂志，2007，32（1）：82-84.

[2] Bridgland-Taylor M H，Hargreave A C，Easter A，et al. Optimisation and validation of amedium-throughput electrophysiologybased hERG assay using IonWorks™ HT. Journal of Pharmacological and Toxicological Methods，2006，54：189-199.

[3] McMahon N,Pollard CE,Hammond TG,et al.Nonclinical drug safety assessment — Practical considerations for successful registration. Cardiovascular safety pharmacology，2007，87-123.

[4] Egan JE，Zlokarnik G，Grootenhuis P. In silico prediction of drug safety：Despite progress there is abundant room for improvement. Drug Discovery Today Technologies，2004，1（4）：381-387.

[5] Noble D. Modelling the heart-From genes to cells to the whole organ. Science，2002，295：1678-1682.

[6] Noble D. Modelling the heart. Physiology，2002，19：191-197.

[7] Ten Tusscher KH，Noble D，Noble PJ，et al. A model for human ventricular tissue. American Journal of Physiology — Heart & Circulatory Physiology，2004，286（4）：H1573-1589.

[8] Davila JC，Cezar GG，Thiede M，et al. Use and application of stem cells in toxicology. Toxicological Sciences，2004，79：214-223.

[9] Easter A，Sharp T H，Valentin J P，et al. Pharmacological validation of a semi-automated in vitro hippocampal brain slice assay for assessment of seizure liability. Journal of Pharmacological and Toxicological Methods，2007，56（2）：223-233.

[10] Rubinstein AL. Zebrafish：From disease modelling to drug discovery. Current Opinion of Drug Discovery and Development，2003，6：218-223.

[11] Parng C. In vivo zebrafish assays for toxicity testing. Current Opinion in Drug Discovery & Development. 2005，8（1）：100-106.

[12] Richards FR，Alderton WK，Kimber GM，et al. Validation of the use of WIK and TL strain zebrafish larvae for visual safety assessment. Journal of Pharmacological and Toxicological Methods，2008，58（1）：50-58.

[13] Winter MJ，RedfernWS，Hayfield AJ，et al. Validation of a larval zebrafish locomotor assay for assessing the seizureliability of early-stage development drugs. Journal of Pharmacological and Toxicological Methods，2008，57（3）：176-187.

[14] Hockings PD. Magnetic resonance imaging in pharmaceutical safety assessment. //Vogel HG，Hock FJ，Jochen Maas J. Drug discovery and evaluation：Safety and pharmacokinetic assays. 2006：385-393.

[15] Cavero I. Using pharmacokinetic/pharmacodynamic modeling in safety pharmacology to better define safety margins：A regional workshop of the Safety Pharmacology Society. 2007，6（4）：465-471.

[16] Cavero I. Safety Pharmacology Society：7th annual meeting，Edinburgh，UK. Expert Opinion Drug Safety，2008，7（1）：91-100.

[17] Walker JA，Soh MLM. Challenges facing pharmacology. Trends Pharmacological Sciences，2006，27：125-126.

第十章　毒理学与新药研究

药品是人类同疾病斗争的一种有力武器，但这种利器是一柄双刃剑，其有效性为保障广大人民群众身体健康、祛病除患、延年益寿发挥着越来越重要的作用，其危害性也是造成许许多多“药害事故”或“药源性疾病”，甚至危及生命，形成灾难性药害事件的根源。人类同疾病斗争的历史，就是新药研究的历史，也是毒理学发展的历史。人们在长期与疾病斗争的实践中逐渐认识到，一方面万物皆可入药，另一方面万物皆有毒。药物和毒物的区别在很多情况下，仅是剂量不同及用途有别而已。在新药研究开发过程中，我们在保证研制的新药有效、优质、稳定的同时，还必须对其安全性进行评价。毒理学（toxicology）是研究外源性物质对机体伤害作用的科学。毒理学的研究内容和试验方法是新药安全性评价的主要内容和手段。忽视毒理学研究或新药安全性评价工作，将造成难以弥补的损失和灾难。

第一节　概　　述

一、历史教训不能忘记

在新药研发的历史长河中，由于客观条件的制约或人为因素，给我们留下了一些惨痛的历史教训。

1922~1934 年，欧美一些国家将氨基比林用于退热，引起粒细胞缺乏，造成 2000 多人死亡。

1935~1937 年，美国有人用 2, 4-二硝基酚减肥，导致白内障和骨髓抑制，死亡 177 人。

1937~1938 年，美国 Massengill 公司主任药师瓦特金斯用乙二醇（又名二甘醇、双甘醇）代替丙二醇做溶剂制成一种磺胺酏剂，结果仅上市 2 个月，就造成 358 人中毒，其中因肾功能衰竭死亡 107 人。

1939~1949 年，欧美国家用甘汞（氯化亚汞）作为泻剂及驱虫药，尤其是儿童多用，结果造成慢性汞中毒，主要症状就是“肢端疼痛症”，仅英国就有 585 人死亡。

1937~1959 年，美国妇女用黄体酮保胎，治疗先兆流产，结果使 600 多名女婴发生外生殖器男性化。

1953 年，欧美国家用非那西丁解热镇痛，引起肾功能衰竭者达 2000 多人。

1954~1956 年，法国出售一种叫 Stalinon 的有机锡（二碘二乙基锡）胶囊，在没有充分进行毒性评价的情况下就用于临床治疗疮疖等感染，在很短时间内上千人服用，造成 270 多人中毒，主要是神经毒性，如视力障碍和中毒性脑炎，结果死亡 110 多人。

1959~1962 年，西德、英国、加拿大、澳大利亚和日本等 17 个国家用反应停（thalidomide）造成 12 000 多名婴儿缺臂少腿或手足直接与身体相连，称为“海豹”畸形，造成了震惊世界的“反应停惨案”。

1959~1962 年，美国用抗动脉硬化药三苯乙醇（triparanol）降血脂，久服引起白内障、阳痿和脱发 1000 多人。

1960~1966 年，澳大利亚使用异丙肾上腺素气雾剂治疗哮喘，造成心律失常、心动过速而死亡 3500 人。

1964~1970 年，日本因长期使用氯碘喹啉（chinoform，8-羟基喹啉）治疗肠道感染，有 11 000 多人引起亚急性脊髓视神经炎（SMON 症），主要症状是肢体麻木、刺痛，以致万余人失明或下肢瘫痪。

1966~1972 年，美国发现 300 多名少女患有阴道腺癌，原因是其母亲在怀孕期间用过保胎药已烯雌酚，延迟到 13 年以后于子代表现出来。

20 世纪 80 年代还有一个非甾体消炎药 benoxaprofen 以 1/万发生率造成 61 人死亡。

20 世纪 80 年代末，美国有人统计 3%~5%的病人由于药物反应而住院，而 18%~30%住院病人产生药物不良反应，医院中死亡病人在 3%以上是由于“药疗事故”造成的。

在我国住院病人中，每年有 19.2 万人死于“药疗”事故，药源性死亡人数竟是传染病死亡人数的 10 倍以上。1990 年我国有聋哑儿童 182 万人，其中滥用抗生素造成中毒性耳聋的患儿逾百万，并以每年2 万~4 万人数递增。

中药的毒副作用也应引起人们重视。通常人们总认为中药无毒或中药几乎无毒，实际上并非如此。我国的医药书籍中早有“药害”事件的记载，如“二十史鉴记”卷十九记载，历代皇帝中如魏道武帝、魏明开帝、唐宪宗、唐穆宗、唐敬宗、唐武宗和唐宣宗皆为急于成仙，长生不老，服食‘仙丹’（主要是重金属中毒）而丧命。

从 1952 年到 1988 年，文献报道因用中药中毒致死者 484 例，其中单味药有 61 种，复方 12 种，注射剂 13 种。其中以雷公藤、乌头类、马桑子、钩吻、斑蝥和苦楝子为多见。实际上，几乎所有中药（无论是药材还是制剂）都可引起各种毒副反应，也几乎涉及所有的组织器官或系统，尤其是中药注射剂引起的过敏性休克不易抢救，风险更大。

二、药物评价源远流长

新药评价始于神农尝百草。随着医药科学技术的不断进步和发展，新药评价的技术和水平也不断提高，新药评价工作不断注入新的内容和要求，并在实践中不断完善。袁伯俊教授在其主编的《新药评价基础与实践》一书中，对新药评价历史有较详细的介绍。

由于人类的繁衍，鸟兽鱼之类不敷食用，则尝试草木类（果实、叶、茎、根、皮等）之可食者。草木多毒，在发现毒药之后有了解毒之药。治病之药也由尝试而得，如泻下、呕吐、发汗等药逐渐出现了。

人类社会不断前进，由渔猎而畜牧进而到农业。到了农业时代，民多粒食，遇毒则渐少，尝试草木治病的知识渐增，寻草木而治病者日多，千中得一，积少成多，代代相传，《神农本草经》而生。

总之，药物是广大劳动人民在劳动生产中与疾病作斗争而产生的，而且是靠劳动人民尝试而得。经过漫长的实践，付出了巨大的代价，也取得了辉煌的成就。

我国古代的新药评价有辉煌的历史，在世界新药评价史占有重要的一页，不仅起源早，而且有丰富的知识经验积累，有许多药物学巨著和医药学名家，影响极大，古代中国与同时代其他国家相比，都是当时药物评价最发达的国家。据《周礼》记载，早在公元前 11 世纪，周武王时代就设置医师，掌管医药行政诸事；东汉建武王六年（公元 25 年），朝廷专置药丞，分管皇族的药品和配方；到公元 1 世纪的后汉，我国出了第一部，也是世界上最早的药学专著《神农本草经》，它收载了 365 种药物，总结和肯定了药物作用的基本规律；梁代陶弘景著的《神农本草经集注》，把药物品种扩大到 730 种；到了唐代，我国医药发展在当时世界上是最发达的国家，朝廷专门设置尚药局，有专门从事药品管理的官员和具体的药工，规定"凡课药之州，置采药师"。唐代医圣孙思邈著方剂名著《千金要方》，收载药方 5300 余个。公元 657 年，唐高宗指定大臣李绩组织二十余名医药学者编著《新修本草》，历时两年，收载药物 844 种；它实际上是我国，也是世界上最早的一部药典，比意大利颁布的《佛洛伦斯药典》早 800 多年，比最早的全国性药典《丹麦药典》早 1100 年。到了宋代，朝廷实行中央集权，在药政管理上专设"掌药局"和"御药院"。公元 1151 年出版《太平惠民和剂局方》，载方 788 个，每方下面详细列出组成、用量、炮制方法、主治疾病、制作方法等；此局方由政府颁行，有一定的学术水平和法定权威。当时还出版了世界上最早的法医学著作《洗冤录》，其中就有许多毒物学和解毒药的记载。可以说宋代对药品的制作、使用和管理已有相当水平。到了明代，一代名医和药师李时珍根据祖国医药的丰富知识，加上他几十年的实践经验，写成了仍为当今世界上最伟大的药物学巨著《本草纲目》，共载药物 1892 种，附方 11 000 余，对天然药物的研究有相当价值。

上述种种新药评价的辉煌成就都是我国劳动人民长期知识经验的积累，从新药评价角度来看，从方法学上来说，基本上都是靠人们体验这一主要途径取得的。国外的情况与我国一样，只是晚得多，从古希腊的医药神 Asklepios 时代到 19 世纪，新药评价的方法基本上是靠人体尝试，由经验而积累。

19 世纪~20 世纪 50 年代是新药评价发展时期，从 19 世纪开始，随着有机化学、植化、生理、生化、物理等医药学基础学科的发展，对药物作用的认识在不断提高和深化。有些新药已经开始应用实验治疗学的手段先在染病的实验动物模型上进行试验后才上临床人体应用。这虽然是初步的，但比古代完全靠体验无疑是前进了一大步。

首先表现在临床药理学由兴起到逐步成熟。临床药理学从 20 世纪 30 年代提出概念；40~50 年代开始对新药进行科学性的临床研究；60 年代以来是新药评价的成熟期，各国相继建立了临床药理专业研究机构和学术团体，出版刊物与专著，举办培训班，开设临床药理课，临床药理研究队伍逐步壮大；90 年代临床药理学渐趋成熟，已成为一门独立的学科，成为医药院校的一门必修课。无论从基础理论到评价的具体方法、手段，临床药理评价逐渐采用安慰剂法、单盲法、双盲法、各种对照设计、随机化处理和统计方法的正确运用等，使新药临床评价的价值越来越具有科学性、可信性和可靠性，对保证新药安全有效的上市起了很大作用。

其次表现在药代动力学的兴起和广泛应用。从 20 世纪 30 年代药代动力学分室概念的提出，到 60 年代发展成现代的药代动力学，近年来发展非常迅速，在其基础上发展起来的毒代动力学，不仅对临床前药效学、毒理学评价有很大参考价值，而且为临床药理评价的给药方案提供依据，为种属差异和个体差异所造成的药效和毒性差异提供药物代谢方面的原因，对新药评价水平的提高有很大促进作用。

第三，安全性评价技术和水平的提高也是新药评价发展的主要标志。20 世纪 60 年代以来，各国吸取药害事件的教训，尤其是反应停惨案的发生，使大家高度重视临床前安全性评价工作，不仅相继制订药品非临床研究质量管理规范（good laboratory practice for non-clinical laboratory studies，GLP），对临床前安全性评价的内容也作了更严格的要求，提出不但要有共性观测指标，还应对每一类及每一个药物的个性指标进行检测，以免遗漏掉可能出现的毒性反应，并对许多具体实验操作制订了标准操作规程（standard operation procedure，SOP）。

第四，科学技术的进步在新药评价中得到广泛应用。药学评价手段更加先进和灵敏，更加科学化和更加可靠等都与医药科学技术的发展分不开，使许多评价做到了标准化、规范化、系列化和自动化，因此新药评价的水平和质量不断提高。

第五，药品注册资料内容和要求渐趋统一。1990 年，日、美、欧三方的药品主管部门及制药界代表发表了共同声明，即关于药品注册协调国际会议（international conference on harmonization for drug application，ICH）的声明。ICH 由日本厚生省、美国 FDA、欧洲委员会及三方的制药团体六部分组成。开会时 WHO、药典药物局和加拿大的观察员参加，从 1991 年起每两年召开一次会议，其指导委员会负责起草、讨论、修改、补充和完善新药注册资料中各专题的指导原则，最终达成一致的指导原则，使各国共同遵守。

ICH 统一的安全性方面的指导原则有：S_1——致癌试验；S_2——遗传毒性试验；S_3——动力学（药代动力学和毒代动力学）；S_4——一般毒性试验；S_5——生殖毒性试验；S_6——生物技术产品的安全性试验等。ICH 已经出台了 50 多个协调指导方针，包括传递监管信息和 E2B 的电子标准，该标准用于传送个体案例安全报告的数据成分。

ICH 以科学的态度，针对药品注册申报资料内容和要求的不一致性，用科研资料数据进行分开讨论，反复征求意见，最后达成一致。无疑这对促进新药的研究与开发，使优质药品早日为患者服务，减少相互申报程序，节省研究经费，缩短研究周期，提高研究新药的质量，促进国际交流，进而为新药研究的国际一体化打下基础均有很大的作用。可以预言，21 世纪将是新药评价的完善期。系列法规、指导原则的出台实施，全世界各国将有一个统一的、规范化的、标准化的新药评价的原则要求和实施细则。新药评价将对人类健康长寿做出更大的贡献。

我国的新药评价到了清朝以后，渐渐落后于世界，药政管理跟不上，对新药的研究和开发亦很少。当时及以后一段时间，在我国除了中医药的传统煎煮外，几乎没有新药的研究和开发，西药市场完全被洋药占领，为西方资本家所垄断。新中国成立前虽也设过药检所，但从没有认真对药品实行监督管理，"中华药典"大部分也抄自国外药典，未进行过认真的修订。此时我国的新药评价明显落后于世界水平。新中国成立前，由于我国没有自己的原料药工业，仅有一些简陋的药品制剂工厂，几乎谈不上新药研制和管理，更无需进行新药评价。

新中国成立后，我国的新药研究逐步开展并不断壮大，医药工业也渐渐发展，良好的国内环境使医药研究人员对新药评价工作兴趣大增，吸取国外的先进技术和经验，开始了真正意义上的"新药研究和开发"，其水平也逐年提高。但在 20 世纪 60~70 年代，我国的新药评价在研究工作的水平上却没有很大提高，几乎停顿了十多年，造成很大的损失。

近年来，我国新药评价水平的不断提高，不仅体现在对新药研究、审批及生产管理工作的规范化、标准化和系列化上，而且还体现在我国新药评价队伍由小到大，由少到多，不断壮大。目前，全国各医药大专院校、研究所、药厂等直接或间接从事新药评价的人员不下数万人，有不少单位专门成立新药研究和开发中心并独立为一个研究室，有的单位专门成立了新药研究与开发咨询中心等，国家卫生部和绝大多数省、市、自治区卫生部门专门成立新药审评委员会及新药审评办公室。各种学术会议和杂志关于新药评价工作论文的不断增多。每年各种学术会议，如中国药理学会、毒理学会、临床药理学会、新药研究与开发专题讨论会等都有新药评价方面的论文报告，国际交流中也有不少新药评价的论文，许多杂志（中国药理学报、新药与临床、中国临床药理杂志、中国药理学通讯、中国医药学杂志、中药新药与临床药理、中国药学杂志、药学学报和中草药等）几乎每期都有新药评价工作的论文，尤其是从 1985 年以来，我国的新药评价工作蓬蓬勃勃开展起来，新药评价知识得到宣传推广，新药评价技术和方法不断提高或改进，新药管理不断加强。

三、药政法规不断完善

惨痛的历史教训唤起了各国政府主管部门及社会各界对新药安全的重视。为了提高新药临床使用的安全性，尽量减少这类惨案的发生，各国药政管理部门吸取了历史的教训，多次修改新药管理法。

1906 年美国制订了第一个食品和药品管理法，虽然只强调事后抽验，但毕竟是美国药政管理上一个有重要意义的里程碑。

1938 年，由于 2, 4-二硝基酚和二甘醇磺胺酏剂事件，美国重新对原来的食品药品法进行修正，改为“食品、药品、化妆品法”，更加强调安全性，严格新药审批。

1962 年美国再次对 1938 年修正案进行修订，即 Kefauver Harris 修正案。不久淘汰了 412 种药，责令 1560 种同类药品不准上市。这一再修正案是一个十分严密而又繁琐的法令，共有 14 大项百余小项，对安全性和有效性作了明确而具体的规定，对上市新药要经过严格而漫长的审批。

1980 年，美国国会又重新修订了“食品、药品、化妆品法”，删去了 1962 年再修正案中的过于繁琐部分，对不合理部分进行了修正和补充，使新药管理渐趋完善，并载于“联邦法规”中，并为其他国家制订法规提出了参考标准。各国也纷纷效法美国，制订了大同小异的药品管理法。

日本在 1980 年颁布了现行的“药事法”，加强了对新药的审批，在日本厚生省药物局下设置的审查科是专管新药审批的，它负责行政事务性工作，技术审查由中央药事审议会进行，以审议会讨论的意见为审批依据，规定在 1980 年 10 月开始对新药进行临床研究需向厚生省备案。

英国 1968 年颁布“药品法”，对新药的管理分两次审批，申请上临床和申请生产，但第一期健康人上临床在临床前不需报批，临床审批一般在 1 个月内给予签字的文件批复。

其他欧洲国家的新药管理与英国大致相同，欧共体规定：凡欧共体成员国，在一个国家上市的新药可在共同体所有国家中销售、流通。在某一国家批准的新药可在共同体任何一国生产上市，而无需申报批准。

加拿大的新药管理由卫生福利部药品总局下设的处方药局和非处方药局主管药品（包括新药、进口药品、已上市药品再评价）审批工作，处方药局按医学、药学和药品分类设8个处分别审批不同类型的药物，如有需要，再临时聘请专家委员会咨询。加拿大药品法规定“凡是在加拿大从未上市的药品都必须审批注册”，“生产者或进口者要按新药申报要求，提供化学、药理、毒理及临床试验数据”。所谓生产者或进口者是指无论药品在加拿大生产还是从国外进口，只要未在加拿大上市，就必须按新药申报，而审批也在同一部门进行。

可见，20世纪60年代以来新药评价工作的首要特点是各国的新药审批和管理走上了法制化轨道。新药评价技术条件的成熟和学科的不断发展，这与医药科学技术的发展密切相关。

1978年美国FDA发布了第一部药品非临床研究质量管理规范（GLP），对临床前安全性试验实施全方位的质量管理，确保安全性试验结果的真实性、可靠性及完整性，凡是不符合GLP要求的实验室提出的安全性报批资料FDA概不予受理。由于药政管理的不断完善和加强，那种不经动物试验或动物试验不足，试验质量不符合要求便上临床的情况已大大减少，从而在相当程度上提高了新药过渡临床的安全性。

在医药科学技术发展的基础上，技术要求和条件也基本成熟，WHO和各主要大国先后制订了“新药评价技术指导原则”，对新药评价的技术要求提出了明确的规定。一些国际组织和许多国家也制订了相应的GLP。根据类似的原则各国先后制订了药品生产质量管理规范（good manufacturing practice，GMP）、药品临床试验质量管理规范（good clinical practice，GCP）、药品供应质量管理规范（good supplying practice，GSP）、质量标准研究规范（good analytical laboratory practice，GALP）、药房管理工作规范（good pharmacy practice，GPP）和药房制剂质量管理规范（good dispensing practice，GDP）等等一系列规定。在此基础上，为保证各国评价结果的可比性，又分别制订许多标准操作规程。上述这些指导原则和规程的制订和实施，对保证安全有效、质控稳定的新药上市起到很大的保证作用，也使新药评价工作达到一个新的水平和高度。

新中国成立后，我国政府1953年加强药典管理，使药政管理初具雏形。1963年卫生部等联合下发“关于药政管理的若干规定”，对新药的定义、报批程序、临床研究和生产的审批有了明确的规定。1965年卫生部等又下发了“药品新产品管理暂行办法”这是我国第一个新药审批管理办法，但由于十年动乱，并未贯彻执行。1978年，国家开始拨乱反正，走上正轨，国务院批转了卫生部颁发“药政管理条例（试行）”，就新药的临床鉴定和审批作了专门规定。1979年卫生部修订了药政管理条例的有关规定，组织制定了“新药管理办法（试行）”。这一办法较以往的规定有了更系统明确的要求，对新药的定义、分类、科研、临床、鉴定、审批和生产等管理工作提出了较全面而具体的规定，这是我国对新药评价工作真正进行正式立法管理的开始。从1980年开始，卫生部又专门组织人员修改“新药管理办法”，1984年由全国人民代表大会常务委员会通过，1984年9月20日中华人民共和国主席令第18号公布，并于1985年7月1日起施行的中华人民共和国“药品管理法”，对新药的管理、审批作了强制性的规定，明确授权卫生部进行新药审批。1985年卫生部根据“药品管理法”颁布了“新药审批办法”。从此我国对新药的审批管理进入到法制化阶段。1993年后，对新药审批办法作了必要的修改或补充，使之逐步完善，特别是对新药研究的技术要求参照了世界发达国家的标准，结合我国的实际，制定并颁布了“新药（西药）临床前药学、药理学和毒理学评价的指导原则”，“新药（西药）临床研究指导原则”。此外国家科委下发了于1994年施行的GLP法规，即“药品非临床研究质量管理规范”。国家药品监督管理局成立后，在药政法规建设方面有了长足进步，1999年重新颁布了GLP法规及“新药审批办法”，同年又颁布了“新生物制品审批办法”及“中药新药研究的技术要求”。2002年颁布“化学药品和治疗用生物制品研究指导原则”“药品管理法”，2002年9月17日又颁布了“药品管理法实施条例”。2003年6月4日国家食品药品监督管理局局务会审议通过《药物非临床研究质量管理规范》，并予以发布，自2003年9月1日起施行。国家食品药品监督管理局2003年10月1日施行《药物非临床研究质量管理规范检查办法（试行）》，并开始开展GLP认证试点工作。2007年4月16日国家食品药品监督管理局对《药物非临床研究质量管理规范检查办法（试行）》进行了修订，并更名为《药物非临床研究质量管理规范认证管理办法》。在该办法附件3中明确了药物非临床研究质量管理规范认证标准（280条）。2007年6月18日国家食品药品监督管理局局务会审议通过新的《药品注册管理办法》并予以公布，自2007年10月1日起施行。这些法规及指导原则的制订，对保证我国的新药研究质量，提高我国的新药评价水平，并及早赶上国际水平起到了很大促进作用。

目前，世界各国的新药管理法，已从原则要求发展到比较具体，从不完善进展到比较完善，表现在新药临床前要求进行的毒性试验的类别越来越多，要求检测的指标覆盖面越来越广，试验质量的要求越来越高。

第二节　遗传毒性试验

一、概述

（一）遗传毒性研究发展简况

1493年，Paracelsus最早指出毒理学实验研究的重要性，提出“所有物质都是毒物，没有不是毒物的物质，只有剂量区别它是毒物还是药物”的著明论断，但遗传毒性试验却是近百年发展起来的新兴学科。

1927年，Muller用X线照射果蝇精子，首次发现电离辐射可引起基因突变。开创现代遗传毒性试验方法之先河。

1943年，Auerbach等用果蝇试验，首次发现化学物质也可诱发基因突变。

1951年，Russel首次报道放射线可以诱发小鼠突变。

1953年，Watson和Crick阐明DNA结构，使突变作用研究进展到一个新阶段。

1969年，美国率先成立环境诱变剂学会。

1983年，中国环境诱变剂学会成立，同年颁布《食品安全性毒理学评价程序》（试行）。

1985年，国家卫生部颁布《新药审批办法》，附件中规定了药品毒理学实验程序。

1987 年，国家卫生部颁布《化妆品安全性评价程序和方法》GB 7919—1987。

1990 年，国家环境保护局颁布《化学品测试准则》。

1990 年，中国药理学会毒理学专业委会提出《新药（西药）毒理技术要求规定》（讨论稿）。

1991 年，国家卫生部和农业部颁布《农药安全性毒理学评价程序》。

1992 年，中国毒理学会成立，设遗传毒理专业委员会。

1993 年，国家卫生部颁布《新药（西药）临床前研究指导原则》。

1994 年，国家卫生部颁布《食品安全性毒理学评价程序》，GB 15193.1—1994。

1999 年，国家药品监督管理局颁布《新药审批办法》和《新生物制品审批办法》。

1999 年，国家药品监督管理局颁布《药品非临床研究质量管理规范》。

1999 年，国家药品监督管理局颁布《中药新药研究的技术要求》。

2002 年，国家药品监督管理局颁布《化学药品和治疗用生物制品研究指导原则》。

2005 年，SFDA 药物遗传毒性研究技术指导原则课题研究组颁布《药物遗传毒性研究技术指导原则》。

（二）遗传毒性试验目的

遗传毒理学（genetic toxicology）是现代遗传学和毒理学的一个共同分支，是研究新药等外源性物质对有机体遗传作用的一门科学。遗传毒性试验是通过直接检测原发性遗传学终点或检测导致某一终点的 DNA 损伤过程伴随的现象，来确定新药产生遗传物质损伤并导致遗传性改变的能力。遗传毒性试验的目的包括：

1. 判断在每种试验系统中诱发了突变的新药对人可能造成的遗传损伤。

2. 预测新药对哺乳动物的潜在致癌性。

3. 评价新药的遗传毒性。

（三）基本概念

1. 新药（new drugs） 指未曾在中国境内上市销售的药品，包括用于检测的新生物制品、化学药品或中药。

2. 遗传毒性试验（genotoxicity testing） 用哺乳动物或非哺乳动物细胞、细菌、酵母菌或真菌测定新药是否引起基因突变、染色体结构畸变以及其他 DNA 或基因变化的试验。

3. 突变（mutation） 指受环境因子作用，生物细胞发生的 DNA 损伤和各种遗传学改变。这种改变可以通过细胞或个体的传代而下传。突变可源于自发，亦可被多种理化因素诱发。可发生于体细胞，也可发生于生殖细胞。

4. 基因突变（gene mutation） 又称点突变。指遗传物质 DNA 分子水平的突变，主要包括碱基置换和移码突变。

5. 染色体畸变（chromosome aberration） 指在细胞水平上遗传毒物引起的染色体损伤，主要包括染色体结构及数目异常。

二、遗传毒性试验方法分类

遗传毒性试验有多种分类方法。

（一）根据实验对象分类

根据实验对象的不同将遗传毒性试验分成体外和体内试验两类。

1. 经济合作与发展组织（OECD）推荐的体外遗传毒性试验方法包括：

（1）OECD 试验 471：鼠伤寒沙门菌回复突变试验（Ames 试验）。

（2）OECD 试验 472：大肠杆菌回复突变试验。

（3）OECD 试验 473：哺乳动物体外细胞遗传学试验。

（4）OECD 试验 476：哺乳动物细胞体外基因突变试验。

（5）OECD 试验 479：哺乳动物细胞体外姊妹染色单体互换试验。

（6）OECD 试验 480：啤酒酵母基因突变试验。

（7）OECD 试验 481：啤酒酵母有丝分裂重组试验。

（8）OECD 试验 482：哺乳动物细胞体外 DNA 损伤、修复和程序外 DNA 合成试验。

2. OECD 推荐的体内遗传毒性试验包括：

（1）OECD 试验 474：微核试验。

（2）OECD 试验 475：哺乳动物体内骨髓细胞遗传试验——染色体分析。

（3）OECD 试验 478：啮齿动物显性致死试验。

（4）OECD 试验 483：哺乳动物生殖细胞细胞遗传学试验。

（5）OECD 试验 484：小鼠斑点试验。

（6）OECD 试验 485：小鼠可遗传易位试验。

（二）根据反映的遗传学终点分类

按照反映的遗传学终点可将遗传毒性试验分为三类，即检测基因突变、染色体畸变、DNA 效应的试验。各类试验方法所代表的试验系统水平及测试目的见表 10-1、10-2 和 10-3。

表 10-1　检测基因突变的试验方法

试验系统水平	试验系统名称	测试目的
原核微生物	鼠伤寒沙门菌回复突变试验	致突变剂和致癌剂筛查
	大肠杆菌回复突变试验	致突变剂和致癌剂筛查
真核微生物	链孢霉菌基因突变试验	致突变剂和致癌剂筛查
	构巢曲霉菌基因突变试验	致突变剂和致癌剂筛查
	啤酒酵母基因突变试验	致突变剂和致癌剂筛查
体外	体外哺乳动物细胞基因突变试验	致突变剂和致癌剂筛查
体内	黑腹果蝇性连锁隐性致死试验	致突变剂和致癌剂筛查
	小鼠斑点试验	致突变剂和致癌剂筛查
	小鼠可见特定座位试验	检测生殖细胞效应

表 10-2 检测染色体畸变的试验方法

试验系统水平	试验系统名称	测试目的
体外	哺乳动物体外细胞遗传学试验	致突变剂和致癌剂筛查
体内	哺乳动物骨髓细胞染色体分析	致突变剂和致癌剂筛查
	哺乳动物骨髓细胞微核试验	筛查干扰细胞有丝分裂的物质
	黑腹果蝇可遗传易位试验	检测诱发生殖细胞突变的物质
	啮齿类动物显性致死试验	评价生殖细胞效应及遗传风险
	哺乳动物生殖细胞的细胞遗传学试验	评价生殖细胞效应及遗传风险
	小鼠可遗传易位检测	评价生殖细胞效应及遗传风险

表 10-3 检测 DNA 效应的试验方法

试验系统水平	试验系统名称	测试目的
原核微生物	哺乳动物体外细胞遗传学试验	致突变剂和致癌剂筛查
真核微生物	啤酒酵母有丝分裂重组试验	致突变剂和致癌剂筛查
体外	程序外 DNA 合成试验	致突变剂和致癌剂筛查
	体外哺乳动物细胞姊妹染色单体交换试验	致突变剂和致癌剂筛查
体内	体内姊妹染色单体交换试验	致突变剂和致癌剂筛查

国际环境诱变物致癌物防护委员会（ICPEMC）1983 年将遗传学终点分为五类，即：

1. DNA 完整性的改变（产生加合物、链断裂、交联）。
2. DNA 重排或交换。
2. DNA 碱基序列改变。
3. 染色体完整性改变。
4. 染色体分离改变。

其中 4 和 5 实际上是分别指基因突变和染色体畸变。表 10-4 是较常用的遗传毒性试验所反映的遗传学终点。

表 10-4　常见诱变试验所反映的遗传学终点

试验名称	DNA 完整性改变	DNA 交换或重排	DNA 碱基或重排	染色体完整性改变	染色体分离改变
细胞遗传学试验				1°	2°
微核试验				1°	2°
显性致死试验				1°	2°
可遗传易位试验				1°	
细菌回复突变试验			1°		
哺乳动物细胞突变试验			1°		
果蝇伴性隐性致死试验			1°		
小鼠特定基因座突变试验			1°		
酵母重组试验		1°	2°		
姊妹染色单体互换试验		2°		1°	
细菌 DNA 修复试验	1°				
精子畸形试验*			+	+	

注：1°和 2°分别代表主要和次要反映的终点；+不分主次

*非诱发性因素也可诱发该试验呈阳性反应

引自 Brusick J，et al. ICPEMC Committee 1 final report. Mutat Res，1983，114：117

三、遗传毒性试验的应用现状

检测遗传毒性的试验方法目前已达 200 余种，但重要的和作为常规使用的仅约 20 种。任何单一的一种方法在预测新药遗传毒性时都存在着一定的不肯定性，因此推荐以一组遗传毒性试验来进行筛选和预测，以减少可能出现的假阴性和假阳性结果。我国《药物遗传毒性研究技术指导原则》（2007）推荐首选 Ames 试验、染色体畸变试验和微核试验。

就预测价值而言，一般认为越接近于人的试验系统价值就越高，体内系统高于体外系统，真核微生物系统高于原核微生物系统，哺乳动物高于非哺乳动物。生殖效应试验价值高于体细胞效应试验。

检测基因突变的试验方法中，Ames 试验使用最广。染色体损伤的指标目前常用的有染色体畸变、微核和姊妹染色单体互换。小鼠显性致死试验、精子畸形试验和果蝇伴性隐性致死等遗传毒性试验也较常用。

四、遗传毒性试验的选择原则

（一）哪些新药应做遗传毒性试验

在对新药进行安全性评价时，要充分考虑其化学成分、用药途径，包括与人体接触的性质、程度、次数和周期。不同类型的新药应区分对待。下列新药应考虑做遗传毒性试验：

1. 第一类化学药品，包括通过合成或半合成的方法制成的原料及其制剂；天然物质中提取的或通过发酵提取的有效单体及其制剂；国外已有药用研究报道，尚未获一国药品管理当局批准上市的化合物，应考虑做遗传毒性试验。

2. 第二类化学药品，包括已在国外获准生产上市，但未载入药典，我国也未进口的药品；用拆分、合成的方法首次制得的某一已知药物中的光学异构体及其制剂；国外尚未上市的由口服、外用或其他途径改变为注射途径给药者，或由局部用药改为全身给药者（如口服、吸入等制剂），可以用文献综述代替试验资料。

3. 第三类化学药品，包括由化学品新组成的复方制剂；由化学品与中药新组成的复方制剂并以化学药品发挥主要作用者；由已上市的多组分药物制备为较少组分的原料药及其制剂；由动物或其组织、器官提取的新的多组分生化药品。应根据药代动力学研究结果决定是否做遗传毒性试验。

4. 放射性新药的核素、原料药、药盒及制剂（诊断用放射性新药除外）。

5. 第一类中药材，包括中药材的人工制成品；新发现的中药材及其制剂；中药材中提取的有效成分及其制剂；复方中提取的有效成分。

6. 第一类中药制剂。

7. 如果处方中含有无法定标准的药材，或来源于无法定标准药材的有效部位，以及用于育龄人群并可能对生殖系统产生影响的新药（如避孕药、性激素、治疗性功能障碍药、促精子生成药、保胎药或有细胞毒作用等的新药），应开展遗传毒性试验。

试验采用哺乳动物或非哺乳动物的细胞培养或其他技术。测定由新药引起的基因突变、染色体结构和数量的改变，以及对 DNA 或基因的其他毒性。常规使用的遗传毒性研究方法不适用于生物技术药物，因此可免做。但如果对产品有某些担心（例如结合蛋白产品中存在有机联接物），应考虑用相关的或新建立的方法进行研究。

（二）遗传学终点的选择原则

应避免选用单一的遗传学终点进行试验。首先要做一系列的体外试验。在一组试验中，至少包括三项试验，其中至少两项试验应采用哺乳动物细胞为靶细胞。试验应尽量从对 DNA 的影响、基因突变和染色体畸变三种水平反映出对遗传毒性的影响。

OECD 指南采用 Ames 试验和哺乳动物体外细胞遗传学试验，必要时进行哺乳动物细胞体外基因突变试验。

动物体内试验应在相应的体外试验做完后进行。如果体外试验清楚地表明新药不符合要求，则不应进行动物试验。OECD 指南中推荐的微核试验、体内哺乳类骨髓细胞遗传毒性试验、啮齿类动物显性致死试验、哺乳类动物生殖细胞遗传试验、小鼠斑点试验和小鼠可遗传易位试验，可根据新药的特点和性质选做。

对于一种新药应当先用原核细胞或体细胞的体外试验按遗传学终点合理配套进行充分试验，并对有阳性反应的终点验证其在体内的真实性，再行选用生殖细胞诱变试验进行遗传危害评价。

五、遗传毒性试验方法简介

（一）鼠伤寒沙门菌回复突变试验（the *Salmonella typhi* reverse mutation assay）

1. 目的　鼠伤寒沙门菌组氨酸（his）回复突变试验是一种微生物试验，用于检测新药能否引起鼠伤寒沙门菌基因组碱基置换或移码突变，从而诱发 $his^- \rightarrow his^+$ 的回复突变。

2. 原理　利用一组鼠伤寒沙门菌组氨酸营养缺陷型菌株（his^-，即在不含组氨酸的最低葡萄糖琼脂平板上不能生长的突变菌株）进行诱变性检测。鼠伤寒沙门菌诱变物可直接或经代谢活化使 his^-菌株回复突变成 his^+菌株（即在不含组氨酸的最低葡萄糖琼脂平板上能够生长的菌株）。使试验菌株在有和无代谢活化的情况下接触新药，并接种于最低葡萄糖琼脂平板。经适当时间的培养后，计数回变菌落并与空白对照培养物和/或溶剂对照培养物的自发回变菌落数相比较，来判断新药在试验条件下对鼠伤寒沙门菌有无诱变性。

3. 试验程序　有几种不同方法，包括直接平板掺入法、偶氮还原法、预培养法、梯度平板法、悬浮法、改进的波动试验、干燥器法及点试验法。下面主要介绍直接平板掺入法。

（1）菌株：试验选用 TA97、TA98、TA100 和 TA102 四种菌株。必要时，还可应用其他菌株。应该以公认的方法制备和贮存原培养物。鉴定每个菌株对组氨酸的需求、对结晶紫的敏感性、对氨苄西林和四环素的抗性及对紫外线的敏感性等基因型特征。各菌株的自发回变率应在文献报告的或本实验室历史对照值的预期范围内。

（2）新药：新药及阳性对照物应溶于适当的溶剂，并进一步稀释以供试验用。最常用的溶剂为水及二甲基亚砜（DMSO）。DMSO 用量每平板不超过 500μl。

预试验应在较大的剂量范围内进行。新药剂量上限取决于细胞毒性和溶解度。在有代谢活化的情况下新药的细胞毒性可能发生改变。细胞毒性可以由自发回变数降低、背景菌苔变薄或受试细胞培养物的存活率降低来证实。相对不溶的新药剂量上限应该是出现沉淀的最低剂量。易溶解的无毒新药的最高剂量应根据该新药的具体情况来确定。纯的新药剂量上限应为每平板 50mg。新药应用 5 个不同的剂量进行试验，各剂量点之间应有适当的间距。新药剂量下限为每平板 0.2μg。

对于未显示剂量反应关系的可疑的阳性反应，应该在较窄的剂量范围内试验，予以证实。

（3）对照：每个试验应包括同时进行的阳性对照、空白和/或溶剂对照。

阳性对照应能确证试验菌株和代谢活化系统的有效性。

在试验中应该包括各试验菌株的特异性阳性对照物。例如 4-硝基-邻-苯二胺用于 TA97 和 TA98，4-硝基喹啉-N-氧化物用于 TA98 和 TA100，甲基磺酸甲酯用于 TA100 和 TA102，叠氮化钠用于 TA100。

有代谢活化的阳性对照物应根据试验所用的代谢活化系统的类型来进行选择。以酶诱导剂如 Aroclor 1254 处理的啮齿类肝 S9 作为代谢活化系统的试验可用 2-氨基芴作阳性对照物。

一般利用点试验法来定性评价试验菌对阳性对照物的反应及 S9 的活性。方法是将肉汤培养物 0.1ml（不加或加 S9 混合液 0.5ml）加至 45℃融化的顶层中，迅速混匀倾倒并铺平至最低葡萄糖平板上。待顶层琼脂凝固后，吸 10μl 阳性对照物溶液于灭菌的圆滤纸。

表 10-5　标准试验菌株对阳性对照物的反应

阳性对照物	S9	TA97	TA98	TA100	TA102
叠氮化钠（1.0μg）	−	±	−	++++	−
4-硝基-邻-苯二胺（20.0μg）	−	++	+++	+	+
4-硝基喹啉-N-氧化物（10.0μg）	−	±	−	++++	+++
甲基磺酸甲酯（2.0μg）	−	+	−	+++	++++
2-氨基芴（20.0μg）	+	++	++++	+++	+

注：每平板回变菌落数（扣去自发回变数）：−≤20，+=20~100，++=100~200，+++=200~500，++++>500，叠氮钠溶于水，其他阳性对照物均溶于 DMSO

放入平板，小心轻压滤纸片使埋入顶层，但勿移动位置。翻转平板，37℃培养 48h，计数可见的回变菌落数。标准试验菌株在加和不加 S9 混合液情况下，对阳性对照物的反应见表 10-5。也可以利用其他适合的阳性对照物。

（4）培养基：用适当的带有顶层琼脂的选择培养基。

（5）操作

1）生长培养：试验菌株接种于 5ml（于 10mm×150mm 培养试管）或 15ml（于 50ml 三角烧瓶）营养肉汤中，振荡（试管 210rpm，烧瓶 120rpm）37℃培养 10h，到生长对数期晚期或稳定期早期达到每毫升 $(1\sim2)\times10^9$ 存活菌时为止。

2）试验菌株基因型鉴定

组氨酸需求试验：将菌株分别接种到含生物素溶液的最低葡萄糖琼脂平板和组氨酸/生物素平板上。37℃培养过夜。有 his^- 特性的菌株在加生物素的最低葡萄糖琼脂平板上不生长，在组氨酸/生物素平板上可以生长。

rfa 突变型检查：取新鲜肉汤培养物 0.1ml，加至 2ml 融化的顶层培养基中（45℃），迅速混匀并铺平至营养肉汤平板上，吸 0.1%结晶紫溶液 10μl 于灭菌的圆滤纸片（直径 6mm），放置平板上，37℃培养 12h，滤纸片周围有明显的抑菌圈（约 14mm）时证明 rfa 突变存在。

uvrB 突变型检查：将新鲜肉汤培养物划种至营养肉汤琼脂平板，将未加盖平板的一半以黑色纸覆盖。紫外杀菌灯照射 8 秒后，37℃培养 12~24h，具有 uvrB 缺陷的 TA97、TA98 及 TA100 菌株，只在未被照射的一半平板上生长，TA102 菌株在未被照射和被照射的一半平板上均能生长。

抗氨苄西林试验：利用上述组氨酸需求试验的方法，在氨苄西林平板上划种培养物。37℃培养 12~24h，四种标准试验菌株均应生长。

抗四环素试验：利用上述组氨酸需求试验的方法，在氨苄西林/四环素平板上划种培养物。37℃培养 12~24h，TA102 菌株能生长，其他三种标准试验菌株不能生长。

自发回变率的鉴定：取新鲜肉汤培养物 0.1ml 加到 2ml 45℃融化的顶层培养基中，迅速混匀并铺平至最低葡萄糖琼脂平板上，水平放置，待顶层凝固后翻转平板，37℃培养 48h，计数可见菌落数。每个试验菌株应至少做三份。

3）代谢活化：细菌应分别在有和无适当的代谢活化系统的情况下接触新药。最常用的代谢活化系统是经酶诱导剂（如 Aroclor 1254）处理的啮齿类肝制备的微粒体部分（S9）及有关辅助因子的混合物。必要时，也可应用其他种属、组织及其他技术。

4）诱变试验：在无代谢活化的直接平板掺入法中，将新药和 1.1ml 新鲜的细菌培养物加至 2.1ml 顶层琼脂中。在有代谢活化的直接平板掺入法中，将新药、0.1ml 新鲜的细菌培养物和含辅助因子的肝 S9 混合物 0.5ml 依次加至 2.0ml 顶层琼脂中。混匀每个试管的内容物并倒至选择性培养基琼脂平板的表面。待顶层琼脂凝固后进行培养。所有的平板应在 37℃培养相同的时间，培养时间为 48～72h。培养结束后，计数每平板的回变菌落数。所有的试验平板应至少做三份，有充分科学根据时，也可以做两份。

其他试验方法也可使用，但需说明理由。

4. 结果评价与解释

（1）结果处理：应该记录每个试验平板、空白和/或溶剂对照及阳性对照平板的回变菌落数。分别计算新药各剂量组、空白和/或溶剂对照及阳性对照平板回变菌落数的均值及标准差。

进行试验平板回变菌落数均值与对照平板差别间的显著性检验。对新药剂量和回变菌落数进行相关分析。所有结果都应以独立的试验予以证实。

（2）结果评价：每个平板回变菌落数随新药剂量增高而增加，并且有统计学意义，或者至少在一个浓度水平出现可重复的并有统计学意义的回变数增高，即可判为阳性结果。

如果新药不引起剂量相关性回变菌落数增加，而且，在任何一个测试水平都无可重复的有统计学意义的回变菌落数增加，则可将该新药在此条件下的试验结果判为阴性。在评价结果时应综合考虑生物学意义和统计学意义。

（3）试验报告：试验报告应包括下列内容：

1）试验开始时间、结束时间、试验室名称、试验负责人姓名。

2）新药、溶剂的理化特性、新药配制方法。

3）菌株种类、来源、菌株鉴定方法及结果、生长条件及培养、制备方法。

4）阳性对照物的选择及制备，空白、溶剂对照的设置。

5）代谢活化系统的制备方法试验中使用情况的描述。

6）处理条件和情况的描述，包括接触浓度的选择，接触持续时间，中止处理的方法。

7）每个平板的突变体菌落、存活菌落计数，各组突变数均值及标准差。

8）显著性检验及相关计算结果。

9）结果的评价。

（4）结果解释：鼠伤寒沙门菌回复突变试验的阳性结果表明，在该试验条件下新药诱发了鼠伤寒沙门菌基因组的突变。阴性结果表明，在该试验条件下新药对鼠伤寒沙门菌无诱变性。

（二）大肠杆菌回复突变试验（the *Escherichia coli* reverse mutation assay）

1. 目的　大肠杆菌色氨酸（trp）回复突变试验用来检测新药能否引起大肠埃希菌基因组突变，从而诱发 $trp^- \to trp^+$ 的回复突变。

2. 原理　使细菌在有和无代谢活化的情况下接触受试物并接种于最低培养基。经适当时间的培养后，计数回变菌落并与空白对照的培养物或溶剂对照培养物的自发回变菌落数相比较，来判断新药在本试验条件下对大肠杆菌有无致突变性。

3. 试验程序　有几种方法可以用于本试验，包括：点试验法、直接平板掺入法、预培养法、改进的波动试验和干燥器法等。下面介绍的是直接平板掺入法。

在无代谢活化的直接平板掺入法中，将新药和0.1ml新鲜的细菌培养物加至2.0ml顶层琼脂中。在有代谢活化的直接平板掺入法中，将新药、0.1ml新鲜的细菌培养物和含辅助因子的肝S9混合物依次加至2.0ml顶层琼脂中。混匀每个试管的内容物，并倒至选择性培养基琼脂平板的表面。待顶层琼脂凝固后进行培养。所有的平板应在37℃培养相同的时间，培养时间为48~72h。培养结束后，计数每平板的回变菌落数。所有的实验平板应至少做三份，如证明有科学根据，也可以做两份，其他试验方法可使用，但需说明理由。

4. 结果评价与解释

（1）结果评价：每个平板回变菌落数随新药剂量增高而增加并具有统计学意义，或者至少有一个试验水平出现可重复的并有统计学意义的回变菌落数增高，即可判为阳性结果。

如果新药不引起剂量相关性的回变菌落数增加，而且，在任何一个测试水平都无可重复的有统计学意义的回变菌落数增加，则可认为该新药在本试验系统中的试验结果为阴性。在评价结果时应综合考虑生物学意义和统计学意义。

（2）结果解释：大肠杆菌回复突变试验的阳性结果表明，在该试验条件下新药诱发了大肠杆菌基因组的突变。阴性结果表明，在该试验条件下新药对大肠杆菌无诱变性。

（三）哺乳动物体外细胞遗传学试验（in vitro mammalian cytogenetic test）

1. 目的　哺乳动物体外细胞遗传学试验，是根据新药在离体培养的哺乳动物细胞系统中是否诱发细胞染色体结构的畸变，来评价该新药对所选用的离体哺乳动物细胞测试系统有无诱变性。

离体动物细胞染色体畸变这个终点的分析对推测该新药对人体细胞的损害和预测其致癌性有重要参考价值。

2. 原理　染色体畸变可以是结构的或是数量的改变。数量畸变至少需经历一个细胞分裂周期才能观察到。由于仅限于分析处于毒性处理后第一个有丝分裂期的细胞，本试验不能观察数量改变，仅能观察包括染色体型和染色单体型畸变在内的结构畸变。

3. 试验方法要点　体外细胞遗传学试验可使用已建立的细胞系、细胞株或原代细胞培养物。在加有和不加外源性代谢活化剂的情况下，将培养中的细胞接触新药后，用秋水仙素或秋水仙胺处理，使细胞停留在细胞分裂中期（C-中期）阶段。收获细胞并制备染色体标本。标本经染色处理，其中的分裂中期细胞可用于染色体畸变分析。

4. 试验程序

（1）试验条件

1）细胞和培养技术：可使用包括人类细胞在内的各种细胞系、细胞株或原代细胞。在细胞培养过程中应选择适当的生长培养液、CO_2浓度、温度和湿度。已建立的细胞系和细胞株应常规地检验支原体和核型稳定性。

2）代谢活化：细胞应在有和无代谢活化系统两种情况下同时接触新药。代谢活化系统可以是经酶诱导处理制备的哺乳动物肝脏微粒体部分及辅助因子的混和物，亦可是哺乳动物肝细胞的原代培养物。

3）新药：新药可以用生长培养液或其他适宜的溶剂配制，并在临要处理细胞前加入或悬浮于生长培养液中。

4）新药浓度：应设置多种新药浓度，其浓度水平应使效应得以充分反映。在加有和不加外源性代谢活化系统条件下，所选定的新药的最高浓度应能抑制约 50%的有丝分裂活性。溶解度小的物质在测试时应采用极限浓度。对于溶解度很高的非毒性物质，新药浓度上限应视具体情况而定。

5）对照：应在加与不加代谢活化系统两种情况下设立阳性对照、空白和/或溶剂对照。

（2）培养物准备

1）建立的细胞系或细胞株：细胞来源于传代的培养物，以适当的细胞密度接种于培养液，并在 37℃培养。

2）人淋巴细胞：将用肝素抗凝的全血加至含有丝分裂原，如植物血凝素（PHA）的培养液中，37℃培养。

每个试验剂量均应采用双瓶（皿）培养。

（3）接触：采用建立的细胞系或细胞株时，应在有和无代谢活化系统条件下，用新药处理正处于对数生长期的细胞；采用人淋巴细胞时，先以有丝分裂原激活，再用新药处理。新药的毒性可能会使代谢活化系统的应用受到限制。

（4）培养物收获时间

1）建立的细胞系和细胞株：建议在几个不同时间收获细胞，不过，当进行粗筛时，可选定一个确定的收获时间，例如 24h。如果新药会改变细胞周期，则收获时间应作相应的改变。

2）人淋巴细胞培养物：细胞培养系统被有丝分裂原激活后，可在不同时间加入新药，然后在细胞培养开始后的某个时间一次收获。另外亦可进行一次处理，随后在不同时间分别收获。若新药能引起细胞周期明显延长，则收获时间也应推迟。由于淋巴细胞群体仅仅是部分同步的，所以如在临近培养物首次出现分裂中期时进行一次性处理，则处于分裂周期中所有阶段的细胞都可接受新药的作用。进行粗筛时，可以在第二个分裂周期中某一时刻一次性收获。在收获前 1~2h，用秋水仙素或秋水仙胺处理培养系统，以使细胞分裂中止在分裂中期。

（5）染色体制备：对细胞进行低渗处理、固定染色，制备染色体。

（6）分析：分析细胞数的确定主要根据对照组的自发畸变率、试验的敏感性及所选检验的把握度。在显微镜观察前应在玻片上编好号码。对人淋巴细胞仅分析含有 46 个着丝粒的中期分裂相。对建立的细胞系及细胞株仅分析含有众数±2 个着丝粒的中期分裂相。在畸变计数时，应采用统一的标准。

5. 结果评价与解释

（1）结果处理：应以表格形式列出试验组和对照组中各种类型的染色体结构畸变数。

计算各组的染色体畸变细胞率。对试验组与对照组的畸变率的差别进行显著性检验，并进行畸变率与新药剂量的相关性计算。

（2）结果评价：如果染色体畸变细胞率随剂量增加而增加，且具有统计学意义；或至少在一个试验水平上检查到可重复的、有统计学意义的畸变细胞率增加，则试验结果为阳性。如果上述两种情况皆未发生，则可将该新药在本试验系统中的试验结果判为阴性。

（3）试验报告：试验报告应包括下列内容：

1）试验开始时间、结束时间、试验室名称、试验负责人姓名。

2）新药、溶剂的理化特性、新药配制方法。

3）细胞株种类、来源、细胞株鉴定方法及结果、生长条件及培养、制备方法。

4）阳性对照物的选择及制备、空白、溶剂对照的设置。

5）代谢活化系统的制备方法及在试验中使用情况的描述。

6）处理条件和情况的描述，包括接触浓度的选择，接触持续时间，中止处理的方法。

7）各组染色体畸变细胞率均值及标准差。

8）显著性检验及相关计算结果。

9）结果的评价。

（4）结果解释：在体外细胞遗传学试验中的阳性结果表明，该新药能在培养的哺乳动物体细胞中诱发染色体畸变，阴性结果表明，在所用的试验条件下，新药对培养的哺乳动物体细胞不诱发染色体畸变。

（四）哺乳动物细胞体外基因突变试验（in vitro mammalian cell gene mutation tests）

1. 目的　利用哺乳动物细胞培养系统检测新药诱导的基因突变。

2. 原理　在含有和不含有代谢活化系统的培养基中加入新药，细胞经一定时间作用后重新接种，测定细胞毒性，同时经过一定表达时间后再选择突变种接种，通过选择性和非选择性培养基上的细胞集落数计算突变频率。

3. 试验程序　使悬液或单层培养的细胞在含有和不含有代谢活化系统培养基中接触新药。作用一定时间后，一方面通过检查细胞集落形成率或生长率来测定细胞毒性，另一方面将处理后的细胞在完全培养基中生长足够时间（这一时间的长短取决于不同的基因座位），以使所诱导的突变表型能充分表达。将一定数量的细胞分别种入选择性和非选择性培养基中，培养一定时间后，计算细胞集落。根据选择性培养基中产生的突变集落和在非选择性培养中产生的细胞集落数，计算出突变频率。

细胞需在含有和不含有代谢活化两种条件下接触新药。一般情况下接触至5h即可，有时也可延长一个或多个细胞周期。作用之后要清洗细胞，继续培养以测定其存活率，并让突变表型进行表达，其时间应以诱导的突变表型近于最佳表达为宜。将细胞种入含有和不含有选择因子的培养基中，分别检测突变细胞数及集落形成数。

结果应能在不同批的试验中得以重复。

4. 结果评价与解释

（1）结果评价：突变率的增高与剂量相关，且具有统计学意义；或者至少有一个测试水平突变率的增加有统计学意义，且结果可以重复，则试验结果为阳性。如果上述两种情况皆未发生，则认为新药在本试验系统中的结果为阴性。

（2）结果解释：阳性结果说明该新药可以诱导试验系统中培养的哺乳动物细胞发生基因突变。阴性结果说明该新药不能引起本试验中培养的哺乳动物细胞基因突变。

（五）哺乳动物细胞体外姊妹染色单体互换试验（in vitro sister chromatid exchange assay in mammalian cells）

1. 目的　检测新药所致的染色体同源位点上 DNA 复制产物互换频率的改变，以示体外培养中的哺乳动物细胞 DNA 在 S 期受损伤的程度。

2. 原理　中期分裂细胞中的染色体，是由两条染色单体组成，每条染色单体又由螺旋化的 DNA 双链组成。当细胞在加有 5-溴脱氧尿嘧啶核苷（BrdU）的溶液中进行培养分裂时，BrdU 能代替胸腺嘧啶核苷酸掺入到 DNA 新复制的核苷酸链中去。当细胞进行第二次分裂时，其中期染色体的两条染色单体中，一条由单股含有 BrdU 核苷酸链的 DNA 所组成，而另一条单体则由双股都含有 BrdU 核苷酸链的 DNA 所组成，这种由双股都含有 BrdU 的 DNA 链所组成的染色单体，染色时荧光显示要差，因而着色浅，而由单股含有 BrdU 的 DNA 链所组成的单体则着色深。这样，根据两条染色单体所呈现的深浅不同颜色就可以清楚地显示两个等位染色单体间发生的臂片段互换。

3. 试验程序　在培养中的哺乳动物细胞经新药作用后进行 SCE 测试。使体外的哺乳动物细胞在有和无外源性哺乳动物代谢活化系统下接受新药的作用，并在含有 BrdU 的培养液内经历两个细胞周期，然后加入纺锤体抑制剂（秋水仙素或秋水仙胺），使细胞中止于分裂中期，收获细胞并制备染色体标本。

4. 结果评价与解释

（1）结果评价：如果至少在一个测试浓度得到可重复的 SCE 频率有统计学意义的增高，或者细胞的平均 SCE 频率随新药浓度的增加而增加，且具统计学意义，结果判为阳性。如上述两种情况皆不存在，则可认为该新药在该测试系统的试验结果为阴性。

（2）结果解释：阳性结果表示新药在该试验条件下引起了培养的哺乳动物体细胞姊妹染色单体互换，阴性结果表明在该试验条件下新药不引起测试系统的姊妹染色单体互换。

（六）啤酒酵母基因突变试验（saccharomyces cerevistiae gene mutation assay）

1. 目的　检测新药能否诱发真核微生物酵母的基因突变。

2. 试验原理　利用啤酒酵母的一些菌株来检测正向或回复突变（碱基置换和移码突变）。单倍体菌株正向突变测试系统将需腺嘌呤的红色突变体（ade-1，ade-2）突变成不需腺嘌呤的白色突变体，还可利用选择培养系统进行正向突变检测，如对刀豆氨酸和放线菌酮产生抗药性。引起座位特异性突变或赭石抑制因子突变的碱基置换诱变物可使单倍体菌株 XV 185-14C 发生回复突变。

3. 试验程序　通常用液体试验法处理静止期或生长期啤酒酵母细胞。首次试验应用生长期细胞进行。$(1\sim5)\times10^7$ 细胞/ml 于 28～37℃震荡接触新药 18h。在有代谢活化的试验中，处理时应加入足量的哺乳动物代谢活化系统。处理后，细胞经离心、洗涤并接种于适当的培养基。于 28～30℃避光培养 4～7 天后，计数平板以确定存活率和基因突变的诱导。

对基因突变产生原养型试验和存活率试验，每个浓度水平应至少用 3 个重复的平板。在利用具有低突变率标志菌种如 hom 3~10 进行试验时，重复的平板数应增加，以便能够检测出有统计学意义的相关性。

如果第一次试验为阴性结果，应利用静止期细胞进行第二次试验。如第一次试验为阳性结果，则应做重复试验以确认阳性结果。

4. 结果评价与解释

（1）结果评价：突变体数及突变率随新药剂量增高而增加并具有统计学意义，或者至少有一个测试浓度水平出现可重复的并有统计学意义的突变率增高，即可判为阳性结果。

如果新药没有出现与剂量相关的有统计学意义的突变率增高，或在任何一个测试浓度水平均不出现可重复的有统计学意义的突变率增高，则可认为该新药在本试验系统中的试验结果为阴性。在评价结果时应综合考虑生物学意义和统计学意义。

（2）结果解释：啤酒酵母基因突变试验的阳性结果说明在该试验条件下新药诱发了酵母菌的基因突变，阴性结果表明新药在该试验条件下对酵母菌无诱变性。

（七）啤酒酵母有丝分裂重组试验（saccharomyces cerevisiae mitotic recombination assay）

1. 目的　检测新药能否引起真核微生物——酵母的有丝分裂重组（基因转换或交换）。

2. 原理　检测非特异性 DNA 损伤。利用啤酒酵母的一些菌株从杂合等位基因变为纯合等位基因的检测来证实有丝分裂重组的发生。这些有丝分裂重组主要是指同源染色体节段之间的 DNA 交换。

试验中有丝分裂交换是通过杂合菌株中产生隐性纯合子的菌落或子菌落证实的；而有丝分裂转换是通过在同样的基因上携有两个不同的缺陷型等位基因的营养缺陷性杂合子菌株中产生原养型回复体证实的。

3. 试验程序　通常用液体试验法处理静止期或生长期啤酒酵母细胞。首次试验用生长期细胞进行。$(1\sim5)\times10^7$ml 细胞于 28~37℃接触新药 18h。在有代谢活化系统的试验中，处理时就加入足量的哺乳动物代谢活化系统。处理后，细胞经离心、洗涤并接种于适当的培养基。

于 28~37℃避光培养 4~7 天后，对平板存活率和有丝分裂重组诱导进行打分。用于检测有丝分裂交换产生的红色和粉红色纯合子菌落的平板应在计数前于 4℃再存放 1~2 天，以产生适当的含色素菌落。

对于有丝分裂基因转换产生原养型试验和存活率试验，每个浓度水平应至少用 3 个重复平板。对于有丝分裂交换产生隐性纯合子试验，重复的平板数应增加以提高足够的菌落数。

如果第一次试验为阴性结果，应利用静止期细胞进行第二次试验。如第一次实验结果为阳性，则应做重复试验确认阳性结果。

4. 结果评价与解释

（1）结果评价：重组体率随新药剂量增高而增加并具有统计学意义，或者至少有一个测试浓度水平出现可重复的并有统计学意义的重组体率增高即可判为阳性结果。

如果不引起与剂量相关的有统计学意义的重组体率增加，或在任何一个测试浓度水平均不引起可重复的有统计学意义的增高，则可将新药在本试验系统中的试验结果判为阴性。

（2）结果解释：啤酒酵母有丝分裂重组试验的阳性结果说明在该试验条件下新药诱发

了酵母菌的有丝分裂重组，阴性结果表明新药在该试验条件下对酵母菌无诱变性。

（八）哺乳动物细胞体外 DNA 损伤和修复/程序外 DNA 合成试验（DNA damage and repair/unscheduled DNA synthesis in mammalian cells in vitro）

1. 目的　体外哺乳动物细胞体外 DNA 合成（UDS）试验，是通过 DNA 修复合成水平的检测评价新药是否对哺乳动物细胞的 DNA 造成损伤及损伤的程度。

2. 原理　UDS 试验就是测量受损 DNA 的切除修复合成。将氚标记的胸腺嘧啶核苷（^{3}H-TdR）掺入至非 S 期哺乳动物细胞新合成的 DNA 中，用放射自显影技术或对受处理的细胞 DNA 做液体闪烁计数，测定在 DNA 修复合成时^{3}H-TdR 的掺入量。

3. 试验程序　制备培养物，接触新药。接触终止时弃去培养液，再将细胞清洗、固定、干燥，载玻片浸入核乳胶（也可用剥膜核乳胶），曝光、显影、定影、染色和计数。放射自显影或液闪计数法测定分析。

4. 结果评价与解释

（1）结果评价：如果放射性标记物掺入量（可用每个细胞核的银颗粒数或 dpm/μm DNA 来表示）的增加与剂量相关且具统计学意义或至少在一个测试点得到可重复并有统计学意义的掺入量增加，则可认为试验结果为阳性。如上述两种情况皆不存在，则认为该新药在此测试系统中的结果为阴性。在评价结果时要同时考虑生物学和统计学意义。

（2）结果解释：UDS 测定中的阳性结果表明在此测定条件下，新药可引起培养的哺乳动物体细胞的 DNA 损伤。

阴性结果表明在此测定条件下，新药不会引起培养的哺乳动物体细胞的 DNA 损伤。

（九）体内哺乳动物骨髓细胞微核检测（in vivo mammalian bone marrow cytogenetics test：micronucleus assay）

1. 目的　微核试验是哺乳动物的体内试验，它可检测新药诱发的染色体或有丝分裂器的损伤。主要用于测试干扰细胞有丝分裂的物质的致突变性。

2. 原理　微核是细胞分裂后期仍遗留在细胞质中，末期之后被包含在子细胞质内的染色单体或染色体断片，或因纺锤体受损伤而丢失的完整染色体所演化成的一个或几个较主核小的规则的次核。

本试验检查啮齿类动物骨髓多染红细胞的微核。当成红细胞发育为红细胞时，主核被排出而微核留在细胞质中。由于这些细胞失去了细胞核，其微核更易发现。以适当途径给动物用药，而后处死动物，采集骨髓并制备涂片，在显微镜下计数多染红细胞微核。微核在正常条件下亦能形成，故本实验依据被试动物骨髓中多染红细胞超常的微核率来评价新药的诱变性。

3. 试验程序

（1）新药：固体和液体应溶于等渗盐溶液或其他合适的溶剂。如不溶解，应选择合适的溶剂使其成混悬液。该溶剂应既不影响新药的微核效应又无细胞毒性，且不妨碍动物的吸收。试验应使用新配的新药溶液。

（2）试验动物

1）种系：推荐用小鼠，但任何一种合适的健康年轻的成年哺乳动物均可使用。

2）数量与性别：每个试验组和对照组至少要用雌雄动物各 5 只，如果在试验程序中，处理后有几个采样时间，则每组、每次应处死 10 只动物。当仅使用一种性别的动物或雌雄数不同时应对其合理性加以说明。

3）饲养条件：每组动物按性别分笼或每只单笼饲养。每笼动物的数量应不影响对每只动物的观察。应提供适宜的饲料和饮水，并根据动物饲养规程控制温度、湿度和光周期。

（3）给药

1）给药方法：新药通常一次投予，依据药代动力学资料，亦可采用多次重复给药的方式。当所用剂量的骨髓中并不显示细胞毒效应时，才可采用多次重复的处理方式。多采用经腹腔与经口给药，但其他合适的给药方式亦可使用。

2）给药剂量：初次评价新药的遗传毒性时，可采用一个剂量。该剂量应是实验动物的最大耐受量，或能产生某些细胞毒性征候的剂量，如多染红细胞与正染红细胞间比值的改变。若实验是为了确定剂量-效应关系，至少应设置 3 个剂量水平。根据研究的需要，亦可增设剂量组。

（4）对照：用已知在体内可诱发微核的物质作为阳性对照物，同时在每个实验设计中还应包括空白或溶剂对照。

（5）取样：取样可按两种方式进行。

1）用最高剂量的新药一次处理实验动物时采样时间应与该试验反应高峰时间一致，但这一最佳时间随新药不同而异，因此当用最高剂量时，至少要安排 3 次骨髓采样。第一次采样不早于处理后 12h，此后间隔一定的时间采样，但最后一次不迟于处理后 72h。当应用其他剂量时，应在最敏感期采样；如对这点不清楚，可在处理后 24h 左右采样。

2）若根据药代动力学资料需要重复处理，可采用多次给药方式，此时至少应采样 3 次。第一次不应早于最后一次给药后 12h，随后间隔适宜的时间采样。但最后一次不应晚于处理后 72h。

3）制片：处死动物，立即用适量小牛血清从股骨中缓慢冲洗出骨髓，打散细胞团，离心，去上清，沉淀涂片，固定并染色。

4）分析：在显微分析前，将制片编号。为求出微核率，每只动物至少计数 1000 个多染红细胞。同时计数 1000 个红细胞，以确定多染红细胞对正染红细胞的比例。对正染红细胞微核计数可以使试验获得更多的有价值的资料。

4. 结果评价与解释

（1）结果处理：试验结果均以表格形式表示，列出试验组、对照组每个试验动物多染红细胞数、有微核的多染红细胞数和微核的多染红细胞百分率。每个试验动物多染红细胞对正染红细胞的比例，如认为适宜可给出每只动物有微核的正染红细胞的百分率。计算各组动物上述指标的中位数。鉴于微核发生率不服从正态分布，数据可采用卡方检验、u 检验或其他合适的统计学方法进行组间差异的显著性检验。可能时进行有微核的多染红细胞率与给药剂量的相关分析。

（2）结果评价：如果微核多染红细胞率随剂量增加而增加，且具统计学意义；或至少在一个试验浓度能测出可重复的、在统计学上有显著性的微核多染红细胞率增加，则试验结果为阳性。如上述两种情况都不存在，则该新药在本试验系统的试验结果可考虑为阴性。在做出评价时，应同时考虑生物学意义和统计学意义。

（3）试验报告：试验报告应包括下列内容：

1）试验开始时间、结束时间、实验室名称、试验负责人姓名。

2）试验动物种系、来源、饲养条件、在实验室适应环境的情况。

3）新药及介质的有关理化特性，使用介质时新药的配制方法。

4）动物的分组情况及对照物的选择。

5）给药开始时间、结束时间、给药方法和剂量的选择。

6）取样时间及方法、制片方法。

7）鉴别有微核的多染红细胞的标准。

8）记录全部原始数据的表格。

9）各组有微核的多染红细胞数均值，微核多染红细胞率均值。

10）所用统计学方法及统计学分析结果。

11）剂量-效应、剂量-反应曲线。

12）结果的评价。

（4）结果解释：微核试验阳性结果说明新药可诱发受试动物的多染红细胞微核，这可能是染色体或有丝分裂期损伤的结果。阴性结果则说明新药在此试验条件下对此试验品系动物不诱发多染红细胞微核。

（十）哺乳动物体内骨髓细胞遗传学试验——染色体分析（in vivo mammalian bone marrow cytogenetics test：chromosomal analysis）

1. 目的　体内骨髓细胞染色体畸变分析试验是根据新药是否诱发整体动物骨髓细胞染色体结构畸变来评价该新药对此测试系统有无诱变效应。分析动物骨髓细胞染色体畸变这个终点可用以推测对人的体细胞的损害，从而预测新药致癌的可能性。

2. 原理　当一种新药作用于DNA合成前期（G_1）或DNA合成期（S）时能诱发染色体型畸变，而当其作用于合成后的分裂准备期（G_2）或分裂期（M）时，则诱发的是染色单体型畸变。

通过适当的途径将新药作用于动物，并间隔不同的时间将动物处死，动物在处死前用纺锤体抑制剂处理，中止细胞于分裂中期，用骨髓细胞制备染色体标本，经染色后镜检，记录中期分裂细胞的各类染色体畸变。

3. 试验程序

（1）新药：水溶性新药用生理盐水配制，不溶性物质可悬浮于合适的溶剂中。应使用临时配制的新药。

（2）试验动物

1）种系：可以用任何种系的健康成年动物，常用的啮齿类动物有自由交配的大鼠（8~15周龄）、小鼠和中国仓鼠，最好用纯系动物。

2）数量和性别：每个试验组和对照组至少要有雄性和雌性动物各5只。如果整个试验包括若干个试验时间点，那么每个点每个试验组要处死10只动物。若仅用一种性别的动物或动物数目不相同时应说明理由。

3）饲养条件：动物按性别分组饲养或单个饲养，每笼的动物数以不干扰对各个动物的观察为宜。应充分供给饲料和水。温度、湿度和光照周期应按动物饲养规范的要求进行控制。

（3）给药

1）给药方法：通常是腹腔注射，根据情况也可经口或经其他途径给药。

2）给药剂量：预试验用一种剂量，可以用最大耐受量或能产生某些毒性征候的量（如部分抑制有丝分裂）。在做剂量-效应关系测定时，至少应有3个剂量水平。如包括阳性对照和阴性对照，至少应有5个剂量组。给药可进行一次，必要时也可重复给药。

（4）对照：包括阳性对照、空白和溶剂对照。阳性对照物可用已知的在动物体内能诱发染色体畸变的化学物质，常用的有丝裂霉素或环磷酰胺。用量为50～100mg/kg体重。对照除不加新药外，其余条件与试验组完全相同。

（5）取样时间：由于给予新药的方法不同，取样时间也应作不同的限定：

1）一次给药：不同的新药将在细胞周期的不同阶段上产生效应，而且导致有丝分裂延缓的程度也各异。为了显示一种新药是否有诱变性，需要在处理后的不同时间多次采样，即早期（6h）、中期（24h）、晚期（48h），以使新药能作用于细胞周期的所有阶段。

在设置有几个剂量水平的情况下，应在预试验确定的细胞最敏感时间区段内采样，若没有做预试，则在处理后几小时采样。

2）多次给药：当需要按某剂量水平反复给药时，可以在最后一次处理后6h和12h分两次采样。如果在规定外的时间采样，应在报告中对其合理性和必要性进行说明。

在设置有几个剂量水平情况下，应在最后一次给药后，在预试验确定的细胞最敏感时间区段内采样。若没做预试验，则在最后一次处理后6h采样。

（6）取材

1）在动物处死前2h腹腔注射纺锤体抑制剂（秋水仙素或秋水仙胺），中止细胞于分裂中期。秋水仙素用量为4mg/kg体重。

2）处死动物，立即取出两侧股骨，剔净肌肉，剪去两端骨骺。

3）用注射器针头刺入骨断端，用2～4ml等渗盐溶液把骨髓细胞冲洗到离心管内，反复多次，尽可能多地收集细胞。

4）用吸管吹打细胞，使细胞尽可能打散，离心5min（1000～1500r/min）弃去上清液。

（7）低渗

1）将沉淀物加入4ml 0.075mol/L KCl，37℃静置10～20min。

2）离心10min（1000r/min），弃去上清液。

（8）固定

1）向沉淀物加4ml新配制的体积3：1的甲醇：冰醋酸固定液，室温下固定20～30min，固定期间用吸管吹打，使团块打散。

2）离心10min（1000r/min），弃上清液，按上述步骤重复固定一次。

（9）制片

1）向沉淀物加入0.5~1ml新配制的固定液。

2）取存放于冰水中的洁净玻片，甩去余水。

3）滴上充分打匀的细胞悬液，一般2~3滴为宜，液滴不要重叠。每份样品制片两张。

4）用酒精灯或热风助干。

（10）染色

1）用吉姆萨染液染色，一般染20~40min。

2）自来水冲洗，最后用蒸馏水涮洗。

（11）畸变细胞分析：每只动物分析的细胞数应根据所用的动物数、对照组以及试验组动物的畸变频率而定，每只测试动物至少分析50个中期分裂细胞。

4. 结果评价与解释

（1）结果处理：将每组的每只动物试验原始数据以表格表示，内容应包括动物编号、体重、给药剂量、各类型染色体畸变的有无、分析的细胞数。

计算每只动物的畸变细胞率、每组动物畸变细胞率均数及标准差和各类型畸变的频率（每细胞或每100个细胞）。

对给药组和对照组畸变细胞率的差异进行显著性检验；进行畸变细胞率与给药剂量的相关分析。

（2）结果评价：如果染色体畸变率随给药剂量的增加而增加，且具有统计学意义；或者至少在一个试验点中观察到可重复的、有统计学意义的畸变细胞率增加，则试验结果为阳性。如果上述两种情况都不存在，则可将该新药在本试验系统中的试验结果判为阴性。

评价时应同时考虑生物学意义和统计学意义。

（3）试验报告：试验报告应包括下列内容：

1）试验开始时间、结束时间、试验室名称、试验负责人姓名。

2）试验动物种系、来源、饲养条件、在试验室适应环境的情况。

3）新药及介质的有关理化特性，使用介质时新药的配制方法。

4）动物的分组情况及对照物的选择。

5）给药开始和结束时间、给药方法、给药剂量。

6）取样时间、取样方法及取样过程的描述。

7）制片方法及制片过程。

8）染色体畸变的分析标准。

9）记录全部原始数据的表格。

10）每个动物、畸变细胞数及畸变细胞率的计算结果，每组动物畸变细胞率的均值及标准差，各类畸变的频率。

11）显著性检验结果。

12）可能时的剂量-效应、剂量-反应关系。

13）结果的评价。

（4）结果解释：体内骨髓细胞遗传学检测的阳性结果表明新药能诱发试验动物骨髓细胞染色体畸变。阴性结果表明，在这种试验条件下，新药对该试验动物不诱发骨髓细胞染色体畸变。

（十一）啮齿类动物显性致死试验（rodent dominant lethal test）

1. 目的　啮齿类显性致死试验是用来检测新药对整体哺乳动物生殖细胞的遗传损伤。

2. 原理　显性致死（DL）作用引起胚胎或胎仔死亡。接触新药后引起显性致死表明该新药影响此种属试验动物的生殖器官。一般认为，显性致死是染色体畸变（结构和数目异常）的结果，但基因突变和毒性作用也不能排除。

试验中使雄性动物接触新药，并与未经处理的、未交配过的雌性动物交配。利用一只雄动物以一定的时间间隔依次与不同的雌动物交配来检测不同阶段的生殖细胞所受影响。在适当的时间处死雌性动物，检查子宫的内容物，确定植入数、活胎数和死胎数及植入体死亡率（植入体死亡数与总植入体数的比值）。比较处理组和对照组的植入体死亡率，以估算新药对植入后死亡的影响。还可根据处理组与对照组雌动物的植入前死亡率（黄体与总植入体之差与黄体数的比值）的比较来估计新药对植入前死亡的影响。

3. 试验程序　每个处理过的雄性动物按预定的适当的时间间隔与 1 或 2 个未交配过的雌性动物依次进行交配。雌性动物和雄性动物同笼应至少达一个动情周期或在阴道内发现精子或阴栓证实交配成功为止。

在妊娠后半期处死雌性动物，检查子宫内容物以确定总植入数、活胎数和死胎数。可检查卵巢以确定黄体数。

4. 结果评价与解释

（1）结果评价：显性致死率随新药剂量增高而增加并具有统计学意义，或者至少在一个剂量水平上出现可重复的并有统计学意义的增高，即可判为阳性结果。

如果新药不引起与剂量有关的有统计学意义的显性致死率增加，或者在任何剂量水平上均没有可重复的并有统计学意义的增高，则可认为该新药在本试验系统中试验结果为阴性。在评价结果时应综合考虑生物学意义和统计学意义。

（2）结果解释：啮齿类显性致死试验的阳性结果表明，新药在该试验条件下对该试验种系的雄性受试动物的生殖细胞可能具有遗传毒性。啮齿类显性致死试验的阴性结果表明，新药在该试验条件下对该试验种系的受试雄性动物的生殖细胞可能无遗传毒性。

（十二）哺乳动物生殖细胞的细胞遗传学试验（mammalian germ cell cytogenetic assay）

1. 目的　检测新药能否诱发精原细胞有丝分裂中的染色体结构畸变。

2. 原理　使用哺乳动物，以适当途径使其与新药接触，并间隔不同时间将其处死。动物处死前用纺锤体抑制剂，如秋水仙素或秋水仙胺处理，以累积获取有丝分裂中期细胞（C-中期）。用空气干燥法制备染色体标本，然后进行染色体的显微分析。

对精原干细胞处理后的终变-中期 I 的精母细胞进行易位多价染色体分析，可提供进一步的有用信息。

3. 试验程序　每一试验都必须同时包括阳性、空白和溶剂对照。必须应用适当的低剂量阳性对照物来说明实验的敏感性。一般来说，动物仅用新药处理一次。处理后，最高剂量组采样三次。中间一次为 24h。在给药后 6~48h 内做一次早期取样和一次晚期取样。给药后间隔适当的时间处死动物。对小鼠来说，这个间隔为 3~5h，中国地鼠则可能需多于 5h。

用空气干燥法制片。低渗、固定、染色。每一只动物至少分析 100 个分散良好的、着丝点数量完整的中期有丝分裂细胞的染色体结构畸变。另外，每只动物可检测 100 个分裂期细胞中精原细胞与第一、第二期减数分裂的中期细胞的比率，以确定可能的细胞毒作用。

4. 结果评价与解释

（1）结果评价：如果染色体畸变的频率增加与剂量相关，且有统计学的意义或至少在一个剂量水平上检测到可重复的有统计学意义的畸变率增高则可认为试验结果为阳性。

若新药既没引起有统计意义的染色体畸变率剂量相关性增加，而且又没在任何剂量水平上产生可重复的具有统计意义的畸变率增高，可认为这种新药的测试结果为阴性。

（2）结果解释：阳性结果表明新药在该试验条件下诱发了雄性受试动物生殖细胞的染色体结构畸变；阴性结果表明，在该试验条件下新药对受试动物生殖细胞无诱变性。

（十三）小鼠斑点试验（mouse spot test）

1. 目的　小鼠斑点试验用来确定经胎盘吸收新药后可引起的胚胎的体细胞突变。

2. 试验原理　使发育早期的胚胎经母体给药而接触新药的小鼠体内试验，在发育的胚胎中靶细胞是成黑素细胞，靶基因是调控毛色的基因，发育中的胚胎是这些毛色基因的杂合子。成黑素细胞的显性等位基因产生突变或丢失将导致它的子代细胞中隐性性状的表达，从而形成受试小鼠毛色改变的斑点。将试验组中斑点的频率与对照组的进行比较，可估计新药的遗传毒性。

3. 试验程序　以首次发现阴栓日作为妊娠第一天，一般在妊娠第 8、9 或 10 天进行一次性给药。这几天相当于受孕后第 7.25，8.25 和 9.25 天。这几天都可以进行给药。

在仔鼠出生后 3~4 周之间进行编号和斑点计分。斑点可分三类：在距中腹线 5mm 范围内的白色斑点，大概是细胞死亡所致（WMVS）；在乳房、生殖器、咽喉、腋下和腹股沟区以及中前额部的黄色、野灰色斑点，大概是异常的分化所致（MDS）；随机分布在被毛处的含色素的和白色斑点大概是体细胞突变所造成的（RS）。

这三种类型均进行计数，但只有最后一种（RS）才与遗传有关。MDS 和 RS 之间的区别问题可以通过被毛样品的荧光显微镜观察来解决。将被毛样品置于干燥的载玻片上，用 Eukitt 包埋，然后在荧光显微镜下观察，MDS 类型的皮毛会发出波长<500A 的荧光，而 RS 类型的皮毛则观察不到这种荧光。

4. 结果评价与解释

（1）结果评价：如果与遗传有关的斑点发生率与给药剂量相关且具统计学意义，或者至少在一个剂量水平上产生有统计学意义的、可重复的斑点发生率增加，则试验结果为阳性。如果上述两种情况皆未发生，则可认为新药在此系统中的结果为阴性。

（2）结果解释：阳性结果表明在此试验条件下新药引起受试动物的体细胞突变，阴性结果表明新药在该测试条件下对受试动物无诱变性。

（十四）小鼠可遗传易位试验（mouse heritable translocation assay）

1. 目的　检测新药所致的可由父代遗传给子代的染色体相互易位。

2. 原理　染色体易位携带者的后代会丧失生育力或生育力降低。本试验令雄性鼠接受新药后与雌鼠交配。然后对产生的 F_1 代进行生育力试验或细胞遗传学分析，确认其父代是否发生染色体易位。如果 F_1 代所产生的窝仔数降低或与 F_1 代交配的雌鼠宫内死胎数增加；或者 F_1 代雄鼠终期-中期 I 生殖细胞出现多价体或其处于有丝分裂中期的精原细胞或骨髓细胞出现不正常的过长或过短的染色体都可证实 F_1 代的父代发生可遗传的染色体易位。

3. 试验程序　可用两种给药方法，一次给药法使用得较为广泛；也可按 7 天/周的频率将新药给予动物，共持续 35 天。处理后的每只雄鼠与 2 只未经处理的雌鼠合笼喂养一周，一周末将雌鼠与雄鼠分开喂养。雌鼠产仔时，要记录分娩日期、窝仔数和仔鼠的性别。

雄鼠性成熟后应开始检测易位杂合子。有两种检测方法：第一种方法是先对 F_1 代进行生育试验，确定无生育力或仅具半生育力的 F_1 代鼠，然后对可能的易位携带者作细胞遗传学分析；第二种方法是不进行预先的生育试验筛选，而对所有雄性 F_1 代进行细胞遗传学分析。

4. 结果评价与解释

（1）结果评价：如至少在一个剂量水平观察到可重复的且具有统计学意义的易位率增加，或易位率的增加与剂量有相关性且具统计学意义，则可将试验结果判为阳性。如上述两种情况皆不存在，则可认为该新药在本测试系统中的结果为阴性。

（2）结果解释：阳性结果表明，在此试验条件下新药引起受试动物的可遗传性染色体损伤；阴性结果表明在此试验条件下新药不引起受试动物可遗传性染色体损伤。

第三节　致癌试验

一、概述

（一）致癌试验发展简况

1775 年，英国外科医生 Pott 首先报道扫烟窗工人中阴囊癌较多，并分析其原因可能是煤烟尘，第一次提出了化学物质与癌的关系。

1895 年，德国外科医生 Rehn 首次报告染料厂工人发生职业性膀胱癌。

1915 年，日本的两位生物学家山坂和市川用煤焦油涂抹兔耳首次成功地诱发了实验性皮肤癌。

1922 年，英国化学家 Kennway 从煤焦油中分离出多种多环芳烃，其中有几种诱发出动物皮肤癌，从而证实了化学物质的致癌性。

1945 年，英国人 Case 对染料工业中膀胱癌进行了详细的流行病学调查，结果证实 β-萘胺的致癌性。

自 20 世纪 70 年代从反转录病毒中证明癌基因以及 80 年代初在人膀胱癌细胞株中发现人的癌基因以来，癌基因已成为肿瘤基础研究中最活跃的领域之一。阐明了化学、物理或生物等各种因子诱发的癌症，从分子本质来说是某种特定组织或细胞的某些基因结构和功能的改变，导致了细胞生长与分化调控失常的结果。截至目前，美国食品和药品管理局（food and drug administration，FDA）已列出 2400 多种可能对动物致癌的物质，但仅证实 25~30 种化学物质与人类肿瘤有关。

（二）致癌试验目的

致癌试验是将新药接触试验动物整个的生命周期，以检定其潜在的致癌作用。

（三）基本概念

1. 致癌试验（carcinogenicity testing）　在试验动物的寿命期内，经一次或多次接触试验新药，测定潜在致肿瘤性的试验。该试验是一项长期试验，观察受试动物在其大部分生命期（一般为 2/3 生命期），以相应的途径，接触不同剂量的新药后肿瘤的发生率、出现的数量、类型、部位和发生时间。与对照动物相比，以阐明新药有无致癌性。

2. 致癌物（carcinogen）　凡能诱发动物和人类肿瘤（包括良性和恶性）的发生率比对照组高，并能诱发对照组中不能观察到的肿瘤类型，使诱发肿瘤的时间提早，或诱发肿瘤的数量增加等，均称致癌物。

3. 固态致癌物（solid-state carcinogen）　这类致癌物是以其物理形态对致癌过程起决定性的作用。确切的机制尚不明确，通常是对间质细胞和组织起作用，例如石棉、金属箔、塑料和高分子聚合纤维或箔等。

二、致癌试验方法分类

目前所使用的致癌试验大致可分为三大类，即短期试验、动物致癌试验和人类流行病学调查。它们在判别新药致癌性方面各有其长短处，往往需要互为补充才能做出可靠的结论。

（一）短期试验

目前已建立的短期试验为数近百种，可分为致突变试验和细胞转化试验两类。

1. 致突变试验　这类试验与遗传毒性试验所用的短期评价试验相同。由于诱变性与致癌性有一定的相关性，所以可以用这类试验评价新药的致癌性。常用的致突变试验方法见第十章第二节。

2. 细胞转化试验　细胞转化试验主要是利用癌细胞在液体培养时，贴壁生长的克隆失去接触抑制能力，因而形成的恶性转化克隆中的细胞排列杂乱，重叠生长，与正常细胞克隆中的细胞排列有序、只能长成单层特性的明显区别而设计的。目前采用的细胞转化试验方法主要有：

（1）原代细胞转化试验

1）叙利亚地鼠胚胎细胞转化克隆试验。

2）叙利亚地鼠胚胎细胞转化灶试验。

3）人类细胞转化灶试验。

4）上皮细胞转化试验。

（2）细胞系转化试验

1）BALB/C-3T3 转化灶试验。

2）C3H-10T1/2 转化灶试验。

（3）病毒感染的细胞转化试验

1）RLV/RE 细胞转化试验。

2）SAT/SHE 细胞转化试验。

（二）动物致癌试验

动物致癌试验可分为短期与长期两种。

1. 短期动物致癌试验　主要有：

（1）小鼠皮肤肿瘤诱发试验。

（2）小鼠肺肿瘤诱发试验。

（3）大鼠肝脏转化灶诱发试验。

（4）雌性大鼠乳腺癌诱发试验。

（5）促癌剂试验。

2. 长期动物致癌试验

（1）长期动物致癌试验。

（2）慢性毒性与致癌性联合试验。

（三）人类流行病学调查

传统的人类流行病学调查包括病例对照调查和队列调查。近年来在流行病学研究中引进了使用生物标记，其中包括一些早期、中期生物标记，特别是分子水平标记的方法，使分子流行病学在一定条件下应用于判别某些新药对于人类的致癌性、致癌危险性评价以及肿瘤化学预防的干扰试验等方面。

三、致癌试验的应用现状

目前世界上许多国家（如加拿大、美国、日本、欧洲共同体国家）均在诱变试验系统中将 Ames 试验列在首选位置，与细胞遗传学体外或体内试验组合用可作为第一阶段初筛的手段。我国有关管理部门亦接受这种观点。初筛试验呈阳性结果，该新药又具有良好使用价值时，应进行致癌试验。

在已确定的人类致癌物中，经 Ames 试验及小鼠微核试验均显示阳性，可见这个试验组合判别效果甚好。Ames 试验与动物试验相关显著性最高（$P<0.001$），特异性达 91%，但敏感性较低（48%）。Ames 试验的阳性预测率为 89%。姐妹染色单体交换与小鼠淋巴瘤试验敏感性分别为 69% 和 72%，但阳性预测率低，分别为 64% 和 63%。由此可见，Ames 可检出大部分具有诱变作用的致癌物，但对于无诱变性的致癌物则不能检出。

体外培养细胞恶性转化是短期试验系统中的一类重要方法，是研究肿瘤细胞在不同发展阶段中细胞生物学特征的一种重要手段。目前在短期试验中仍多使用哺乳类动物细胞，其中以叙利亚金黄地鼠胚胎细胞应用最为广泛。我国一些化学品安全性评价系统中已将它列为短期致癌试验项目。这种恶性转化大多数属形态转化或恶性前期转化。它可以发展为真正的恶性变，但亦可能到此为止，其结局不一定形成肿瘤。因此对于这种试验阳性结果的解释仍应持慎重态度，它提示新药具有致癌可能性，但它不能代替动物试验做出肯定的结论。转基因细胞与转基因小鼠模型可能为短期致癌试验带来新的突破，其中包括非诱变性致癌物。它是通过转染或转导手段将外来基因导入培养哺乳类动物细胞或人类细胞内所建成的系统，可用于观察导入前癌基因或活化癌基因后对于细胞生长特性和致癌物反应性的影响，可用来比较哺乳类动物与人类细胞反应的差异，是一种有广泛使用前景的体外细胞培养系统。

动物致癌试验结果对于判别新药致癌性具有很高价值。对于阐明新药的致癌原理、研究有关作用因素具有不可替代的作用，所以至今仍然是鉴定致癌性的重要试验。

要判断是否是人类致癌物，流行病学资料是具有决定意义的，甚至只根据完整的人类流行病学材料，即可判断某种物质是否是人类致癌物。但完整的、可信的流行病学材料来之不易。而且只有新药已广泛使用后才能很好地进行人群流行病学调查，因而不适于初筛。

致癌性判别不单纯是一个学术上的问题，而且和管理部门制订政策有密切关系。必须将短期试验、动物致癌试验及人流行病学资料所得结果综合起来，详加分析，才能得出准确的结论。目前这三个方面试验的方法学仍然有许多不足之处，有待进一步发展完善。

四、致癌试验的选择原则

（一）哪些新药应做致癌试验

需进行致癌试验的情况包括以下几种：

1. 新药结构与已知致癌物质有关，代谢产物与已知致癌物质相似；在长期毒性试验中发现有细胞毒作用或对某些脏器、组织细胞生长有异常显著促进作用的新药；致突变试验结果为阳性的新药，须开展致癌试验。

2. 对某些抗肿瘤药必须做致癌试验。

3. 根据第三类新药，包括由化学药品新组成的复方制剂；由化学药品与中药新组成的复方制剂并以化学药品发挥主要作用者；由已上市的多组分药物制备为较少组分的原料药及其制剂；由动物或其组织、器官提取的新的多组分生化药品所反映的药代动力学特性，如某些组分的药代动力学特性有重大改变，尤其在重要的器官或组织的分布、代谢有重大改变时，应结合该成分的特点，分析有无必要进行致癌试验。如有必要，则尚需与单独药的研究结果比较。如有某组分与第一种情况描述的物质性质一致，则应按有关要求进行致癌试验。

4. 对于临床预期连续用药 6 个月以上（含 6 个月）或治疗慢性复发性疾病而需经常间歇使用的药物，均应提供致癌性试验或文献资料。

5. 常规的致癌试验方法不适用于大部分生物制品，应结合制品的生物活性、临床用药时间、用药人群等因素对制品的致癌风险进行评价。如果制品可能存在致癌可能，应开展相关研究。

（二）致癌试验方法的选择原则

1. 首先进行基本评价试验　主要是遗传毒性短期试验。这类试验方法很多，可根据新药的特点、类型等选做适当的试验。选择原则参见本章第二节。

2. 适时进行补充评价试验　补充评价试验主要指动物长期致癌试验和慢性毒性与致癌性联合试验。必要时也可考虑进行动物短期致癌试验。这类试验只有在从其他方面获取到有建议性的资料时（如遗传毒性试验结果可疑阳性时）才开始进行。遗传毒性试验阴性者可不做这类试验。

3. 在遗传毒性试验未发现异常还需要进行致癌试验的情况下，临床试验可与致癌试验同期进行。

（三）致癌物的评价程序选择

为节省人力、物力和财力资源，提高预测致癌物致癌性的准确率，可采用由易到难、循序渐进的试验方案进行致癌物评价。通常可分五个阶段进行。根据每一阶段的研究结果，决定是否进行下一阶段试验。

阶段Ⅰ：结构分析。分析新药的化学和物理性能，或其物质结构，了解其是否是亲电子剂以及活性的强弱。与其他已知致癌物比较是否具有相近或类似的结构，判断其有无致癌的可能性。如果估计其不致癌，具有人体应用的有效和充分资料。可暂不进行下一阶段试验。如果不能否定其致癌性，或认为有可能致癌时，应进行第Ⅱ阶段试验。

阶段Ⅱ：短期诱变试验。这一阶段测试的主要目的是检出遗传毒性致癌物。初筛最好选用一组体外试验（Ames 试验或细胞正向突变试验、恶性转化试验）和一组体内试验（小鼠骨髓细胞微核试验、染色体畸变试验或小鼠肝细胞 UDS 试验）。在这些初筛试验中若有两个以上的试验为阳性时，则这种新药应高度怀疑为致癌物，特别是当 Ames 试验和 UDS 试验均为阳性结果时，则可认为它是一种致癌物，可不进行下一阶段试验。

如果只有一种短期诱变试验证实新药具有遗传毒性，在评价时要特别小心，因为有些新药虽然能引起细菌的致突变作用，但并不一定致癌。在这种情况下可以做出的惟一决定是选择一种适宜的短期动物致癌试验（阶段Ⅲ）进行研究而不必要做长期慢性动物实验研究。

如果短期诱变试验结果均为阴性，则除非有特殊理由（例如接触人群多、经济意义大、结构类似致癌物），否则可认为安全。

如果通过结构分析认为是非遗传毒性致癌物，则可越过阶段Ⅱ，直接进行第Ⅲ阶段试验。

阶段Ⅲ：短期动物致癌试验。这组试验的目的是在不必进行长期动物实验的情况下能为遗传毒性致癌物提供进一步的证据。可根据新药的结构特点或短期诱变试验的阳性结果，判断可能的致癌靶器官，先用1~2 种前面介绍的短期动物致癌试验。若任何一种试验结果为阳性，可认为是动物致癌物。

当一种新药在两种或两种以上短期诱变试验中为阳性，同时在一种短期动物致癌试验中亦为阳性时，应高度怀疑为人类致癌剂。特别是用中等剂量即得到阳性结果而且有较好的剂量-反应关系时就更应该肯定。在促癌试验中发现阳性而又不具备遗传毒性时，应认为是一种可疑的促癌剂。

阶段Ⅳ：长期动物致癌试验。对于经化学结构分析有可能致癌的物质，但经过第Ⅱ、Ⅲ阶段试验均为阴性结果者，为进一步了解其致癌性，应进行长期动物致癌试验。获阴性结果时，可认为不是动物致癌物。

长期动物致癌试验能得到新药有关致癌性的肯定资料，但在综合评估时也必须考虑短期诱变试验的结果，以便评价其作用机制和外推至人的危险度。假如短期诱变试验为阳性，长期动物致癌试验亦具致癌性。则可把该新药视为遗传毒性致癌物，否则可归类为非遗传毒性致癌物。

阶段Ⅴ：肿瘤流行病学调查。经过上述实验肯定具有致癌性的新药，虽然在经流行病学研究证实之前，对人类是否致癌还值得怀疑，但是对这类新药要严加管理，要控制人类的接触在尽可能小的程度和范围内，同时，在生产方面要尽量做到用其他材料代替其应用及生产。

对动物试验证实无致癌作用的新药，在投入生产与使用 20 年左右后，应在人群中进行流行病学调查，以便进一步确定对人有无致癌性。

（四）致癌试验的剂量选择

1. 短期致癌试验

（1）哺乳动物培养细胞恶性化试验：至少应用3种不同浓度，高剂量一般以抑制50%集落生长浓度为界，否则应说明选定剂量的理由。

（2）动物短期致癌试验——小鼠肺肿瘤诱发短期试验：一般设高、中、低三个剂量组。最高剂量组应是每周给药三次，连续8周的最大耐受剂量，否则应说明理由。另设阴性对照组。

2. 动物长期致癌试验　至少设3个剂量组，另设溶媒或赋形剂对照和空白对照组。剂量设计可参考长期毒性试验结果。低剂量应是临床拟用剂量的1~3倍，其余剂量可根据药理和毒理作用等因素综合考虑。

五、致癌试验方法简介

（一）致癌试验（carcinogenicity studies）

1. 目的　长期致癌试验的目的是经一定途径给予不同剂量的新药，观察动物在试验期间或在其以后的大部分生命期间肿瘤发生的情况。

2. 原理　每日经一定途径给各个组动物一定剂量的新药，接触期包括动物预期寿命的大部分时期。接触期间每天观察各种症状并间隔一定时间称量体重和做必要的试验检查。试验结束时处死动物，进行大体解剖及适当的组织病理学检查。

3. 试验程序

（1）新药

1）试验前应对新药做好准备工作。掌握结构-活性关系及其他理化性质，有助于预测新药可能具有的生物学或毒理学活性。理化性质将为选择给药途径、进行试验设计、处理及保存新药等提供重要的依据。

2）新药分析方法的建立：应事先建立溶剂和新药（如可能，还应包括主要杂质）的定性、定量分析方法。

3）确定新药的成分及主要杂质。

（2）试验动物

1）种系：对活性不明的新药建议使用两种动物进行试验。对一种动物有明确的致癌作用，即可认为该新药对人类有潜在的致癌危险，但只有在至少用两种动物都得到阴性结果时，才能将该物质对人的潜在致癌作用判为阴性。

应优先选用大鼠和小鼠，因它们的生命期相对较短，饲养成本低，对诱发肿瘤较敏感，并较易获得纯系或已掌握其特性的品系。

在选择种系时应充分了解试验动物的特异敏感性。如用小鼠诱发肝肿瘤比大鼠容易；反之，诱发皮下肿瘤则大鼠比小鼠更容易。对局部涂抹诱发肿瘤，小鼠和兔比大鼠和仓鼠更为敏感。对膀胱癌，仓鼠比小鼠、亦可能比大鼠更为敏感。

非啮齿类动物，尤其是犬和灵长类，对长期生物学试验来说有其不足之处，如难以采用大数量动物，观察期限长，来源困难。再者，化学物质的代谢研究表明，灵长类和犬并非比啮齿类更接近于人。

豚鼠和兔子虽亦可使用，但比起小啮齿动物来，它们并无什么长处，反倒有生命较长和管理不便的短处。

叙利亚金黄仓鼠是研究呼吸道和泌尿道致癌作用的很好的工具。在一般致癌性筛选中仓鼠会有使用前景，但目前尚不如小鼠和大鼠使用广泛。

原则上，纯系、远系繁殖或杂种动物皆可使用，但各有利弊，重要的是应选用已充分了解其特性且健康的品系。

2）性别和年龄：应使用两种性别的动物。

长期致癌性实验通常使用刚断奶不久的幼小动物。使用这样的动物可在其大部分生命期中观察肿瘤的发生，且保证观察期与给药期一致。

鉴于胚胎期的某些组织，特别是神经组织要比出生后更为敏感，有文献报道选用胎仔和新生动物进行致癌性实验，但因目前尚无充分证据说明出生前给药比其后的给药更能揭示新药的致癌性，故胎仔和新生动物的使用还有待评价。

啮齿动物应在断奶和适应环境后（最好在6周龄之前）尽快开始给药。

建议只有在特殊情况下才选用出生前或新生动物。

3）数量与分组：应保证在试验结束时每组的动物数足以进行全面的生物学研究和统计学分析。

在分配试验组和对照组动物时，应使用随机分配的方法。

试验结束时，每个剂量组和相应的对照组至少应保有雌、雄动物各50个只。在此基数上加大每组保有动物数并不能提高统计学结果的价值。若计划在试验过程中处死一些动物，则应在试验开始时将此数量考虑进去。

4）饲养条件：动物饲养室保持安静、通风良好。温度保持（22±3）℃，相对湿度30%~70%。利用人工照明时，应保持12h光照，12h黑暗。饲养室及通道应避免过多的人员往来。动物笼架具及其他设备应便于清洗，但应避免使用消毒剂和杀虫剂。一个房间一般仅饲养一种动物。除保证不会发生意外的新药交叉接触，一般一个房间仅进行一种新药的毒性实验。

饲料应满足动物营养的总需求，并不含有可能影响试验结果的杂质。应对饲料中的营养成分及饲料和水的污染物（包括致癌物）进行定期分析。啮齿类动物采用自由进食和饮水，每周至少更换一次食物。非啮齿类动物，如犬，每天至少喂食一次。

（3）对照：应设相应的对照组，除了不给新药，其余各项条件均与试验组相同。

（4）给药途径：给药途径原则上应与人临床拟用途径相同，不同时应说明理由。

（5）剂量选择原则：进行致癌性评价试验，除相应的对照组外，原则上设2个剂量组。剂量组应高到足以引起最低毒性表现，但又不致产生由非肿瘤因素造成的正常生命期限的明显改变。毒性表现包括酶水平的改变、体重增加轻度抑制等。

低剂量应不影响动物的正常生长、发育和寿命，即不能引起任何毒性表现。通常采用高剂量组的一半剂量。

（6）试验期限：致癌试验期应包括受试动物正常生命期的大部分时期。曾有人建议采用动物的整个生命期，这有时会使试验期不必要地延长，导致研究的进行和评价复杂化。采用动物预期寿命的大部分时期较为适宜，在此期间内诱发肿瘤的概率已足够高了。

1）建议按下述原则确定试验期限：一般情况下，小鼠和仓鼠应在18个月，大鼠在第24个月结束试验。对于某些寿命较长或自发肿瘤率低的动物品系，小鼠和仓鼠可在第24个月，大鼠在第30个月结束试验。

但当较低剂量组或对照组的存活动物数达25%时可以结束试验。对于有明显性别差异的试验，可考虑分性别处理，不同性别动物可在不同时间结束试验。如仅高剂量组动物因为明显的毒作用过早死亡时，不应结束试验。

2）合格的阴性对照组的基本判别标准为：①各组因组织自溶、自食或管理问题造成的动物损失不超过10%；②小鼠和仓鼠试验第18个月、大鼠的第24个月各组动物存活数不能少于50%。

（7）笼旁观察：每天至少对动物进行一次详尽的笼旁观察。还应特别注意采取适当措施使动物的损失降至最小。如发现已死亡动物应立即进行剖检或冷藏，病弱和濒死动物应及时隔离或处死。应及时发现毒性反应出现的时间及进展情况。

1）体重称量：在前13周，每周称重1次；之后每4周称1次。

2）摄食量估计：在前13周内，每周测量1次；如动物健康状况或体重无异常改变，可约3个月测量1次。

3）血液学检查：应在给药前、给药后3个月、给药后6个月，以后每隔6个月及试验全部结束时进行血液学检查（血红蛋白含量、血细胞比容、红细胞总数、白细胞总数、血小板及凝血功能试验等）。全部非啮齿类动物都应采样检查；大鼠则每组每种性别检查10只。如有可能每次受检大鼠应与前一次的相同。

如在试验期间从临床观察中发现动物健康状况恶化，应对受患动物进行白细胞分类计数。

应从高剂量组和对照组动物中取样进行白细胞分类计数，如果两组动物的白细胞分类计数有很大差别时，就应对次高剂量组动物进行细胞分类计数。

4）尿液分析：应对全部非啮齿类动物和对各组大鼠每种性别中的10只动物采集尿样。如有可能，受检大鼠尿样检查与血液学检查的日期最好相同，且采样时间也相同。对单个尿样或某种性别某组的混合尿样作下列测定：①外观、每只动物的尿量和比重；②蛋白、糖、酮体、潜血（半定量法）；③沉淀物的镜检（半定量法）。

5）临床生物化学检查：对全部非啮齿类动物和各组每种性别的10只大鼠，给药前、给药后约每隔6个月及试验结束时，取血样进行临床生物化学测定。如有可能，每次受检大鼠相同。另外，对非啮齿动物应在试验前采样。用这些血液样品制备血浆、血清，进行以下各项测定：①总蛋白量；②白蛋白量；③肝功能化验（如碱性磷酸酶活性、谷丙转氨酶和谷草转氨酶活性）、γ-谷氨酰转肽酶及鸟氨酸脱羧酶；④糖代谢，如空腹血糖；⑤肾功能试验，如血尿素氮。

（8）病理学检查

1）大体解剖：全部动物，包括在试验过程中死亡或因濒死而被处死的，都应进行全面的大体解剖。全部肉眼可见的病变、肿瘤或疑似肿瘤的部分都应留取标本，力求把大体观察与镜下所见联系在一起进行研究。

应留取全部动物的所有器官和组织标本，以备必要时进行镜检。通常包括下列器官和组织：脑[①]、(延髓、脑桥、小脑皮层、大脑皮层)、垂体、甲状腺（包括甲状旁腺)、胸腺、肺（包括气管)、心脏、主动脉、唾液腺、肝[①]、脾、肾[①]、肾上腺[①]、食管、胃、十二指肠、空肠、盲肠、结肠、直肠、子宫、膀胱、淋巴结、胰腺、性腺[①]、副性器官、乳腺、皮肤、肌肉、外周神经、脊髓（颈、胸、腰)、胸骨（带骨髓)、股骨（包括关节)、眼。在进行吸入毒性观察时包括鼻腔、咽和喉在内的整个呼吸道都应保留。

（注：[①]啮齿类动物各组每种性别取样10只，非啮齿类动物应全部取样。）

2）组织病理学检查：作为最低限度，建议进行下述检查：①检查各组的全部肉眼可见的肿瘤或疑似肿瘤的组织；②检查试验过程中死亡、提前处死的动物和最高剂量组、对照组动物的所有留存器官和组织，并详细描述这些组织、器官的病理损伤、增生、肿瘤生成前期病变、肿瘤的发生；③在最高剂量组与对照组的增生、肿瘤生成前期病变及肿瘤发生间存在差异时，应对所有组试验动物的相应特定器官或组织做镜下检查；④如高剂量组的实际存活率低于对照组，或试验结果表明动物的正常寿命发生了实质性改变，或诱发了可能引起肿瘤发生的效应，则应对下一剂量组动物进行相应的检查。

4. 结果评价与解释

（1）结果处理

1）用表格列出试验中获得的各试验组及对照组两种性别动物的全部原始数据，内容应包括动物编号、性别、给药剂量、体重、各种症状的有或无及其程度、死亡存活状况、临床化验结果及大体解剖及病理检查时各类病变及增生、肿瘤生成前期病变、肿瘤的有或无。

2）分别统计各组及不同性别动物的数目、症状发生、死亡、存活、大体解剖及病理检查的各类病变发生频数；计算不同组及不同性别动物上述各项的发生率及不同时间体重均值，各项临床化验均值。

3）用适宜的统计学方法对上述数据进行显著性检验。

4）计算剂量-效应与剂量-反应关系。

（2）结果评价：出现下述情况中的一种或几种时可认为试验结果为阳性：

1）试验组与对照组出现相同种类的肿瘤（一种或数种）时，试验组肿瘤发生率高于对照组；或者虽然肿瘤发生率没有增加，但试验组肿瘤的发生早于对照组。

2）在试验组中出现对照组没有的肿瘤类型。

3）与对照组相比，试验组的平均肿瘤数增加。

如果在用两个种属、两种性别的动物进行的试验中未出现上述情况，则可认为试验结果为阴性。

（3）试验报告：试验报告应包括下列内容：

1）试验开始时间、结束时间、试验室名称、试验负责人姓名。

2）新药及介质的有关理化特性、新药的制备方法。

3）试验动物种系、来源、饲养条件、在试验室适应环境的情况。

4）试验中所用设备及其他条件的介绍。

5）动物的分组情况及对照物的选择。

6）各组动物给药开始时间、给药结束时间、给药方法介绍、给药过程的描述、给药剂量的选择。

7）观察次数及持续时间，观察中发现症状出现、消失的时间，对症状特点的文字描述，动物死亡及剖检的时间，大体解剖及病理检查所见病变特点的文字描述。

8）报告全部原始数据的表格。

9）各种效应的频数、发生率或均值及标准差。

10）所用的统计学分析方法及计算结果。

11）有可能时给出剂量-效应或剂量-反应曲线。

（二）慢性毒性与致癌性联合试验（combined chronic toxicity/carcinogenicity studies）

1. 目的　慢性毒性与致癌性联合试验的目的是观察哺乳动物长期和反复接触某一新药后产生的各种毒效应和致癌效应，并获取相应的剂量-反应关系方面的资料。

2. 原理　每日经一定途径给各个组动物一定剂量的新药，接触期包括动物预期寿命的大部分时期。接触期间每天观察各种症状并间隔一定时间称量体重和做必要的实验室检查。试验结束时处死动物，进行大体解剖及适当的组织病理学检查。

3. 试验程序

（1）试验前应对有关新药做以下准备工作。

1）掌握结构-活性关系及其他理化性质。结构-活性关系的结果有助于预测新药可能具有的生物学或毒理学活性。理化性质将为选择给药途径、进行试验设计、处理及保存新药等提供重要的依据。

2）新药分析方法的建立。应事先建立溶剂和新药（如可能，还应包括主要杂质）的定性、定量分析方法。

3）确定新药的成分及主要杂质。

（2）试验动物

1）种系：应进行有关的急性、亚慢性和毒代动力学的初步试验，以其结果为依据选择合适的动物。通常评价潜在致癌性最常用的动物是小鼠和大鼠，进行慢性毒性试验最常用的是大鼠和犬。

慢性毒性与致癌性联合试验一般选用大鼠。但也不排除使用其他种属动物。所选用品系对新药的致癌性和慢性毒性应是敏感的，但自发率不应过高。

2）性别和年龄：应使用两种性别的动物。

长期致癌试验通常使用刚断奶或断奶不久的幼小动物。使用这样的动物可在其大部分生命期中观察肿瘤的发生，并保证观察期与给药期一致。

鉴于胚胎期的某些组织，特别是神经组织要比出生后更为敏感，有文献报道，选用胎仔和新生动物进行致癌试验，但因目前尚无充分证据说明出生前给药比其后的给药更能揭示化学物质的致癌性，故胎仔和新生动物的使用还有待评价。建议只有在特殊情况下才选用出生前或新生动物。

啮齿动物应在断奶和适应环境后（最好在6周龄之前）尽快开始给药。

3）数量与分组：应保证试验结束时每组动物数能满足全面的生物学和统计学评价的

需要。

每个剂量组和相应的对照组至少应有雌、雄动物各50只，如果试验中间需处死动物，则每组应再增加相应数量的动物。如除研究肿瘤之外还要观察其他病理变化，应增设一高剂量组，每种性别20只动物，并设每种性别10只动物的对照组。

应用随机分配原则将动物分到各个试验组和对照组中去。

4）饲养条件：动物饲养室保持安静，通风良好。温度保持（22±3）℃，相对湿度30%~70%，利用人工照明时，应保持12h光照，12h黑暗。饲养室及通道应避免过多的人员往来。动物笼架具及其他设备应便于清洗，但应避免使用消毒剂和杀虫剂。一个房间一般仅饲养一种动物。除保证不会发生意外的新药交叉接触，一般一个房间仅进行一种新药的毒性试验。

饲料应满足动物营养的总需求并不含有可能影响试验结果的杂质。应对饲料中的营养成分及饲料和水中的污染物（包括致癌物）进行定期分析。啮齿类动物采用自由进食和饮水，每周至少更换一次食物。非啮齿类动物，如犬，每天至少喂食一次。

（3）对照：应设相应的溶剂对照组，除了不给新药外，其余各项条件均与试验组相同。

（4）给药

1）给药剂量：评价致癌性一般设3个剂量组和一个相应的对照组。最高剂量组应足以引起最低毒性表现，而同时又不致产生由非肿瘤因素造成的正常生命期限的明显改变。这些毒性可表现在血清酶水平的改变，或者体重轻度降低（降低少于10%）。饲料中掺入新药的浓度最高不超过5%（受试的营养素不受此限）。最低剂量应以不影响动物的正常生长发育和寿命为原则。一定不能引起任何毒性表现。一般情况应不低于高剂量组剂量的10%。

若有可能，可根据新药的毒代动力学特性确定中间剂量组的剂量水平。

进行慢性毒性评价时，在试验中应增设一个试验组和与之相应的对照组，增设试验组的剂量应高到能产生明显的毒效应，以阐明新药的毒理学特征。

应根据已有资料，最好是亚慢性试验的结果设置各个试验组的剂量水平。

2）给药途径：给药途径的选择取决于新药的理化特性和人的主要给药方式。可采用静脉注射、肌内注射、皮下注射、腹腔注射、经口、经皮和吸入等给药方式。

注射给药：将新药配制成适当的浓度，经静脉、肌内、皮下、腹腔等途径给药。

经口给药：只要能证明新药可经胃肠吸收即应首选经口给药。可把新药掺入饲料或溶于饮水中，也可用胃管和胶囊。如果混入饲料或溶于水中饲喂应是连续给药。灌胃或胶囊饲喂较为理想的是每周7天，但从可行性考虑，每周5天亦可。

经皮给药：需模拟人的给药方式时可选用经皮给药。

吸入给药：特殊情况下可采用气管注入法，一般采用给药柜法。

（5）试验期限：在增设的试验组中，每个性别的20只动物及相应对照组的每个性别的10只动物应至少保留12个月。处死这些动物是为评价新药有关的病理变化，不涉及衰老所致病变。

致癌试验期应包括受试动物正常生命期的大部分时期。曾有建议采用动物的整个生命期，这有时会使试验期不必要地延长，使研究的进行和评价复杂化。采用动物预期寿命的大部分时期较为适宜，对大多数新药来说在此期间内诱发肿瘤的概率已足够高了。

建议按下述原则确定试验期限：一般情况下，小鼠和仓鼠应在第18个月，大鼠在第24个月结束试验。对于某些寿命较长或自发肿瘤率低的动物品系，小鼠和仓鼠可在第24个月，大鼠在第30个月结束试验。但当较低剂量组或对照组的存活动物数达25%时可以结束试验。对于有明显性别差异的实验。如仅高剂量组动物因为明显的毒作用过早死亡时，不应结束试验。

合格的阴性对照组的基本判别标准为：①各组因组织自溶、自残或管理问题造成的动物损失不应超过10%；②小鼠和仓鼠试验的第18个月，大鼠的第24个月各组动物存活数不能少于25%。

（6）笼旁观察：每天至少对动物进行一次详尽的笼旁观察。还应特别注意采取适当措施使动物的损失降至最小。如发现已死亡动物应立即进行剖检或冷藏，病弱或濒死动物应及时隔离或处死。应及时发现毒性反应出现的时间及进展情况。

1）体重称量：在前13周，每周称重1次；之后每4周1次。

2）摄食量估计：在前13周内，每周测量1次；如动物健康状况或体重无异常改变可约3个月测量1次。

3）血液学检查：应在给药前、给药后3个月、6个月、以后每隔6个月及试验全部结束时进行血液学检查（血红蛋白含量、血细胞比容、红细胞总数、白细胞总数、血小板及凝血功能试验等）。全部非啮齿类动物都应采样检查；大鼠则每组每种性别检查10只。如有可能每次受检大鼠应与前一次的相同。

如在试验期间从观察中发现动物健康状况恶化，应对患病动物进行白细胞分类计数。

应从高剂量组和对照组动物中取样进行白细胞分类计数，如果两组动物的白细胞分类计数有很大差别时，应对次高剂量组动物进行白细胞分类计数。

4）尿液分析：应对全部非啮齿类动物和对各组大鼠每种性别中的10只动物采集尿样。如可能，最好受检大鼠尿样检查与血液学检查的日期相同，且采样时间亦相同。对单个尿样或某种性别某组的混合尿样作下列测定：①外观、每只动物的尿量和比重；②蛋白、糖、酮体、潜血（半定量法）；③沉淀物的镜检（半定量法）。

5）临床生物化学检查：对全部非啮齿类动物和各组每种性别的10只大鼠，给药前、给药后约每隔6个月及试验结束时，取血样进行临床生物化学测定，如有可能，每次受检大鼠相同。另外，对非啮齿动物应在试验前采样。用这些血液样品制备血浆、血清，进行以下各项测定：①总蛋白量；②白蛋白量；③肝功能化验（如碱性磷酸酶活性、谷丙转氨酶和谷草转氨酶活性）、γ-谷氨酰转肽酶及鸟氨酸脱羧酶；④糖代谢，如空腹血糖；⑤肾功能试验，如血尿素氮。

（7）大体解剖：全部动物，包括在试验过程中死亡或因濒死而被处死的，都应进行全面的大体解剖。全部肉眼可见的病变、肿瘤或疑似肿瘤的部分都应留取标本，力求把大体观察与镜下所见联系在一起进行研究。

1）应留取全部动物的所有器官和组织标本，以备必要时进行镜检。通常包括下列器官和组织：脑[①]（延髓、脑桥、小脑皮层、大脑皮层）、垂体、甲状腺（包括甲状旁腺）、胸腺、肺（包括气管）、心脏、主动脉、唾液腺、肝[①]、脾、肾[①]、肾上腺[①]、食管、胃、十二指肠、空肠、回肠、盲肠、结肠、直肠、子宫、膀胱、淋巴结、胰腺、性腺[①]、副性器官、乳腺、皮肤、肌肉、外周神经、脊髓（颈、胸、腰）、胸骨（带骨髓）、股骨、（包括关节）、眼。在进行吸入毒性观察时，包括鼻腔、咽和喉在内的整个呼吸道都应保留。

（注：[①]啮齿类动物各组每种性别取样 10 只，非啮齿类动物应全部取样。）

2）组织病理学检查：所有肉眼可见的肿瘤和其他病变都应进行镜下检查。此外，尚建议做以下检查：①研究期间死亡或处死的动物及高剂量组动物的所有留取器官和组织标本的镜下检查；②在低剂量组，由新药引起或可能由其引起异常的器官或组织也应进行检查；③如果试验结果表明，动物正常寿命有明显改变或诱发了某些效应，则也应对较低的相邻剂量组动物按上述方式进行镜检。

4. 结果评价与解释

（1）结果处理

1）用表格列出试验中获得的各试验组及对照组两种性别动物的全部原始数据。内容应包括动物编号、性别、给药剂量、体重、各种症状的有无及程度、死亡存活状况、临床化验结果及大体解剖及病理检查时各类病变及增生、肿瘤生成前期病变、肿瘤的有或无。

2）分别统计各组及不同性别动物的数目，症状发生、死亡、存活、大体解剖及病理检查的各类病变发生频数，计算不同组及不同性别动物上述各项的发生率及不同时间体重均值，各项临床化验均值。

3）用适宜的统计学方法对上述数据进行显著性检验。

4）计算剂量-效应与剂量-反应关系。

（2）结果评价

1）综合笼旁观察、大体解剖、组织病理学检查结果，对新药慢性给药时毒作用的有无及其毒作用特点做出评价。

2）可能时，应对其慢性毒作用阈浓度（剂量）或无作用浓度（剂量）做出评价。

3）同致癌试验。

（3）试验报告：试验报告应包括下列内容：

1）试验开始时间、结束时间、试验室名称、试验负责人姓名。

2）新药及介质的有关理化特性、新药的配制方法。

3）试验动物种系、来源、饲养条件、在试验室适应环境的情况。

4）试验中所用设备及其他条件的介绍。

5）动物的分组情况及对照物的选择。

6）各组动物给药开始时间、结束时间、给药方法介绍、给药过程的描述，给药剂量的选择。

7）观察次数及持续时间，观察中发现症状出现、消失的时间，对症状特点的文字描述，动物死亡及剖检的时间，大体解剖及病理检查所见病变特点的文字描述。

8）报告全部原始数据的表格。

9）各种效应的频数、发生率或均值及标准差。

10）所用的统计学分析方法及计算结果。

11）有可能时绘出剂量-效应或剂量-反应曲线。

第四节　生殖毒性试验

一、概述

（一）生殖毒性研究发展简况

生殖毒性试验可追溯于古代人类对先天畸形的认识、了解和研究。宋朝《小儿卫生总微论方》中已记载六指、缺唇等39种先天性胎病。从16世纪开始，现代胚胎学的形成和发展为先天畸形研究提供了新的研究手段和方法。19世纪到20世纪初是畸胎学研究的高峰时期。1932年，Hale首次用哺乳动物进行了一系列母体营养缺乏与仔代先天畸形之间关系的实验研究。1956年德国Chemie Grunethal公司生产上市销售反应停。这种人工合成的镇静药在西欧诸国引起了万余例胎儿海豹肢畸形，震惊了全世界。反应停这一灾难性事件引起各国政府高度重视，生殖毒性试验研究也由此开始了一个新的阶段。

1962年，美国FDA率先制订了药物致畸胎试验的特别条例。

1963年，日本厚生省首先公布了生殖毒性试验方案。

1982年，我国原农牧渔业部颁布的《农药登记实施细则》附件中，首次规定了对农药的致畸试验试行方法。

1983年，我国卫生部颁布的《食品安全性评价毒理学评价程序（试行）》附件中，也规定了生殖毒性试验方法。

1985年，我国卫生部颁布的《新药审批办法》中也规定了生殖毒性试验原则要求。

1990年，我国国家环境保护局颁布的《化学品测试准则》中对生殖毒性实验提出了详细要求。至今，在49个有毒性试验规范的国家或国际组织中，有20个国家或国际组织对哺乳动物生殖毒性试验有明确的要求和具体的规范。这些规范大体上相同，但并不统一，使各国的实验研究资料难以相互比较。

1991年，人用药品注册技术规范国际协调会议（ICH）致力于各国实验规范的统一，已取得显著进展。

（二）生殖毒性试验目的

开展生殖毒性试验的主要目的是通过试验评价新药对实验动物生殖功能、胚胎生长发育（致畸性）、出生前及出生初期生长发育等潜在的影响。

（三）基本概念

1. 生殖及发育毒性试验（reproduction and development toxicity testing）　评价新药对生殖功能、胚胎发育（致畸性）以及胎儿和早期胎仔发育潜在影响的试验。

2. 生殖毒性（reproduction toxicity）　指外源性环境因素（物理、化学、生物等）对生物体造成的与生殖过程有关的有害作用。

3. 胚胎毒性（embryo toxicity）　指外源性环境因素（物理、化学、生物等）对胚胎的选择性毒性作用，可表现为胚胎死亡、胚胎生长迟缓、畸形以及功能不全。

4. 母体毒性（maternal toxicity） 指外源性环境物质（物理、化学、生物等）对妊娠母体的毒性作用。

5. 发育毒性（development toxicity） 指外源性环境物质（物理、化学和生物因素）对发育个体尤其是胚胎的各种有害影响。广义时相当于生殖毒性，狭义时等同于胚胎毒性或胎儿毒性。

6. 致畸性（teratogenicity） 一般指可引起对发育中的胎体发生永久性的结构或功能异常。

7. 致畸作用（teratogenic effect） 指在外源性环境因素对胚胎或胎儿发育过程的干扰作用下，造成胎儿在出生时，某种器官表现形态结构异常的过程。

8. 致畸原（teratogens） 具有致畸作用的物质称为致畸原或致畸物。

9. 畸形（teratogenesis） 在胚胎发育过程中出现的形态结构异常。

10. 畸胎（teratosis） 具有畸形的胚胎。

11. 接触（exposure） 指人体及其他生物暴露于某些环境因素，这些环境因素可经各种接触途径（如呼吸、摄入、皮肤吸收等）进入人体或者作用于人体。

12. 宫内接触（exposure in utero） 指胚胎或胎儿在母体子宫内接触某些环境因素。

二、生殖毒性试验方法分类

生殖毒性试验方法数以百计，宏观上可分为人群调查和实验研究两大类。实验研究包括对雄性及雌性的生殖毒性研究方法。可分为目前主要用于致畸机制研究的体外试验方法，及主要用于筛查致畸原的哺乳类动物体内试验方法。

目前世界各国制定的生殖毒性试验规范大体上采用两种系列。一种是 OECD 等采用的一代生殖试验（必要时用多代生殖试验）加致畸试验。另一种是我国卫生部等采用的三段生殖试验。美国 FDA 的生殖毒性试验规范综合采用这两种系列，包括了四种方案：①三代生殖毒性结合致畸试验；②二代生殖毒性结合致畸试验；③一代三段致畸试验；④致畸试验。

我国《新药（西药）临床前研究指导原则汇编》规定的生殖毒性试验为三段生殖试验。包括一般生殖毒性试验（Ⅰ段）、致畸敏感期毒性试验（Ⅱ段）和围生期毒性试验（Ⅲ段）。Ⅰ段试验又称生育力与早期胚胎发育毒性试验，在交配前给药，目的是评价生殖细胞接触新药后对受胎能力、生殖系统及子代有无不良影响。Ⅱ段试验又称胚胎-胎仔发育毒性试验，在器官发生期给药，旨在揭示新药可能的胚胎毒性和致畸性。Ⅲ段试验在围生期和哺乳期给药，以提供新药对胎仔出生后生长发育影响的资料。三段生殖试验方法及一代生殖毒性试验加致畸试验，将在下面较详细地介绍。

三、生殖毒性试验应用现状

目前体外试验的一些方法，例如各种哺乳动物、脊椎动物或无脊椎动物的胚胎、器官、细胞的体外培养等，被用于短期快速筛查致畸原。筛选出那些可能对哺乳动物（最终可能对人）有致畸作用的物质，以便进一步进行整体动物的实验研究。这些方法预测标准致畸实验结果的准确性从 60%～85%不等。至今还不能取代整体动物体内试验。

致畸作用机制研究的实验方法很多，主要是各种体外试验方法，包括各种动物和人细胞、组织器官、胚胎的体外培养等。这些方法的共同优点是：可以排除各种混杂因素如母体状况、胎盘转运、营养、激素水平等影响，较好地控制或固定胚胎发育时间、给药时间、给药浓度等可变因素，研究对胚胎的直接毒性、剂量-反应关系、胚胎（胎仔）代谢、代谢产物的定量分析等。并可结合使用生物化学、放射自显影以及各种分子生物学技术，探讨致畸作用机制，特别是细胞或分子水平作用机制。这些方法的共同缺点是：绝大多数试验系统只检测某一实验终点，不能反映复杂的体内反应，包括母体代谢、整体动物药（毒）物动力学等。同时，多数试验方法对新药的理化特性如水溶性、pH、理化稳定性等都有一定的要求，限制了它们的适用范围。近年来，转基因技术和转基因动物的发展，为致畸作用机制研究提供了一种新的体内实验方法。

致畸试验是评定外源性因素是否具有致畸作用的标准方法，多年来很多国家和机构都采用或推荐这一方法。评价生物材料和医疗器械的生殖毒性时首选该方法。一般生殖毒性试验、围产期毒性试验、一代生殖毒性试验也是比较成熟的方法，可根据新药特点等具体情况决定是否采用。

行为致畸试验目前尚无定型或成熟的程序，但它是观察出生后某种器官或系统的生理功能障碍或缺陷不可缺少的方法，相信随着科学的进步，将越来越受到人们的重视。

四、生殖毒性试验的选择原则

（一）哪些新药应做生殖毒性试验

对以下新药一般要进行生殖毒性试验：

1. 通过合成或半合成的方法制成的原料及其制剂；天然物质中提取的或通过发酵提取的有效单体及其制剂；国外已有药用研究报道，尚未经我国药品管理当局批准上市的化合物等第一类首创的化学药品原料药及其制剂。

2. 已在国外获准生产上市，但未载入药典，我国也未进口的药品；用拆分、合成的方法首次制得的某一已知药物中的光学导构体及其制剂；国外尚未上市的由口服、外用或其他途径改变为注射途径给药者，或由局部用药改为全身给药者，如口服、吸入等第二类化学药品制剂，可以用文献综述代替试验资料。

3. 根据新药的药代动力学特性，如第三类化学药品某些组分的药代动力学特性有重大改变，尤其在重要的器官或组织的分布、代谢有重大改变时，应结合该成分的特点，分析有无必要进行生殖毒性试验研究工作。如有必要，则尚需与单独药的研究结果比较。

4. 放射性核素、原料药及制剂等放射性新药（诊断用放射性新药除外）。

5. 中药材的人工制成品；新发现的中药材及其制剂；中药材中提取的有效成分及其制剂；复方中提取的有效成分等第一类中药材和中药制剂。

6. 新生物制品可根据产品的情况、临床适应证和预期使用的病人群体决定是否进行生殖毒性试验研究。用于育龄人群并可能对生殖系统产生影响的新药（如避孕药、性激素、治疗性功能障碍药、促精子生成药、保胎药以及遗传毒性试验阳性或有细胞毒作用等的新药），应根据具体情况开展相应的生殖毒性研究。

（二）生殖毒性试验方法的选择原则

1. 首选致畸试验。

2. 根据新药人体应用部位、特性、途径、适应证等情况，必要时再开展一般生殖毒性和围产期毒性试验。

3. 进一步评价推荐采用一代生殖毒性试验。

4. 如果其他试验结果提示新药可能对雄性生殖系统有潜在影响，则应进行相应的雄性生殖毒性试验。

5. 在进行整体动物体内试验前，可选择某些体外生殖毒性试验系统，预筛新药的生殖毒性。

6. 对已证实具有生殖毒性作用的新药，可进一步用体外试验进行致畸机制探讨。

OECD 指南试验 414（致畸试验）和试验 415（一代生殖毒性试验）是为检测化学物质的生殖毒性而设计的，不完全适用于新药，所以在使用时应考虑在下列几方面进行修改：①剂量；②给药途径；③给药时间（尽可能在器官发生期增加新药在血液中的浓度）。

五、生殖毒性试验简介

（一）生育力与早期胚胎发育毒性试验

1. 目的　生育力与早期胚胎发育毒性试验，又称一般生殖毒性试验，简称Ⅰ段试验，雄性和雌性在交配前给药，目的是评价生殖细胞接触药物（化合物）后对受胎能力、生殖系统及子代有无不良影响。

2. 原理　性未成熟的雄性动物连续给予新药至交配结束时为止，大鼠宜在 40 日龄后开始给药，共给药 28~80d。因为 30~35 日龄大鼠刚形成血睾屏障，而 40 日龄前给药不能反映药物经血睾屏障后产生的生殖毒性作用。连续给药 28~80d 是因为大鼠从精原干细胞发育成精子至少需要 56d。采用这种给药方式可使药物作用于整个雄性生殖细胞的分裂、生长、发育及成熟期（精原干细胞、精原细胞、精母细胞、精细胞和精子），同时也作用于支持细胞、间质细胞和其他类型细胞。

性成熟的雌性动物连续给药 14d 后进行交配，交配期和妊娠初期连续给药，这是因为小鼠或大鼠一个性周期中从卵细胞，经排卵、黄体形成、退化等几个过程需要 4~5d。至少给药 3 个性周期才能使新药作用于整个交配期所排出的卵子。第Ⅰ段试验是根据精子、卵子、受精、着床和胚胎的形成机制而设计的一种检测新药是否具有损害生殖系统的试验方法。

3. 试验程序

（1）动物要求：通常选用大鼠，但小鼠也可使用。雄鼠采用 40 日龄以上的动物经饲养一周后再给药。雌鼠选用性成熟动物进行给药。在交配前 14d 对雌性动物进行给药。雄性动物开始给药时体重在 80~100g 之间，雌性动物开始时体重在 180~200g 之间。每组雌、雄鼠各 20 只，在温度（22±2）℃、30%~70%相对湿度、12h：12h 明暗环境中饲养。

（2）剂量设计与分组：一般设三个剂量组和一个对照组，高剂量组宜选择有轻度毒性的剂量，如体重增长率减慢或少部分动物体重增加被抑制，摄食量减少或摄食量的增长率低于对照组；低剂量组选择同种动物最高有效量或药效剂量的某些倍量或选用拟临床剂量的某些倍量；中剂量组选择高、低剂量之间的几何平均值。

（3）给药途径的选择：原则上采用拟临床给药途径。口服制剂宜采用灌胃法，因这种方法给药量准确。然而，某些制剂无法采用临床给药途径，只能选用近似临床给药途径。

（4）给药期限：雄鼠连续给药 28~80d 后进行交配，交配期宜连续给药至交配结束为止。雌鼠交配前给药 14d，交配期和妊娠早期连续给药，至妊娠第 7~10 天为止。

（5）合笼交配法和精子或性功能的检查：将连续给药 28~80d 的雄鼠和给药 14d 以上的雌鼠按 1∶1 比例同笼交配，交配时间为 2 周。同笼后每日晨应检查雌鼠阴道中是否存在精子。

（6）对雄性动物的观察和检查

1）一般状态观察：在整个实验期（给药期和交配期）间应每天观察动物的活动、步态、行为和对外界的反应等一般状态，并做记录。

2）体重变化：每周称体重一次，详细记录和密切注意体重增长情况。

3）摄食量：一般每周测定一次（24h）的摄食量，必要时测定饮水量。

4）交配能力：大鼠、小鼠通常采用雌雄 1∶1 合笼 2 周，观察雌鼠阴道内是否有精子作为雄鼠的交配能力。同笼 2 周后未发现雌鼠有妊娠迹象时，应交换使用同剂量的其他雌、雄性动物进行交配，必要时将给药的雄鼠与未给药的雌鼠进行交配，如仍未交配应将该雄鼠列为无交配能力的鼠，并通过后面叙述的方法检查其未交配的原因。当给药组交配率比对照组显著降低时，说明该剂量组的雄鼠交配能力受影响。

$$\text{雄鼠交配率}(\%)=\left(\frac{\text{合笼雄鼠数}-\text{未交配雄鼠数}}{\text{合笼雄鼠数}}\right)\times 100$$

5）生育能力：雄和雌性动物交配后，观察雌鼠是否能真实怀孕和具生育能力。如给药组生育率比对照组显著降低，说明该剂量组对雄性动物的生殖能力有明显影响。可能是由于雄鼠精子数目减少、活动力降低、顶体功能异常等原因。

$$\text{雄鼠生育率}(\%)=\frac{\text{有生育能力的雄数}}{\text{合笼的雄鼠数}}\times 100$$

6）血液生化检查：发现给药组雄鼠生育率或交配率明显下降时，可对雄鼠进行血清生化检查，以便了解受试的新药引起雄鼠性功能降低的原因。

7）解剖肉眼检查：将雄鼠处死解剖，观察心、肝、脾、肺、肾等主要脏器是否异常，着重检查睾丸、附睾、精囊腺、前列腺等组织。解剖时间常选择交配结束或初步查明原因时。

8）称重：当观察主要脏器和组织后取睾丸、附睾、前列腺等组织，称其重量，计算出脏器系数。

9）病理组织学检查：将上述主要脏器和生殖器进行病理组织学检查，也可采用仅对雄性性功能降低的剂量组进行生殖器官病理学检查。

10）其他检查：发现雄性性功能有明显影响时，在解剖前先进行精子数目、活动力、生存率或染色体畸变等方法检查，以便查明新药引起雄性生殖能力降低的原因。

（7）雌性动物的观察和检查：

1）一般状态观察：同雄性动物的观察。

2）体重变化：实验前称重 1~2 次，给药期间至少每周称体重一次，尤其是交配期和妊娠期宜每隔 3 天称体重一次，并必须包括妊娠 0 天和妊娠 6 天体重。妊娠期称体重可按 0 天、3 天、6 天、9 天、12 天、15 天、18 天和 20 天，也可按 0 天、6 天、10 天、14 天、17 天和 20 天进行称重。按下式计算妊娠母鼠增重。

3）摄食量：同雄性动物的检查。

4）交配能力：同雄性动物的检查。按下式计算出雌鼠交配率。

$$雌鼠交配率(\%) = \frac{交配雌鼠数}{合笼雌鼠数} \times 100$$

5）交配成功时间：自雄鼠和雌鼠按 1∶1 合笼日开始至查有精子日为止，计算出每组雌性动物交配成功时间（天）。

6）受孕能力：一般情况下雌鼠妊娠时可通过观察腹部的隆起或触摸感觉到约花生大小的多个颗粒，即为受孕。然而确切的受孕率需要在解剖后才能确定。了解初步受孕能力可以在解剖前及时对雌鼠进行血清生化或其他方面的检查，初步掌握雌鼠受孕能力低下的原因。凡是子宫内有胚胎（吸收、死胎或活胎）的雌鼠均称为妊娠鼠或称为有受孕能力的鼠。按下式计算受孕率：

$$受孕率(\%) = \frac{妊娠鼠数}{交配雌鼠数} \times 100$$

7）解剖检查：一般在分娩前 1 天解剖，如小鼠妊娠 18 天或大鼠妊娠 20 天处死解剖。但也有人有大鼠妊娠 13 天处死母鼠进行检查。解剖检查主要脏器是否异常，并取出卵巢和子宫。

8）黄体数：取出卵巢后尽快在解剖显微镜下或放大镜下计数黄体数，也可在剖腹时直接用放大镜检查两侧子宫角的卵巢中的黄体数。黄体是卵巢中卵泡排卵后形成的痕迹，黄体数代表雌鼠排卵数。大鼠的黄体在卵巢表面外观呈稍突起的微充血的淡黄色发亮小点或小球，而小鼠因黄体体积更小而密集，与卵巢内其他卵泡容易混淆，难以数清，故对小鼠可不计算黄体数。

9）着床腺（痕）：胚泡形成并进入着床期时，这种刚着床的胚泡由于某些原因不能正常发育成胚胎，失去活性的胚泡刺激子宫内壁形成一种增生组织，即称着床痕或着床腺。如果排卵后卵子未能与精子结合或结合后未能着床均不会留下这种痕迹，因此，将黄体数减去着床腺数就可推测受精卵着床前死亡数。子宫内是否存在着床腺是判定动物是否受孕的重要标志。正常未孕的子宫解剖后呈单种颜色，而有着床腺的子宫在灯光透过条件下看见有一定间隔距离的小点，但有时也可能被忽略。诊断困难时，可用 8% $N_{a_2}S$ 溶液涂抹在子宫内壁，被染成的多个黑色小点即为着床腺。按下式计算植入前死亡率。植入数也称着床数，它包括着床腺数、吸收胎数、死胎数和活胎数。也有人将着床腺数除外。

$$植入前损失(或死亡)率(\%) = \left(\frac{黄体数 - 植入数}{黄体数}\right) \times 100$$

10）吸收胎：在子宫内有一个或几个紫黑色圆形块物，不能辨认胚胎和胎盘，将这种块物称为吸收胎。

11）早期死胎：在子宫内有一个或数个紫黑色稍大的圆块，能分清胚胎和胎盘。

12）晚期死胎：可看清完整的胎儿，但颜色发紫，无光泽，无自然动作，胚盘略小，颜色发紫或发白。用针头或尖物刺激胎儿无任何反应。

13）活胎：胎儿体形完整，颜色发红或粉红，有自然动作，对尖物刺激有运动反应。胎盘大，色红。

活胎的生长发育、外观、内脏、骨骼等畸形或异常检查详见致畸试验。

4. 结果评价与解释

（1）数据处理：将各组所观察的结果和数据列表，并选择适当的统计方法进行统计处理，如对体重、摄食量、饮水量、胎盘重、子宫总重、身长、尾长等指标进行 t 检验或其他方法检验；交配率、受孕率、死胎或活胎率可用 x^2 检验；畸形率可用秩和检验或 Mann-Whitney U 检验法或其他方法进行统计处理。

（2）结果解释：该法能够观察新药作用于雄性动物生殖细胞整个形成过程和生殖能力以及雌性动物部分生殖细胞形成过程和生殖能力，从而获得新药对雄性和雌性动物生殖毒性作用的结果。它是哺乳动物体内方法，其结果对外推化学物或药物对人体危害性具有重要作用。

缺点是实验周期较长，而且所获得结果的终点和新药损伤的细胞类型及部位等作用机制不明确。

（二）胚胎—胎仔发育毒性试验

1. 目的　胚胎—胎仔发育毒性试验，又称致畸敏感期毒性试验（teratogenicity study），简称Ⅱ段试验，其目的在于为母体孕期接触新药可能对胎儿造成的潜在危害提供信息。

2. 原理　在胚胎的器官发生期，将新药按不同剂量投给妊娠的试验动物，在预期的分娩日稍前将妊娠动物处死，取出子宫，检查胚胎或胎儿死亡数、活胎数及畸形发生情况。

3. 试验程序

（1）试验动物

1）种系：最好应用两个以上种系的哺乳类动物。常用的种系有大鼠、小鼠、兔、地鼠，应首选大鼠。可选用其他试验品系，选用的动物应受胎率高且对致畸原敏感。

当使用与慢性试验同样种属的动物时，应尽可能使用同一品系的动物。

2）年龄：应选用年轻的成年处女动物。

3）数量和性别：大鼠、小鼠、地鼠每个剂量组至少应用孕鼠 20 只，兔用 12 只。目的为获得足够数量的胎仔，以便对新药的潜在致畸性进行有意义的评价。

4）饲养条件：动物应单笼饲养。动物饲养室环境要安静，温度（22±3）℃，兔要求（20±3）℃，相对湿度 30%~70%。如人工照明时，应 12h 光照，12h 黑暗。饲料可给予常规的试验室饲料外加麦芽，不限制饮水。

（2）分组与对照：至少应有 3 个剂量组及 1 个对照组。当使用浸提液时，还应设空白对照组。对照组不给药，其他处理与试验组相同。

(3) 给药

1) 给药剂量：为选择合适的剂量水平，应预先进行小规模的预试验，一般可用非妊娠动物进行这种预试验，用非妊娠动物进行的预试验结果与用妊娠动物进行正式试验的结果比较，可确定新药是否对妊娠动物的毒性更大。如果是在妊娠动物身上进行预试验，应测出引起胚胎或胎儿死亡的剂量。

理论上，最高剂量应该是可对母体引起明显毒性的水平，如使其食量减少、体重减轻等，但母体死亡不应超过10%。最低剂量应是对母体或胚胎不引起肉眼可见的毒性效应的水平。中间剂量组应是在高、低剂量组之间，剂量组间距应为几何级数，并能显示微小的毒性差别。剂量单位用 mg/kg 表示。

对于低毒新药，如1000mg/kg 的剂量水平仍未出现胚胎毒性或致畸性时，不必进行其他剂量的试验。如果高剂量水平的预试验出现了肯定的母体毒性，而对胚胎未发生不良影响时，也不必进行其他剂量的研究。

经口投予（灌胃）时，剂量应根据开始投予时孕鼠的体重来确定。鉴于孕鼠妊娠期间体重增长迅速，应定期称重，根据体重变化调整给药量。

2) 给药方法：通常采用灌胃的方法，也可应用其他模拟人接触方式的途径。

动物阴道发现阴栓或精子之日定为妊娠的第 0 天，给药时间应在主要器官形成期，大鼠、小鼠为妊娠 6~15 天，地鼠妊娠 6~14 天，兔妊娠 6~18 天。以交配或人工授精日为准时，该日为妊娠第 1 天，则给药时间应比上述时期提前 1 天。给药期间受试动物应每日接受新药。

(4) 笼旁观察：每天至少观察动物一次。观察不仅限于观察皮毛或皮肤、眼、黏膜以及呼吸道的变化，还应包括循环、中枢神经和自主神经系统的观察，以及躯体运动活动及行为方式的观察。观察应持续到预定分娩日的前一天，即处死动物的当天。

观察中发现有毒性表现时应作记录，包括毒性出现的时间、程度、持续时间等。

每周至少称重一次。

每周应测量一次食饵消耗量。

孕鼠出现流产或早产征候时应剖检。

(5) 剖检：处死动物前，应先肉眼检查动物有否可影响妊娠的结构异常和病理改变。

处死或死亡后应立刻摘出子宫、称重，打开子宫检查内容物，确定是否妊娠；检查胚胎或胎儿死亡数，活胎数；估计胚胎或胎儿死亡时间（早期死亡或晚期死亡）。

大鼠及兔应摘取卵巢以计数黄体。

将胎仔移出子宫，检查胎仔性别，应一只一只地称量体重，计算每窝的平均体重和标准差。

对胎仔进行外观检查。

取 1/2 胎仔放入 95%乙醇中，经处理后，茜素红染色做骨骼检查。

余 1/2 胎仔放入 Bouin 液中，固定 2 周后用徒手切片法做内脏检查。

4. 结果评价与解释

(1) 结果处理：应将试验所取得的数据汇集成表。表中除列出动物编号、给药剂量外还应列出以下数据。

1）对各组母动物须列出以下数据：①试验动物数；②妊娠动物数及妊娠率（妊娠动物数/已交配动物数×100%）；③死亡动物数及频率；④剖检母动物数；⑤剖检母动物的平均体重及孕期体重增长值；⑥平均妊娠黄体数；⑦有畸胎的动物数及频率。

2）对各组胎仔须列出以下数据：①平均活胎数及活胎率；②吸收胎率；③死胎率；④性比（雄胎仔数：雌胎仔数）；⑤平均活胎体重（雌雄分别统计）；⑥进行外观、骨骼、内脏检查的胎仔数；⑦外观、骨骼、内脏畸形胎仔数及畸形率。

3）对试验组及对照组的数据进行统计学分析，不同指标用不同的显著性检验的方法，平均体重、平均黄体数、平均着床数、平均活胎数、平均活胎体重用 t 检验；妊娠率、活胎率用 χ^2 检验；胎吸收率、死胎率、畸胎率用非参数统计。可能时计算剂量-反应关系。

（2）结果评价：应根据观察到的影响及造成影响的剂量水平，得出新药是否具有胚胎毒性或致畸性的结论。进行评价时应考虑试验动物种属既往的致畸性资料。

一个设计得当并严格进行的致畸试验，应能对无作用水平做出满意的估计。

（3）试验报告：试验报告中应包括以下资料：

1）试验时间（自试验开始至结束的年月日），试验负责人姓名。

2）动物种系、提供试验动物的单位、试验开始时的周龄及体重、每组使用的动物数。

3）饲养环境、饲料名及制造单位。

4）交配方法、妊娠日龄计算方法。

5）新药名称（化学名、一般名）、化学结构、纯度、介质的有关情况、新药配制方法。

6）选定的投予量及依据，不同剂量的毒性资料。

7）给药途径和方法、给药时间、次数。

8）试验期间动物死亡数及死亡时间。

9）异常症状出现的时间、持续时间、愈后。

10）剖检时孕龄、处死动物的方法、剖检时肉眼观察到的母体及胎仔异常情况的描述。

11）有关母动物的试验资料。

12）有关胎仔的试验资料。

13）显著性检验的结果。

14）可能时绘出剂量-反应曲线。

15）结果的评价。

（4）结果解释：解释致畸试验的结果时，不应将动物试验的结果直接外推于人。当动物试验的结果显示有胚胎毒性时，仅提示在一定条件下，对人体有出现类似影响的可能性。无效应水平的确定将有助于制定保护措施。

（三）围产期毒性试验

1. 目的　围产期毒性试验简称Ⅲ段试验，观察新药对胎仔出生后生长发育的影响。

2. 原理　Ⅲ段试验在围产期和哺乳期给药，检测新药是否能通过胎盘和乳汁到达新生儿，并通过检查哺乳期仔代和离乳后仔代的生长发育和功能特性来确定新药是否影响仔代的生长发育。

3. 试验程序

（1）动物

1）种属：常用大鼠，也可用小鼠。

2）动物数和性别：每组需要 15 只以上的妊娠大鼠，交配成功的雌鼠至少每组 20 只，用于交配的性成熟雌鼠至少 24 只。

3）动物饲养：动物饲养室温度（23±2）℃，相对湿度 55%±10%，照明 12h（7 点～19 点），在照明时间内宜对饲养室换气 10 次以上。

（2）剂量设计与分组：一般采用三个剂量组和对照组，高剂量应引起母鼠产生轻度毒性，如妊娠期母鼠体重增长率低于对照组，授乳期的体重略有降低等。低剂量常选用同种动物药效剂量或药效最高剂量或临床拟用量若干倍的剂量。中剂量是高、低剂量之间的几何平均值。

每组妊娠大鼠 15 只以上，一般为 16～20 只。妊娠 15 天开始给药时可以从腹部的隆起或手的触摸中确定受试动物是否真实怀孕。一般分高、中、低三个剂量组和阴性对照组，有条件时可设四个剂量组和阴性及阳性对照组。

（3）动物合笼交配：用性成熟的雄雌大鼠按 1∶2 比例合笼交配，交配后阴检或查精子确定受孕日期。

（4）给药

1）给药途径：与致畸实验相同。

2）给药期限：从大鼠妊娠 15 天开始直至离乳日为止。分娩后 21 天或 28 天作离乳日。

（5）对母鼠的观察和检查

1）一般状态的观察：对妊娠期母鼠的活动、行为、对外界反应、阴道流血现象、分娩前后的变化、授乳本能、抚育幼仔的本能等情况都需要严密观察和记录。一般情况时每天观察 1 次，在分娩期应观察 2 次以上。

2）体重变化：在妊娠早期和中期可在妊娠第 0 天、7 天和 14 天称体重，在给药期可在妊娠第 16 天、18 天、20 天称体重。分娩后第 0 天、7 天、14 天和 21 天称体重。共称体重 10 次。

3）食物和水消耗量：可定期测定摄食量、饮水量。

4）解剖检查：离乳后的母鼠应在适当时间处死，解剖检查心、肝、脾、肺、胃、卵巢和子宫等脏器。

5）母鼠死亡率：根据妊娠末期给药后死亡的母鼠计算出妊娠死亡率；根据分娩期死亡的母鼠计算出分娩期死亡率；根据授乳期死亡的母鼠计算出授乳期死亡率；根据每组妊娠死亡数、分娩期死亡数和授乳期死亡数并计算出母鼠死亡率。

6）孕鼠产仔率和出产率：根据每只母鼠产仔数（死仔和活仔）计算出每组每只母鼠平均产仔率。出产率按下式计算：

$$孕鼠出产率(\%)=\frac{分娩孕鼠数}{妊娠孕鼠数}\times 100$$

(6) 对仔鼠 (F_1 代) 的观察和检查

1) 对仔鼠的一般状态和畸形检查。

2) 外观畸形或异常：按致畸试验中的外观检查自然分娩的仔鼠，包括死仔和活仔。发现异常仔鼠做好标记待进一步检查。

3) 仔鼠活动和哺乳本能：每天观察仔鼠活动情况和哺乳情况，并观察仔鼠哺乳的本能（或天性）和死亡鼠数。

4) 体重和性别：在检查每只母鼠产仔数时观察仔鼠的性别。仔鼠出生后第 0 天、4 天、7 天、14 天、21 天分别测定体重。

5) 死仔畸形学检查：自然分娩的死亡胎儿做内胎和骨骼检查，检查方法见致畸试验。

6) 4 日存活仔鼠生长发育检查：在出生第 4 天观察和计数每组存活仔鼠数，按下式计算：

4 日存活率 = (%) (4日龄活仔数/出生时活仔数)×100

7) 每窝仔鼠的调整、淘汰及其检查：由于不同孕鼠生产出不同数目的仔鼠，如个别母鼠只产仔 3~4 只，大部分母鼠产仔 8 只以上，有的母鼠产仔可达 16 只以上，这种每窝仔鼠数目不均匀会造成每只仔鼠生长发育不平衡而影响结果。所以，于出生后 4 日龄时将每窝产仔数调整为雌、雄各 4 只，宜在相同剂量组中调整。调整后多余仔鼠需要淘汰。

仔鼠离乳后为了进一步观察受试动物的仔鼠生长发育、行为功能和性行为等，又要尽量降低工作量和成本，所以，每窝保留雌、雄性仔鼠各 2 只，其余仔鼠全部淘汰。

经淘汰的仔鼠需要进行解剖检查，检查其心、肝、脾、肺、肾、睾丸或子宫，必要时检查脑等组织，并进行脏器称重，发现异常时需做病理组织学检查。

8) 离乳率：大鼠离乳日常选用出生后 21 天，但也有人按出生后 28 天作为离乳日。计算公式如下：

离乳率(%)=(离乳时存活仔数/4日龄调整后活仔数)×100

(7) 对仔鼠生理发育的检查

1) 耳郭分离 (pinna detachment)：一般在出生后第 4 天检查所有仔鼠的耳郭分离情况，也可在出生后第 2~5 天每天检查耳郭分离仔鼠数。计算出 4 日龄仔鼠耳郭分离率。正常的仔鼠 4 日龄耳郭分离率在 100%。

2) 门齿萌出 (incisor eruption)：出生后第 8 ~ 14 天长出门齿，以上门齿和下门齿萌出为指标。也可选择在出生后第 12 天检查每只仔鼠的上齿萌出率，正常值约为 85%。

3) 睁眼（或开眼）(eye opening)：仔鼠出生后眼睑紧闭，直至 8 日龄后逐渐出现开眼，一般选择在出生后第 14 天检查仔鼠的睁眼率，正常 14 日龄仔鼠双眼睁开率约 85%。

4) 腹毛生长 (development of fur)：仔鼠的背毛生长不易精确测定，而腹毛生长较晚，腹部从粉红色变成有毛生长时的白色作为腹毛生长，一般从第 10 ~ 12 天开始生长，约 90% 于出生后第 14 天长齐，在 14 日龄检查仔鼠腹毛生长，并计算出腹毛生长率。

5) 睾丸下降 (testicle descent)：雄仔出生后阴囊内无睾丸，仔鼠生长到第 15 天后睾丸开始降入阴囊内。出生后21日龄雄仔检查双侧睾丸下降情况，计算出21天龄雄仔睾丸下降率（正常值20%~40%）。约30天为达标。

6）阴道开口或张开（vaginal opening）：出生后雌鼠阴道口一直紧闭，直到第25天后阴道口开始松开，有时偶有分泌物出现，在35日龄时大部分雌鼠阴道开口，少数仔鼠可在第40~50天后才开口。一般以35日龄阴道开口的仔鼠数计算出阴道开口率（正常值约80%）。

7）无褶耳和开耳孔（ear unfolding and opening）大鼠出生后约第16天开始耳郭直立，无皱褶，逐渐显出耳孔。一般可选择出生后第20天作为检查无褶耳和开耳孔的指标。检查此项指标的同时常检查听力功能。

（8）对仔鼠神经反向功能的检查

1）平面翻正反向（surface righting reflex）：将仔鼠仰卧，观察仔鼠在2s内翻转之后四肢着地的能力。通常以全窝鼠在连续测定3次均为阳性之日定为达标日。小鼠在第6~8天达标，大鼠在第9~11天达标。

2）空中翻正反向（air righting reflex）：将仔鼠腹面向上放在实验者手掌心，在距塑料平台20~50cm处松手，使其掉落在平台上，落下时仔鼠四足着地为阳性反应。通常以全窝动物3次测试后全部仔鼠为阳性时作为达标日。大鼠12~14日龄开始，16~19日龄达标。

3）尾部压痛反射（tail pinch reflex）：用橡胶裹住止血钳的尖部，夹住仔氧尾尖部20s，当仔鼠出现回头舔、咬或啃钳子时定为阳性。出生后第20天测定痛觉反射。

4）爪刺痛反射（nail pinch reflex）：用镊子轮流夹四只爪，每只爪夹10s，以后每天一次，当实验者用镊子去夹爪时，仔鼠的爪主动退缩或逃避时作为阳性反应。

5）视觉定位反射（visual placing reflex）：实验者抓住仔鼠尾部悬空，使鼠眼水平缓慢地移近一个可抓及物，如木棒、铁丝网或绷紧的绳，当前爪尚未触及被抓物时，动物便抬头并用前爪去抓物体和抓到物体，即为阳性反应，全窝仔鼠全部阳性反应时计为达标日。一般大鼠从第16天开始，20~24日龄仔鼠达标。注意在鼠平移至被抓物时切勿使鼠触须碰到被抓物。

6）听觉惊愕反射（auditory startle reflex）：该法是利用一种金属板或葛尔顿笛或其他物质突然发出巨响，观察仔鼠对这种突发性巨响的产生的反应。例如采用一块金属板与鼠保持平行距离，另用一块金属板距离上述这块金属板的垂直距离约15cm，当平静时，上方金属板突然垂直落下撞击于另一块金属板上，并发出95dB（A）声响，以此作为对小鼠的“惊愕刺激”。仔鼠听到这一突发声响时立即产生身体蜷缩、拱起或急剧一跳等现象为阳性反应，全窝仔鼠都出现阳性反应时定为达标日，在第14~18天达标。也可按惊跳反应强度作为半定量，如“-”、“+”、“++”、“+++”等。

7）嗅觉反射（olfactory reflex）：利用香柏油或新鲜巧克力的香味刺激仔鼠的嗅觉反应能力，仔鼠把头转向香味刺激物时作为阳性反应。每窝全部仔鼠均为阳性反应时为达标日。

8）触须定位反射（vibrissae placing reflex）：实验者抓住仔鼠尾部悬空，使仔鼠水平地缓慢移向一个可抓及物，如木棒、绷紧的绳等，仔鼠的触须碰及可抓及物时，仔鼠立即伸爪去抓并抓到物品时作为阳性反应，每窝全部仔鼠均为阳性反应时为达标日，约12日龄仔鼠出现阳性反应，第15~20天达标。

9）断崖回避反射（cliff avoidance reflex）：将仔鼠放在实验台的边缘，如在规定时间内仔鼠从实验台边缘退回或转身为阳性反应，以全窝动物全部呈阳性反应之日为达标日。一般在出生后第2~4天开始，约第8天为达标日。

10）瞳孔反射：出生后第21天测定仔鼠的瞳孔反射，双眼的瞳孔随光线强弱而改变时作为阳性反应，以全窝动物全部都阳性反应之日为达标日。

11）吸吮能力反射（suckling ability reflex）：仔鼠出生后第2天出现吸吮反射，用该法检查仔鼠哺乳的本能。

12）尾部悬挂反射（tail hang reflex）：实验者抓住仔鼠尾部并悬空，观察15s内仔鼠试图扭转躯干并抬头时为阳性反射，全窝仔鼠均为阳性时作为达标日。

13）自发性运动行为试验（spontaneous motor behavior testing）：将仔鼠放在一个用布覆盖的桌面上，对每一仔鼠观察2min，主要检查下列11项指标：①头转向一侧后不转回来；②头转向右侧又转回来；③头转向左侧又转回来；④头抬高；⑤转身小于360°；⑥转身大于360°；⑦头和前肢同时运动；⑧前后肢同时运动；⑨头和前后肢同时运动；⑩向前爬行；⑪腹部不着地向前行走。

14）抬头（head elevation）出生后仔鼠从第2天开始至第10天抬头的次数逐渐增多，可按每天观察90s来计算出几日龄的仔鼠抬头次数。

15）转身（pivoting）：从出生后第2天至第12天每天一次，观察仔鼠在一定时间内（如2min）转体90°的动物数和转体所用时间。该动作强调动物原地转身而不前后移动。正常动物约14日龄该动作消失。14日龄以后的仔鼠仍出现该动作为异常行为。

16）步态（gait）：将仔鼠四足爪涂上墨水，放在白纸上让其自由行走，观察脚印的行走路线、步伐变化等，以便对仔鼠的行为正常与否提供分析资料。

17）爬行（crawl）：爬行动作是动物躯干不离地面，身体由四肢爬动向前运行。一般仔鼠出生后第2天开始爬行，约12日龄该动作消失，超过2周仍有爬行动作可认为行为异常。

18）行走（walk）：仔鼠的四肢支撑起躯干向前走动称为行走，该动作大约在第12天出现。

19）修饰（grooming）：仔鼠用舌舔、头或前肢协助清洁身体各部位的多种动作称为修饰，无修饰的动物为异常。

20）恋巢（home cage emergence）：观察动物在打开笼盖后在笼内或离笼的时间。也可以观察回笼时间（在特定场合进行）。

21）开阔场实验（open-field test）：这是一种应用最广泛的非强迫性行为测试法。分成方格型或同心圆型两种。方格型可采用100cm×100cm×50cm的无盖木箱或其他类似物，内分成25个相同面积的方格，四周16格，中央共9格，其中包括中心格。将40~60日龄仔鼠放进中心格内，对每一仔鼠观察10min或15min，观察项目如下：①在中央格内停留时间；②穿行格子数（≥3只爪进入格内时计为一格）；③站立次数（前两爪离地面≥5cm时计为一次）；④嗅探的次数；⑤排尿的次数；⑥排出粪粒的数目。

22）倾斜板试验（inline plane test）：将仔鼠放在一定斜度的倾斜板正中，让其用爪抓住木板，观察在木板上停留时间，连续测3次，取平均值。60~80日龄仔鼠才能进行测定，日龄过小不宜用该法。

或将仔鼠放在一块25°斜面的木板上，在30s内缓慢抬高木板的斜度，直到动物不能保持原来位置为止，用动物改变原来位置的斜面角度作为指标，观察动物在斜面上保持平衡的能力。

23）抓杆试验（bar holing test）：测试大鼠抓杆的能力，但该法受试验条件影响较大。从出生后16天开始产生抓杆能力，所以，该试验宜在第16天后进行测定。

24）转棒试验（rotarods test）20日龄大鼠可进行该试验。滚筒（直径10~20cm）的转速约每分钟4转开始，逐渐加快，直至大鼠从滚筒上掉下为止。也可用其他方法测定运动能力。

25）游泳试验（swimming test）：可采用一个大容器，内装满27~30℃水，在容器一端置一平台，将动物从另一端放入水中让其游向平台。记录动物游泳时间和行为。从6日龄至成年大鼠都可用该试验进行运动力的测定。

26）其他方法：可用攀竖杆试验（ascending a vertical rod test），攀金属网试验（ascending wire mesh test），平行棒试验（parallel bars test），降垂绳试验（clinging to and descending a vertical rope test）等。

27）迷宫试验（mazes test）：迷宫试验可采用T型迷宫、Y型迷宫、水迷宫、8字形迷宫、Olton迷宫、Lashley迷宫、Hebb-Williams迷宫等方法。

28）压杆试验（bar-press test）：将动物训练压一次或数次杆后就能获得奖赏（如食物或水），以测试动物学习和记忆能力。

29）回避试验（avoidance testing）：利用适当强度电击动物，训练动物躲避电击的学习和记忆能力。

（9）生育功能的检查：对雌性动物可检查性周期阴道黏膜细胞的变化和妊娠率等。但最简易的方法是让每窝1~2对雄雌动物分别饲养至性成熟，再按每组内雄雌1∶1进行合笼交配，避免兄妹交配。

（10）对F_1代妊娠雌鼠的检查：于妊娠第13天处死，剖腹检查黄体数、吸收胎数、死胎数和活胎数等指标。

（11）对F_1代性成熟大鼠不孕原因的检查：性功能检查后确实发现F_1代大鼠有不孕现象时，将这些雌鼠或雄鼠全部处死，检查其子宫、卵巢或睾丸、附睾等，并做病理组织学检查。

4. 结果评价与解释

（1）结果统计：体重、摄食量、脏器重量和系数、着床数、妊娠时间、产仔数、活动、学习能力检查等指标用t检验；将交配率、妊娠率用χ^2检验；死胎率、存活率、出生率、着床率、胚胎和胎鼠死亡率、外观异常发生率、发育分化观察值等指标用Wilcoxon秩和检验，也可根据结果的具体情况进行其他合适的统计方法处理数据，以便获得更可靠的结果。

（2）结果解释：第Ⅲ段试验的操作程序在各国间差异最大，目前尚无统一标准。一般的给药时间基本统一，但检查指标和要求相差甚大。有的只检查到断乳期为止，有的需要检查到F_2代将出生时为止，所以这将对方法学的评价带来了困难。上述介绍的各种测试方法中可按药物性质和毒性程度合理选择其中部分试验，以便能利用简便、经济和快速的方法，又能获得真实可靠的结果。

（四）一代生殖毒性试验

1. 目的　一代生殖毒性试验（one generation reproduction toxicity study）研究新药对动物性功能、发情周期、交配行为、受孕、分娩、授乳和断乳的影响，也可观察新药对子代生长发育及对幼仔发病率、死亡率的影响和是否具有致畸性。

2. 原理　雌雄动物从交配前 8~10 周开始接触新药，一直持续到 F_1 代出生后 21 天。观察新药对动物整个生育繁殖过程的影响。

3. 试验程序

（1）试验动物

1）种系：试验动物首选大鼠或小鼠（如果应用其他动物则本方法应作相应修改）。动物应健康，用前未经历过其他试验。

2）数量和性别：每组至少有雄鼠 10 只及足够数量的雌鼠，以保证各组有孕鼠 16~20 只。

3）饲养条件：室温 18~25℃，相对湿度 50%~60%。如果用人工光源，每日光照 12h，黑暗 12h。动物可随意摄食、饮水。临近分娩的孕鼠应单笼饲养，笼内铺上松软垫料。

（2）分组与对照：动物应随机分配到试验组和对照组中。试验一般设三个剂量组和一个对照组。如果用新药浸提液给药，则对照组投予的浸提液量应为各组中最大的。如果新药引起食量减少或食效降低，有必要设食物配对对照。

（3）给药

1）给药剂量：如果不受新药理化性质、生物效应限制，理论上最高剂量应能使亲代动物出现毒性反应，但不致死亡或完全丧失生育能力。中等剂量应仅能引起极小毒作用。低剂量组的亲代和子代动物不应出现任何可观察到的有害作用。但在实际工作中，最高剂量组往往很难保证亲代动物绝对不出现死亡，故一般要求其死亡率不得高于 10%。一般情况下，最高剂量可略高于亚慢性试验的最大无作用剂量或为 LD_{50} 的 1/10 左右。最低剂量可相当于最高剂量的 1/3。如果试验采用灌饲法或胶囊法给药，则给药量应根据动物体重变化每周调整一次，雌鼠孕期可根据每日体重或怀孕第 0 天和第 6 天的体重调整。

如果反复给药试验证明 1000mg/kg 剂量对动物的生育力没有影响，则不必进行其他剂量的研究。如果高剂量预试验证明对亲代有毒作用，但对生育力无影响，也可不必考虑其他剂量的研究。

2）给药方法：新药一般可混入饲料或饮水中，其他方式也可以。整个试验期间全部动物都应使用相同方式给药。如果使用浸提液，应确知浸提介质没有毒作用。

3）给药时间：雌雄鼠皆在断乳并适应饲养 1 周（即交配前 8~10 周）开始给毒，连续 8~10 周后交配，再给药 3 周后将雄鼠处死，雌鼠继续给药，直至子代（F_1）出生后 3 周断乳时为止（表 10-6）。给药每周 7 次。

表 10-6 动物给药、繁殖时间

亲代（P）周龄	亲代（P_0）	子代（F_1）
8	雌、雄鼠开始给药	
16~19	雌、雄鼠交配	
19~20	周末处死雄鼠，雌鼠继续给药	F_1 代出生
22~25	处死雌鼠	断乳、处死

注：表中低数值适用于小鼠，高数限适用于大鼠

（4）交配方法：同一剂量组的雌、雄鼠按 1∶1 或 2∶1 比例进行交配，到雌鼠受孕或雌、雄鼠同笼 3 周止。在交配期间，每天早晨对雌鼠做阴道检查，发现精子或阴栓之日为妊娠第 0 天。对雌雄同笼 3 周未孕的动物应进行分析，找出原因。方法包括将这些动物与其他正常雌、雄鼠交配，或对生育器官做组织学检查，做发情周期或精子生长周期检查。

（5）每窝仔鼠数标准：目前尚无标准。建议仔鼠出生后第 4 天，随机从每窝选出仔鼠 8 只（雌、雄各半），多余的淘汰。如窝内仔鼠不能满足雌、雄各半的要求，可做部分调整（如雄 5，雌 3），但总数仍为 8 只。当窝内仔鼠数少于 8 只时，则不必做调整。

（6）笼旁观察：试验期间每天必须至少观察动物一次。记录动物的行为变化，分娩困难或时间延长及死亡等中毒症状。每周称量饲料消耗量，母鼠妊娠期间应每天称量，记录妊娠日期，妊娠期应从妊娠第 0 天算起。F_1 代出生后应立即检查、记录每窝的仔鼠数、死胎数、活胎数、肉眼可见畸形和每窝仔鼠重量。亲代（P）动物第一次给药前、后每周称重一次。F_1 代出生后第 4、7 天，而后每周‘逐一’称重。死亡的仔鼠应保存，以便对死因和畸形进行分析。

（7）病理学检查：全部试验动物都应做完整的大体尸检，尤其对生殖系统的各器官要特别注意观察。保存全部 P 代动物的阴道、子宫、卵巢、睾丸、附睾、储精囊、前列腺等生殖器官，以备必要时做镜下检查。先对高剂量组和对照组做组织病理学检查，发现有异常再对其他组动物的相应器官做检查。大体尸检发现病理变化的动物的所有组织都应做组织病理学检查。不育动物的生殖器官皆应做病理检查。

4. 结果评价与解释

（1）结果处理：用表格形式表示给药剂量、试验开始时各组动物数目、妊娠动物数、正常妊娠动物数、幼仔出生数、存活数、动物各种临床异常变化及病理异常改变发生数。

根据哺乳动物生育繁殖全部过程，在试验中可观察到下列四个指标：

1）受孕率（%）：反映雌、雄动物生育能力以及雌性动物受孕情况。

$$受孕率=妊娠雌性动物数/交配雌性动物数\times100\%$$

2）活产率（%）：反映雌性动物正常妊娠情况。

$$活产率=活产雌性动物数/妊娠雌性动物数\times100\%$$

3）幼仔出生存活率（%）：反映雌性动物分娩过程是否正常。

幼仔出生存活率=

出生后4天存活幼仔数/分娩时出生活仔数×100%

4）幼仔哺育成活率（%）

哺育成活率=

21天断乳时仔鼠存活数/出生后4天仔鼠存活数×100%

计算各试验组表格所列数据的率值，并用 χ^2 检验进行组间差异的统计学分析。

2）结果评价：根据亚急性试验、致畸试验和其他曾做过的试验中所观察到的毒性反应及本次试验观察到的临床大体尸检、组织病理学的改变，综合评价新药是否存在生殖毒性及对生殖过程损害的程度。如能得到剂量-效应或剂量-反应关系，应对无作用剂量水平做出评价。

（3）试验报告：试验报告必须包括下列内容：

1）试验开始时间、结束时间，试验室名称，试验负责人姓名。

2）试验动物种类、品系、来源及喂养条件。

3）新药的有关理化性质，配制方法，给药剂量、方式及时间。

4）不同性别和剂量组动物出现的中毒反应，如动物行为变化、生育繁殖功能、子代生长及死亡等方面的毒效应，各种毒效应出现的时间、状况和发展趋势的描述，大体解剖及病理检查所见病变特点的文字描述。亲代和子代动物体重变化情况，列表表示每窝各仔鼠的体重，并说明在调整窝幼仔数时被淘汰幼仔的体重。

5）进行数据处理时列出的数据表。

6）统计学处理结果。

7）有可能时绘出剂量-效应、剂量-反应曲线。

8）结果的评价。

（4）结果解释：一代生殖毒性试验可提供接触新药产生的毒作用的资料，但其结果外推到人仅具有限程度的可靠性。

第五节　全身毒性试验

全身毒性试验是一门发展中的实验科学，目前仍以哺乳动物整体实验为主要研究方法。为方便起见，我们将急性毒性试验和反复给药的毒性试验统称为全身毒性试验。本章没有对各种全身毒性试验方法规定出操作步骤等具体实验细节。这就要求从事新药安全性评价的专家，根据自己的毒理学技能和判断力，选择最适用于某一特定新药的试验方法，对选定的试验方法根据被评价新药的特点，适当进行改动，确定最佳的实验程序。以使试验更适合于所评价的新药。当然，如果对推荐的方法进行改动，同样需要阐明理由并要有科学依据。

一、基本概念

1. 半数致死量（median lethal dose，LD_{50}）与半数致死浓度（median lethal concentration，LC_{50}）　LD_{50}是在一定实验条件下，引起受试动物半数死亡的剂量。该值是经

统计学处理而求得的结果，用以评价比较动物种属间的新药的急性毒性，可为亚慢性毒性、慢性毒性剂量设计提供依据。不同实验室即使应用相同的实验条件，测得的同一新药的LD_{50}也会有较大差别。LD_{50}数值越小，表示新药毒性越强。LC_{50}指试验动物一次吸入接触新药时引起一半试验动物死亡的浓度。常以标准体积空气中新药的重量（mg/m^3）表示。

2. 阈剂量（threshold dose）与无明显毒作用剂量（no observed effect level，NOEL） 阈剂量指出现有害效应的最低剂量。低于阈剂量，出现有害效应的概率为0。除致癌作用外，绝大多数的毒性反应（包括致畸体用）都有阈剂量（浓度）。一般通过阈剂量（浓度）建立初步的最高允许浓度。阈剂量分急性与慢性二类，制订卫生标准一般采用慢性（或亚慢性）阈剂量（浓度）。无明显毒作用水平（NOEL）指在动物实验期间内，用当代最敏感的方法未能检出毒物毒性的最高剂量。比NOEL再高一档的剂量就是阈剂量（浓度）。NOEL既可用于计数反应的毒性实验，如以死亡为终点的整体实验，也可用于计量反应的毒性实验。NOEL与所选动物种系、观察指标的敏感性、给药时间的长短和动物数量等因素有密切关系。

3. 全身毒性（systemic toxicity）与局部毒性（local toxicity） 全身毒性指涉及整个生物体的毒性。即新药被机体吸收并分布至靶器官或全身后所产生的损害作用。局部毒性指某种新药在机体接触部位直接造成的损害作用。如接触具有腐蚀性药物时所造成的皮肤、黏膜损伤等。

4. 急性毒性（acute toxicity）与慢性毒性（chronic toxicity） 急性毒性是指机体一次接触或24小时内多次接触新药后在短期（最长到14天）内所发生的毒性效应。慢性毒性是指人或实验动物长期反复接触低剂量新药所产生的毒性效应。

5. 空白对照（blank control）与阴性对照（negative control） 实验动物不加任何处理，不接触新药，也不接触溶剂或其他介质，但实验条件和环境与试验组一致，在这种条件下获得的对照值称为空白对照。用已知在实验中肯定会产生阴性结果的物质加入试验系统所获得的对照值称为阴性对照。

二、全身毒性试验分类

按实验目的和给药持续时间不同而分为急性、亚急性、亚慢性及慢性毒性试验。除急性毒性外，亚急性到慢性毒性试验的概念比较混乱，有的把连续给药不超过90天即不超过大鼠10%寿命的给药期称为“亚急性毒性试验”，有的又叫“亚慢性毒性试验”；有的却把给药期不超过一年的试验称为“亚急性毒性试验”，给药一年以上的试验叫“慢性毒性试验”；有的把给药期为6个月的试验称为慢性毒性试验；FDA把给药90天以上的试验划为“慢性毒性试验”；而WHO所指的慢性毒性试验包括3~6个月的试验。毒性试验规范曾广泛使用这些名词，目前已无实际意义。在国外的安全性试验指导原则中，一般都在上述称谓下面根据临床拟用期限列出具体的试验天数或周数。因此，人用药品注册技术规范国际协调会议把上述各种试验统称为重复给药的毒性试验。给药期限的长短，取决于临床实际用药时间的长短和临床研究的阶段而定，各国药政管理法规中都有具体规定。

（一）急性毒性试验

研究24h内一次或多次大剂量给药后发生的有害作用。包括的试验项目有：

1. 急性经口毒性试验。
2. 急性经皮毒性试验。
3. 急性吸入毒性试验。
4. 急性注射（皮下、肌内、静脉、腹腔等）毒性试验。

（二）亚急性毒性试验

又称短期重复给药毒性试验，指14天或28天内多次重复给药的毒性试验。观察每日将试验样品以一次或多次给予后在14或28天内引起的不良作用。包括的试验项目有：

1. 重复（14或28天）经口给药毒性试验。
2. 重复（21或28天）经皮给药毒性试验。
3. 重复（14或28天）吸入给药毒性试验。
4. 重复（14或28天）注射（皮下、肌内、静脉、腹腔等）给药毒性试验。

（三）亚慢性毒性试验

研究在试验动物部分寿命期间（不超过10%寿命），每日重复给药所产生的有害作用。即每日将某种试验样品以一次或多次给予后，在寿命期的一段时期内（一般是90天）引起的不良作用。包括的试验项目有：

1. 亚慢性（90天）经口啮齿类动物毒性试验。
2. 亚慢性（90天）经口非啮齿类动物毒性试验。
3. 亚慢性（90天）经皮毒性试验。
4. 亚慢性（90天）吸入毒性试验。
5. 亚慢性（90天）注射（皮下、肌内、静脉、腹腔等）毒性试验。

（四）慢性毒性试验

一般指持续给药6个月以上的毒性试验。观察低剂量长期给药时新药对试验动物的毒作用。它虽属全身毒性试验。但因试验期限、所用的动物种属及一般试验原则常常与哺乳动物致癌试验类似，故两者经常联合进行。

三、全身毒性试验的应用现状

全身毒性试验是毒理学研究的基础，通过全身毒性试验，可以达到下列目的：

1. 对新药进行毒性分级和危害性分级。
2. 了解吸收、分布、排泄的某些特点，重点是吸收途径、半衰期、蓄积作用等。
3. 了解毒作用特征及性质，慢性中毒的可能性及其靶器官，毒作用是局部的还是全身的，是否可逆，能否致敏等。
4. 反映毒性效应的指标，主要是慢性中毒敏感指标以及据此所得出的慢性毒作用阈剂量及无明显毒作用剂量（水平）。
5. 了解联合作用的特点。
6. 了解代谢转化情况，如代谢途径、活性代谢产物、降解产物、参与代谢的酶等。
7. 了解中毒机制、影响因素等。

全身毒性试验目前尚无统一标准，各国家或国际组织对同一种试验的要求有所不同，个别国家的要求差别较大。甚至同一国家的不同机构（例如美国FDA和EPA）的要求也不相同。但大多数国家的基本要求和内容是相近或相同的。目前人用药品注册技术规范国际协调会议着手在世界范围内协调制定统一的研究方案。以避免不必要的重复试验，更经济地利用人、动物和材料资源，保证质量、安全和有效性。截止 1995 年，已在欧共体、美国和日本三个地区，达成了大鼠慢性毒性试验给药时程从 12 个月缩短至 6 个月的协议。同时废除药物 LD_{50}测定。但我国卫生部药政局的有关管理文件中，目前仍规定要测定 LD_{50}。

为使新药评价在不同国家以相同方式进行，OECD、美国 FDA 或 EPA、欧共体等国家或组织的指南、标准和法规中规定了比较成熟的毒性试验方法。我国 GB/T 14233. 2-1993（医用输液、输血、注射器具检验方法第 2 部分：生物试验方法）、GB/T 16175-1996（医用有机硅材料生物学评价试验方法）对急性全身毒性试验、热原试验和细菌内毒素试验等也有具体规定。原国家医药管理局发布的 YY/T 022-1996 和 YY/T 0127. 2-93 等医药行业标准中，也规定了经口或经静脉注射的急性全身毒性试验。此外，我国的《食品安全性毒理学评价程序》（GB 15193. 1-94）、《化妆品安全性评价程序和方法》（GB 7919-87）、《农药安全性毒理学评价程序》（1991 年）、《新药（西药）临床前研究指导原则汇编》（1993 年）、《国家环境保护局化学品测试准则》（1990 年）等标准化文件中，对全身毒性试验也均有具体的规定。

四、全身毒性试验的选择原则

（一）试验项目的选择

应根据新药与人体接触的方式和时间，决定是否进行全身毒性试验。试验项目的选择原则是：

1. 下列类型的新药应做全身急性毒性试验：

（1）首创的原料药及其制剂等第一类化学药品。包括通过合成或半合成的方法制成的原料药及其制剂；天然物质中提取的或通过发酵提取的有效单体及其制剂；国外已有药用研究报道，尚未获一国药品管理当局批准上市的化合物。

（2）已在国外获准生产上市，但未载入药典，我国也未进口的药品；用拆分、合成的方法首次制得的某一已知药物中的光学异构体及其制剂。

（3）由化学药品新组成的复方制剂；由化学药品与中药新组成的复方制剂并以化学药品发挥主要作用者；由动物或其组织、器官提取的新的多组分生化药品。

（4）改变已知盐类药物的酸根、碱基（或金属元素）制成的原料药及其制剂。此种改变应不改变其药理作用，仅改变其理化性质（如溶解度、稳定性等），以适应贮存、制剂制造或临床用药的需要。

（5）国外尚未上市的由口服、外用或其他途径改变为注射途径给药者，或由局部用药改为全身给药者（如口服、吸入等制剂）；由已上市的多组分药物制备为较少组分的原料药及其制剂；需延长用药周期和/或增加剂量者，可以用文献综述代替试验资料。

（6）第一、二类放射性新药。

（7）中药材的人工制成品；新发现的中药材及其制剂；中药材中提取的有效成分及其制剂；复方中提取的有效成分等第一类中药。

（8）中药注射剂；中药材新的药用部位及其制剂；中药材、天然药物中提取的有效部位及其制剂；中药材以人工方法在动物体内的制取物及其制剂；复方中提取的有效部位群等第二类中药。

（9）新的中药复方制剂；以中药疗效为主的中药和化学药品的复方制剂；从国外引种或引进养殖的习用进口药材及其制剂等第三类中药。

（10）第一、二、三类中药制剂。

（11）第四类中药材和中药制剂可以用文献综述代替试验资料。

（12）新生物制品。

2. 下列类型的新药应做反复给药毒性试验：

（1）首创的原料药及其制剂等第一类化学药品，包括通过合成或半合成的方法制成的原料药及其制剂；天然物质中提取的或通过发酵提取的有效单体及其制剂；国外已有药用研究报道，尚未获一国药品管理当局批准上市的化合物。

（2）由化学药品新组成的复方制剂；由化学药品与中药新组成的复方制剂并以化学药品发挥主要作用者；由动物或其组织、器官提取的新的多组分生化药品。

（3）改变已知盐类药物的酸根、碱基（或金属元素）制成的原料药及其制剂。此种改变应不改变其药理作用，仅改变其理化性质（如溶解度、稳定性等），以适应贮存、制剂制造或临床用药的需要。

（4）治疗用放射性新药。

（5）第一、二类中药材。

（6）第一、二、三类中药制剂。

（7）新生物制品。

（二）试验方法的选择

根据新药的特点，在推荐的国家和国际指南、标准和法规中，选择适宜的毒性试验方法。确定最佳试验步骤，对偏离原方法规定的操作步骤应做出科学的解释和说明。

1. 急性全身毒性　由于动物福利的原因，并且新的急性毒性试验方法已经建立。因此除测定 LD_{50}外，固定剂量等方法可为新药的安全性评价提供充分的急性毒性数据。

（1）急性口服毒性试验：推荐按下列文献试验：

1）国家食品药品监督管理局药品审评中心：《化学药物急性毒性试验技术指导原则》与《中药、天然药物急性毒性研究技术指导原则》（2005 年）。

2）OECD 指南 No. 401：急性毒性（口服）。

3）美国食品药品管理局食品处：食品直接添加剂安全性评价的毒理学原理，1982 Ⅱ，p. 1ff。

4）欧共体（EC）杂志，1984 年 9 月 19 日 34/448/B. 1 急性毒性（口服）。

5）欧共体（EC）杂志，急性毒性（口服），固定剂量法，EC：79/831/EEC，附录Ⅴ，1990 年 2 月。

（2）急性皮肤毒性试验：推荐按下列文献试验：

1）袁伯俊主编，《新药评价基础与实践》，北京：人民军医出版社，1998，121。

2）OECD 指南 No. 402：急性皮肤毒性。

3）美国联邦法典（CFR）1500.40：毒性物质试验方法，急性皮肤毒性（一次作用）。

4）美国环境保护局：急性接触皮肤毒性，EPA，华盛顿 DC，1984 年 11 月，PB 86-108958，p. 39ff。

5）欧共体（EC）杂志，1984 年 9 月 19 日，急性毒性（皮肤）。

（3）急性吸入毒性试验：推荐按下列文献试验：

1）OECD 指南 No. 403：急性吸入毒性。

2）美国环境保护局：急性亚急性吸入毒性试验，EPA，华盛顿 dC，1988 年 10 月，PB 89-124077。

3）欧共体（EC）杂志，1984 年 9 月 19 日，84/449/EEC/B2，急性毒性（吸入）。

（4）急性静脉注射毒性试验：推荐按下列文献试验：

1）美国材料试验协会（ASTM）F 750：1987，小鼠全身注射对材料浸提液评价规程；（方法 A），静脉内。

2）美国药典（USP）XXII NF XVII（88），生物学反应试验，体内。

（5）急性腹膜内注射毒性试验：推荐按下列文献试验：

1）ASTM F 750：1987，小鼠全身注射对材料浸提液评价规程；（方法 B），腹膜内。

2）美国药典（USP）XXII NF XVII（88），生物学反应试验，体内。

3）ANSI/ADA No. 41：齿科材料生物学评价：IP 法急性全身试验。

2. 亚急性全身毒性

（1）亚急性口服毒性试验：推荐按下列文献试验：

1）《化学药品和治疗用生物制品研究指导原则（试行）》，化学药品重复给药的毒性研究指导原则. 北京：中国医药科技出版社，2002，p46。

2）OECD 指南 No. 407：重复剂量口服毒性，啮齿动物：28 日或 14 日研究。

3）美国食品药品管理局食品处：食品直接添加剂安全性评价的毒理学原理，1982，附录Ⅱ，p. 8ff。

4）欧共体（EC）杂志，1984 年 9 月 19 日 EC：84/449/EEC/B7，No. L 251/118，亚急性毒性（口服）。

（2）亚急性皮肤毒性试验：推荐按下列文献试验：

1）OECD 指南 No. 410：重复剂量皮肤毒性：21/28 日研究。

2）欧共体（EC）杂志，1984 年 9 月 19 日 EC：84/449/EEC/B9，No. L 251/127 亚急性毒性（皮肤）。

3）美国环境保护局：重复剂量皮肤毒性，21 日研究。EPA，华盛顿 DC 1984 年 11 月，PB 86-108958。

（3）亚急性吸入毒性试验：推荐按下列文献试验：

1）OECD 指南 No. 412：重复剂量吸入毒性：28 日或 14 日研究。

2）欧共体（EC）杂志，1984 年 9 月 19 日，EC：84/449/EEC/B. 8，亚急性毒性（吸入）。

3）美国环境保护局：急性和亚急性吸入毒性试验，EPA，华盛顿 DC，1988 年 10 月，

PB 89-124077。

（4）亚急性静脉毒性试验：推荐按下列文献试验：

结合 OECD 指南 No. 409：亚急性毒性，按照动物皮肤应用改为静脉内应用。

（5）亚急性腹膜内应用：推荐按下列文献试验：

结合 OECD 指南 No. 409：亚急性毒性，按照将动物皮肤应用改为腹膜内应用。

3. 亚慢性全身毒性

（1）亚慢性口服毒性试验：推荐按下列文献试验：

1）袁伯俊，王治乔主编，《新药临床前安全性评价与实践》，北京：军事医学出版社，1997，p43。

2）OECD 指南 No. 408：亚慢性口服毒性，啮齿动物：90 日研究。

3）OECD 指南 No. 409：亚慢性口服毒性，非啮齿动物：90 日研究。

4）美国食品药品管理局，食品处：食品直接添加剂安全性评价的毒理学原理，1982，附录Ⅱ，pp. 19ff。

5）欧共体（EC）杂志，1984 年 9 月 19 日 EC：37/302/EEC，No. L 133/8：采用啮齿动物品系 90 日重复口服剂量。

（2）亚慢性皮肤毒性试验：推荐按下列文献试验：

OECD 指南 No. 411：亚慢性吸入毒性：90 日研究。

（3）亚慢性吸入毒性试验：推荐按下列文献试验：

OECD 指南 No. 413：亚慢性吸入毒性：90 日研究。

（4）亚慢性静脉毒性试验：推荐按下列文献试验：

结合 OECD 指南 No. 408：亚慢性毒性，按照动物口服应用改为静脉应用。

4. 慢性毒性与致癌性　推荐按下列文献试验：

（1）袁伯俊，王治乔主编，《新药临床前安全性评价与实践》，北京：军事医学出版社，1997，p111。

（2）秦伯益主编，《新药评价概论》，第 2 版，北京：人民卫生出版社，1998，p163，p231。

（三）实验动物的选择

动物与人在结构、代谢上存在着程度不同的差异，将动物试验的结果简单地直接外推到人是不可能的。但动物试验的结果仍可作为评价新药对人的健康危害的重要参考资料。为了使这种资料最大限度地可信，必须在试验动物的使用上做出一系列严格规定。

1. 动物种系选择　在做毒性试验时，敏感、方便、与人体代谢的一致性是选择实验动物时应首先考虑的因素。一般来说，啮齿类是常用的种类。急性试验多用大鼠。亚慢性和慢性试验中啮齿类和非啮齿类动物皆可使用，一般认为慢性试验应使用两个种属的动物，最好包括犬或灵长类，这样可增加试验的可信度。

并列进行的试验（如急性经口毒性试验、急性经皮毒性试验、急性吸入毒性试验）和连续进行的试验（如急性、亚慢性、慢性经口试验）中，每个试验都应使用同一种系的动物。

2. 动物个体选择　同一种系的不同个体，对新药的反应也存在差异。一般来说，幼年及老年动物比成年动物对新药敏感。性别也影响对新药的反应性。在试验中应尽量选用年龄和体重相近的雌雄两性动物。急性试验一般选用成年动物，慢性试验因实验期限较长，并要观察动物的生长发育情况，宜选用幼年动物。实验动物个体应是健康、未孕的。

3. 动物饲养条件　合理、良好的饲养条件是获取可信毒理学试验结果的重要前提。一般要求饲养室温度在（22±3）℃，相对湿度 30%～70%，无对流风，饮水及食物清洁，粪便及时清除，以及人工昼夜（12h 白昼、12h 黑夜）环境。动物分笼饲养。

（四）给药途径选择

原则上，给药途径应尽量与人接触新药的方式一致或相近。在毒性试验中选择给药途径时应考虑下列因素：①人体实际给药途径；②新药的理化性质和用途；③毒性试验目的。

1. 吸入给药　研究气体、易挥发性液体、气溶胶状态的新药，多采用吸入给药途径。静式吸入适用于急性试验，动式吸入适用于亚急性慢性试验，新药评价很少采用吸入给药途径。

2. 经皮给药　脂溶性物质或接触皮肤的新药，常采用经皮给药。主要目的是鉴定新药经皮肤、黏膜的吸收作用和局部刺激作用。涂抹面积一般占动物体表面积的 10%～15%。

3. 经口给药　接触不易挥发的液态和固体新药时，多采用经口给药途径。灌胃法给药剂量准确，但操作稍复杂，易造成机械性损伤。喂饲法简单，但给药剂量不准，并要求新药无挥发性、无异味、稳定性好。

4. 注射给药　多用于评价新药的比较毒性、中毒机制和实验性解毒治疗。可采用静脉、腹腔、肌内和皮下注射等途径。

（五）剂量选择

原则上最高剂量应能产生明显的毒效应，但不造成死亡或不造成死亡率增高（急性试验除外）。最低剂量不应产生毒效应。中间剂量应刚好产生能观察得到的毒性。各剂量组间应有一定的剂量间隔，且能呈现出成梯度的毒效应。中、低剂量组和对照组都不应出现动物死亡。为达到这种理想的结果，选择剂量时应依据预试验或前一等级的试验结果。

（六）对照组的设置及对照物的选择

对照组的正确设置是试验成功的关键。一般情况下至少应设置溶剂对照组，以观察比较处理组中产生的效应是否具有统计学意义。对使用的溶剂是否影响新药的毒作用，或对溶剂的作用不了解时，应设置空白对照。需要评价测试系统的有效性、灵敏程度（即排除假阴性）时应设置阳性对照。在仅设置空白或溶剂对照还不能排除假阳性时，应设置阴性对照。

（七）观察指标的选择

在推荐的试验方法和参考文献中，均较详尽地列举了很多应该观察的指标。这并非要求每个试验的所有观察指标都毫无例外地进行检测。各种试验可根据新药的具体情况选做部分指标。原则是选择能反映试验动物的一般机体状况，能反映新药毒作用特性、靶器官功能损伤的指标。选取的指标应尽可能全面，但又不因检查过多使动物受到额外的损伤。此外，还应根据预试验中动物的中毒表现，结合新药的理化特点选择增加某些特征性指标。

五、全身毒性试验方法简介

本节介绍的全身毒性试验方法，除特别注明外，均依据 OECD 编写的《化学品测试准则》1998年版本。对大多数方法仅简要介绍其实验目的、原理、结果评价与解释。少数较常用的方法略详细地叙述试验程序。

（一）急性经口毒性试验（acute oral toxicity）

1. 目的　评价新药的毒性特征，通常应首先检测其急性经口毒性，以便在短期内获取新药毒性的有关资料，同时为该物质的急性毒性分级及亚慢性与其他毒理研究中接触剂量的选择提供依据。

2. 原理　经口给予新药，确定经口LD_{50}时，应设置几个剂量组及对照组，其剂量范围需经预试验确定。试验期间密切观察试验动物的反应、中毒症状与严重程度。死亡动物应及时进行大体解剖及病理检查。试验结束时，将存活动物处死，亦应进行大体解剖。大体解剖发现病变的组织器官应做病理检查。此方法适用于啮齿类动物，非啮齿类动物也可参照执行。

3. 试验程序

（1）新药：应将新药溶于或悬浮于适当的溶剂中。溶剂应本身无毒且不与新药发生化学反应，不影响新药的吸收。一般首选水，其次为植物油（如玉米油），然后是其他适宜的溶剂。

（2）试验动物

1）种系：在几种常用的哺乳动物中，大鼠为首选的啮齿类动物。最好采用国内常见的品系。试验动物体重变异不应超过平均体重的20%。

2）年龄：常用的几种动物体重范围是：大鼠180~240g，小鼠18~25g，家兔2~2.5kg。

3）数量和性别：使用啮齿类动物，每个剂量组每种性别至少要5只动物。非啮齿类动物，雌雄兼用，每组同一性别动物数也应相等。雌性动物应为未孕和未产过仔的。

4）饲养条件：动物房的室温控制在（22±3）℃，相对湿度30%~70%。每个剂量组动物依性别分笼饲养。饲养室采用人工光源时，应保持12h光照，12h黑暗。动物食用常规饲料，自由饮水。

（3）分组与对照：将动物随机分配到各个试验组及对照组中。对照组除不接触新药外，其他条件应与给药组的完全相同。必要时可设置空白对照，以研究溶剂的影响。

（4）给药

1）给药剂量：至少设置3个不同的剂量组，组间剂量距离适当，以便能在各个试验组动物中发生一定程度的毒效应和死亡。所得数据应足以绘制出剂量-反应曲线，可能情况下应能求出LD_{50}值。

在用至少5000mg/kg剂量按上述方法一次给药进行限度试验时，如果没有引起与新药有关的死亡，则可以不采用3个剂量水平的完整试验。

2）给药方法：通常经胃管给药。一次灌胃的液体体积取决于试验动物的大小。啮齿类动物灌胃量不超1ml/100g体重，水溶液可达2ml/100g体重。

应通过调整新药浓度来保证各剂量组灌胃量的恒定。

选择已在试验室适应环境至少5天的健康年轻试验动物。试验前应禁食。大鼠、小鼠应隔夜禁食，但自由饮水。代谢率较高的动物也应短期禁食。给药前应称体重。将新药用灌胃导管一次灌入胃内。若新药难以一次灌胃，也可在24h之内分次灌胃。在分次灌胃期间可按时间长短给动物食物及水，给药后继续禁食3~4h。

（5）临床观察：给药后仔细观察，并做详细、系统的记录。除在给药当天需十分仔细观察毒性效应外，此后每日认真观察。观察内容为皮毛变化、眼和黏膜、呼吸系统、循环系统、神经系统变化，特别是肢体活动和行为的改变。要注意有无震颤、惊厥、流涎、腹泻、嗜睡、昏睡等症状。中毒症状出现和消失的时间及死亡时间都十分重要，特别是在有死亡延迟趋势时。对这些应注意观察和记录。

应分别在给药前、给药后（每周一次）、处死前称量动物体重。

观察期间应采取措施使动物的损失减到最低。如发现死亡动物应及时解剖或冰冻，体弱或濒死动物应迅速隔离或处死。

观察期限最少14天，但不作硬性规定。可依据毒性反应、症状发生的速度和恢复期长短而定。如有必要可适当延长观察期。

（6）病理学检查：所有试验动物均应做大体解剖。存活24h以上动物的肉眼观察得到的病变组织、器官均需进一步做镜检。

4. 结果评价与解释

（1）结果处理

1）用表格列出试验中获得的各试验组及对照组每种性别动物的全部原始数据，内容应包括动物编号、性别、给药剂量、体重、各种症状的有无及程度、死亡存活状况、大体解剖及病理检查阳性所见。

2）分别统计各组及不同性别动物的数目，症状发生、死亡、存活、大体解剖及病理检查时各类病变发生的频数；计算不同组及不同性别动物上述各项的发生率及不同时间的体重均值。

3）用适宜的统计学方法进行各组与对照组及各组间的各项指标的显著性检验。

4）可能时计算剂量-效应与剂量-反应关系。

5）可能时选用适宜方法计算经口LD_{50}。

（2）结果评价

1）对新药经口吸收的毒作用特点做出初步评价。

2）新药对试验组的效应水平与对照组有显著性差异，或能得到剂量-效应、剂量-反应曲线时，对经口急性毒作用阈值做出初步评价。

3）若可求出LD_{50}时，应对新药的急性毒性级别做出初步评价。

（3）结果解释：经口急性毒性试验及其LD_{50}值的测定可提供新药有关的毒性资料。但将通过试验动物获得的上述结果外推及人则仅具有限的可靠性。

（二）急性经皮毒性试验（acute dermal toxicity）

1. 目的　评价新药可否经皮肤吸收及其急性毒性。同时为新药的急性毒性分级及亚慢性和其他经皮毒理学研究中接触剂量的选择提供依据。

2. 原理　先脱去被毛，然后在脱毛区直接涂布新药。应分几个剂量组和对照组。随后应密切观察中毒反应与严重程度，死亡动物应及时进行大体解剖及病理检查。试验结束后将存活动物处死，做大体解剖。大体解剖发现病变的组织、器官应做病理检查。注意应排除新药所引起的皮肤局部刺激或腐蚀作用而致的全身效应。

3. 结果评价与解释

（1）对新药能否经皮吸收及毒作用特点做出初步评价。

（2）新药对试验组的效应水平与对照组有显著性差异或能得到剂量-反应、剂量-效应曲线时，对经皮急性毒作用阈值做出初步评价。

（3）若可求出经皮 LD_{50}时，应对新药的急性毒性级别作用初步评价。

（4）经皮急性毒性试验及其 LD_{50} 值的测定可提供新药的有关毒性资料。但将通过试验动物获得的上述结果外推及人则仅具有限的可靠性。

（三）急性吸入毒性试验（acute inhalation toxicity）

1. 目的　评价可吸入物质，如气体、挥发性物质、气溶胶或颗粒物可否经呼吸道吸收及其急性毒性，同时为该物质急性毒性分级及亚慢性与其他毒理学研究中新药剂量的选择提供依据。

2. 原理　将试验动物分成几个剂量组及对照组，每组动物放置于一个有适宜空间的给药柜中给药。给药结束取出动物，移至空气清洁的室内。需观察给药期间及终止给药后试验动物中毒症状与严重程度。死亡动物应及时解剖并做病理检查，观察期终了处死存活动物并做大体解剖。大体解剖发现病变的组织、器官应做病理检查。

3. 结果评价与解释

（1）对新药能否经呼吸道吸收及毒作用特点做出初步评价。

（2）新药对试验组的效应水平与对照组有显著性差异，或能得到剂量-效应、剂量-反应曲线时对经呼吸道急性毒作用阈值做出初步评价。

（3）若可求出 LC_{50}时，应对新药的急性毒性级别做出初步评价。

（4）吸入急性毒性试验及其 LC_{50} 值的测定可提供新药的有关毒性资料。但将通过试验动物获得的上述结果外推及人则仅具有限的可靠性。

（四）重复（14/28 天）经口啮齿类动物毒性试验（repeated dose oral toxicity-rodent：14/28-day study）

1. 目的　在通过急性试验获得新药毒性的初步资料以后，可进行重复经口给药以了解经过有限期间的重复给药，新药对健康可能产生的危害。结果还可作为进行给药时间更长的试验时剂量设计的参考资料。

2. 原理　按几个剂量组每日经口给药，给药期限 14 或 28 天。给药期间，每日观察给药动物的临床症状。在给药期间死亡的动物应进行解剖。试验结束时，全部存活动物皆应处死并解剖，进行必要的病理学检查。14 天与 28 天重复口服试验之间，除在给药时间长短上和临床及病理结果程度上有所不同外，余者基本相同。

3. 试验程序

（1）新药：采用灌胃方式时应将新药溶于或悬浮于适当介质中。介质应本身无毒且不与新药发生化学反应，不影响新药的吸收。一般首选介质为水，其次为植物油，然后是其他适宜的介质。

（2）试验动物

1）种系：首选大鼠，但其他啮齿类动物也可使用；试验动物品系应是国内易于获得的。大鼠年龄以6周、最晚不得超过8周为宜。在试验开始时，动物体重之间差别不得超过平均体重的20%。

2）数量和性别：每个剂量组至少应有10只动物（雌雄各5只），雌性动物应是未孕与未产过仔的。如原计划在试验中间处死动物，则每组应增加相应数量。

3）饲养条件：动物房的室温控制在（22±3）℃，相对湿度在30%~70%。每个剂量组动物依性别分笼饲养。每笼动物数以不干扰动物个体活动和不妨碍对动物的观察为度。试验动物出现中毒症状时应尽量单笼饲养。饲养室采用人工光源时，应保持12h光照和12h黑暗。自由饮水，食用常规饲料。当通过新药与饲料混合的方式给药时，应选择适当的饲料。

（3）分组与对照：将动物随机分配到各试验组及对照组中。对照组除不接触新药外，其他条件应与给药组完全相同。必要时可再加一个空白对照组。还可增设一给药后延时观察组，以高剂量给药21或28天，停止给药后继续观察14天，以研究毒作用的可逆性、持续性和迟发性。

（4）给药

1）给药剂量：至少应有3个剂量组。高剂量组应出现明显的毒效应，但死亡率不应增加，否则将导致评价困难。低剂量组不应出现毒性征象，低剂量也可设计为略高于人群经常接触的水平。理论上中等剂量组应出现最小的可观察到的毒性效应。如中等剂量组不只1个，则各组应分别呈现不同程度的毒性。包括对照组在内的各组动物在试验期间只允许有个别死亡，以保证得到有意义的结论。

如果剂量至少1000mg/kg的一次给药尚不能引起可观察到的毒性反应，并且根据文献资料能证明类似结构的化学物质亦不产生明显毒性，就不需要用三个剂量来进行试验。

2）给药方法：选择在试验室适应环境至少5天的健康、年轻动物给药，每周7天，持续14天或28天。当低毒物质掺入饲料中给予动物时，应确保给药量不影响正常营养。可采用灌胃或将新药混入饲料、饮水的方式，但所有动物给药方式都应相同。如以灌胃方式给予新药，每日灌胃时间应固定。由于在试验过程中，动物体重与食欲都会有较大变化，因此应据此每周或每2周对给药量调整一次。如果亚慢性毒性试验为慢性毒性试验的前导试验，则给药方式应前后一致。

（5）临床观察：观察时间一般为14或28天，也可以能观察到新药的毒作用为准自行决定。每天至少观察一次，并记录症状出现时间、程度与持续时间。观察内容应包括：皮毛、眼睛、黏膜、呼吸系统、循环系统、神经系统、肢体活动和行为方式等的变化，观察项目可以不局限于此。也可以根据毒作用特点有所侧重。每周一次测量动物体重；如新药混合于饲料或水中给予，则应每周一次测量饲料或饮水消耗量。密切注意观察以避免由于动物同类相残和死后组织自溶所致的观察样本和病理标本的损失。

（6）临床检查：试验结束时应进行下列项目的检查。

1）血液学检查：检查项目包括血细胞比容、血红蛋白含量、红细胞计数、白细胞计数、分类计数及凝血功能检查，例如凝血时间、凝血酶原时间、血栓形成时间的检查或血小板计数。

2）血液临床生化检查：应测定反应肝、肾功能的血液指标，并根据新药的类别及对机体的毒效应选择特殊指标。建议测定的项目有：钙、磷、氯、钾、钠、空腹血糖（禁食期要适当）、谷丙转氨酶、谷草转氨酶、鸟氨酸脱羧酶、γ-谷氨酰转肽酶等，尿素氮、肌酐、白蛋白、总蛋白与总胆红素。如有必要，还可进行下列检查：脂类化合物、激素、高铁血红蛋白、胆碱酯酶活性和酸-碱平衡等的分析。必要时，还可应用其他的临床生化方法扩大对观察到的毒性反应的研究。

3）尿液检查：一般仅须进行尿常规检查。如尿样分析可作为预期或观察到的毒性的指征，则可进行有关项目的尿液检查。

（7）病理学检查

1）大体解剖：所有各组动物皆应进行大体解剖，检查应包括体表、体腔的各开口处，颅、胸、腹腔及其内容物。肝、肺、肾、肾上腺与睾丸应立即称重（避免失水干燥）。将肝、肺、肾、脾、肾上腺、心及经大体解剖检查后发现有异常的靶器官或组织浸泡于适当的保存液中，以备病理组织学检查。

2）组织病理学检查：应对下述各组织器官进行病理检查：①高剂量组与对照组动物的器官和组织；②各组动物中大体解剖有异常发现的组织或器官及靶器官；③如高剂量组动物的器官或组织有组织病理学病变，则应扩展至其他剂量组的相应器官和组织；④怀疑发生感染的动物的肝、肾、肺；⑤延时试验组动物的被其他试验组证明有病变的器官和组织。凡符合以上条件的，皆应进行组织病理学检查。

4. 结果评价与解释

（1）结果处理

1）用表格列出试验中获得的各试验组及对照组两种性别动物的全部原始数据，内容应包括动物编号、性别、给药剂量、体重、各种症状的有无及程度，死亡存活状况，大体解剖及病理检查时各类病变的有无及程度。

2）分别统计各组及不同性别动物的数目，症状发生、死亡存活、大体解剖及病理检查的各类病变发生的频数；计算不同组及不同性别动物上述各项的发生率及不同时间的体重均值。

3）用适宜的统计学方法对上述数据进行统计学分析。

4）可能的情况下计算剂量-效应与剂量-反应关系。

（2）结果评价

1）综合临床观察、临床检查、大体解剖、组织病理学检查的结果，对新药重复给药时毒作用的有无及其毒作用特点，包括新药的靶器官、蓄积毒性等做出初步评价，注意仅单项指标结果为阳性，且该项指标阳性结果的病理学意义尚不明确时应审慎处之。

2）对是否需要进行更长时间的毒理学试验及进行更长时间试验时的剂量及观察指标的选择提出建议。

3）新药对试验组的效应水平与对照组有显著性差异，或能得出剂量-效应或剂量-反应曲线时，应对其亚慢性毒作用阈浓度（剂量）或无作用浓度（剂量）做出初步评价。

（3）结果解释：本项试验结果可提供重复经口给药的毒作用资料。但将动物试验结果外推至人则仅具有限的可靠性。

（五）重复（21/28天）经皮毒性试验（repeated dose dermal toxicity：21/28-day study）

1. 目的　在通过急性试验获得新药的初步毒性资料以后，可进行亚慢性皮肤毒性实验，以便了解有限期间内的重复皮肤给药可能产生的健康危害。

2. 原理　在21天或28天期间，对试验动物进行每日经皮给药。试验动物按所给剂量不同分成数个剂量组。给药期间应每日观察动物，以检查中毒症状。给药期间死亡的动物与给药结束时存活动物都应进行大体解剖和必要的病理学检查。

3. 结果评价与解释

（1）综合临床观察、临床检查、大体解剖、组织病理学检查的结果对新药重复给药时毒作用的有无及其毒作用特点，包括新药的靶器官、蓄积毒性等做出初步评价，注意仅单项指标结果为阳性，且该项指标阳性结果的病理学意义尚不明确时应审慎处之。

（2）对是否需要进行更长时间的毒理学试验及进行更长时间试验时的剂量及观察指标的选择提出建议。

（3）新药对试验组的效应水平与对照组有显著性差异，或能得出剂量-效应或剂量-反应曲线时，应对其亚慢性毒作用阈浓度（剂量）或无作用浓度（剂量）做出初步评价。

（4）本试验能提供重复经皮肤给药时新药的毒性资料，但将试验结果外推至人则仅具有限的可靠性。

（六）重复（14/28天）吸入毒性试验（repeated dose inhalation toxicity：14/28-day study）

1. 目的　在通过急性试验获得可吸入性新药（如气体、气溶胶/粉尘）的急性毒性资料后，可进行重复吸入给药，以研究经过有限期间的重复给药新药对健康可能引起的危害。

2. 原理　试验动物分成几个吸入浓度或梯度的组别，吸入给药14天或28天。如使用介质使空气中新药达到适当浓度时，应设空白对照组。给药期间，应每日观察动物的中毒症状。死亡动物应立即进行大体解剖，并保存组织与器官以进行组织病理学检查；试验结束时，全部存活动物皆应进行大体解剖和必要的病理检查。

3. 结果评价与解释

（1）综合临床观察、临床检查、大体解剖、组织病理学检查的结果对新药重复给药时毒作用的有无及其毒作用特点，包括新药的靶器官、蓄积毒性等作用出初步评价，注意仅单项指标结果为阳性，且该项指标阳性结果的病理学意义尚不明确时应审慎处之。

（2）对是否需要进行更长时间的毒理学试验及进行更长时间试验时的剂量及观察指标的选择提出建议。

（3）新药对试验组的效应水平与对照组有显著性差异或能得出剂量-效应或剂量-反应曲线时，应对其亚慢性毒性用阈浓度（剂量）或无作用浓度（剂量）做出初步评价。

（七）亚慢性（90天）经口啮齿类动物毒性试验（subchronic oral toxicity-rodent：90-day study）

1. 目的 在通过急性试验获得新药毒性的初步资料后，可亚慢性口服毒性试验，以便了解经过有限期间的反复给药，某一新药可能产生的健康危害，获取有关靶器官、蓄积作用及无作用剂量的资料，后者对慢性试验的剂量选择及建立人体接触的安全剂量皆有意义。

2. 原理 每日经口将不同剂量的新药分别给予各试验组动物，每组一个剂量，共 90 天。给药期间，每日观察动物以检查中毒症状。在给药期间死亡的动物与给药结束时存活动物均进行大体解剖，并进行适当的组织病理检查。

3. 试验程序

（1）新药：采用灌胃方式时应将新药溶于或悬浮于适当介质中。介质应本身无毒且不与新药发生化学反应，不影响新药的吸收。一般首选介质为水，其次为植物油，然后是其他适宜的介质。

（2）试验动物

1）种系：各种动物皆可使用，推荐用啮齿类，并认为大鼠为首选种属。于断乳后尽可能早地开始给药，理想的给药时间是小于 6 周龄，无论如何不能大于 8 周。给药开始时，动物体重的差异不得超过平均体重的 20%。当亚慢性经口试验是作为慢性试验的预试验时，两种试验应使用同一种类和同一品系的动物。

2）数量与性别：每一剂量组至少应有 20 只动物（10 雌 10 雄），鉴于亚慢性试验的重要性，每组、每种性别的动物数量还可增加。雌性应是未孕与未产过仔的。如果原设计要在给药中间处死动物，则应增加相应的动物数，使试验结束时，每组动物数足够用以评价毒性。

3）饲养条件：试验动物室的温度应为（22±3）℃，其相对湿度为 30%～70%。当采用人工照明时，应保持 12h 光照，12h 黑暗。自由饮水，可饲喂试验室常规饲料。动物可个别或分性别集体笼养。集体笼养时，每笼动物数不得超过 5 只或以不干扰动物个体活动和不妨碍对动物的观察为度。

（3）分组与对照：动物应随机分配到各试验组及对照组中。对照组除不接触新药外，其他条件与给药组完全相同。试验组还应设一个 20 只动物（雌雄各半）的附加组，以高剂量给药 90 天后再继续观察至少 28 天，以研究毒作用的可逆性、持久性及迟发性。

（4）给药

1）给药剂量：至少应有 3 个剂量组。最高剂量组应产生毒性效应，但不应导致死亡，否则会影响评价。最低剂量组不应产生毒性，该组剂量也可设计为略高于人群经常接触的水平。中间剂量组应产生一定毒性效应，如中间剂量组不止 1 组，这些剂量组应分别产生不同程度的毒效应。包括对照组在内的各组动物在试验期间只允许有个别死亡，以保证得到有意义的结论。如果剂量至少达 1000mg/kg 的一次给药尚不能引起可观察到的毒性效应，并且根据类似结构化学物质的资料，预计该物质不会产生毒性，就不需要在 3 个剂量水平上进行试验。

2）给药方法：选择在试验室至少适应 5 天的健康、年轻动物给药，每周 7 天，持续 90 天。但从可行性，每周 5 天给药也可以。可采用灌胃或将新药混入饲料、饮水的方式，但所有动物的给药方式都应相同。当低毒物质掺入饲料给药时，应确保给药量不影响正常营养。

如灌胃给予新药，则每日灌胃时间应固定。每周或每2周根据体重变化调整给予的新药量。如亚慢性试验是慢性试验的预试验，则二者所用的饲料与给药途径应相同。

（5）临床观察：至少应观察90天；“给药后延时观察组”应在90天给药停止后继续观察28天，以判断毒作用的可逆性与持续性。

每天至少要进行一次临床检查，并记录症状出现时间、程度与持续时间。

观察内容应包括：皮毛、眼、黏膜、呼吸系统、循环系统、神经系统、肢体活动与行为方式等的变化。观察项目可不局限于此，也可根据毒作用特点有所侧重。每周一次测量动物体重；如新药混合于饲料或水中给予，则应每周一次测量饲料或饮水消耗量。

应密切注意观察以避免由于动物互残和死后组织自溶所致的观察样本和病理标本的损失。

（6）临床检查：应在给药前与给药终止时对所有试验动物做下列项目的检查。

1）眼科检查：用检眼镜或其他适当仪器对所有动物或至少对高剂量组与对照组动物检查，如高剂量组动物有眼科阳性所见，则应对所有动物进行检查。

2）血液学检查：血细胞比容、血红蛋白含量、红细胞计数、白细胞计数与分类计数及凝血功能检查，例如凝血时间、凝血酶原时间、血栓形成时间的检查或血小板计数。

3）临床生化检查：应对血液进行临床生化测定。对所有试验动物都应做的项目有：电解质平衡，碳水化合物代谢，肝、肾功能测定。特殊测试项目的选择取决于新药的毒作用特点。建议测定的项目有：钙、磷、氯、钾和钠等在血液中含量、空腹血糖（禁食时间应适当）；血清中下列酶的活性：谷丙转氨酶、谷草转氨酶、鸟氨酸脱羧酶，γ-谷氨酰转肽酶等，尿素氮、白蛋白、总蛋白、肌酐、总胆红素的含量。如有必要，还可进行下列检查：血液（或血清）中脂类化合物分析，激素、酸-碱平衡、高铁血红蛋白和胆碱酯酶活性等。根据需要，还可应用其他临床生化方法来扩大对新药毒效应的观察研究。

4）尿液检查：一般仅需进行尿常规检查，如尿样分析可作为预期或观察到的毒性的指征，则可进行有关项目的尿液检查。

（7）病理学检查

1）大体解剖：所有动物皆应进行大体解剖，检查包括体表、体腔的各开口处，颅、胸、腹腔及其内容物。肝、肺、肾、甲状腺（与副甲状腺）、睾丸与肾上腺等应立即称其湿重（以避免失水干燥）。下列器官与组织应保存于适当的固定液中，以备可能进行的组织病理学检查，它们是：所有大体解剖时肉眼可见病损的器官和组织、脑（包括髓质和脑桥段）、大脑皮质与小脑皮质、垂体、甲状腺、甲状旁腺、胸腺、气管和肺、心脏、主动脉、胸骨及其骨髓、（唾液腺）、肝、脾、肾、肾上腺、胰腺、性腺、子宫、（副性器官）、（皮肤）、胆囊、食管、胃、十二指肠、空肠、回肠、盲肠、直肠、结肠、膀胱、有代表性的淋巴结、（雌性乳腺）、（股肌）、神经末梢、（眼）、（股骨包括关节表面）与（颈椎、正中胸椎与腰椎）及泪腺。上面括弧内提及的组织或器官仅在必要时才进行检查，例如出现了中毒症状或与靶器官有关联。

2）组织病理学检查：应对下述各组织器官进行病理学检查：①高浓度组与对照组动物的器官和组织；②各组动物大体解剖有异常发现的组织或器官及靶器官；③如高剂量组动物

的器官或组织有组织病理学病变，则应扩展到其他剂量组的相应器官和组织；④怀疑发生感染的动物的肝、肾、肺；⑤延时试验组动物的被其他试验组证明有病变的器官和组织。凡符合以上条件的，皆应进行组织病理学检查。

4. 结果评价与解释

（1）结果处理

1）用表格列出试验中获得的各试验组及对照组两种性别动物的全部原始数据，内容应包括动物编号、性别、给药剂量、体重、各种症状的有无及程度、死亡存活状况、大体解剖及病理检查时各类病变的有无及程度。

2）分别统计各组及不同性别动物的数目，症状发生、死亡、存活及大体解剖和病理检查的各类病变发生的频数，计算不同组及不同性别动物上述各项的发生率及不同时间的体重均值。

3）用适宜的统计学方法对上述数据进行统计学分析。

4）可能的情况下计算剂量-效应与剂量-反应关系。

（2）结果评价

1）综合临床观察、临床检查、大体解剖、组织病理学检查的结果，对新药重复给药时毒作用的有无及其毒作用特点，包括新药的靶器官、蓄积毒性等做出初步评价，注意仅单项指标结果为阳性，且该项指标阳性结果的病理学意义尚不明确时应审慎处之。

2）对是否需要进行更长时间的毒理学试验及进行更长时间试验时的剂量及观察指标的选择提出建议。

3）新药对试验组的效应水平与对照组有显著性差异，或能得出剂量-效应或剂量-反应曲线时，应对其亚慢性毒作用阈浓度（剂量）或无作用浓度（剂量）做出初步评价。

如果通过本项试验证明新药无毒或基本无毒，应考虑进一步的研究，证实新药的吸收和生物利用率。

（4）结果解释：本试验能提供重复经口给药时新药的毒性资料。但将动物试验结果外推到人则仅具有限的可靠性。

（八）亚慢性（90天）经口非啮齿类动物毒性试验（subchronic oral toxicity non rodent：90-day study）

1. 目的　在通过急性试验获得新药毒性的初步资料后可进行亚慢性口服毒性试验，以便了解经过有限期间重复的给药，某一新药可能产生的健康危害。获取有关靶器官、蓄积作用与无作用剂量的资料，后者对慢性试验的剂量选择和建立人体接触的安全剂量皆有意义。

2. 原理　将非啮齿类动物（推荐选用比格犬）按成梯度的剂量分成几个剂量组，每日经口给药，共90天。在给药期间，每日观察动物出现的症状。给药期间死亡的动物与给药结束时存活动物皆应大体解剖及适当的组织病理学检查。

3. 结果评价与解释

（1）综合临床观察、临床检查、大体解剖、组织病理学检查的结果，对新药重复给药时毒作用的有无及其毒作用特点，包括对新药的靶器官、蓄积毒性等做出初步评价，注意仅单项指标结果为阳性，且该项指标阳性结果的病理学意义尚不明确时应审慎处之。

（2）对是否需要进行更长时间的毒理学试验及进行更长时间试验时的剂量及观察指标的选择提出建议。

（3）新药对试验组的效应水平与对照组有显著性差异或能得出剂量-效应或剂量-反应曲线时，应对其亚慢性毒作用阈浓度（剂量）或无作用浓度（剂量）做出初步评价。

（4）本试验能提供非啮齿类动物重复经口给药时新药的毒性资料。但将动物试验结果外推至人则仅具有限的可靠性。

（九）亚慢性（90天）经皮毒性试验（subchronic dermal toxicity：90-day study）

1. 目的　在通过急性试验获得新药的初步急性毒性资料后，可再进行亚慢性皮肤毒性试验，以便了解经过有限时间内的重复皮肤给药可能产生的健康危害。同时为慢性试验的剂量和观察指标的选择及人体接触安全系数的建立提供参考依据。

2. 原理　对几个剂量组动物每日经皮给药，连续90天。给药期间，每日观察给药动物的临床症状。试验中死亡的动物及试验结束时的全部存活动物皆应解剖，并进行必要的病理学检查。

3. 结果评价与解释

（1）综合临床试验、临床检查、大体解剖、组织病理学检查的结果，对新药重复给药时毒作用的有无及其毒作用特点，包括新药的靶器官、蓄积毒性等做出初步评价，注意仅单项指标结果为阳性，且该项指标阳性结果的病理学意义尚不明确时应审慎处之。

（2）对是否需要进行更长时间的毒理学试验及进行更长时间试验时的剂量及观察指标的选择提出建议。

（3）新药对试验组的效应水平与对照组有显著性差异，或能得出剂量-效应或剂量-反应曲线时，应对其亚慢性毒作用阈浓度（剂量）或无作用浓度（剂量）做出初步评价。

（4）本试验能提供重复经皮给药时新药的毒性资料，但将试验结果外推至人则仅具有限的可靠性。

（十）亚慢性（90天）吸入毒性试验（subchronic inhalation toxicity：90-day study）

1. 目的　在通过急性试验获得可吸入新药（如气体、易挥发物质、气溶胶与粉尘）的急性毒性资料后，可进行亚慢性吸入给药，以研究经过有限时间的重复吸入给药新药对健康可能引起的危害，同时为慢性试验的剂量和观察指标的选择及人体接触安全剂量的建立提供参考依据。

2. 原理　试验动物分成几个吸入浓度的组别，共吸入给药90天。必要时可使用介质，使空气中新药达到适当浓度，在这种情况下应增设空白对照组。试验期间，应每日观察动物中毒症状。死亡与垂死动物应立即进行大体解剖并进行组织病理学检查；试验结束时，全部动物皆应进行大体解剖和必要的病理检查。

3. 结果评价与解释

（1）综合临床观察、临床检查、大体解剖、组织病理学检查的结果，对新药重复给药时毒作用的有无及其毒作用特点，包括新药的靶器官，蓄积毒性等做出初步评价，注意仅单项指标结果为阳性，且该项指标阳性结果的病理学意义尚不明确时应审慎处之。

（2）对是否需要进行更长时间的毒理学试验及进行更长时间试验时的剂量及观察指标

的选择提出建议。

（3）新药对试验组的效应水平与对照组有显著性差异，或能得出剂量-效应或剂量-反应曲线时，应对其亚慢性毒作用阈浓度（剂量）或无作用浓度（剂量）做出初步评价。

（4）本项试验能提供重复吸入给药时新药的毒性资料，但将结果外推至人则仅具有限的可靠性。

（十一）慢性毒性试验（chronic toxicity study）

1. 目的　慢性毒性试验目的是评价新药在长期接触条件下对机体可能产生的毒作用特征，并为确定最大无作用剂量和慢性作用阈剂量提供依据。

2. 原理　每日经一定途径给各个组动物一定剂量的新药，给药期6个月以上。给药期间每天观察各种症状并间隔一定时间称量体重和做必要的试验室检查。试验结束时处死动物，进行大体解剖及适当的组织病理学检查。

3. 试验程序

（1）新药：试验前应对有关新药做以下准备工作。

1）掌握结构-活性关系及其他理化性质：结构-活性关系的结果有助于预测新药可能具有的生物学或毒理学活性。理化性质将为选择给药途径、进行试验设计、处理及保存新药等提供重要的依据。

2）新药分析方法的建立：应事先建立溶剂和新药（如可能，还应包括主要杂质）的定性、定量分析方法。

3）确定新药的成分及主要杂质。

（2）试验动物

1）种系：通常使用两种哺乳动物（啮齿类及非啮齿类）进行慢性毒性试验。啮齿类常用大鼠、非啮齿类中广泛使用犬和灵长类。在国际上对非啮齿类动物用于研究的有效性尚存争议，但啮齿类动物个体较大，便于进行临床和生化检查；而且在评价新药对人可能产生的影响时非啮齿类动物的数据可能意义较大，因而仍建议使用两种动物。当然，根据实际情况及以往的研究结果，有时仅用一种动物提供评价资料也是允许的。

2）性别和年龄：应使用两种性别和健康年幼的动物。对于啮齿类，应选用处于生长较快阶段的动物，并尽可能在断乳和适应环境后立即进行试验。

3）数量与分组：应保证在试验结束时，每组的动物数对于全面的生物学研究和统计学分析是足够的。

试验组和对照组动物应随机分配。

对于啮齿类动物，每个剂量组和同步的对照组，每种性别至少应有20只动物。非啮齿类动物每种性别至少要有4只动物。如分批定期处死动物时，应相应地增加每组动物数。

4）饲养条件：动物饲养室要安静、通风良好。温度保持（22±3）℃，相对湿度30%～70%。利用人工照明时，应保持12h光照，12h黑暗。饲养室及通道应避免过多的人员往来。动物笼及其他设备应便于清洗，但应避免使用消毒剂和杀虫剂。一个房间一般只饲养一种动物。除保证不会发生意外的新药交叉接触，一般一个房间仅进行一种新药的毒性试验。

饲料应满足动物营养的总需求并不含有可能影响试验结果的杂质。应对饲料中的营养成分及饲料和水中的污染物（包括致癌物）进行定期分析。啮齿类动物采用自由进食和饮水，每周至少更换一次食物。非啮齿类动物，如犬，每天至少喂食一次。

（3）对照组：应设相应的对照组，除了不给新药外，其余各项条件均与试验组同。在特殊情况下，如进行气溶胶吸入给药试验或在经口试验中使用了生物活性还不太清楚的乳化剂时，还应增设相应的空白对照组，以观察在给新药和介质的情况下，该种系动物癌的自发率及其他反应，并通过与对照组的对比观察介质对自发率及其他反应的影响。该组各项试验条件亦应与试验组同。

（4）给药

1）给药剂量：应在慢性试验中得到剂量-反应关系和无作用水平值。因此，除同步对照组外，至少应设3个剂量组。最高剂量组的剂量应足以产生毒性征象而不能造成过高的死亡率。低剂量组不应出现毒效应。新药掺入饲料中给药时，其比例不应超过5%，但新药本身为营养素时不受此限。

每次给药时间和每周给药次数可随所选给药途径而异。给药次数还可根据新药的毒代动力学性质进行调整。

给药一般持续6~12个月。

2）给药方法：可采用经口、经皮和吸入3种给药方式。给药途径的选择取决于新药的理化特性和人的主要接触方式。

经口给药：只要能证明新药可经胃肠道吸收即应首选经口给药。可把新药掺入饲料或溶于饮水中，也可用胃管和胶囊。如果混入饲料或溶于水中饲喂应是连续给药。灌胃或胶囊饲喂较为理想的是每周7天，但从可行性考虑，每周5天亦可。

经皮给药：需模拟人的接触方式时可选用经皮给药。

吸入给药：长期吸入给药通常可分为间歇式和连续式。间歇式适用于模拟性接触。方法是将动物置于浓度稳定的给药柜内，每天6h，每周5~6天。连续式适用于模拟环境接触，每天给药22~24h，其中约1h为喂饲动物及清理给药柜。每周给药7天。这两种给药条件下动物都是接触一个恒定浓度的新药。两种方式的差别是间歇给药每天有17~18h的恢复期，周末的恢复期更长。

选择哪种方式取决于研究目的和需模拟的人的接触方式，同时还需考虑技术上的可行性。例如，为了模拟环境条件采用连续给药方式虽具一定的优越性，但连续给药期间需喂水、食，需采用较复杂和可靠的技术发生蒸气和气溶胶，需要较理想的检测技术。

（5）临床观察：每天至少对动物进行1次详尽的临床观察。还应特别注意采取适当措施使动物的损失降至最小。如发现已死亡动物应立即进行剖检或冷藏，病弱和濒死动物应及时隔离或处死。应及时发现毒性反应出现的时间及进展情况。

1）体重称量：在前13周，每周称重1次；之后每4周1次。

2）摄食量估计：在前13周内，每周测量1次；如动物健康状况或体重无异常改变可约3个月测量1次。

3）血液学检查：应在给药前、给药后3个月、6个月、以后每隔6个月及试验全部结束进行血液学检查（血红蛋白含量、血细胞比容、红细胞总数、白细胞总数、血小板及凝血功能试验等）。全部非啮齿类动物都应检查；大鼠则每组每种性别检查10只。如有可能每次受检大鼠应与前一次的相同。

如在试验期间从临床观察中发现动物健康状况恶化，应对动物进行白细胞分类计数。

应从高剂量组和对照组动物中取样进行白细胞分类计数。如果两组动物的细胞分类计数有很大差别时，就应对次高剂量组动物进行白细胞分类计数。

4）尿液分析：应对全部非啮齿类动物和对各组大鼠每组性别中的10只动物采集尿样。如可能，最好与血液学检查同时采样，且受检大鼠相同。对单个尿样或某性别某组的混合尿样做下列测定：①外观、每只动物的尿量和比重；②蛋白、糖、酮体、潜血（半量法）；③沉淀物的镜检（半定量法）。

5）临床生物化学检查：对全部非啮齿类动物和各组每种性别的10只大鼠，给药前、给药后约每隔6个月及试验结束时取血样进行临床生物化学测定。如有可能，每次受检大鼠相同。另外，对非啮齿动物应在实验前采样。用这些血液样品制备血浆、血清，进行以下各项测定：①总蛋白量；②白蛋白量；③肝功能化验（如碱性磷酸酶活性、谷丙转氨酶和谷草转氨酶活性）、γ-谷氨酰转肽酶及鸟氨酸脱羧酶；④糖代谢，如空腹血糖；⑤肾功能试验，如血尿素氮。

（6）病理学检查

1）大体解剖：全部动物，包括在试验过程中死亡或因濒死而被处死的，都应进行全面的大体解剖。全部肉眼可见的病变、肿瘤或疑似肿瘤的部分都应留取标本，力求把大体观察与镜下所见联系在一起进行研究。

应留取全部动物的所有器官和组织标本，以备必要时进行镜检。通常包括下列器官和组织：脑（延髓、脑桥、小脑皮层、大脑皮层）、垂体、甲状腺（包括甲状旁腺）、胸腺、肺（包括气管）、心脏、主动脉、唾液腺、肝、脾、肾、肾上腺、食管、胃、十二指肠、空肠、回肠、盲肠、结肠、直肠、子宫、膀胱、淋巴结、胰腺、性腺、副性器官、乳腺、皮肤、肌肉、外周神经、脊髓（颈、胸、腰）、胸骨（带骨髓）、股骨（包括关节）、眼。在进行吸入毒性观察时，包括鼻腔、咽和喉的整个呼吸道都应保留。

2）组织病理学检查：所有肉眼可见的肿瘤和其他病变都应进行镜下检查。此外，建议做以下检查：①研究期间死亡或处死的动物及高剂量组动物的所有留取器官和组织标本的镜下检查；②最高剂量组与对照组的病理检查中异常发现率存在差异时，应对所有剂量组动物的相应特定器官或组织做镜下检查；③如果试验结果表明，动物正常寿命有明显改变或诱发了某些效应，则也应对较低的相邻剂量组动物按上述方式进行镜检。

4. 结果评价与解释

（1）结果处理

1）用表格列出试验中获得的各试验组及对照组两种性别动物的全部原始数据，内容应包括动物编号、性别、给药剂量、体重、各种症状的有无及程度、死亡存活状况、临床化验结果和大体解剖及病理检查时各类病变及增生、肿瘤生成前期病变、肿瘤的有无。

2）分别统计各组及不同性别动物的数目、症状发生、死亡、存活、大体解剖及病理检查的各类病变发生频数；计算不同组及不同性别动物上述各项的发生率及不同时间体重均值，各项临床化验均值。

3）用适宜的统计学方法对上述数据进行显著性检验。

4）计算剂量-效应与剂量-反应关系。

（2）结果评价

1）综合临床观察、临床检查、大体解剖、组织病理学检查的结果，对新药慢性给药时毒作用的有无及其毒作用特点做出评价。

2）新药对试验组的效应水平与对照组有显著性差异或能得出剂量-效应、剂量-反应曲线时，应对其慢性毒作用阈浓度（剂量）或无作用浓度（剂量）做出评价。

第六节 特殊毒性试验

新药的种类、用途、用法及临床疗程等千差万别，毒性作用的特点也各不一样，有些毒性反应出现快，有些出现慢。有些表现在用药者本人身上，有些却在后代表现出来。有些毒性反应用一般常规的观察和检测方法便可识别，有些要用特异的技术和方法才能检测出来。因此，有人把新药临床前毒理试验分为两大类，即一般毒性试验和特殊毒性试验。

所谓特殊毒性试验，是指以观察和测定新药能否会引起某种或某些特定的毒性反应为目的而设计的毒性试验，即此类毒性试验观测的毒性指标是明确的。狭义的特殊毒性主要是指遗传毒性、生殖毒性和致癌性，即一般常说的“三致”试验。而广义的特殊毒性试验包含的面比较广，除“三致”试验外，还包括依赖性试验、过敏性试验、局部刺激性试验、免疫毒性试验、光敏试验、眼毒试验、耳毒试验等。遗传毒性试验、生殖毒性试验及致癌试验已在第十章第二、三、四节详细介绍，本节主要介绍其他毒性试验。

一、皮肤用药毒性试验

（一）经皮肤给药的急性毒性试验

1. 目的　观察动物完整皮肤及破损皮肤短期内接触新药所产生的毒性反应。

2. 方法　成年健康家兔、豚鼠或大鼠，♀♂各半。家兔体重 2kg，豚鼠 300g，大鼠 200g 左右为宜。给药前 24h 将动物背部脊柱两侧毛脱掉。脱毛剂涂于动物背两侧 1～2min 后，用纱布蘸清水洗净擦干。去毛范围约相当于体表面积的 10%左右，（家兔约 $150cm^2$，豚鼠、大鼠约 $40cm^2$）。如药物为粉末状，则需用适宜赋形剂（如羊毛脂、凡士林等）溶解混匀，以保证新药与皮肤有良好的接触。实验设 3 个剂量组，组间距根据新药毒性大小和预试结果而定，一般以 0. 65～0. 85 为宜。家兔每组 4 只，豚鼠或大鼠每组 10 只，并设赋形剂或空白对照组。若新药剂量超过有效浓度 20 倍以上，仍未出现异常反应或死亡，则只设一个高剂量组。

新药均匀涂敷于动物背部脱毛区，破损皮肤则在脱毛区划破皮肤后再涂敷新药，并用适宜方法固定。新药敷 24h 后，可用温水或适当溶剂去除残留的新药或赋形剂，每日观察，连续 7～14d。给药后注意观察动物全身中毒表现和死亡情况，包括动物体重、皮肤、毛发、眼睛和黏膜的变化，呼吸、循环、中枢神经系统、四肢活动等变化。若有死亡动物则需进行尸检和肉眼观察，当有肉眼可见病变时，则需进行病理学检查。

3. 结果判断　试验结果与对照组比较进行判断。

（二）经皮肤给药的长期毒性试验

1. 目的　观察动物皮肤长期接触药物后，经皮肤渗透对机体产生的毒性反应和反应的可逆程度，寻找中毒靶器官。

2. 方法　选用成年健康家兔，豚鼠或大鼠，♀♂各半。家兔体重 2kg，豚鼠 300g，大鼠 200g 左右为宜。家兔每组 6 只，豚鼠、大鼠每组 10 只。给药前 24h 将动物背部脊柱两侧毛用脱毛剂去除，脱毛面积同急性毒性试验。设 3 个剂量组，各剂量组要求同大鼠口服长期毒性试验，并需设赋形剂组或空白对照组，若用新药剂量超过有效浓度 20 倍以上，仍未见动物有不良反应或死亡时，可仅设一个高剂量组。

新药均匀地涂敷于动物背部脱毛区，并用适宜方法固定，每日一次，每次至少接触 6h，按临床用药疗程的 3 倍以上时间连续给药。若出现毒性反应，部分动物应于停药后继续观察 1~2w，以便确定新药毒性可逆反应程度。

3. 检测指标　除每日观察皮肤、临床变化及皮肤病理学改变外，其血液学、血液生化指标和病理学检查项目同大鼠重复给药毒性试验要求。

4. 结果判断　试验结果应写明安全剂量、中毒剂量、中毒表现、中毒靶器官及中毒的可逆程度等。

（三）皮肤刺激性试验

1. 目的　观察新药短期接触动物皮肤后，在规定时间内对动物皮肤所产生的刺激现象及其他不良反应。

2. 方法　试验选用白色家兔，也可用豚鼠及小鼠，每组至少 3~6 只家兔。试验前，用电剃刀给动物脱毛。受试药量，一般固体 0.5g，液体 0.5ml，在背部脱毛区进行斑贴，面积多为 1cm×1cm 或直径 1cm，固体药剂可直接加到预先弄湿的皮肤上，也可先放到皮肤上再以湿物覆盖，还可调成糊状涂于皮肤上，再加覆盖物。斑贴覆盖物一般多用薄纱布或其他半吸水的惰性物。可根据不同试验法要求采用全封闭或半封闭法进行斑贴。

（1）本法所用兔每组 6 只，所用药剂如是固体则需溶解在适当的溶剂中。以纱布作斑贴物，贴好后，用不透气胶布完全包住。每只动物都要同时进行正常皮肤和擦破皮肤试验。斑贴 24h 与 48h 后检查。对不同时间（0、24、48h）的皮肤反应情况进行评价。

（2）局部半封闭斑贴法是目前较流行的一种实验方法，该方法的特点是可减少实验动物数。试验用兔每组不少于 3 只。液体药量为 0.5ml，固体药量为 0.5g，固体应用时并非一定要配成溶液，可酌情而定。采用纱布做斑贴物，在无刺激作用的前提下，用半封闭敷料固定。斑贴不需要在擦伤皮肤上进行。斑贴时间仅 4h，去掉斑贴后清洗皮肤，并观察 0.5、1、24、48 和 72h 的皮肤反应进行评价。

（3）本方法适用于皮肤一次性给药的急性刺激试验，均用自身对照。若多次给药试验则每日涂抹一次，连续 1w 或 1w 以上，其余均与一次给药的方法和要求一致。

3. 结果判断　主要根据皮肤红斑（包括焦痂）和水肿的程度来进行。刺激反应评分可参照表 10-7，计算出平均分值后按表 10-8 进行刺激强度评价。

表 10-7 皮肤刺激反应评分

观察项目	刺激反应	分值
红斑		
	无红斑	0
	勉强可见	1
	中度红斑	2
	严重红斑	3
	紫红色红斑并有焦痂形成	4
水肿		
	无水肿	0
	勉强可见	1
	皮肤隆起轮廓清楚	2
	水肿隆起约 1mm 并范围扩大	4
	总分	8

表 10-8 皮肤刺激强度评价

强度	分值
无刺激性	<0.5
轻度刺激性	<2.1
中度刺激性	<6.0
强度刺激性	>6.0

（四）皮肤吸收试验

皮肤是外源性物质侵入机体的主要通道之一，因此，经皮肤吸收的难易和快慢有重要的毒理学意义。进行皮肤吸收的试验方法有整体和离体两类。

1. 整体皮肤吸收试验 原理：任何化合物经皮浸透的量同皮肤微灌流量直接相关，设法产生与皮肤微灌流量相关的电压，通过测定该电压在皮肤给药后的时相变化，可测算出物质经皮肤吸收的速率。

（1）LDV 法（laser doppler velocimetry） 将 5mW 氦-氖激光，以 643.8nm 波长通过一种石英光学纤维传导到皮肤上。光射到静止的皮肤结构 1~1.5mm 以下，遇到毛细血管中正在流动的红细胞时就会散折回来，再次由次级光学纤维收集这种折光。然后经过电子仪器进行转变频率分离，将其转变成一种单一的电流参数，该参数代表电压输出量的大小。电压的输出量与皮肤表面灌流程度呈正相关。而皮肤表面灌流程度又与经皮肤药物吸收量呈正相关。表皮涂药后，测量电压量的时相变化，经换算可求出该药物和经皮肤吸收速度。

（2）PPG 法（photo plethysmograph） 本法所用的光源是一种二极管（LED）射出的波长在 800~940nm 红外线。LED 旁安有一个试探电极，此电极内装有一个光电晶体管，LED

发出的光射入皮肤内，有部分光被反射出来；试探电极用来检测这种反射回来的光，并将其转变成电压波图谱，此电压波称为 PPG 产量，电极下皮肤内血流量的变化可使被吸收与被反射出的入射线比例发生变化，从而最终导致 PPG（与微灌流量相关的电压）产量发生变化。

上述两项技术可以在给药量少，不伤身体的前提下，对药物经皮肤吸收速率做出准确的评价，这为安全有效地在人体上进行药物经皮肤渗透机制的深入研究提供了捷径。

2. 离体皮肤吸收试验　离体皮肤吸收试验可用于评价整体经皮肤吸收，并具快速、简易、灵敏的优点。该法建立的依据是：①离体皮肤的表皮条件类似于整体皮肤；②影响经皮肤渗透的主要屏障是表皮中的一层无生命膜；③真皮不影响渗透作用。

（1）静态渗透装置：渗透室为玻璃制品，分上、下两室，上室放药剂（一般为标记物），下室放接受液，接受液根据新药性质不同采用中性盐溶液（适于水溶性物），或采用6%的 Olethzo 溶液。上下室间放一个不锈钢细筛网托，离体皮肤放置上面。皮肤上再置一个橡皮圈。上下室对准，用螺钉夹紧。将药物置于皮肤表面由上室渗透至下室，上下室均盖以密封瓶盖以防化合物挥发，全部渗透室用一个塑料架支撑，塑料置于磁力搅拌器上。实验时，先在下室放 10ml 接受液，内置一个小磁棒以搅匀接受液，盖紧瓶口。放好皮肤后，将一定量药液于皮肤表面，上室盖以瓶盖。每隔一定时间自下室弯口处吸收接受液，进行测定。试验结束后测量渗透室内剩余接受液体积。计算受试药经皮肤渗透率。

（2）流动渗透室装置：这是在上述试验技术基础上改进的一种更先进的新技术。它是在下室（接受室）中加入灌流液，灌流液可用血浆或加入一些白蛋白的水溶液，灌流液按每小时 5ml 的流速经接受室从皮下流过，进入收集器中，从给药时开始，按一定时间换收集器，并测其中液体体积及药剂含量，以此计算该药剂经此吸收率。由于灌流液可以被吸收并运走经皮渗透的药剂，与整体条件更为近似，比静态法更符合生理条件。

（五）皮肤光敏试验

有些新药涂抹皮肤后，遇光照射可引起光敏反应。若其化学结构或某些组分（包括药物和赋形剂）同文献报道有光敏作用者应做光敏试验。

1. 目的　观察新药接触皮肤后，遇光照射是否有光敏反应。

2. 方法

（1）用家兔背部为试验部位，在正中线两侧对称去毛 4 个区，其中两个区为对照。将 4 块去毛区涂予新药，然后用黑纸盖上 3 个区（2、3、4），用紫外线照射试验区，10min 后以第 2 区作对照区进行观察，第 3 区则在涂药后 2h 后照射，第 4 区作为第 3 区的对照，不要照射。连续观察 10d，以确定其是否有光敏作用。结果评判同皮肤局部致敏试验。

（2）光毒性试验：光毒性反应的临床症状与晒伤相似，表现为红斑、水肿、皮肤瘙痒和色素沉着。严重者可产生局部坏死、溃烂和表皮脱落，药物光毒动物试验模型较多，以小鼠和豚鼠应用最为广泛，对预测人的光毒反应有较高的价值。

取小鼠或豚鼠置于小笼中，每笼放入 1 只动物。照射光源为黑光灯［波长（3.2～4.5）$\times 10^{7}$m，峰值 3.6$\times 10^{-1}$m］，给药后依次从受试药物、氯丙嗪对照、生理盐水对照组中各取 1 只动物，按从左至右顺序放入笼中，笼上覆盖窗玻璃以滤去致红斑的波长部分［（2.9～3.4）

$\times10^{-7}$m］。灯管调节至距鼠耳部约 12cm 处，连续照射 24h。笼内只放饲料及少许含水瓜果。照射后观察 1w，检查耳朵、尾部或背部的变化。评价时也可用耳朵的肿胀厚度（耳指数）或重量进行定量分析。阳性药物对照药可选用氯丙嗪 30mg/kg，皮下注射。

3. 结果判断　光毒反应时耳朵的评判标准：阴性（-）：双侧耳与正常鼠耳无差别；轻度（+）：单侧或双侧耳出现红斑或水肿；中度（++）：单侧或双侧耳出现组织坏死；重度（+++）：单侧或双侧耳出现溃烂并脱落。

注意：用小鼠模型检测光毒性，价廉易得，操作简便，指标客观，有临床价值。但与人相比，小鼠表皮较薄，可能有假阳性，与豚鼠相比，对红斑的评价较困难；氯噻嗪不引起小鼠光毒性反应。若用大鼠检测光毒性，可用其尾肿胀指标来评价。

（六）蓄积毒性试验

1. 目的　检测新药蓄积性大小，为长期毒性试验给药间隔及周期提供参考。

2. 方法

（1）蓄积系数的测定：用 LD_{50}1/10～1/20 剂量，每日用药 1 次，连续 30d，如动物并无死亡，表示无蓄积作用，否则记录动物半数死亡的积累总量（LD_{50}），计算蓄积系数（K），K 越小，表示蓄积性越强，$K>5$ 时，可认为基本无积蓄作用。

$$\text{蓄积系数}\quad (K)=\frac{LD_{50'}}{LD_{50}}$$

（2）蓄积计算法：先测定一次用药的 LD_{50}，另取动物 40～80 只，给 LD_{50} 的 1/3～1/4 量（或 LD_{50}量）作为负荷量（D），24h 后取存活动物，分 4 组给 LD_{50}、LD_{60}、LD_{40}、LD_{20} 量，测定第二次 LD_{50}（$LD_{50}{'}$），如两次 LD_{50} 的差异无显著意义表示蓄积作用不大，如有显著意义，可用下式计算 24h 蓄积率，通常可估计其毒效半衰期（$t_{1/2}$）。如果 $LD_{50'}$ 值反而大于 LD_{50}则说明新药具有耐受性。

$$\text{24h 蓄积率（R）}=\frac{LD_{50}-LD_{50'}}{D}$$

$$\text{毒效半衰期}（t_{1/2}）=\frac{0.301\times24}{-\log R}\ (h)$$

（3）20d 蓄积实验法：取体重 200g 左右的成年大鼠，雌雄各 20 只。按 LD_{50} 的 1/20、1/10、1/5、1/2 及对照组，随机分成 4～5 组，每天灌胃 1 次，连续 20d，各组总剂量分别为：1、2、4、10 LD_{50}。

3. 结果判断　观察停药后 7d 的死亡，且各剂量组呈剂量效应关系，则可以认为新药有较强的蓄积作用。若 1/20 LD_{50}组无死亡，但其他各组有剂量效应关系，则为有中等蓄积作用。若 1/20 LD_{50}无死亡，而其他各组又无剂量效应关系，则认为无明显蓄积作用。

注意：蓄积毒性试验中，除观察动物死亡情况外，也应注意一般症状及体重的变化。必要时还应进行病理检查，以便了解可能的蓄积靶器官。

二、腔道用药毒性试验

（一）眼刺激试验

1. 目的　观察一定时间内眼对新药的刺激反应。有刺激性的药物可出现眼结膜充血、水肿、畏光和流泪等反应。

表 10-9　眼刺激反应评分

眼刺激反应	分值
角膜混浊（以最致密部队为准）	
无混浊	0
散在或弥漫性混浊，虹膜清晰可见	1
半透明区易分辨，虹膜模糊不清	2
出现灰白色半透明区，虹膜细节不清，瞳孔大小勉强看清	3
角膜不透明，由于混浊，虹膜无法辨认	4
虹膜	
正常	0
皱褶明显加深，充血，肿胀，角膜周围轻度充血，瞳孔对光仍有反应	1
出血，肉眼可见坏死，对光无反应（或出现其中一种反应）	2
结膜	
充血（指睑结膜、球结膜部位）	
血管正常	0
血管充血呈鲜红色	1
血管充血呈深红色，血管不易分辨	2
弥漫性充血呈紫红色	3
水肿	
无水肿	0
轻微水肿（包括瞬膜）	1
明显水肿，伴有部分眼睑外翻	2
水肿至眼睑近半闭合	3
水肿至眼睑超半闭合	4
分泌物	
无分泌物	0
少量分泌物	1
分泌物使眼睑和睫毛潮湿或黏着	2
分泌物使整个眼区潮湿或黏着	3
总积分	16

2. 方法　首选健康家兔至少 4 只，体重 2～3kg。新药浓度一般用原液或原膏剂，不必稀释，每只眼睛滴入 0.1ml 或涂 0.1g 以内。新药滴入或涂敷于动物一侧眼结膜囊内，另一侧作为空白（或赋形剂）对照。给药后使眼睛被动闭合 5～10min。记录给药后 6、24、48、72h 至 7d 内眼的局部反应情况。观察时应用荧光素钠检查角膜损害，用裂隙灯检查角膜透

明度和虹膜纹理改变。

凡临床用药超过 1w 的新药要进行多次给药刺激试验，连续给药 1w 以上。

3. 结果判断　按表 10-8 要求，将每只动物的眼角膜、虹膜和结膜的刺激反应的分值相加，即是一只受试动物眼刺激反应的总积分。把每个受试动物的刺激反应积分的总和除以动物数，就是该新药对眼刺激性的最后分值。按表 10-9 标准，判定新药刺激程度。

表 10-10　眼刺激性评价标准

刺激程度	积分
无刺激性	0~3
轻度刺激性	4~8
中度刺激性	9~12
强度刺激性	13~16

（二）滴鼻剂和吸入剂急性毒性试验

1. 目的　观察新药一次滴入或吸入后对动物所产生的毒性反应或死亡情况。

2. 方法　选用成年大鼠、豚鼠或家兔，♀♂各半。大鼠、豚鼠体重在 250~300g、家兔在 2.5kg 左右。新药为液体或粉末剂。设 3 个剂量组，大鼠或豚鼠每组 10 只，家兔每组 4 只。组距根据新药毒性大小和预试验结果而定，一般以 0.65~0.85 为宜。并设赋形剂或空白对照组。若大剂量组（超过预计临床用量的 50 倍以上）未出现死亡情况时，则只需设一个高剂量组。滴入或吸入药后，至少接触 4h，给药后即刻及 7~14d 观察动物全身状况、体重、呼吸系统、循环系统、中枢神经系统、四肢活动等变化，若出现死亡则进行病理组织学检查。

3. 结果判断　试验结果与对照组比较。如能测出 LD_{50} 值，应按大、小鼠急性毒性试验要求计算。

（三）滴鼻剂和吸入剂刺激试验

1. 目的　观察药物一次或多次滴入或吸入后动物所产生的刺激反应。

2. 方法　基本与上述急性毒性试验相同。每组家兔 3 只，或大鼠或豚鼠 5 只。将药滴入或喷雾于动物，使药和其黏膜接触至少 4h。然后于 24h 处死动物，观察有无充血、红肿等现象。若有变化则需进行病理组织学检查。

多次给药试验则一般每日滴入或吸入一次，连续 7d，于末次给药 24h 后处死动物。其他均与一次给药一致。

3. 结果判断　试验结果与对照组比较进行判断。

（四）直肠、阴道用药的急性毒性试验

1. 目的　观察动物直肠或阴道一次接触新药后所产生的毒性反应或死亡情况。

2. 方法　家兔每组 4 只，大鼠每组 10 只。新药为栓剂、液体或膏剂。设 3 个剂量组，组距应根据新药毒性大小或预试结果而定，一般以 0.65~0.85 为宜，并设赋形剂或空白对照组。大剂量组（超过预计临床用量的 50 倍以上）未出现死亡时，则只需设一个高剂量组。将新药轻轻置入动物直肠或阴道内，与其黏膜至少接触 4h。给新药后即刻到第 14 天观察动物全身状况、体重、呼吸系统、循环系统、中枢神经系统、四肢活动等变化。若出现死亡时应做病理组织学检查。

3. 结果判断　试验组与对照组比较进行判断。如果能测出 LD_{50} 值，则按"急性毒性试验"要求进行计算。

（五）直肠、阴道用药的长期毒性试验

1. 目的　观察药物经直肠或阴道反复多次给药后对动物产生的毒性反应或死亡情况。

2. 方法　动物可选用家兔、大鼠或犬。一般宜做成栓剂。给药周期可参照长期毒性常规要求。检测指标除特别要注意观察直肠或阴道一般情况及直肠、阴道病理检外，其余与重复给药毒性要求一致。

3. 结果判断　按常规要求整理，写明安全剂量、中毒剂量、毒性症状、中毒靶器官及毒性性质。

（六）直肠、阴道用药刺激试验

1. 目的　观察新药一次或多次给药后对动物直肠或阴道所产生的刺激反应情况。

2. 方法　与急性毒性试验基本相同。新药为栓剂、液体或膏剂。每组家兔 4 只，大鼠 6 只。将新药轻轻置入动物直肠或阴道内，与其黏膜接触至少 4h，于 24h 后处死动物。取出直肠或阴道局部组织，观察有无充血、红肿等现象，若有变化需进行病理组织学检查。

多次给新药则一般每日一次，连续 7d，于末次给药后 24h 处死动物，观察内容和要求与一次给药一致。

3. 结果判断　试验结果与对照组比较进行判断。

三、药物依赖性试验

（一）身体依赖性试验

评价新药的身体依赖性潜力，根据新药所属类别不同，需分别进行以下几方面试验：

镇痛药：需进行两方面试验，即自然戒断试验或替代试验以及催促试验。

镇静催眠药：需进行两方面试验，自然戒断试验或替代试验以及诱导试验。

1. 自然戒断试验　试验原则是连续给予动物一段时间的受试药后突然停药，观察动物出现的戒断症状，与同类的代表药物作对比，按照戒断症状的严重程度判断受试药的依赖性潜力。

（1）动物：需用小鼠、大鼠和猴 3 种动物进行实验。小鼠的初始体重为 20~24g，每组至少 20 只；大鼠的初始体重为 180~220g，每组至少 10 只，♀♂各半；猴的体重为 3~5kg，每组 3~5 只，♀♂均有。

（2）剂量：2~3 个剂量组，同时设赋形剂对照组和阳性对照组（镇痛药代表为吗啡，镇静催眠药代表为苯巴比妥钠或巴比妥钠），低剂量一般采用临床用药剂量；高剂量组对依赖性潜力低的药物应选用接近毒性反应的剂量，对毒性低的药物选用最大耐受剂量；中剂量组的剂量介于高、低剂量之间，药物可采用恒量或剂量递增的方式给予。

（3）给药途径：1~2 种给药途径，必须有一种与临床用药途径相同。

给药期限：镇痛药在小鼠、大鼠需给药 30d，猴需给药 90d；镇静催眠药，在小鼠、大鼠需给药60~90d，猴需给药180d，每日给药2次，上下午各一次。

（4）观察指标：镇痛药在停药前24h及停药后48h内每隔4h观察记录动物的外观体征和行为活动，自主神经系统功能变化，并称体重。镇静催眠药在停药后的1~2w内每天观察动物的外观体征和活动及自发惊厥发生率。

外观体征和行为活动包括：应激性、神情过敏（猴）、饮食、睡眠、自发运动活动、攻击性、警觉程度、神经反射、竖尾、震颤、惊厥、呼吸、体温、体重。

自主神经系统功能变化：腹泻、流涎、流泪、恶心、呕吐、瞳孔大小。

（5）资料记录及整理：

1）实验动物应写明种属、性别、动物生产合格证号，记录动物体重，实验室温度及湿度。

2）新药应写明生产批号，配制方法。

3）戒断症状用记分法统计，对检测指标和体重、惊厥发生率应设计合理的图表显示，实验结果进行统计处理。

2. 替代试验 实验原则是给予动物各类代表药（如吗啡、巴比妥钠或苯巴比妥钠），使之产生身体依赖性后，停止给予代表药，观察记录动物是否发生戒断症状及其发作程度，用以判断受试药是否具有类似代表药的依赖性潜力。

（1）动物：参照“自然戒断试验”。

（2）剂量：参照“自然戒断试验”。

（3）给药途径：可选用腹腔注射、灌胃或“药掺食”法给予动物代表药使之产生身体依赖性，然后停止给代表药，以同样方式给予不同剂量的受试药（用“药掺食”法形成对代表药的身体依赖性试验中，受试药可用腹腔注射或灌胃的方式进行替代），观察及记录替代期间动物的戒断行为和体重变化，镇痛药的观察期为停止吗啡前24h和停药后48h内，每4h观察一次；镇静催眠药的观察期为停止代表药前1d和停药后的1~2w内，每日观察一次。

采用1~2种给药途径，必须有一种与临床用药途径相同。

（4）观察指标：参照“自然戒断试验”。

（5）资料记录与整理：参照“自然戒断试验”。

3. 催促试验 实验原则是在短时间内给予动物大剂量受试药，然后注射受体阻滞剂观察和记录是否出现戒断症状及其程度，此法只适用于竞争对抗剂阿片类药物。

（1）动物：参照“自然戒断试验”。

（2）剂量：除低剂量组一般采用临床剂量的1~2倍外，余同“自然戒断试验”。

（3）给药途径：猴的实验应采用与临床给药途径相同；大、小鼠的实验选用两种给药途径。其中必须有一种与临床用药途径相同。

猴连续给药30~60d，上下午各一次，大、小鼠连续给药3~5d。

停药后给予一剂阿片受体阻滞剂，常用纳洛酮，亦可用环丙羟丙吗啡，观察给受体阻滞剂后1~2h内动物出现的戒断症状及体重变化。

（4）观察指标：参照“自然戒断试验”，小鼠还应观察记录跳跃次数。

（5）资料记录与整理：参照“自然戒断试验”。

4. 诱导试验 大部分镇静催眠药无竞争性受体阻滞剂，因而不可能进行催促试验，可采用诱导试验，实验原则：判断镇静催眠药的一项重要指标是惊厥，在自然戒断试验中，动物需进行较长时间给药才有可能在断药后出现自发性惊厥，而诱导试验可以应用各种诱发惊厥的方法如听源性发作、戊四氮惊厥，在实验中只采用阈下刺激强度，它们对正常动物不引起惊厥发作，但在对镇静催眠药产生身体依赖性的动物，在断药期间出现反跳性兴奋，原来的阈下刺激就可能诱发惊厥。

（1）动物：只用大、小鼠，应预先挑选合格鼠，即对各种阈下刺激无惊厥反应。听源性发作法较常用。

（2）剂量：参照“自然戒断试验”，阳性代表药为苯巴比妥或巴比妥。

（3）给药途径：两种给药途径，必须有一种与临床用药途径相同。

（4）给药期限：30d，每天 2 次，上下午各一次。

（5）观察指标：听源性发作试验在停药后的 1w 内每天记录发作率和体重；戊四氮惊厥实验在停药 24h 后记录一次发作率和体重。

（6）资料记录与整理：参照“自然戒断试验”。

（二）精神依赖性试验

评价新药的精神依赖性潜力，可采用“自身给药”试验，这是一种操作式条件行为试验，测定静脉注射药物对动物的强化效应，是当前国际上通用的评价药物精神依赖性潜力的实验方法。

1. 动物 选用初始体重为 200~250g 的健康大鼠，♀♂各半。

2. 剂量 1~2 个剂量组，加上一个阳性对照组（阿片类代表药为盐酸吗啡，镇静催眠药代表为苯巴比妥钠或戊巴比妥钠），每组 10 只动物。

3. 方法 大鼠在戊巴比妥钠麻醉下行颈外静脉插管术，将插管一端固定于血管内，另一端经皮下从大鼠背部穿出，连接于自由轴装置上，与恒速泵及药液输入系统相连，手术后的大鼠放入特制的自身给药实验笼中单笼饲养，术后第 2 天开始对大鼠进行自身给药训练，直至动物建立自身给药（踏板）行为。

4. 观察内容和检测指标 试验观察指标包括形成自身给药行为的潜伏期、每个试验期内大鼠的自身给药次数、行为变化、自身给药行为随药物浓度变动的变化程度、消退反应、与其他药物的相互替代等。

5. 资料记录与整理 参照“自然戒断试验”。

四、制剂常规安全试验

（一）过敏性试验

1. 全身过敏试验 药物引起的过敏反应比较多见，无论是西药、中药，还是生物制品。尤其是引起全身性过敏反应，以至过敏性休克。而中药注射剂和生物制品的过敏试验更显得有特殊意义。当药物作为抗原或半抗原（半抗原在体内与蛋白质结合形成抗原）初次进入体内，通过免疫机制，刺激机体产生相应的抗体。当同样药物再次进入机体，抗原与抗体结合形成抗原抗体复合物，导致组织细胞损伤，肥大细胞释放组胺等物质，从而引起局部水肿、抓鼻、竖毛、呼吸困难、窒息、痉挛，直至休克死亡。

(1) 目的：观察新药经全身给药后对动物引起的过敏反应。

(2) 方法：取健康无伤豚鼠 6 只，体重 200~300g，按无菌操作，隔日每只肌内注射新药 0.5ml，共 3 次。将其均分为两组，一组于首次注射后的第 14 天，由静脉注射新药 2ml（或腹腔注射 2~3ml）进行攻击，观察注射后有无抓鼻、竖毛、呼吸困难、痉挛、休克直至死亡等过敏症状。第二组于首次注射后的第 21 天同法进行攻击，进行观察。

(3) 判断：如两组豚鼠均无明显反应，可认为新药过敏试验合格，如有反应可按表 10-11 分级，判定其是否合格。反应级数达 2 级以上（包括 2 级）时，该新药可认为过敏反应不合格。

表 10-11　豚鼠过敏反应级数

反应级数	反应症状
0	无明显反应
1	只有轻微抓鼻、颤抖或竖毛
2	有几次咳嗽、有抓鼻、颤抖或竖毛
3	多次或连续咳嗽、伴有呼吸困难或痉挛、抽搐等
4	痉挛、抽搐、尿便失禁、休克死亡

注意：

(1) 攻击注射后，如果发现有过敏反应时，应取健康未致敏豚鼠 2 只，自静脉注射新药 2ml，观察有无由于药物作用引起的类似过敏反应症状，以供作结果判断时参考。

(2) 激发途径尽可能与生活中人体接触方式相符。在最后一次致敏注射后 2~4w，以致敏剂量的 3~10 倍经静脉或腹腔注射激发。

(3) 试验应设阳性对照组。阳性药可选用人血白蛋白。

(4) 做过敏试验后的豚鼠不能再供做过敏试验用。对于静脉注射液在试制新产品时还应做渗透压的检查。新的中草药注射液，在应用于临床前，应进行中间体粗粉提取液作为致敏液的过敏反应。此时以 pH 为 7.0~7.4 的 0.1mol/L 磷酸盐缓冲液搅拌浸取药物粗粉 2h，冰箱过夜后离心，取上清过滤液为致敏物。

(5) 大部分新药进行过敏试验时，可用新药本身作为致敏液，某些产品可用其原料的半水解物或新药与佐剂（如氢氧化铝凝胶）1∶1 的混合液作为致敏液，此时可提高试验灵敏度。

(6) 过敏试验，尤其是攻击时室温不应低于 18℃。

(7) 如出现过敏反应，最好进行过敏的剂量效应关系研究，争取找出无过敏反应剂量，有过敏者，在临床应用时应进行脱敏处理。

(8) 应重视赋形剂的对照试验，尤其是生物制品中常常加白蛋白作为保护剂，白蛋白是阳性对照物，所以必须加一组不加白蛋白的制剂，以确证新药是否有过敏反应。

2. 皮肤局部过敏试验　皮肤过敏（过敏性接触性皮炎）是一种新药产生免疫学传递的皮肤反应。当动物初始接触新药后至少 1w（诱发期），再进行新药的激发接触，有可能导致过敏状态。

（1）目的：观察新药经皮肤接触对豚鼠有无过敏反应及过敏强度。

（2）方法：首选健康无伤的白色豚鼠，体重 250~300g，雌雄均可，雌者应未产和未孕。给药前 24h 将豚鼠背部两侧毛脱掉，每侧面积约 3cm×3cm。若新药是膏剂或液体，一般不稀释，可直接试验；若新药为固体粉末，则需用适量水或适宜的赋形剂（如羊毛脂、凡士林、橄榄油等）混匀以保证新药与皮肤的良好接触。阳性致敏物：2,4-二硝基氯代苯配成 1%的致敏浓度和 0.1%的激发浓度（70%乙醇配制）。

将豚鼠按体重随机分 3 组，每组 10 只。第一组给新药，第二组空白对照（给赋形剂），第三组为阳性对照（给阳性致敏物）。

1）致敏接触：将新药 0.1~0.2ml 或 0.1~0.2g 涂在动物左侧脱毛区，用适宜方法固定，持续 6h。第 7 天和第 14 天，以同样方法重复一次。空白对照组和阳性对照组方法同上。

2）激发接触：于末次给新药致敏后 14d，将新药 0.1~0.2ml 或 0.1~0.2g 涂于豚鼠背部右侧脱毛区，6h 后去掉新药，即刻观察，然后于 24、48、72h 再次观察皮肤过敏反应情况，按表 10-11（空白对照与阳性对照方法均同）评分。

（3）结果判断：实验结果按皮肤反应评分标准评分后，根据试验组与对照组豚鼠皮肤反应的差别，按表判断新药对皮肤过敏反应性质。

为了评价新药的致敏强度，可按表 10-12 判断其致敏率。致敏率的计算：将出现皮肤红斑或水肿（不论程度轻重）的动物例数除以受试动物总数，即得致敏率。

表 10-12　皮肤过敏反应评分标准

皮肤反应	分值
红斑形成	
无红斑	0
轻度红斑	1
中度红斑	2
重度红斑	3
水肿性红斑	4
水肿形成	
无水肿	0
轻度水肿	1
中度水肿	2
重度水肿	3
总积分	7

$$\text{反应平均值}=\frac{\text{红斑形成总分+水肿形成总分}}{\text{合计的动物数}}$$

表 10-13 致敏率分类

致敏率（%）	反应强度
0~10	弱致敏性
20~30	轻度致敏性
40~60	中度致敏性
70~80	高度致敏性
90~100	极度致敏性

（二）热原试验

1. 目的 将一定剂量的新药静脉注入家兔，在规定期间内，观察家兔体温升高情况，以判定新药中所含热原质的限度是否符合规定。

2. 方法和结果判断

（1）健康家兔，体重 2~3kg，雌兔应无孕。测体温前 7d 用同一饲料饲养。在此期间内，体重、精神、食欲、排泄等无异常现象。未用于热原检查的家兔，应在试验前 7d 内预测体温进行挑选，挑选试验的条件与检查新药时相同，但不注射药液，每隔 1h 测体温一次，共测 4 次，4 次体温均在 38.0~39.6℃范围内，最高最低体温相差 0.4℃的家兔，方可供试验用。用于热原检查后的家兔，如新药判定为符合规定，至少应休息 2d 方可供第 2 次检查用；其中升温达 0.6℃的家兔，以后再用时，应按未经测体温挑选的家兔处理。如新药判定不符合规定，且其组内家兔平均升温达 0.8℃或更大时，则组内全部家兔不得再使用；如平均升温未达 38℃，则至少休息 2w，并按未经测体温挑选的家兔论。

关于每一家兔的使用次数，用于一般药品的检查，不应超过 10 次。两次使用时间相隔超过 3w，应按未经测体温挑选的家兔处理。

（2）检查前 1~2d，家兔应尽可能处于同一温度的环境中，实验室和饲养室的温度相差小于 5℃，实验室的温度控制在 17~18℃，在试验过程中，应注意室温变化，不得大于 3℃，并避免家兔躁动。在停止给食 2h 以上后，用体温计（或用其他精确的测温装置）测肛温，肛温计插入肛门的深度各兔应相同，每隔 30~60min 测体温一次，一般测 2~3 次，末两次体温之差不得超过 0.2℃，即以此两次体温的平均值作为该兔的正常体温。当日使用的家兔，正常体温应在 38.0~39.6℃的范围内，各兔间正常体温之差不超过 1℃。

试验用的注射器、针头及一切和新药溶液接触的器皿，应置烘箱中 250℃加热 30min 或 180℃加热 2h，也可用其他适宜的方法除去热原。

（3）取家兔 3 只，测定其正常体温后 15min 以内，自耳静脉缓缓注入规定剂量并温热至约 38℃的新药溶液，然后每隔 1h 按前法测其体温 1 次，共测 3 次，以 3 次体温中最高的一次减去正常体温，即为该兔体温升高度数。如 3 只家兔中有一只体温升高 0.6℃或 0.6℃以上，或 3 只家兔体温升高虽低于 0.6℃但升高的总数达 1.4℃或以上时，应另取 5 只家兔复试，检查方法同上。

（4）在初试 3 只家兔中，体温升高均在 0.6℃以下，并且 3 只家兔体温升高总数在 1.4℃以下时，或在复试的 5 只家兔中，体温升高 0.6℃或以上的兔数不超过 1 只，并且初试复试合并 8 只家兔的体温升高总数不超过 3.5℃时，可认为供试品符合热原检查规定。否则，应认为新药不符合热原检查的规定。

如放射性药品，在测试的 3 只家兔中，体温升高总数在 1.4℃以下，且体温升高 0.6℃或以上的兔数不超过 1 只时，即可认为新药符合热原检查的规定；否则应认为新药不符合热原检查的规定。

（三）异常毒性试验（又叫安全性试验）

将一定剂量的新药溶液注入小鼠或豚鼠体内或口服给药，在规定时间内观察小鼠死亡情况，以决定新药是否符合规定。

1. 小鼠　选健康无伤小鼠，体重 17~20g；在试验前及试验观察期内，均应按正常饲养条件饲养。

（1）新药溶液的配制：除另有规定外，用灭菌生理盐水按各药品项下规定的浓度制成新药溶液。

（2）方法：除另有规定外，取上述小鼠 5 只，按各药品项下规定的给药途径，每只小鼠分别给予新药溶液 0.5ml。

1）静脉注射：将新药溶液注入小鼠尾静脉，应在 4~5s 匀速注射完毕。

2）腹腔注射：将新药溶液注入小鼠腹腔。

3）皮下注射：将新药溶液注入小鼠腹部或小鼠背部两侧皮下。

4）口服给药：将新药溶液通过适宜的导管，灌入小鼠胃中。

（3）结果判断：除另有规定外，全部小鼠在 48h 内不得有死亡；如有死亡时，应另取体重 18~19g 的小鼠 10 只复试，全部小鼠在 48h 内不得有死亡。生物制品要求观察 7d。7d 中动物体重应增加，否则用 10 只动物重复一次。

2. 豚鼠　生物制品操作规程规定，生物制品安全试验要用小鼠和豚鼠两种动物。以体重 350~400g 豚鼠 3 只，每只腹侧皮下注射按人每公斤体重临床使用最大量的 3 倍，观察 7d，局部无红肿、坏死。总体重不下降者为合格。

（四）降压物质检测

1. 目的　观察比较组胺对照品与新药对麻醉猫（或犬）引起血压下降的程度，以判定新药所含降压物质的限度是否符合规定。

2. 方法

（1）组胺对照品溶液与稀释液的配制：精密称取磷酸组胺对照品适量，按组胺计算加水溶解成每毫升中含 1mg 的溶液。临用前以生理盐水稀释成每毫升中含 0.5μg 的溶液。

（2）取健康、体重 2kg 以上的猫（或体重 5kg 以上的犬），雌者无孕，按麻醉动物急性血压实验方法测定血压。待血压稳定后，即可进行药液注射，各次注射速度应相同，并于注射后立即注射 0.5ml 生理盐水，相邻两次注射的间隔时间应固定（3~5min），每次注射应在前一次反应恢复稳定后进行。自静脉轮流注入和上述对照品稀释液，剂量按动物每公斤体重每组注射 0.05、0.10 及 0.15μg/kg，每个剂量应各重复 2~3 次；如 0.1μg 剂量所致血压下降均超过 2.67kPa，同时相应各剂量所致反应的平均值有差别，即可认为所用动物的灵敏度符合要求。

将对照品稀释液按动物每公斤体重每组注射 0.1μg 的剂量（dS），与新药溶液按药典中规定（dT），并调节两者溶液的浓度，使注入的体积一致。照下列次序注射一组 4 个剂量：dS、dT、dT、dS。然后每组以第一与第四、第二与第三剂量所致的反应分别比较；如 dT 所致的反应均小于 dS 所致反应的一半，即认为新药的降压物质检查符合规定。否则仍按上述次序继续注射一组 4 个剂量，并按相同方法分别比较两组内各剂量所致的反应；如 dT 所致的反应均大于 dS 所致的反应，即认为新药的降压物质检查不符合规定。如 dT 所致的反应不是均小于 dS 所致的反应，应当取动物复试。如复试的结果，dT 所致的反应仍不是均小于 dS 所致的反应，即认为新药的降压物质不符合规定。

（五）溶血试验

1. 目的　某些中草药注射剂，由于含有皂苷或物理、化学与生物等方面的原因，在注入血液后可产生溶血作用。也有些注射剂中含有少量鞣质等杂质，注入局部会引起胀痛；注入血液可产生血细胞凝聚，引起血液循环功能障碍等不良反应。因此，尤其是供静脉注射用的中草药注射剂，必须做溶血试验。一般说来，肌内注射剂由于剂量小，肌内注射后逐渐吸收，逐渐被血液稀释，影响不大。

2. 方法

（1）血细胞浮液的配制：取兔血（或羊、犬血）5~10ml，加入洁净干燥的小烧杯中，并用竹签或玻璃搅拌除去纤维蛋白原。再加生理盐水 5~10ml，摇匀、离心、倾去上清液，如此反复几次至上清液不呈红色为止。量取血细胞，加生理盐水稀释成 2% 的混悬液供试验用。

（2）取试管 6 只，按下列顺序加入各种溶液。

表 10-14　试管加入各种溶液顺序

试管编号	1	2	3	4	5	6
检验药液（ml）	0.1	0.2	0.3	0.4	0.5	0
生理盐水（ml）	2.4	2.3	2.2	2.1	2.0	2.5
2%血细胞混悬液（ml）	2.5	2.5	2.5	2.5	2.5	2.5

第 6 管为对照管。将各管溶液轻轻摇匀，置 37℃恒温箱中（或25~27℃室温中），观察并记录 0.5、1、2、3h 的结果。如溶液变清并染红色，即表示溶血。必要时，可用显微镜观察红细胞是否破裂。如药液 0.3ml，在 0.5h 内引起溶血者即不宜作注射用。最好是药液 0.3ml 在 3h 内不引起溶血。

如有红细胞凝聚的现象，可按下法进一步判定，即凝聚物在试管摇振后又能均匀分散，或将凝聚物放在载玻片上，在盖玻片边缘滴加 2 滴生理盐水，在显微镜下观察，凝聚红细胞能被冲散者为假凝聚，其制品可供临床使用。若凝聚物不被摇散或在玻片上不被冲散者为真凝聚，其制品不宜供临床使用。

五、特殊毒性试验方法进展

随着科学技术的不断进步，特殊毒性试验方法也得到快速发展，以眼刺激试验为例，近年来在方法学方面有如下进展：

（一）眼刺激试验的筛选程序

Hurley 等（1993 年）提出，符合下列条件的化合物属于眼刺激物，可不必再进行眼刺激试验：

1. pH 等于和小于 2.0，或者等于和大于 11.5。OECD、EPA、EEC（european economic community）都已把上述 pH 范围作为免除眼刺激试验的标准列入法规，美国 FDA 及 CPSC（consumer product safety commission）则未把 pH 作为筛选方法写入法规。

2. 根据化学结构-活性关系，可评价为眼刺激物者。

3. 确认有效的可接受作为筛选的体外试验系统，OECD 及 EEC 在他们的指导原则中包括了体外试验系统的开发。

4. 具有严重的皮肤毒性，其致死性≤200mg/kg 体重，可不必再做进一步的皮肤刺激性或眼刺激性。

5. 如果原发性皮肤刺激指数为 5 或者大于 5 者可认为是眼刺激物。CPSC、EPA、EEC 及 OECD 都认为，严重刺激皮肤的化合物，对眼也会产生严重的刺激性，可不必再进行眼刺激试验，而 FDA 则未见将此写入法规；Hurley 等（1993 年）认为，上述范围以外的化合物，均需用家兔进行眼刺激性试验。

（二）低容量试验法（Lambert 等 1993 年）

传统的 Draize 家兔眼刺激试验法，使用的容量为 0.1ml 滴入眼结膜腔内。优化的 Draize 方法是 0.01ml 直接滴在眼角膜上，IRAG 认为，对于其他筛选试验未能排除的可疑性强刺激物，可用低容量试验法确证。低容量试验法阳性的物质，可当做眼刺激物，而阴性者则需用传统的 Draize 眼刺激试验法做进一步试验，低容量试验法至今未得到任何一个管理部门的公开认可。

（三）序贯试验

一是两段试验法（two-stage option），先用两只动物试验，若反应相似即可得出阳性或阴性的结论；若两只动物反应不同，则再用一只动物试验。结果的假阳性等于可低于 3%，而假阴性则为 0。

二是一段试验法（one-stage option），即用三只动物试验，至少两只阳性便可做出评价。此法的假阳性低于或等于 5%，而假阴性为 1%。上述方法对于检查强刺激物具有一定的价值。

（四）眼刺激试验的记分评价方法

内容包括：角膜混浊、虹膜和结膜红肿；评价的时间点为给药后 24、48 和 72h。用目前通用的眼刺激试验记分标准进行记分。

评价为阴性的标准是：三个时间点均为阴性，或者一个时间点为阳性，但药后72h恢复者；若72h未见恢复，则应观察7d再进行记分评价。评价阳性的标准是一个或多个时间点均显出明显刺激性者。

（五）眼刺激试验方案和评价分类系统

对检出强刺激性物质有一定的参考价值。

（六）离体家兔眼试验

以角膜肿胀的程度为评价的指标，筛选具有严重刺激性损伤的化合物。

（七）摘出的鸡眼试验（chicken enucleated eye test，简称为CEET）

评价的指标包括角膜肿胀、角膜混浊、荧光素测定和形态学检查，是多指标综合评价，与体内评价的终点比较接近。

（八）牛角膜混浊和渗透性试验

以混浊度及荧光素钠的穿透性为评价终点，与整体动物结膜损伤的终点比较接近。

（九）培养的牛眼晶体

此法的难度较大，其应用价值尚需进一步研究。

（十）HET-CAM试验

共测试过350多种不同类型的化合物，与整体动物的角膜混浊和虹膜损伤具有一定的关系。

（十一）鸟囊绒毛膜血管试验（chorion allantoic membrane vascular assay，CAMVA）

主要是观察血管的损伤。

（十二）荧光素漏出试验

用上皮细胞的屏蔽功能为评价指标，试验过95种化合物。

（十三）硅微生理计测定（silicon microphysiometer test）

测定的指标是培养细胞的代谢变化。试验过119种化合物。与整体动物试验结果具有一定的相关性。

（十四）细胞毒试验（cell cytotoxicity）

包括12种具体的试验方法。即中性红摄入试验、中性红释放试验、脂扩散试验、细胞蛋白测定、成纤维细胞毒性试验、角膜血浆原激活剂测定、SIRC细胞毒性试验及红细胞溶解试验等。

第七节 GLP与新药研究

一、GLP产生的历史背景

GLP是英文good laboratory practice for non-clinical safety studies的简写，中文意译成“药物非临床研究质量管理规范”。GLP是由国家政府有关部门制定的，实施非临床研究的设计、操作、监督、记录、报告等一系列行为和实验室条件的规范。

20世纪60年代的反应停等药害事件，使药品使用的安全性问题成了社会关注的焦点，各国政府部门随即把新药审批时的安全性评价放在非常重要的位置上。非临床研究是新药用于人体之前的一道重要关卡，它用实验系统来检验新药可能具有的各种毒性，从而推测新药用于人体的安全性。所以，通过非临床研究正确评价新药的安全性至关重要。而非临床研究实验数据的高质量是正确进行安全性评价的基础，于是，以提高非临床研究实验数据的真实性有效性为目的的 GLP 规范就应运而生了。

1972 年新西兰最先进行了 GLP 立法，要求化学品的非临床研究必须遵守 GLP，规定没有达到 GLP 标准的实验室做出来的数据法律不予承认。1973 年，丹麦也进行了类似的 GLP 立法。

FDA 也在检查中发现一些问题，包括：

1. 没有保存最初的原始资料。

2. 报告书中的数据和实验记录不一致。

3. 记录不详细。例如：是如何进行投药的，什么时间由谁进行了怎样的观察等没有相应的记录。

4. 观察和记录缺乏严密性和正确性。例如试验中死亡动物的发病、异常情况没有被观察和记录，它们一般都被当做正常死亡来处理。

5. 实验人员观察到异常情况时，很长时间也不向有关负责人汇报。

6. 杀虫剂使用不当，污染了实验动物。

7. 从事指导工作的人员，没有相应的专业资历和指导经历。

8. 从事具体试验操作的人员，专业知识不足或技术不熟练。

诸如此类的问题在没有实施 GLP 的国家通常都存在，我国也不例外。

那么，如何才能杜绝这些问题的发生，提高动物试验数据的真实可靠性呢？对此 FDA 考虑了多种方案，最后选择了 GLP 立法，即通过规定非临床研究的实验室所必备的条件，规范工作人员研究全过程的行为来保证动物毒性试验在一种良好的条件下进行，从而保证评价用数据的可靠性和完整性。1978 年，美国 FDA 颁布了 GLP 法规，1979 年 6 月生效。

GLP 在美国实施，很快影响了其他国家和国际组织。1978 年，国际经济合作和发展组织（OECD）十六个成员国和六个国际组织的代表在斯德哥尔摩开会，讨论如何在国际范围内推行 GLP。最后，大会决定由 OECD 负责制订 GLP 的原则性条款。经过 3 年的研究和协调，1981 年，OECD 理事会通过了“GLP 原则”，它和美国 FDA 的 GLP 原则基本一致，只是管辖的产品范围有所不同。美国的 FDA 按应用领域来划分管辖范围，包括食品添加剂、色素添加剂、饲料添加剂、人用药物和兽药、人用医疗器械、生物制品和电子产品；OECD 的“GLP 原则”按物体性质来确认管辖范围，包括所有应用领域的化学制品，例如工业化学品、药物、化妆品、食品添加剂、农药等。

20 世纪 80 年代末到 90 年代，许多国家相继进行了 GLP 立法，包括澳大利亚、奥地利、比利时、加拿大、法国、德国、希腊、意大利、日本、韩国、挪威、西班牙、瑞士、荷兰、英国。其中的一些国家还签署了双边承认备忘录，相互承认对方在 GLP 条件下的非临床研究实验数据。

为了提高药品非临床研究质量，确保实验资料的真实性、完整性和可靠性，保障人民用药安全；为了最大限度地避免人为因素产生的错误，尽早发现及时纠正错误；为了事后追踪错误原因；为了国际间评价资料的互认，在我国实施 GLP 势在必行。

我国 1993 年由原国家科委颁布了《药品非临床研究质量管理规范》，于 1994 年 1 月 1 日起试行。GLP 从无到有无疑是一大进步，它体现了国家管理部门对非临床研究质量的重视，对我国 GLP 的发展也起了一定的宣传推动作用。1999 年国家药品监督管理局又颁布了《药品非临床研究质量管理规范》，并于 2002 年讨论制定了 GLP 实验室检查认证办法，同时开展了认证试点工作。2003 年在全国展开 GLP 认证工作，截止 2009 年 10 月，全国通过 GLP 认证的机构已有 35 家。

二、GLP 的管辖范围

（一）GLP 规范的管辖范围

1. 美国 FDA 管辖的内容包括：食品添加剂，色素添加剂，饲料添加剂，人用药物和兽药，人用医疗器械，生物制品，电子产品。

2. 美国 EPA 制定 FIFRA 管辖的内容包括：农药、杀真菌剂和灭鼠药对生态的影响，化学品的命运，残存化学品在现场和实验室的有效性研究。

3. 美国 EPA 制定的 TSCA 法管辖的内容包括：在现场和实验室研究化学品对健康、环境的影响和化学品的转归。

4. 我国 GLP 规范的管辖范围：药品（包括生化药品）、中药和生物制品。农药、化学品的 GLP 管理正在筹备中。

（二）GLP 实验室的研究范围

我国制订的《药物非临床研究质量管理规定》中规定：GLP 适用于诊断和防治人体疾病的各种药品在申报审批前所进行的非临床安全性研究，它研究的范围包括：单次给药的毒性试验、反复给药的毒性试验、生殖毒性试验、致突变试验、各种刺激性试验、依赖性试验、认识药物毒性有关的其他试验等，但不包括临床试验。

1. 美国 FDA 规定下列试验在 GLP 规范下进行研究：

（1）一般毒性

1）半数致死剂量（LD_{50}）试验。

2）已知或怀疑成瘾性药物的依赖性试验；靶动物的吸收、分布、代谢和排泄试验（ADME）；亚慢性毒性试验（直至 13 周，多次给药，任何给药途径）。

3）慢性毒性试验（6 个月以上，多次给药，任何给药途径）。

（2）遗传毒性

1）鼠伤寒沙门菌回复突变试验（Ames 试验）。

2）大肠杆菌突变性试验。

3）姊妹染色单位交换试验。

4）骨髓细胞遗传学试验。

5）体内细胞遗传学试验。

6）体外突变试验。

7）体内微核试验。

8）染色体畸变试验。

（3）生殖毒性

1）生育力与早期胚胎发育毒性试验（第Ⅰ阶段试验）。

2）胚胎-胎仔发育毒性试验（第Ⅱ阶段试验）。

3）围产期毒性试验（第Ⅲ阶段试验）。

（4）其他毒性

1）急性皮肤毒性试验。

2）28天皮肤毒性试验。

3）皮肤刺激性试验。

4）眼睛刺激性试验。

5）静脉刺激性试验。

6）肌肉刺激性试验。

7）动脉内耐受性试验。

8）豚鼠最大耐受量试验。

9）光毒性试验。

10）耳毒性试验。

2. 下列试验可不在GLP规范下进行研究：

（1）基础研究。

（2）寻找剂量范围研究。

（3）开发新方法学研究。

（4）人或动物效价研究。

（5）商业产品质量控制的化学性试验。

（6）产品剂型和稳定性试验。

（7）药物标准中的均匀性试验。

（8）病毒和细胞生物学的探索性研究。

（9）已得到上市食品证明的化学性试验。

（10）不植入或不接触人体的医疗设备研究。

（11）诊断产品试验。

（12）辐射产品的理化试验。

三、GLP术语

1. 非临床安全性研究（non-clinical laboratory study）　指在实验室条件下，以试验系统进行适当的体内或体外试验研究，以确定供试品的安全性。

2. 实验模型（test system）　指进行毒性试验用的动物、植物、微生物和细胞等。

3. 供试品（test article）　指供试验使用的医药品、化学物质、生物物质及其含这些物质的制剂。

4. 对照品（control article）　指研究中为比较目的而使用的任何药品、生物制品或者其他产品。

5. 标本（specimen） 指从试验系采集的用于检查、分析等形成数据的基本材料，如血液、便、尿、组织、脏器等。

6. 批号（batch） 指附加一定特性的、具有质量均一性的、一定量的供试品或对照品。

7. 原始资料（raw data） 指记载研究工作原始观察和活动，并作为撰写研究报告和评价药品毒性所必需的材料，包括工作记录、笔记本、备忘录或者与其完全一致的打印件、复印件等，也包括照片、缩微胶片、缩微复制品、计算机打印资料、磁性载体和录音、录像观察结果、自动化仪器记录的资料等。

8. 研究单位（study unit）指设有药品非临床安全性研究机构并具有法人资格的科研单位。

9. 安全性研究机构（testing facility） 指设在研究单位内部的或者独立的专门从事药品非临床安全性研究的机构，包括安全性研究中心和安全性研究室。

10. 委托单位（sponsor） 指委托特定的安全性研究机构对其研究开发的药品进行安全性研究的单位。

11. 质量保证部门（quality assurance unit） 指由试验机构的总管理人任命的，除了专题负责人以外的，履行有关非临床实验室研究的质量保证职能的任何个人或组织。

12. 机构负责人（facility manager） 指对实施非临床试验的实验设施，为使试验能适宜的进行而负有全部责任者。

13. 专题负责人（study director） 指全面负责组织实施某项药品非临床安全性研究工作的人。

14. 标准操作规程（standard operation procedures） 指描述怎样进行某些规定实验室实验和活动（这些内容在研究计划和试验指南中未详细指出）的书面规程。

四、GLP 的主要内容

GLP 的主要内容如下：

中国 GLP：共 9 章 45 条

第一章　总则	（1~2 条）
第二章　组织机构和工作人员	（3~7 条）
第三章　实验设施	（8~14 条）
第四章　仪器设备和实验材料	（15~20 条）
第五章　标准操作规程	（21~24 条）
第六章　研究工作的实施	（25~35 条）
第七章　资料管理	（36~40 条）
第八章　监督检查	（41~42 条）
第九章　附则	（43~45 条）

GLP 实验室建设主要任务包括软件建设和硬件建设，软件建设的核心是人，要有一批高素质的人全身心的投入。硬件建设的核心是钱，需要数百万至数千万的资金一次性投入。

软件建设的主要内容包括人员培训；SOP 的制定与实施；研究工作的组织、管理与实施；各种记录的制作、保存与检索。

GLP 实验室的各种记录主要有：人事资料记录；人员的教育培训记录；试验过程中的各种记录；供试品接收、使用与保管记录；实验动物的饲养管理记录；仪器设备的使用维修记录；质量保证工作记录；资料保管记录。

硬件建设的主要内容包括：建设不同种属动物的饲养和观察设施；建设试验期间患病动物的隔离治疗设施；建设动物用品的存放设施；建设人员、物品和动物进出动物房的设施；建设动物检疫设施；建设清洗、清毒、灭菌设施；建设废弃物的收集和处理设施；建设环境条件的调控设施；建设饮用水及排水的处理设施；建设供试品和对照品的保管配制设施；建设各种功能实验室及相应的仪器设备设施；建设资料及标本的保管设施。

五、GLP 的人员和组织机构

（一）人员

1. 工作人员的条件

（1）必须受过足够的教育、良好的训练和实践经验。

（2）设施内必须保存每个从事或监督 GLP 研究人员的训练、经验和工作描述的个人简历。

（3）工作人员必须向管理人员报告可能对研究有影响的任何疾病，并立即排除与该研究直接接触。

（4）有足够的工作人员，以便能按照制定的研究方案及时正确实施。

（5）工作人员要讲究必要的个人卫生和健康预防措施，避免污染受试物和对照物以及实验系统。

（6）要穿适当的工作服，必须经常更换，以防止污染实验系统、供试品和对照物。

2. 机构负责人的职责

（1）各项研究开始之前，指定一名专题负责人。

（2）当必须取代专题负责人时，要立即指定一名新的专题负责人，并记录在案。

（3）确保有一个质量保证部门（QAU）。

（4）确保对供试品和对照物或混合物的浓度、纯度、稳定性和均匀性进行适当检测。

（5）确保人员、资源、设施、仪器、材料和方法系按制订的方案实施。

（6）确保工作人员清楚地了解他们正在从事的各项工作。

（7）确保由 QAU 报告的偏离 GLP 规范的情况与专题负责人交流，采取正确的纠正措施并记录在案。

3. 专题负责人的职责

（1）对每一项研究课题的技术实施，只能有一个人负全部责任。

（2）负责解释、分析、书写报告和报告实验结果。

（3）实验方案的报批并执行；如果方案要改变，也要经批准并执行。

（4）所有实验资料，包括实验系统预料不到的反应要准确记录和核实。

（5）要注意可能影响研究质量和完整性的任何预料不到的情况，一旦发生，要采取正确的措施，并记录在案。

（6）实验系统要在实验方案中写明确。

(7) 要全面执行适合的 GLP 规范。

(8) 全部原始资料、记录、方案、标准和总结报告，在实验期间或实验结束时要归档。

4. QAU 的职责

(1) 负责监督各项研究，确保实施设施、设备、人员、方法、记录和控制都与 GLP 规范的要求一致。

(2) 要与从事某项研究的指导者及实施人员完全分开。

(3) 对各项研究进行检查，并适当保存记录。

(4) 保存全部研究的主计划表的副本。

(5) 保存所有研究的实验方案副本。

(6) 在适当间隔时间内检查各项研究，确保研究的完整性，并保存好检查记录。

(7) 定期对各项研究写出书面检查情况报告，并分别交给总管理者和专题负责人。

(8) 确保未经批准，不得偏离原定的实验方案或 SOP。

(9) 审查总结报告，确保准确反应原始资料、研究方法和 SOP 的实际情况。

(10) 写出对总结报告检查的 QAU 声明，结果要报告给总管理者和专题负责人。

(11) QAU 保存的记录和检查这些记录的方法都要记录在案。

(二) 组织机构

GLP 实验室的基本组织结构见图 10-1。

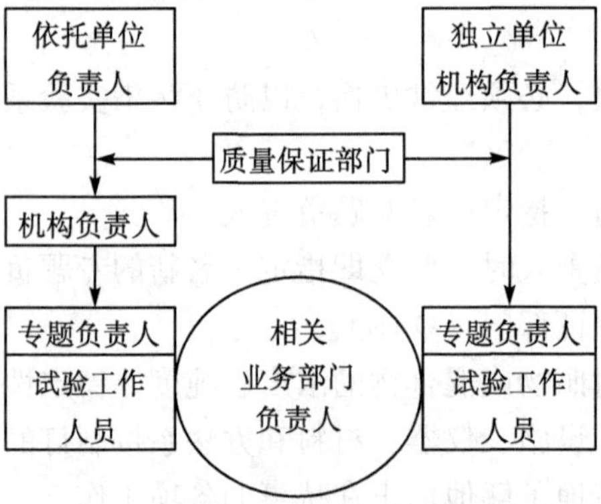

图 10-1 GLP 实验室的基本组织结构

六、GLP 的实验设备和设施

(一) 实验设备

为了保证检测和评价工作的质量，必须配备符合 GLP 要求，适应工作需要的专用仪器和设备。其范围应包括：①一般毒理检测；②药理学检测；③病理组织检查；④遗传毒理检测；⑤化学分析及毒代分析；⑥大型设备。

对实验设备总的要求如下：①配置合理，根据实验方案留有足够的空间，定位合理，以便于操作、检查、清洁和维护；②要适当校对、标准化、检查、清洁和保养；③要制订出规定方法、材料、方案、清洁、维持、检查、校对和标准化的 SOP；④全部检查、维持、校对和标准化操作要记录在案并保存。

应建立符合 GLP 规范的仪器设备管理体系。对仪器设备的购置、验收、安装、调试、管理、检定、使用、维护、维修全过程都有规章制度、有标准、有检查监督、有记录。纳入 GLP 规范管理，并经过法定部门认证和认可。

1. 仪器设备的种类、数量、精度、量程、分辨率、参数应能满足毒性检测和药品安全评价研究工作的需要，并有必要的数据记录和处理仪器，备品、备件、附件和消耗品。

2. 对仪器设备的管理标准，应按国家计量技术规定，《产品质量检验机构计量认证考核规范》中有关仪器设备的评审规定执行。包括：

（1）仪器设备一览表。

（2）检定周期表。

（3）配备率应大于 95%。

（4）量程和分辨率应与提供数据要求相适当。

（5）准确度应符合检测参数允许变化范围。

（6）应按“关于计量认证中仪器设备进行检定的规定”要求进行检定。

（7）每台仪器设备应有明显“备用”、“准用”、“停用”标识。

（8）应有说明书、操作方法。

（9）应建立档案、记录。

（10）计量检定应有可溯源到国家基准的系统图。

（11）计量检定用标准器具、标准物质要经计量部门核准。

3. 实施 GLP 规范的单位应通过计量认证或对仪器设备的认可。

附件：

药物安全性研究机构基本仪器配备表

1. 一般毒理检测仪器设备　血液学检测仪、生化分析仪、电解质分析仪、尿分析仪、电泳仪、酶标仪、眼底检查仪、血液凝固分析仪、动物称量天平、地台秤。

2. 药理学检测仪器设备　生理八导仪、脑电波分析仪、心电图仪、镇痛测定仪、灌流装置、血流计。

3. 化学分析仪器设备　紫外分光光度计、荧光分光光度计、pH 计、气相色谱仪、高效液相色谱仪、红外分光光度计、原子吸收分光光度计、恒温箱、烤箱、酒精炉、电子天平。

4. 病理组织检查仪器设备　透射电子显微镜、扫描电子显微镜、照相显微镜、显微镜+微分干涉、荧光显微镜、体视显微镜、偏光显微镜、相差显微镜、真空干燥机、临界点干燥器、石蜡熔融机、标本加湿器、自动包被机、超薄切片机、染色机、脱水机、转轮节片剂、滑湿冷冻切片机、恒冷切片机、灌流装置、组织匀浆器、血球染色器。

5. 遗传毒理检测仪器设备　倒置显微镜、二氧化碳培养箱、恒温箱、干燥器、体视显微镜、荧光显微镜、超声细胞破碎机、-40℃电冰箱、-80℃电冰箱、超净工作台、离心机、菌落计数器、振荡器。

6. 大型设备　清洗机和相关设备、高压消毒设备、干热灭菌器、空调、去湿设备、净化设备、摄像及计算机终端及网络系统、动物笼具笼架、科教音像设备、实验动物运输车、冷库。

（二）实验设施

为了保证实验研究数据、结果的可靠性和质量。必须根据研究项目和实验目的，建立相应的实验设施。这些设施应该是保持清洁卫生、布局合理、设计达标、配置适当、功能齐全、满足工作需要的。

实验设施的分类：①动物实验；②检测设施；③样品和对照品的处理；④档案及资料；⑤行政管理；⑥废物处理。

对实验设施总的要求如下：

1. 有适当大小的建筑设施，便于研究实施。

2. 应有适当隔离措施，以免任何条件或活动对研究有不良影响。

3. 有足够数量的动物房或其他实验系统区域，以确保：

（1）各种属和实验系统隔离。

（2）单个项目隔离。

（3）动物检疫。

（4）常规或特殊动物房。

4. 与实验系统有关的研究或已知是生物有害的实验和对照物，包括挥发性物质、气雾剂、放射性物质或传染因子都要隔离。

5. 已知或怀疑有病的动物应与其他动物隔离。

6. 设有废物收集和处理设施。

7. 根据需要提供饲料、供应品、污物、垫料、实验仪器的存放区。饲料、供应品、污物、垫料存放区要与实验区隔离，以防止疾病传播和环境污染。

8. 要设有下列隔离区域：

（1）供试品和对照物的接收和储存隔离区域。

（2）供试品和对照物与载体（例如饲料）混合隔离区域。

（3）供试品和对照物与载体混合物的储存隔离区域。

上述各项要与饲养实验区分开储存。

9. 试验操作区要隔离为常规试验和专门试验研究。

10. 提供存放档案空间，未经批准，不得进入档案室存放和检索已存的原始资料和标本。

动物实验设施是实施 GLP 规范的最重要、最关键的设施，包括动物饲养和动物用品供应设施。对设施总的要求是尽量减少对实验研究可靠性有关妨碍和干扰的因素，防止交叉污染和混淆，包括接种、检疫、观察、取样、解剖等全过程。饲养实验动物内、外环境（地点、大小、流向、洁净度、温度、湿度、气压、照明、供排水、饲料、填料、废物等），要求达到实验动物标准和动物实验要求。具体要求可参考下列资料：①国家药品监督管理局“药品非临床研究质量管理规范”（2003 年 9 月 1 日）；②科学实验建筑设计规范（JGJ 91-

93)；③实验动物环境与设施（GB 14925-2001）；④医学实验动物管理实施细则（卫生部1998年）。

七、GLP 对实验材料的管理

实验材料在药品的毒性检测和安全评价中占有重要的地位，是所有试验研究的支持条件，也是数据可靠的保证。在 GLP 规范中主要对供试品、对照品、试剂、动物用品等实验材料提出了明确要求。

（一）供试品和对照品

1. 对供试品和对照品的管理，应做到：

（1）建立、健全专门的管理制度，并能严格的检查执行。

（2）接收、标识、保存、处理、配制、领用及取样分析应制定标准操作规程，并认真实施。

2. 供试品的接收时应充分考虑：

（1）本单位工作的范围和试验评价的能力和水平。

（2）供试品来源有关的背景资料，应有尽可能详细的了解，如生产记录、取材记录等。

（3）供试品的特性、理化性质、稳定性及检定方法如其性状、鉴别、检查、测定的数据及其标准和检测方法等，并在必要时进行复验。

（4）供试品在检测试验中的混合、调制等过程中，其溶解度、均一性、安全性及对主要特性的定性分析、确认与试验量、定量有关的如活性、效价、单位等，又如与水、溶液、食物等混合后的变化等。

（5）妥善的保存条件和检查。

3. 标准品与对照品　管理范围，包括药品标准物质（化学对照品、生物标准品、标准试剂等）。仪器校正基准物质、试验标准菌种、毒性的阳性或阴性对照物、对照供试品等。

（1）来源的认定和记录（如选定提供单位为国家法定的工厂、企业、途径、生产位、批号、使用方法等）。应有专门的管理制度，责成专人管理。

（2）应有质量溯源和质量传递的可靠报告和资料。

（3）具有符合要求的贮藏和保管条件。

（二）试剂、试药和溶液

1. 市售试剂和实验室自行配制的溶液应分别管理。

2. 试剂试药应按标签及等级保管和使用。

3. 实验室配制的溶液，应有品名、浓度、贮存条件、配制时间、有效期等明确标示和记录。

4. 对有害试剂试药和溶液如易燃、易腐蚀、毒药、剧药、参考试剂、致癌阳性对照物等，应有严格的管理，防止对人、对环境的污染及对试验产生影响。

（三）实验动物用品

1. 实验动物用品包括动物笼具、笼架、垫料、给水瓶、饲料盒应保持清洁、卫生，清洁品按等级，与已用过物品分开保管，更换、清扫、洗净、消毒、灭菌、干燥等应有标准操作规程，避免使用对试验者和试验有影响的洗涤剂、杀虫剂等。

2. 饲料、饮水等应有其营养成分、污染物、微生物等必要的分析并记录。要求充分考虑和尽量避免所含杂质对试验的干扰并有其分析结果。

3. 废弃物应有妥善、可靠的处理，如动物尸体、排泄物、垫料等，并有记录和无害化处理的确认。

4. 清洗、消毒、干燥处理过程，可能的残留物等要有验证报告。

八、标准操作规程

SOP 是为了保证安全性试验的质量，使各种操作准确无误，把各种操作过程规范化的文字材料，是 GLP 实验室的重要软件之一。它贯穿在整个安全试验活动当中，从组织管理宏观调控，直到细小具体的试剂配制都由 SOP 规定。一个 GLP 实验室的 SOP 少则数百条，多可达几千条。安全评价涉及多学科、多专业，其 SOP 也必须体现出各自的特点。SOP 是行动指南，文体应简单易懂，条理清楚，一目了然，怎样做就怎样写。每条 SOP 应内容独立，一事一条，同时与其他 SOP 又有内在联系。

SOP 的撰写要求是怎样做就怎样写。SOP 的覆盖面，一般应包括科研管理、实验动物饲养管理、一般毒性试验、遗传毒性试验、生殖毒性试验、特殊毒性试验、临床观察、功能检查、仪器操作、临床检验、病理观察、书写报告、资料保管及后勤保障部门管理等方面。

编制 SOP 是 GLP 软件建设的系统工程，建立一套结合本单位实际、可操作性强的 SOP，是要经过实践、修（增）订、再实践、再修（增）订的过程才能逐渐形成。首先要建立 SOP 编写组，由 GLP 机构负责人亲自领导，下设由有关专题负责人组成 SOP 审定小组和有实践经验的工作人员组成 SOP 制定小组，形成制定、审定、批准三合一的编写程序。首先由各专题负责人根据本专业各个环节提出拟撰写的 SOP 题目，然后由编写小组讨论确定 GLP 实验室的 SOP 分类和标题一览表，避免重复和遗漏，然后按编写人员特长进行分工撰写。编写前先制定几个 SOP 样本，便于统一格式和编写风格，避免自成体系。各专业制定人员按规定的撰写格式进行逐题编写，经本专题小组反复讨论修改作为初稿，由于 SOP 数量大，应及时分批上交审定小组审查。

SOP 的内容应符合药品非临床研究质量管理规定，或国家有关的法令、法规及指导原则，或国际通用的准则及规范。SOP 的制定应是为了使操作者能准确无误地理解和执行其有关的操作，内容应简明准确，通俗易懂。SOP 是对每项实际操作的文字描述，在实际操作中往往某一细小操作影响整体质量，所以 SOP 内容要客观、具体、细致，真正成为操作者的指令。由于 SOP 涉及安全试验研究软件硬件的各个方面，从 SOP 的内容就可以反映出一个单位的科研管理、实验条件、技术水平、业务能力等整个工作概况，所以 SOP 的内容还要具有科学性、真实性、普遍性。但对某些特殊实践活动属于个人专利或单位机密不应列入 SOP 内容。

GLP 对 SOP 的格式虽无统一要求，但各国 GLP 实验室的 SOP 形式都大同小异。每份 SOP 的首页的页头都包括单位全称、“标准操作规程”标头、编号、SOP 题目名称、全文；页脚应列出制定者、审定者、确认者、批准者签名及签署日期。第二页为修改记录页，页头与首页相同，外加记载修改次数，正文包括修改内容、修改理由；页脚标注修改者、审定者、确认者、批准者签名及签署日期，每页 SOP 的页脚处应标记页码及总页数。

编写的 SOP 初稿要由审定小组进行审查，SOP 内容是否切合实际，是否合乎设计要求，对合格者通过定稿，对有问题的 SOP 要提出修改意见后退编写人员。已定稿的 SOP 再经 QAU 负责审查 SOP 形式和内容，给予确认后签名，呈交机构负责人批准发布，经主任同意签名及日期，此日期为 SOP 制定日，再由 QAU 签名和日期后进行发行实施，此日期为 SOP 生效日期。对 SOP 的修改或增补要提出理由，申报 SOP 修改或增补书，并按上述规定的程序重新进行。

实际工作中，SOP 的内容并非一成不变的，随着技术的进步，实验条件的改善，仪器设备的更新，实验方法的改进等诸因素，有的 SOP 已经不能适应新的情况，有必要进行修改或制定新的 SOP。还有些想不到的问题，如某被试物具有特殊性质，为了适应这种临时发生的特殊情况，应必须制定出特定的 SOP 以满足研究者的需要。但这些都不是机构负责人、专题负责人、QAU 任何一个人能决定的，也要遵守一定程序，即首先由实验操作人员把修改（增补）内容和理由形成文字，并在审定人员、QAU 审查认可后由机构负责人批准生效，QAU 发行。新的 SOP 的建立，也不能随意毁掉旧的 SOP，应由建立新 SOP 单位负责人提出取消 SOP 申请单，说明取消理由并注明日期，连同原 SOP 复印件送交 QAU 审核，最后由机构负责人确认签名，在经 QAU 签名后移交资料保管室保管。

实施 SOP 是贯彻执行 GLP 的重要内容，有了书面的实验方法和各种具体操作的 SOP，并不等于就有高质量的实验结果。由于人员素质不同，对各个环节是否准确的执行了 SOP，由 QAU 检查并提出对试验质量的评价，这样才能促使 SOP 的正确实施。SOP 内容稍有脱离实际或超前，则无法准确实施。SOP 数量大、覆盖面广，还应照顾全局、互相配合、互相制约，形成一个合理的 SOP 工作网，才能保证 SOP 的顺利实施。

每个 GLP 实验室至少制定如下方面的 SOP：

1. 供试品和对照品的接收、标识、保存、处理、配制、领用及取样分析。
2. 动物房和实验室的准备及环境因素的调控。
3. 实验设施和仪器设备的维护、保养、校正、使用和管理。
4. 计算机系统的操作和管理。
5. 实验动物的运输、检疫、编号及饲养管理。
6. 实验动物的观察记录及实验操作。
7. 各种实验样品的采集、各种指标的检查和测定等操作技术。
8. 濒死或已死亡动物的检查处理。
9. 动物的尸检以及组织病理学检查。
10. 实验标本的采集、编号和检验。
11. 各种实验数据的处理。
12. 工作人员的健康检查制度。
13. 工作人员的培训制度。
14. 质量保证部门的工作规程。

15. SOP 的制订、修订和管理。

16. 非临床研究机构认为需要制定 SOP 的其他工作。

九、实验方案与总结报告

（一）实验方案

每项研究要撰写一个经批准的方案，表明这项研究实施的目的和所有方法，它一般包括下述内容：

1. 题目

2. 委托单位名称和地址

名　称：

地　址：

邮　编：

联系人：

电　话：

传　真：

E-mail：

3. 安全性研究机构名称和地址

名　称：

地　址：

邮　编：

联系人：

电　话：

传　真：

E-mail：

4. 人员

专题负责人：

临床兽医：

眼科人员：

实验操作人员：

血液生化检验人员：

临床病理人员：

质量保证人员：

5. 研究日期

研究起始日期：

研究完成日期：

6. 签名

专题负责人：　　　日期：　　　　年　　月　　日

QAU 负责人：　　　日期：　　　　年　　月　　日

机构负责人：　　日期：　　年　月　日
委托人：　　日期：　　年　月　日

7. QAU 对试验方案审查结果

实验方案题目：
课题号：
供试品号：
课题负责人：
审核人：
QAU 接收实验方案日期：
QAU 审核日期：
QAU 送还实验方案日期：
有无不符合 GLP 之处：
实验方案是否签字：
实验方案的“QAU 样本副本”是否返还 QAU：
实验方案是否存在问题：
对有关问题（如果有）的说明：
专题负责人：（签字）　　年　月　日

8. 目录表

9. 管理条件

10. 实验目的

11. 材料与方法

供试品与对照品

供试品名称、代号、缩写：
批号：
含量或纯度：

理化性质：
供试品稳定性和保管：
温度：
湿度：
光线：
保存条件：
登记程序：
溶剂：
配制方法：

研究系统

种：
系：

性别和数量：
动物年龄：
动物体重：
动物来源：
动物合格证号：
研究系统选择说明：
研究系统标记程序：
饲养条件：
检疫过程：
饲料：
饮用水：

实验设计

试验设计的依据
委托单位提供的急性毒性资料：
委托单位提供的药效学资料：
委托单位提供的临床试用方案：
拟用剂量：
疗程：
途径：
预实验结果：
实验分组：
供试品给予途径和次数：
给药途径：
给药时间：
给药期限：
给予供试品的途径说明：
供试品及对照品的配制：
供试品的给予：
观察、检验、分析和测量的指标与次数：
主要检测仪器：
观测的指标和时间：
恢复性观察：
统计分析：

12. 记录保存
13. 资料归档时间和地点

保存单位：
地　址：

邮　编：

保管人：

电　话：

归档时间：

保存时间：

14. 参考文献

实验方案（设计）的格式和内容可根据具体实验的特点做适当更改。实验方案（设计）完成后，报送 QAU 主任、机构负责人审查签字并签署日期，最后由课题负责人签字并签署日期，组织实施。

（二）总结报告

总结报告由课题负责人撰写。总结报告初稿完成后，交机构负责人审查批准，QAU 主任确认，委托单位负责人审定（必要时）后定稿。若需对总结报告进一步修改，必须履行相应操作程序。总结报告一般包括的内容如下：

1. 题目

2. 委托单位名称和地址

名　称：

地　址：

邮　编：

联系人：

电　话：

传　真：

E-mail：

3. 安全性研究机构

名　称：

地　址：

联系人：

邮　编：

电　话：

传　真：

E-mail：

4. 人员

专题负责人：

临床兽医：

眼科人员：

实验操作人员：

血液生化检验人员：

临床病理人员：

质量保证人员：

5. 研究日期

研究起始日期：

研究完成日期：

6. 签名

专题负责人：　　　日期：　　　年　　月　　日

QAU 负责人：　　　日期：　　　年　　月　　日

机构负责人：　　　日期：　　　年　　月　　日

委托人：　　　日期：　　　年　　月　　日

7. QAU 陈述

8. 目录表

9. 摘要

10. 前言

11. 材料与方法

供试品与对照品

供试品名称、代号、缩写：

批号：

含量或纯度：

理化性质：

供试品稳定性和保管：

温度：

湿度：

光线：

保存条件：

登记程序：

溶剂：

配制方法：

研究系统

种：

系：

性别和数量：

动物年龄：

动物体重：

动物来源：

动物合格证号：

研究系统选择说明：

研究系统标记程序：

饲养条件：
检疫过程：
饲料：
饮用水：

实验设计

试验设计的依据
委托单位提供的急性毒性资料：
委托单位提供的药效学资料：
委托单位提供的临床试用方案：
拟用剂量：
疗程：
途径：
预实验结果：
实验分组：
供试品给予途径和次数：
给药途径：
给药体积：
给药时间：
给药期限：
给予供试品的途径说明：
供试品及对照品的配制：
供试品的给予：
观察、检验、分析和测量的指标与次数：
主要检测仪器：
观测的指标和时间：
恢复性观察：
统计分析：

12. 结果与讨论

动物饲养管理情况：
一般生理指标观察：
笼旁观察：
体重：
食物消耗量：
体温：
血压：
心电：
血液学和血液生化指标检查：

血液学指标变化：

血浆生化指标变化：

病理组织学检查：

肉眼检查：

脏器重量和系数：

显微镜检查：

病理结果评价：

眼科检查：

13. 结论

14. 记录保存

15. 资料归档时间和地点

保存单位：

地　址：

邮　编：

保管人：

电　话：

归档时间：

保存时间：

16. 参考文献

总结报告的格式和内容可根据实验结果的特点做适当更改。

十、GLP 的研究进展

（一）GLP 不断普及

近年来国家有关部门加大对 GLP 宣传力度，经常组织对管理干部和技术人员培训，在各地办学习班等培训，使 GLP 的内容不断普及。

（二）GLP 范围渐趋扩大

1. 药代动力学　已纳入 GLP 管理。

2. 安全性药理　日本于 2003 年 7 月 1 日实施，我国目前已将安全性药理纳入 GLP 管理。

3. 替代性实验　所谓“替代法”（alternatives），狭义的概念是指那些能取代（replace）现行的整体动物试验的方法；广义上的替代，还包含那些能减少（reduce）动物用量或优化（refine）原有试验技术，减少动物痉的试验方法，即所谓“三 R”。替代法是 20 世纪 70 年代开始逐渐发展起来的。由于生物学科的发展，有关细胞培养、组织培养、器官灌流等的技术和理论不断提高，对重要的微量生物活性物质的检测手段日益精细准确，数学和计算机技术渗入到生物学科领域，这些都为替代法的研究提供了必要的科学基础。“三 R”的研究是毒理学比较活跃的探索领域。曾多次召开过各种规模的专题讨论会，出版了一些综述和专著，创办了专门的体外毒理学杂志（Toxicology In Vitro），并成立了一些专门研究替代法的组织。其中具有代表性的是 1881 年底成立的约翰霍普金斯大学动物试验替代法中心（the

John Hopkins Center for Alternatives to Animal Testing），设有专门的研究基金，建立了专门的协作网，不仅制订了研究规划，而且还组织科研信息的交流，每年召开一次学术讨论会。1991 年由美国 FDA（Food and Drug Administration）、EPA（Environmental Protection Agency）及 CPSC（Consumer Product Safety Commission）联合成立了一个叫 IRAG（Interagency Regulatory Alternatives Group）的组织，其主要目的是为替代法的研究提供一个研讨的论坛。交流研究的信息，评价研究的结果和促进替代法的国际协调。

（三）GLP 规范不断完善

美国几乎每年都对 GLP 规范进行一定程度的修订。日本每年都召开 GLP 适合性调查的解说会，会议的内容每年都以《医药品 GLP 指南》的形式发表。

中国 2007 年重新颁布我国的 GLP 规范，使我国的 GLP 不断完善，与国际接轨。

（四）GLP 统一大势所趋

1. 实行多种 GLP 制度的国家，国内 GLP 的统一化。美国 FDA、EPA 和 TSCA。日本的厚生省、农林水产省、厚生省+通产省、劳动省原来均有其管辖领域的 GLP，造成一个国家有几个 GLP 的情况，目前这些国家的 GLP 有逐步统一的趋势。

2. 单一 GLP 制度的国家间，GLP 规范国际化。英国、瑞士、德国等国家，本国的 GLP 规范逐步与其他国家接轨，出现国际上 GLP 逐步统一的趋势。

3. 不同国家及组织间的 GLP 双边互认或多边认可，逐年增加。

4. 中国欲借鉴美日模式，由国内单一的 GLP 向多元的 GLP 方向发展，但最后仍将形成一个统一的 GLP。

（五）“G-P”家庭成员不断增多

GAP、GLP、GCP、GMP、GSP 等 G 系列家族的出现，体现了人们对各项研究质量的重视。就连优良验证质量管理规范（good validation practice，GVP）这一在 20 世纪 80 年代初建立，用于 GMP 的管理规范，目前各国都考虑将其逐步引入 GLP，以保证实验质量，协调统一各国试验符合药事法规要求。

（六）GLP 中需要验证的项目逐步增多

包括人员验证（资格验证，考试制度等）；实验实施条例验证（动物饲养等硬件条件的验证等）；实验动物饲管人员的资格认证；试验方法验证（体内、体外、动物数、样本、给药途径等）；分析法的论证（仪器的精度、感度、检出界限、特异性、范围、直线性）；仪器的验证（校准、校正等）；软件及仪器内藏软件的验证（开发时、安装时及运转时的计划及实施报告书）；计算机系统的验证（系统设计、程序设计、系统实验、运转实验等）。

（七）CTD 和 e-CTD

国际通用申报资料（Common Technical Document，CTD）和电子国际通用申报资料（e-common technical document，e-CTD）引入 GLP，美国、欧洲、日本 2003 年 7 月 1 日开始实施。

（八）QC

质量管理（quality control，QC）引入 GLP，QC 在 ISO 和 GMP 中已广泛应用，在 GLP 中，QC 和 QA 共同完成保证质量任务。

（九）GLP 实验室认证将全面展开

2002 年国家药品监督管理局在国内北京、上海、南京和沈阳挑选了四个认证试点单位。GLP 认证办法将出台，新建 GLP 实验室与日俱增，与时共进。

（十）信息化技术在 GLP 中的应用受普遍重视

国外早在 20 世纪 80 年代就提出 GCLP（good computer laboratory practice）的概念，目前已发展到接受电子化报批资料。2002 年我国十五重大专项支持的 GLP 三大技术出台，也包含了信息化技术在 GLP 中应用的内容。从事 IT 技术的企业，也纷纷专业化编制 GLP 软件。国内 GLP 实验室在自编软件的同时，积极采购设备，建设网络。

（十一）GLP 从业人员逐步增多，人员结构渐趋合理

国际上，非 GLP 实验室没有资格从事新药安全性评价研究，其资料美国 FDA 概不受理。国际 GLP 的实施中，已发展到国家与国家之间相互鉴定实验资料认可协议。

人用药品注册技术规范国际协调会议（ICH）的召开，逐步实现了新药安全性评价研究技术与方法的标准化、规范化。统一世界各国实验内容和要求；建立新的评价方法；确定修改试验方法；减少试验次数和试验动物的使用数量；提高试验的质量和研究者的素质，已成为新药安全性评价发展的主要方向。

（王爱平）

参 考 文 献

[1] 江泉观. 基础毒理学. 北京：化学工业出版社，1991：1-120.

[2] 中华人民共和国卫生部药政局. 新药（西药）临床前研究指导原则汇编（毒理学）. 北京，1993：199-235.

[3] 陈奇主编. 中药药理研究方法学. 北京：人民卫生出版社，1993：114-154.

[4] 中华人民共和国卫生部. 中国生物制品规程（一部）. 北京：人民卫生出版社，1990：1-260.

[5] 李仪奎. 中药药理实验方法学. 上海：科学技术出版社，1991：1-108.

[6] 袁伯俊. 光毒反应及其检测模型. 国外医学药学分册，1988，(1)：26-28.

[7] 袁伯俊，王治乔. 新药临床前安全性评价与实践. 北京：军事医学科学出版社，1997：1-236.

[8] 化学药品和治疗用生物制品研究指导原则（试行）. 北京：中国医药科技出版社，2002：42-50.

[9] 袁伯俊. 新药评价基础与实践. 北京：人民军医出版社，1998：1-148.

[10] 国家环境保护总局《化学品测试方法》编委会. 化学药品测试方法. 北京：中国环境科学出版社，2004：451-726.

[11] 张均田. 现代药理实验方法（下册）. 北京：北京医科大学中国协和医科大学联合出版社. 1998：1810-1979.

[12] 郝和平. 医疗器械生物学评价标准实施指南. 北京：中国标准出版社，2000：1-136.

[13] 张桥. 卫生毒理学基础，第 3 版. 北京：人民卫生出版社，2000：77-187.

[14] 医疗器械生物学评价（GB/T 16886. 3-2008）第 3 部分：遗传毒性、致癌性和生殖性试验：1-12.

[15] OECD. Guidelines for testing of chemicals. 1993，Section 4.

[16] 卫生部药政管理局. 生物材料和医疗器械生物学评价技术要求. 1997：35-37.

[17] 国家环境保护局. 化学品测试准则. 北京：化学工业出版社，1990：442-635.

[18] 张铣，刘毓谷. 毒理学. 北京：北京医科大学中国协和医科大学联合出版社，北京，1997：267-372.
[19] WHO. Guide to Short term Tests for Detecting Mutagenic and Carcinogenic Chemicals. Environmental Health Griteria 41, Geneva, 1985：1-21.
[20] Page N. Chronic Toxicity and Carcinogenicity Guidelines. J Env Path and Toxicol. 1977，(1)：161-182.
[21] 付立杰，阎云，张红恩. 畸胎学. 上海：上海科技教育出版社，1996：270-285.
[22] 周立国. 药物毒理学. 武汉：湖北科学技术出版社，2001：1-186.
[23] 顾祖维. 现代毒理学概论. 北京：化学工业出版社，2005：254-357.
[24] 蒋学华. 药物评价方法概论，成都：四川大学出版社，2005：183-251.
[25] 刘耕陶. 当代药理学. 第2版. 北京：中国协和医科大学出版社，2008：1010-1038.
[26] 彭双清，郝卫东，伍一军. 毒理学替代法. 北京：军事医学科学出版社，2009：1-440.

第十一章　药剂学与新药研究

药品最终都是以制剂的形式用于人体，制剂研究是新药开发和药品生产的关键环节和重要技术之一，也是实现医药现代化的主要内涵。近年来随着我国新药事业的迅猛发展，药剂学在新药研究中的重要作用越来越受到人们广泛的关注。药剂学是以数学、化学、生物化学、物理化学、分析化学、高分子材料化学、药代动力学、生理学、药理学和制药工程等多门学科的理论为基础的综合性技术科学，其研究宗旨是制备安全、有效、稳定和使用方便的药物制剂，内容涉及处方前研究，给药途径的合理设计和剂型选择，处方和制备工艺的科学优化，全面的质量控制研究，系统的稳定性考察，切实可行的质量标准的制定。

随着对疾病发病机制的深入认识和各种相关学科的快速发展，药剂学研究已由过去简单的剂型进入药物传输系统（drug delivery system，DDS）时代。DDS 利用新型高分子材料和高科技现代制剂技术，将药物整合到受控的传输系统中形成特定的释药载体，可改善药物的溶解度、稳定性或渗透性能，突破药物理化性质的缺陷对剂型设计和制剂研究的影响，还可改变药物的吸收、分布、代谢等体内释药行为，提高治疗效果和用药顺应性、降低不良反应。

第一节　处方前研究

处方前研究（preformulation studies）是指在剂型和处方设计前，通过文献检索或实验研究，获取关于药物的理化性质和药代动力学特征的相关信息，了解药物的药理药效特点和临床治疗需要，为给药途径设计和剂型选择提供依据，为后期的处方和制备工艺优化提供指导。处方前理化性质信息包括化学结构特点、熔点、晶型、溶解度、溶出速率、油水分配系数、解离性、稳定性等，生物学信息包括吸收、分布、代谢及消除等药代动力学特征，药物的作用机制和适应证特点。

一、处方前理化性质

药物的理化性质是制剂设计的基本要素之一，某些理化性质在一定程度上会限制给药途径和剂型的选择，如药物的溶解度、解离常数和稳定性，因此，在进行制剂处方设计前应对理化性质参数进行考察，分析理化性质对给药途径及剂型设计的影响，提出相应的解决思路和方案。

1. 溶解度（solubility）和溶出速率（dissolution rate）　溶解度是药物的最基本性质之一，无论通过何种给药途径，都必须具有一定的水溶性，药物只有处于溶解状态才有可能被吸收。

如果药物在水中溶解度小于 1%（10mg/ml），且溶出速率小于 0.1mg/（cm^2·min），则口服给药后的吸收在很大程度上会受溶出速率的限制。该类药物若需设计成口服制剂，后续的制剂研究中，应考虑在处方中加入速崩剂或亲水性辅料，以加快制剂的崩解或改善药物的可润湿性；或将药物进行微粉化处理，减小粒径、增大体表面积；还可采用新技术方法制备固体分散体、包合物或微乳等释药载体，改变药物的物相分布或晶型状态，提高药物溶解度和溶出速率。

水难溶性药物不易制成溶液剂，尤其是注射给药制剂。如果临床治疗需要将难溶性药物制成注射剂，则需考虑提高药物溶解度，同时需关注其安全性。传统的增溶方法是加入表面活性剂或有机溶剂，如难溶性抗癌药物紫杉醇（taxol），市售注射液处方中使用聚氧乙烯蓖麻油和乙醇（1∶1，V/V）的混合溶剂进行增溶，大量表面活性剂的存在，易引发严重的变态反应，临床治疗时需提前 3 天给予抗组胺药物及激素进行脱敏处理；葛根素注射给药具有良好的改善脑部微循环的作用，但水溶性差，注射液中加入了 40% 的丙二醇作为增溶剂，遇到低温环境会导致药物析出，存在安全性隐患；细辛脑用于慢阻肺急性发作的治疗，由于亲脂性强，不溶于水，口服吸收差，市售注射液中使用吐温 80 和乙醇增溶，其中吐温 80 的用量高达药物的 10 倍，被药监局列为高风险品种。聚氧乙烯蓖麻油、吐温 80 等表面活性剂及有机溶剂的存在，增加了临床用药的风险。与传统的增溶方法相比，脂质体、胶束、亚微乳、纳米粒等新型微粒载体不仅可提高药物溶解度，还可改善药物稳定性和体内释药行为，对难溶性药物液体给药制剂尤其是注射剂的发展具有重要学术价值和良好的应用前景。

2. 解离常数（pK_a）　大多数药物是有机的弱酸或弱碱，pK_a 值是表示药物酸碱性的重要指标，实际上是指碱的共轭酸的 pK_a 值，pK_a 值越大，碱性越强。药物酸碱度按 pK_a 值可分为四级，$pK_a<2$ 为强酸、极弱碱，pK_a 在 2～7 为中强酸、弱碱，pK_a 在 7～12 为弱酸、中强碱，$pK_a>12$ 为极弱酸、强碱。解离常数对药物的溶解性和吸收性有着重要的影响，在不同的 pH 介质中药物的溶解度和溶解后存在的形式有所不同，解离型药物不能很好通过生物膜被吸收，而非解离型药物往往可有效通过类脂性的生物膜。

药物在体内的吸收、分布、代谢和疗效以及对皮肤、黏膜、肌肉的刺激性都与药物的酸、碱性有关，处方前解离常数的测定，对后续的处方的合理设计具有极为重要的意义。

3. 稳定性（stability）　药物的稳定性与其化学结构有关，药物降解后不仅活性成分含量减少、疗效降低，甚至还会产生未知的毒性杂质，影响安全性。对新药的理化稳定性及影响稳定性的因素进行测定，一方面为包装材料和贮存条件的选择提供依据，另一方面为处方和制备工艺优化提供理论指导。

如注射剂处方研究，应考察热、光、氧、水分、pH 及添加剂对药物稳定性的影响，以便选择最合适的 pH，决定是否需要在处方中添加抗氧剂，是否需要避光或低温贮存，是否需做成冻干粉或无菌粉。

口服制剂研究，应考察热、光、氧、水分、pH、酶及辅料等对药物稳定性的影响。如胰岛素易受胃酸及胃肠道生物酶破坏失活，不宜口服给药；奥美拉唑在胃酸中快速降解，需制成肠溶制剂。

4. 分配系数（partition coefficient，P）　药物药效的产生首先要求药物分子通过生物膜，生物膜相当于类脂屏障，这种屏障作用与被转运分子的亲脂性有关。油水分配系数代表药物分配在油相和水相中的比例，是分子亲脂特性的度量，可用下式表示：

$$P=\frac{\text{在油相中药物的质量浓度}}{\text{在水相中药物的质量浓度}}$$

测定油/水分配系数时，有很多有机溶剂可用，其中使用最多的为正辛醇。通过分配系数测定，不仅对预测药物体内吸收有重要意义，同时还可为生物样品提取方法的建立、HPLC 色谱柱或 TLC 展开剂的选择提供指导。

5. 熔点和多晶型　药物存在一种以上的晶型，称为多晶型。多晶型药物的化学成分相同，但晶型结构不同，熔点、溶解度、溶出速率等理化性质也有所不同。通常，多晶型药物中，只有一种晶型是稳定的，其他的晶型都不太稳定，称为亚稳型或不稳定型。与稳定的晶型相比，亚稳型或不稳定型（如无定形）是药物存在的一种高能状态，熔点更低、溶解度更大、生物吸收更好，但在贮存过程中易受外界温度、湿度或机械外力的影响而发生转晶，一旦形成稳定的晶型，生物吸收将受到影响。处方设计前充分了解药物是否存在多晶型以及不同晶型的熔点、溶解度和稳定性等情况，对难溶性药口服制剂的处方和制备工艺优化非常重要。

6. 其他　除上述理化性质外，有时还需对其他性质进行考察，如药物的密度、流动性、润湿性和吸湿性等。

二、处方前生物学性质

通过处方前研究，认识和了解药物在体内的吸收、分布、代谢和消除等特征及药物的作用机制，为选择合理的给药途径与剂型及制备安全，有效的制剂提供充分的理论依据。

1. 药理药效　不同的适应证，或不同的作用机制，临床治疗时对给药途径和剂型有不同的要求。长期服药应选择口服等方便的服用方式；而用于急救的药物，则宜选择推注或静脉滴注等给药方式；用于心律失常抢救的药物（如硝酸甘油），黏膜速效给药方式可获得最佳治疗效果；溶液剂、泡腾片、分散片或速溶片等剂型更适合老人及儿童等特殊人群服用。

2. 药代动力学　药物的吸收、分布、代谢或消除参数，直接影响给药途径和剂型的设计。如硝酸甘油易被肝脏代谢失活，因存在严重肝脏首过效应而导致生物利用度低，不宜制成口服给药制剂，采用经皮或黏膜给药可提高生物有效性；蛋白多肽类药物因分子量大，亲脂性差，难以透过胃肠黏膜，可采用注射给药方式；难溶性药物因溶解度差而影响生物吸收，则需考虑增溶方法和促吸收载体，改善理化性质，提高口服生物利用度。

第二节　申请新药需上报的制剂研究项目

一、处方及制备工艺研究

（一）给药途径及剂型的设计

药物制剂的设计要满足临床治疗对安全性、有效性、稳定性和顺应性的要求。疾病有轻重缓急，有的要求全身给药，有的要求局部用药，有的要求快速吸收，而有的要求缓慢平稳吸收。制剂研究需针对疾病的种类及特点，选择合适的给药途径和适宜的剂型，才能更好地发挥疗效，减少药物毒副作用，方便使用。

1. 给药途径选择　给药途径包括口服、注射、经皮、黏膜、腔道或其他给药方式。不同的给药途径所发挥的效果往往是不同的，疾病的种类、特点及临床治疗需求是给药途径选择的主要依据，此外还要兼顾药物的理化性质和药代动力学性质。

口服是人们最易接受的给药方式，安全性高，适合于各种类型的疾病和人群，尤其是慢性病的长期治疗。口服途径要求药物应无严重的肝脏首过效应，无明显胃肠刺激，在胃肠道内药物稳定且吸收良好。能够通过口服给药发挥治疗效果的药物，应首选口服给药途径。

注射给药有皮下、肌内、血管内注射等不同的方式。注射给药通常起效快，可迅速发挥疗效，适用于急救和急重症治疗或无法采用其他方式给药的患者。

经皮给药可起局部或全身治疗作用，能够避免肝脏首过效应，延缓释药时间，平稳血药浓度，方便患者治疗。对于治疗指数小、不良反应的发生与血药浓度密切相关的药物或需长期维持有效血药浓度的药物（如镇痛药），可考虑制成经皮给药制剂。

经眼、鼻、耳、口腔、直肠等黏膜方式给药，可起局部或全身治疗作用。其中眼、耳用药主要为局部起效。

2. 剂型选择　同一给药途径，可以采用不同的剂型。如口服制剂可以是片剂、胶囊、分散片或缓控释制剂等固体制剂，还可是口服液等液体制剂；注射给药有溶液剂、混悬剂、乳剂或冻干粉针（或无菌粉）；经皮给药有凝胶剂、透皮贴、巴布剂等；黏膜给药有膜剂、喷雾剂、凝胶剂等。在确定给药途径后，剂型的选择主要依据药物的理化性质，同时兼顾药物的药代动力学性质。

对于口服给药剂型的选择，如药物治疗指数小、不良反应的发生与血药浓度密切相关，则宜考虑设计成口服缓控释制剂，避免或减小普通制剂的“波谷”现象，平稳血药浓度，提高治疗效果和用药安全性。对于老人及儿童等特殊人群，则考虑选择溶液剂、泡腾片、分散片或速溶片等顺应性更好的剂型。

对于注射给药剂型的选择，如果药物在液态下不稳定（如头孢类），可考虑制成冻干粉或无菌粉末；如果药物溶解性差或刺激性大，则可考虑制成混悬剂或乳剂；对于蛋白多肽类药物，因半衰期短、治疗周期长，可考虑制成长效注射剂，延长作用时间，减少给药次数，提高用药顺应性。

对于经皮给药制剂，如果剂量小且经皮吸收性能较好，则可考虑制成透皮贴片，如果有效剂量较大，则可考虑制成凝胶剂或巴布剂，增大给药面积。

眼、鼻、耳、口腔、直肠等黏膜给药制剂，一般剂量和容量都不能太大，且需重点关注局部刺激性。

（二）处方及制备工艺优化

根据不同的剂型特点，选择合适的考察指标，对处方组成和制备工艺参数进行系统优化。

1. 指标及因素　考察指标及优化因素均与所设计的剂型有关。如口服普通口服片或胶囊，通常以溶出速率及溶出度为体外考察指标，对稀释剂、崩解剂、黏合剂等辅料组成和制备工艺进行筛选和优化；而缓控释制剂则以释放度为考察指标，对缓释材料、用量等因素进行优化；口崩片则以速崩时间为指标，对制备工艺和速崩剂进行筛选。

2. 优化方案　采用析因设计、星点设计、正交设计、均匀设计等实验方案，对多种因素和水平进行全面系统优化，建立效应与因素之间的数学关系式，优选最佳工艺。

3. 结果验证　对优化后的处方及制备工艺，需要通过不同规模的中试放大，验证优化结果的科学性、可行性和质量可控性。

二、制剂的质量控制研究

药物制剂的质量控制所考察的指标应能反映制剂的整体质量水平，所采用的检测方法应经过系统的方法学考察，辅料对测定应无干扰。

制剂质量控制指标包括性状、鉴别、检查和含量测定等内容。其中检查项目的设定与所考察的剂型有关，不同的剂型，检查的项目是不同的，如口服固体制剂，溶出度或释放度是主要检查指标；注射剂检查内容则包括溶液澄清度、pH、有关物质、无菌、热原及配伍等内容进行控制；经皮制剂需对透皮速率、释放度及胶黏特性进行考察。在含量测定中，应重点关注方法专属性和辅料对测定结果的影响。

三、稳定性考察

选择关键的质量考察指标，对不同条件放置的样品进行稳定性考察。稳定性考察条件包括影响因素试验（高温、高湿、光照）、加速试验和室温长期留样。其中影响因素试验的样品应去除外包装，其结果将为包装材料及贮存条件的选择提供依据，而加速试验和室温长期留样的样品应等同或模拟上市包装，考察结果是产品有效期预测和制定的依据。

四、质量标准制定

以质量研究和稳定性考察结果为依据，结合中试放大和产业化可行性，在确保安全性的前提下，制定切实可行的质量标准。

第三节　药物制剂的新技术和新剂型

早期的药物制剂研究大多为片剂、胶囊、注射剂等简单剂型，随着对疾病发病机制的深入认识，特别在近几年大量生物工程及基因工程药物的出现，原有的普通剂型已不能满足临床治疗的需要。20 世纪 90 年代，随着分子生物学、分子药理学、细胞药物化学、药物分子传递学、系统工程学科的发展和渗入，各种药物传输技术不断涌现，使药剂学研究由简单的剂型进入药物传输系统（drug delivery system，DDS）时代。

一、药剂学新技术方法简介

目前在制剂中应用较成熟的新技术方法主要包括固体分散技术、包合技术、新型乳剂、微囊与微球、纳米粒、脂质体以及固体脂质纳米粒等。

1. 口服促吸收载体技术　固体分散体（solid dispersion）、包合物（inclusion compound）、微乳（又称纳米乳，microemulsion）等常用于口服制剂研究中，具有改善药物稳定性、溶解度和黏膜渗透性，促进口服吸收和提高生物利用度的作用，此外，还可掩盖药物的不良气味、使液体药物粉末化。

如抗焦虑创新药物 AF-5，其理化性质为油状液体或半固体，亲水性差，不利于制成固体口服制剂，且室温存放 3 个月含量由 99%下降至 89%。以 PVP 为载体材料，将其制成 AF-5/PVP 固体分散体后，不仅实现了液体药物的粉末化、使溶出速率明显提高（图 11-1 所示），还避免了药物降解，加速试验 3 个月和室温贮存 24 个月的质量稳定。

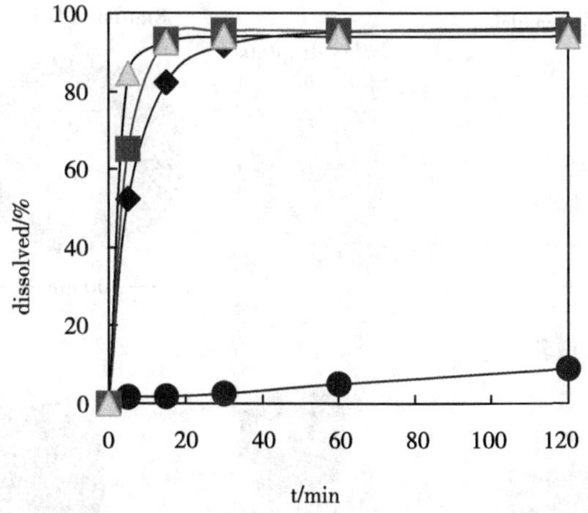

图 11-1　以 0.5%SDS 为溶剂的溶出曲线图
●-● AF-5；◆-◆ AF-5：PVP = 1：5；■-■ AF-5：PVP = 1：10；▲-▲ AF-5：PVP = 1：15

又如抗肝炎创新药物双环醇，制成 PVP 固体分散剂后，小鼠体内吸收明显增加，见图 11-2 所示。

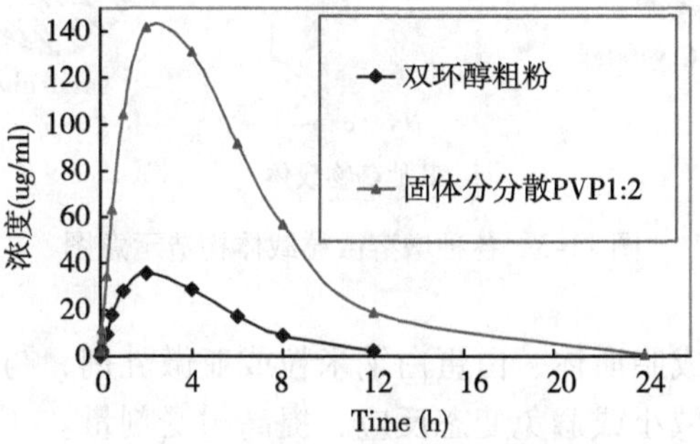

图 11-2　双环醇小鼠药时曲线

2. 难溶性药物微粒增溶及靶向释药载体技术　药物与高分子材料通过嵌合、包裹、包封、高度分散或分子间相互作用，形成不同形态和构造的微粒，能改善药物的理化性质及生物学性质，具有增加药物溶解度、改变药物的组织分布与药代动力学特征、提高药物生物利用度、降低药物刺激性和延缓药物释放、增强靶向性与皮肤渗透性等作用。目前研究较多是粒径在 1000nm 以下的载体，如微乳（microemulsion）、亚微乳（submicroemulsion）、脂质体（liposomes）、囊泡（vesicles）、嵌段共聚物胶束（block copolymer micelles）、纳米粒（nanocapsules or nanospheres）、微晶（liquid crystals）等。药物在这种微粒载体中形成胶体溶液或均匀分散体系，能满足静脉给药的要求，并且给药后易聚集于炎症组织，或被动靶向于淋巴系统和富含 RES 的器官如肝、脾、肺以及肿瘤组织，具有物理靶向分布特征，对提高抗肿瘤药物的治疗效果、降低全身毒性非常有利。

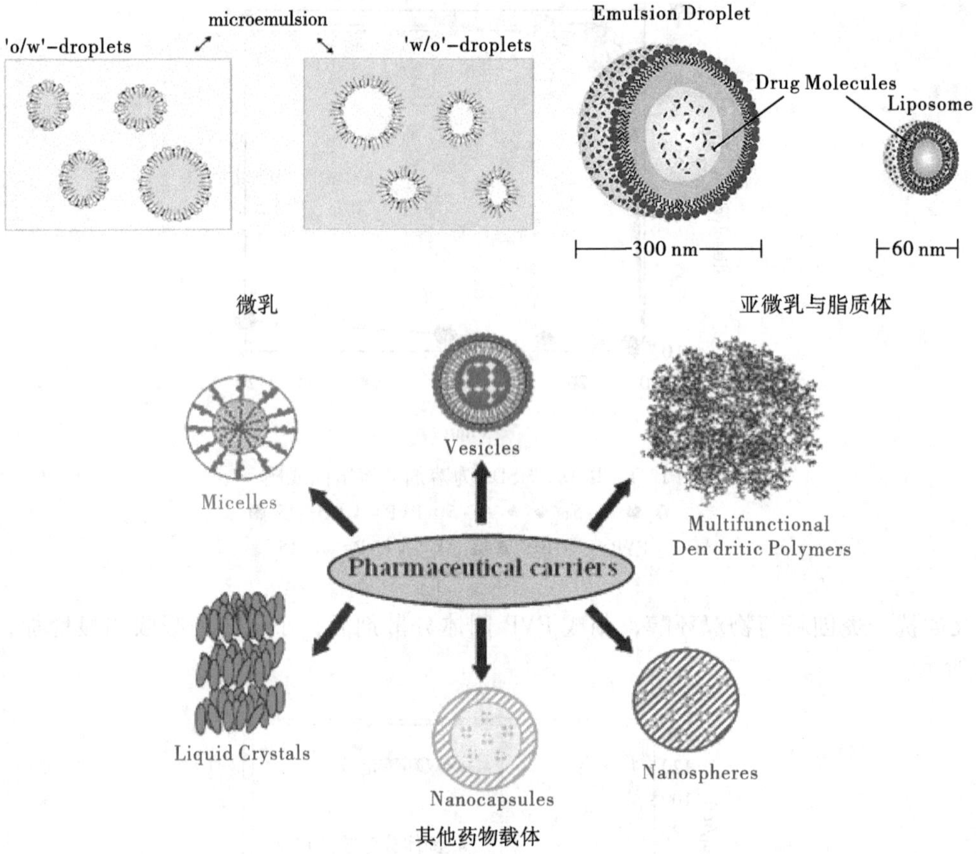

图 11-3　各种增溶微粒载体构造示意图

抗癌药物紫杉醇，制成脂质体、白蛋白纳米粒或亚微乳剂，与市售聚氧乙烯蓖麻油增溶的普通注射剂相比，均可减小或避免变态反应、提高耐受剂量。

3. 微囊和微球技术　利用天然或合成的高分子材料作为囊膜壁壳，将固态药物或液态药物包裹而形成的药库型微型胶囊，称为微囊（microcapsules）；使药物溶解或分散在高分子材料中，形成骨架型微小球状实体，称为微球（microspheres）。微囊和微球制备的目的是掩盖药物的不良气味，提高药物稳定性，防止药物在胃内失活，减小胃黏膜刺激，延缓药物释放时间等。微囊和微球的粒径属微米级，可用于口服、黏膜、皮下或肌内注射、栓塞给药等。

二、新剂型发展

1. 缓释、控释制剂　缓控释制剂系指用药后能在较长时间内持续释放药物以达到长效作用的制剂。对于半衰期短、治疗周期长、需频繁给药的药物，可减少服药次数，提高顺应

图 11-4　微球和微囊构造示意图

性；对于治疗指数小、毒副作用与血药浓度密切相关的药物，可平稳血药浓度，避免峰谷现象，减小毒副作用，提高治疗效果。

如降压药硝苯地平，普通片一日 3 次口服，明显的血药浓度波动，既不利于血压的平稳控制，又易引起严重的胃肠道刺激。采用渗透泵控释技术制剂双层渗透泵片，24 小时服药 1 次，释药速率平稳，既避免了峰谷现象引起的不良反应，又能获得平稳的降压效果。

2. 口服定时和定位释药系统　人体的许多生理功能和生理和生化指标如体温、心率、血压、胃酸分泌、某些激素分泌等呈现生物节律变化，其中最常见的是昼夜节律的变化。与生理节律相关的疾病包括心绞痛（早晨发病，死亡）、高血压（原发性晚间下降，继发性晚间升高）、哮喘（夜间发作）等。口服定时释药系统（oral chronopharmacologic drug delivery system）就是根据人体的生物节律变化特点，按照生理和治疗的需要而定时定量释药的一种新型给药系统。

如维拉帕米脉冲制剂，临睡前服药，药物在若干小时后开始释放（时滞），可用于预防心血管疾病的夜间发作。

3. 靶向给药系统　靶向给药系统（targeting drug system，TDS）又称靶向制剂，是指载体将药物通过局部给药或全身血液循环而选择性地浓集定位于特定生理部位、器官、组织或细胞，并在该靶部位发挥药物治疗作用的给药系统。靶向制剂可以增强药物在靶部位的治疗效果并减少其在非靶部位的毒副作用，提高药物的治疗指数。根据方法的不同，分为被动靶向制剂、主动靶向制剂和物理化学靶向制剂。

被动靶向即自然靶向，是指药物利用各种载体的特殊作用，被生理过程自然吞噬而实现靶向。被动靶向制剂常用的药物载体有脂质体、微球、囊泡、纳米粒、聚合物胶束、微乳、亚微乳等。微粒载体进入血液循环后，在体内的分布取决于微粒的粒径大小及表面性质。通常在于 7μm 的微粒会被肺最小毛细血管床经机械滤过方式截留；更小的粒子，尤其是小于 1μm 的微粒进入血液循环后，易被单核吞噬细胞系统吞噬，选择性地集中于巨噬细胞丰富的肝、脾、肺、淋巴组织以及肿瘤组织中。表面带负电荷的微粒经静脉注射后易靶向于肝，而带正电荷的微粒则易靶向于肺。

主动靶向是指用经过修饰的药物载体作为“导弹”，实现药物的主动靶向传递。如载药微粒表面边接特定的配体或单克隆抗体制成的主动靶向制剂，既能避免巨噬细胞的摄取，延长在血液中的循环时间，防止药物在肝、脾、等组织中的浓集，又能利用抗原-抗体结合及配体-受体结合等生物特异性相互作用，使药物更多地聚集于特定靶部位。

物理化学靶向制剂，是应用物理化学方法使靶向制剂在特定部位发挥药效。如应用磁性材料与药物制成磁导向制剂，在足够强的体外磁场引导下，通过血管到达并定位于特定靶区；使用对温度敏感的载体制成热敏感制剂，使热敏感 制剂在靶区释放；也可利用对 pH 敏感的载体制备 pH 敏感的载体制备 pH 敏感制剂，使药物在特定的 pH 靶区内释药。制备栓塞制剂阻断靶区的血供与营养，起到栓塞和靶向化疗的双重作用，也属于物理化学靶向制剂。

4. 经皮给药系统　经皮给药系统（transdermal drug delivery systems 或 transdermal therapeutic systems 简称 TDDS 或 TTS）又称经皮吸收制剂，是指药物透过皮肤由毛细血管吸收进入全身血液循环达到有效血药浓度，并在各组织或病变部位起治疗或预防作用的制剂。经皮制剂可避免肝脏首过效应和药物在胃肠道的降解，可维持恒定的释药速率，减小因血药浓度波动带来的毒副作用，延长有效作用时间，减少给药次数，此外，还可实现自主给药。

受皮肤屏障的限制，有效剂量太大的药物不适于设计成经皮给药制剂，药物的熔点越低、分子量越小、溶解度越大、油水分配系数越高，越有利于经皮吸收。

镇痛药物芬太尼透皮贴片，每 3 日用药 1 次，可获得良好的镇痛效果。

经皮给药对血药浓度的平稳及对毒副作用的影响可用下图表示（图 11-5）。

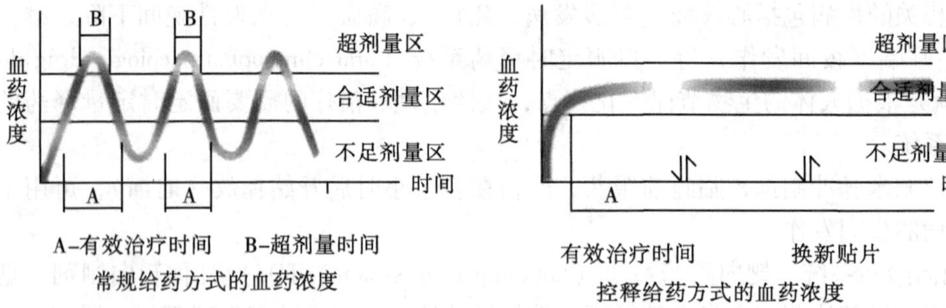

图 11-5　经皮给药对血药浓度有毒副作用的影响

5. 生物技术药物制剂　随着生物技术的高速发展，蛋白、肽类药物不断涌现，这类药物大多为内源性物质，药理作用强，长期使用不良反应少，很少引起过敏反应，显示了它们优于传统药物的治疗效果。该类药物由于其特殊的化学结构和理化性质特点（如分子量大不易透过胃肠黏膜，易被酸及胃肠道生物酶破坏），口服通常无效，目前临床应用的大多为注射剂，长时间频繁注射给药，给患者带来诸多不便，顺应性差。给药系统研究已成为制约蛋白和多肽类药物发展的瓶颈。

胰岛素是最典型的代表性药物，口服后易被胃酸及胃肠道生物酶破坏，且因分子量大无法透过胃肠黏膜，口服无效，目前均采取注射给药，患者既痛苦又不方便。目前国内外关于胰岛素新制剂的研究异常活跃，主要是围绕提高顺应性的问题而开展，包括鼻腔给药、口服给药、直肠、口腔、透皮和肺部吸入给药等非注射给药途径。

促黄体生成释放激素的类似物亮丙瑞林，临床上用于前列腺癌等疾病的治疗。采用生物可降解高分子材料 PLGA 制成生物可降解长效微球，通过皮下注射，随着聚合物降解，药物缓慢释放，释药周期长达1~6个月，避免了普通注射剂长期频繁注射给药的限制，大大提高了该类药物的用药顺应性。

药物使用的疗效和安全性不仅与活性成分的化学结构有关，同时还受给药途径和剂型的影响，即使是同一种剂型，采用不同的处方或不同的制备工艺，所表现出的综合治疗效果往往也有所不同。药物制剂设计和研究的基本原则，是针对疾病治疗的临床需要，最大限度发挥药物的治疗效果，降低不良反应，提高用药安全性和顺应性。此外，作为应用于人体治疗的最终形式，药物制剂还应具备产业化可行性和良好的质量可控性。

安全性（safety）、有效性（effectiveness）、质量可控性（controllability）、稳定性（stability）和顺应性（compliance）是评价制剂研究整体水平的综合指标。制剂研究水平的高低，在一定程度上反映了一个国家新药发展的技术水平。

（刘玉玲）

第十二章 新药研制现场核查的有关规定与要求

药品是治病救人、保护人类健康的一类特殊的商品。新药研究需要对其安全性、有效性和质量的稳定与可控性进行全面的研究确证。研究者在技术方面要认真遵循有关技术指导原则，各项研究工作力求科学、严谨、规范；在管理方面也要遵守有关法律法规，原始记录要及时、准确、完整，确保每一项研究结果的准确可靠。如果在新药研究中投机取巧、弄虚作假，不仅注册申请得不到批准，还会受到严格查处。对于新药申报资料的真实性问题各国药品管理部门都是高度重视的。如美国 FDA 在药品审批前要实施 GMP 现场检查（pre-approval inspection，PAI），全面考察验证与申报资料项目直接有关的实验记录和试生产记录。日本、韩国也都有相应的要求。我国从 20 世纪末开始就已将注册资料的真实性核查列入药品审批/注册管理程序之中，经过几年的实践，药品研制现场核查有关法规不断完善，核查工作不断深入，核查力度不断加强，在保障药品注册资料的真实性、遏制虚假申报资料方面发挥了积极的作用。

第一节 药品注册现场核查管理的有关规定

药品注册现场核查是确证药品注册申报资料真实性的一项重要工作。根据我国 SFDA 发布的《药品注册管理办法》，申请人在完成新药的临床前各项研究工作申报临床及完成临床试验申报生产上市时，均应向所在地省级药品监督管理部门如实报送有关资料；省级药品监督管理部门应当对有关药物研制情况及相应的原始资料进行现场核查并对申报资料进行初步审查。

为规范药品研制秩序，加强药品注册现场核查管理，SFDA 于 2008 年 5 月颁布了《药品注册现场核查管理规定》，对现场核查工作的程序、要求与核查要点做出了明确规定。

一、药品注册研制现场核查

药品注册研制现场核查是指药品监督管理部门对所受理药品注册申请的研制情况进行实地确证，对原始记录进行审查，确认申报资料真实性、准确性和完整性的过程。

药品注册现场核查包括药物临床前研究现场核查、药物临床试验现场核查和申报生产研制现场核查。药物临床前研究现场核查主要是对药学研究、药理毒理研究情况进行现场核查。药物临床试验现场核查主要是对临床试验情况进行现场核查。申报生产研制现场核查主要是对申报生产注册申请的样品试制情况进行现场核查。如果申报生产时药学、药理毒理等有补充研究或研究资料与申报临床时相比发生了变化，则需对相应的研究实验记录进行现场核查。

二、药品注册现场核查工作的组织实施

药品注册申请人在提出药品注册申请时，需提交《药品研制情况申报表》，列明所完成的试验项目、涉及的主要设备仪器、原料药（药材）来源、试制场所、委托研究或者检测

的项目及承担机构等情况。药品监督管理部门会根据被核查药品实际研究内容等具体情况，制定核查方案，组织核查组。核查组一般由2人以上组成，实行组长负责制。核查前会通知被核查单位，并告知申请人。

药品注册现场核查一般程序如下：

1. 由核查组组长向被核查单位宣布核查内容、要求和核查工作纪律等。

2. 核查组按照《药品注册现场核查管理规定》所列核查要点，从研制条件和研制记录两方面逐项进行核查。

研制条件方面：核查组要查看是否有相应的场地；是否有相应的仪器、设备，以及实际型号是否与申报资料所列的相同；此外，核查组还可能同有关实验人员进行交谈，了解其是否熟悉相应的实验情况，以确认实际从事该项研究工作的人员是否属实，以及是否具有相应的研究能力。

研制记录方面：除了核对申报资料实验内容、方法、结果与原始记录是否一致外，一般还要现场查看仪器使用记录、抽查部分数据或图谱看能否溯源，另外还要核对留样样品，以确认申报资料的真实性和申报资料与原始资料的一致性。

核查组对核查中发现的问题都将如实记录，必要时还会对有关资料进行拍照或复印取证。如果怀疑某项试验研究结果的真实性或可靠性，核查组还可要求被核查单位人员现场进行重复性试验，以对有关内容进行确认，对真实性进行技术甄别。

在核查过程中被核查单位应积极配合核查组的工作，保证所提供的资料真实，并选派相关人员协助核查组工作。

3. 完成现场核查后，核查组要对核查情况进行讨论汇总，形成综合意见，填写《药品注册研制现场核查报告》。在此期间，被核查单位人员应回避。

4. 核查组组长向被核查单位宣布核查结果。如被核查单位对核查结果无异议，核查组成员及被核查单位负责人需在核查报告表上签字，并加盖被核查单位公章。

若被核查单位对核查结果有异议，可提出不同意见、做出解释和说明。对被核查单位提出的问题，核查组将作进一步的核实查证。

三、药品注册现场核查要点

为保证药品注册现场核查质量，根据《药品注册管理办法》，SFDA在《药品注册现场核查管理规定》中制定了药学、药理毒理、临床试验及批量生产过程等4个方面相应的核查项目，旨在提示现场核查的重点环节和关键要素。实际核查工作中要结合核查结果并依据判定原则，对药品注册申请的研制和批量生产情况进行综合评定。

（一）药学方面

1. 工艺及处方研究

（1）研制人员是否从事过该项研制工作，并与申报资料的记载一致。

（2）工艺及处方研究是否具有与研究项目相适应的场所、设备和仪器。

（3）工艺及处方研究记录是否有筛选、摸索等试验过程的具体内容，工艺研究及其确定工艺的试验数据、时间是否与申报资料一致。

2. 样品试制

（1）样品试制现场是否具有与试制该样品相适应的场所、设备，并能满足样品生产的要求，临床试验用样品和申报生产样品的生产条件是否符合《药品生产质量管理规范》的要求。申报生产所需样品的试制是否在本企业生产车间内进行。

（2）样品试制所需的原辅料、药材和提取物、直接接触药品的包装材料等是否具有合法来源（如供货协议、发票、药品批准证明性文件复印件等）。

（3）原辅料、药材和提取物、直接接触药品的包装材料等购入时间或供货时间与样品试制时间是否对应，购入量是否满足样品试制的需求。

（4）样品试制用的原辅料及直接接触药品的包装材料是否有检验报告书。

（5）样品试制是否具有制备记录或原始批生产记录，样品制备记录项目及其内容应齐全，如试制时间、试制过程及相关关键工艺参数、中间体检验记录等。

（6）样品试制量、剩余量与使用量之间的关系是否对应一致。

（7）尚在进行的长期稳定性研究是否有留样，该样品所用直接接触药品的包装材料是否与申报资料一致。

（8）申报生产所需样品的原始批生产记录是否与申报工艺对应。

3. 质量、稳定性研究及样品检验

（1）研究人员是否从事过该项研究工作，并与申报资料的记载一致。

（2）质量、稳定性研究及检验现场是否具有与研究项目相适应的场所、设备和仪器。

（3）研究期间的仪器设备是否校验合格，是否具有使用记录，记录时间与研究时间是否对应一致，记录内容是否与申报资料一致。

（4）用于质量、稳定性研究的样品批号、研究时间与样品试制时间的关系是否相对应。

（5）对照研究所用对照药品是否具有来源证明。

（6）所用的对照品/标准品是否具有合法来源，如为工作对照品，是否有完整的标化记录。

（7）质量研究各项目以及方法学考察内容是否完整，各检验项目中是否记录了所有的原始数据，数据格式是否与所用的仪器设备匹配，质量研究各项目（鉴别、检查、含量测定等）是否有实验记录、实验图谱及实验方法学考察内容。

（8）质量研究及稳定性研究实验图谱是否可溯源，IR、UV、HPLC、GC 等具数字信号处理系统打印的图谱是否具有可追溯的关键信息（如带有存盘路径的图谱原始数据文件名和数据采集时间），各图谱的电子版是否保存完好；需目视检查的项目（如薄层色谱、纸色谱、电泳等）是否有照片或数码照相所得的电子文件。

（9）质量研究及稳定性研究原始实验图谱是否真实可信，是否存在篡改图谱信息（如采集时间）、一图多用等现象。

（10）稳定性研究过程中各时间点的实验数据是否合乎常规，原始记录数据与申报资料是否一致。

（二）药理毒理方面

1. 研究条件

（1）是否建立实验研究相关的管理制度，并在研究中予以执行。

（2）研究人员是否从事过该项研究工作，并与申报资料的记载一致。

（3）研究现场是否具有与研究项目相适应的场所、设备和仪器。

（4）研究期间的仪器设备是否校验合格，是否具有使用记录，记录时间与研究时间是否对应一致，记录内容是否与申报资料一致。

2. 实验动物

（1）是否具有购置实验所用动物的确切凭证。

（2）实验动物购置时间和数量是否与申报资料对应一致。

（3）购置实验动物的种系、等级、合格证号、个体特征等是否与申报资料对应一致。

（4）实验动物的饲养单位应具备相应的资质，实验动物为本单位饲养繁殖的，是否能提供本单位具有饲养动物的资质证明及动物饲养繁殖的记录。

3. 原始记录

（1）各项实验原始记录是否真实、准确、完整，是否与申报资料一致。

（2）原始记录中的实验单位、人员、日期、数据以及实验结果等是否与申报资料一致。

（3）原始资料中供试品、对照品的配制、储存等记录是否完整，是否和申报资料中反映的情况相对应。

（4）原始图表（包括电子图表）和照片是否保存完整，与申报资料一致。

（5）组织病理切片、病理报告及病理试验记录是否保存完整并与申报资料一致；若病理照片为电子版，是否保存完好。

（三）临床方面

1. 临床试验条件

（1）临床试验单位及相关专业是否具备承担药物临床试验的资格，是否具有《药物临床试验批件》及伦理委员会批件。

（2）临床试验管理制度的制定与执行情况是否一致。

（3）试验人员是否从事过该项研究工作，其承担的相应工作、研究时间是否与原始记录和申报资料的记载一致。

（4）临床试验设备、仪器是否与试验项目相适应，其设备型号、性能、使用记录等是否与申报资料一致。

2. 临床试验记录

（1）知情同意书的签署：知情同意书是否由受试者或其法定代理人签署。必要时对受试者进行电话核实，以了解其是否在试验期间参加过该项临床试验，是否知情等情况。

（2）临床试验用药物的接收和使用

1）试验用药品的批号是否与质量检验报告、临床试验总结报告、申报资料对应一致。

2）试验用药品的接受、使用和回收是否有原始记录，发放者是否均有签名。药物的接受数量、使用数量及剩余数量之间的关系是否对应一致。

3）试验用药品的用法用量及使用总量是否与受试者用药原始记录、临床试验报告对应一致。

（3）临床试验数据的溯源

1）病例报告表（CRF）与原始资料（如：原始病历、实验室检查、影像学检查、ECG、Holter、胃镜、肠镜等检查的原始记录等）以及申报资料是否对应一致。

2）原始资料中的临床检查数据是否能够溯源，必要时对临床检验部门（如临床检验科、影像室、各种检查室等）进行核查，以核实临床检查数据的真实性。

3）临床试验过程中是否对发生严重不良事件（SAE）、合并用药情况进行记录，是否与临床总结报告一致。

4）申报资料临床试验总结报告中完成临床试验的病例数与实际临床试验病例数应对应一致。

（4）药代动力学与生物等效性试验中原始图谱是否能够溯源

1）纸质图谱是否包含完整的信息，并与数据库中电子图谱一致。

2）原始图谱及数据是否与临床试验总结报告对应一致。

3）进样时间（或采集时间）是否与试验时间、仪器使用时间对应一致。

4）图谱记录的测试样品编号是否与相应受试者血标本编号的记录对应一致。

（5）统计报告是否与临床试验总结报告一致。

对于委托其他部门或单位进行研究、试制、检测等工作，一般要核查是否有委托证明材料，委托证明材料反映的委托单位、时间、项目及方案等是否与申报资料记载一致。被委托机构出具的报告书或图谱是否为加盖其公章的原件。必要时，还要对被委托机构进行现场核查，以确证其研究条件和研究情况。

四、药品注册研制现场核查判定原则

研制情况及条件经实地确证，以及对研制过程中原始记录进行审查，未发现真实性问题、且与申报资料一致的，核查结论判定为“通过”；发现真实性问题或与申报资料不一致的，核查结论判定为“不通过”。

第二节　药物研究实验记录的基本要求

2000年国家食品药品监督管理局根据《中华人民共和国药品管理法》、《国家档案法》以及药品申报和审批中的有关要求，制定发布了《药品研究实验记录暂行规定》。明确凡在我国为申请药品临床研究或生产上市而从事药品研究的机构，均应遵循该规定。现行《药品注册管理办法》、《药品注册现场核查管理规定》进一步明确了现场核查的要求以及核查的程序、核查要点及判断原则。切实加强实验记录的管理，保证药品研究实验记录真实、及时、准确、完整，才能顺利通过药品监督管理部门组织的现场核查。

一、药品研究实验记录及基本要求

药品研究实验记录是指在药品研究过程中，应用实验、观察、调查或资料分析等方法，根据实际情况直接记录或统计形成的各种数据、文字、图表、声像等原始资料。

实验记录的基本要求：真实、及时、准确、完整，防止漏记和随意涂改。不得伪造、编造数据。实验记录应妥善保存，避免水浸、墨污、卷边，保持整洁、完好、无破损、不丢失。

二、药品研究实验记录的一般内容

药品研究实验记录通常应包括实验名称、实验目的、实验设计或方案、实验时间、实验材料、实验方法、实验过程、观察指标、实验结果和结果分析等内容。

1. 实验名称　每项实验开始前应首先注明课题名称和实验名称，需保密的课题可用代号。

2. 实验设计或方案　实验设计或方案是实验研究的实施依据。各项实验记录的首页应有一份详细的实验设计或方案，并由设计者和/或审批者签名。

3. 实验时间　每次实验须按年月日顺序记录实验日期和时间。

4. 实验材料　受试样品和对照品的来源、批号及效期；实验动物的种属、品系、微生物控制级别、来源及合格证编号；实验用菌种（含工程菌）、瘤株、传代细胞系及其来源；其他实验材料的来源和编号或批号；实验仪器设备名称、型号；主要试剂的名称、生产厂家、规格、批号及效期；自制试剂的配制方法、配制时间和保存条件等。实验材料如有变化，应在相应的实验记录中加以说明。

5. 实验环境　根据实验的具体要求，对环境条件敏感的实验，应记录当天的天气情况和实验的微小气候（如光照、通风、洁净度、温度及湿度等）。

6. 实验方法　常规实验方法应在首次实验记录时注明方法来源，并简述主要步骤。改进、创新的实验方法应详细记录实验步骤和操作细节。

7. 实验过程　应详细记录研究过程中的操作、观察到的现象、异常现象的处理及其产生原因、影响因素的分析等。

8. 实验结果　准确记录计量观察指标的实验数据和定性观察指标的实验变化。

9. 结果分析　每次（项）实验结果应做必要的数据处理和分析，并有明确的文字小结。

10. 实验人员　应记录所有参加实验研究的人员。

三、实验记录用纸

1. 实验记录必须使用本研究机构统一专用的带有页码编号的实验记录本或科技档案专用纸。记录用纸（包括临床研究用病历报告表）的幅面，由研究单位根据需要设定。

2. 计算机、自动记录仪器打印的图表和数据资料，临床研究中的检验报告书、体检表、知情同意书等应按顺序粘贴在记录本或记录纸或病历报告表的相应位置上，并在相应处注明实验日期和时间；不宜粘贴的，可另行整理装订成册并加以编号，同时在记录本相应处注明，以便查对。

3. 实验记录本或记录纸应保持完整，不得缺页或挖补；如有缺、漏页，应详细说明原因。

四、实验记录的书写要求

1. 实验记录本（纸）竖用横写，不得使用铅笔。实验记录应用字规范，字迹工整。

2. 常用的外文缩写（包括实验试剂的外文缩写）应符合规范。首次出现时必须用中文加以注释。实验记录中属译文的应注明其外文名称。

3. 实验记录应使用规范的专业术语，计量单位应采用国际标准计量单位，有效数字的取舍应符合实验要求。

实验记录不得随意删除、修改或增减数据。如必须修改，须在修改处画一斜线，不可完全涂黑，保证修改前记录能够辨认，并应由修改人签字，注明修改时间及原因。

五、色谱数据工作站及色谱数据管理要求

针对近年原始资料核查中发现的色谱资料方面真实性的大量问题，2009 年 5 月国家药品审评中心提出了药品研究色谱数据工作站及色谱数据管理要求：

1. 色谱数据工作站获得的色谱数据应当可靠、安全、完整、可溯源。

2. 色谱数据工作站应当可以防止突发情况下色谱数据的丢失，并能追踪和记录到系统的错误和色谱数据错误，同时采取相应的正确措施进行处理。在系统出现故障或瘫痪后，应有明确的和经过验证的恢复处理措施，保证可以将色谱数据恢复到与故障前相同的状态。

3. 色谱数据输出图谱要标明使用的色谱数据工作站，并保留色谱数据工作站固有的色谱图谱头信息，包括：实验者、试验内容、进样时间、运行时间等，应带有存盘路径的数据文件名，因为这是原始性、追溯性的关键信息，文件夹和文件名的命名应合理、规范和便于图谱的整理查阅。

4. 不得使用其他软件对色谱数据进行修改。

5. 色谱数据用于药品注册申报时，在产品获准注册后 5 年以内所有色谱数据应得到有效保管。

六、实验图片、照片的保存要求

实验图片及照片应粘贴在实验记录的相应位置上，底片装在统一制作的底片袋内，编号后另行保存。用热敏纸打印的实验记录，须保留其复印件。

七、实验记录的签署、检查和存档

1. 每次实验结束后，应由实验负责人和记录人在记录后签名。

2. 课题负责人或上一级研究人员要定期检查实验记录，并签署检查意见。

3. 每项研究工作结束后，应按归档要求将药品研究实验记录整理归档。

新药研究是一项复杂的系统工程，从化合物的发现、药效研究到安全性评价，涉及药学、药理、毒理、药代、临床等多各学科，包括临床前、临床等多个环节，要做大量的研究确证其安全性、有效性和质量稳定性。而每一学科、每一环节的研究都需要做大量的实验工作，都会形成大量的实验记录。这些记录是各项研究探索信息的积累，也是药品注册申报资料数据信息的来源。认真做好每一项实验的记录，对于保证研究工作的科学严谨及申报资料的真实准确都是十分重要的，每一位研究者必须给予高度重视并认真规范地做好每一项实验记录。

（李慧芬）

参 考 文 献

[1] 国家食品药品监督管理局. 药品注册管理办法.
[2] 国家食品药品监督管理局. 药品注册现场核查管理规定.
[3] 国家食品药品监督管理局. 药品研究实验记录暂行规定.

第十三章　新药的临床评价与 GCP

第一节　GCP 的产生

在 1938 年以前，从法律上讲，世界各国均允许未经临床试验的新药进入市场。直到 1937 年在美国发生了用二甘醇代替乙醇做溶媒配制的磺胺酏剂用于治疗感染性疾病导致 107 人（其中大多数为儿童）死亡的严重的药害事件，才促使美国国会 1938 年通过《食品、药品和化妆品法》（food，drugs，and cosmetic act，FDCA），开了药物临床试验的先河。

另一个促使各国政府开始重视对新药临床试验的法规管理的药害事件是反应停事件。反应停（沙利度胺）主要治疗妊娠呕吐反应，临床疗效明显，于 20 世纪 50 年代末期至 60 年代初期在欧洲、亚洲（以日本为主）、北美洲、拉丁美洲等多个国家上市。结果导致超过 1 万名新生儿的出生缺陷或者死亡，其畸形特征为上肢、下肢特别短小，其形状酷似“海豹”。当时在美国，该药品正在 FDA 监督管理下进行着临床试验（未批准上市），因此美国仅有 9 名这样的胎儿出生，而没有使更多的人受害。这一震惊世界的惨案以及其他新药发展过程中所经历的沉痛教训，使人们逐步认识到在一个新药上市前，必须经过科学的、规范的药品临床试验，以充分证明其安全性和有效性。这对保障人民生命健康是关重要的，这促使世界各国政府通过立法来要求药品上市前须经过评价安全性和有效性的临床试验，并赋予药品监督管理部门审批新药的权力和行使强制性监督检查的职能。

1964 年 7 月于芬兰赫尔辛基召开的第 18 届世界医学大会（word medical assemble，WMA）上通过了对医生医学研究的指导性建议——《赫尔辛基宣言》。世界医学协会起草的赫尔辛基宣言是道德原则的陈述，用于指导医生和其他参与涉及人体对象医学研究的人们。赫尔辛基宣言的成果之一是认识到涉及人体的研究必须遵守已被接受的科学标准，必须以可靠的实验室和动物研究为基础。这意味着并不是每一个研究设想都适合进行人体试验，我们需要深入分析其科学基础，要在开始设计可能给人类带来潜在风险的临床试验前就确定这个设想是有科学依据的。

受试者的权利必须受到尊重。这是所有人体试验的核心。而保护受试者权益的两项重要措施是伦理委员会和知情同意书。人体研究的方案需要由独立的伦理委员会进行评价。人体研究只能由有资格的研究人员进行。对受试者的责任总是落在具有医学资格的研究人员身上。研究者必须认识到如果危害不可预知，应避免该试验。如果危害大于获益，应中止试验。包括受试者权益、试验风险、获益、隐私保护和损害赔偿等与试验相关的可能影响受试者判断是否参加试验的所有信息均要以知情同意书的形式告知受试者。赫尔辛基宣言在其后的 40 多年里经过世界医学大会的多次修订，成为各个国家和地区建立自己与临床试验相关法律法规的纲领性文件。

为了实施对临床试验的规范化管理，从 20 世纪 70 年代开始，以欧美为代表的药物研发发达地区纷纷制定了自己的药物临床试验质量管理规范（good clinical practice，GCP）。随后，亚洲国家如韩国（1987 年）和日本（1989 年）以及加拿大（1989 年）和大洋洲的澳大利亚（1991 年）等国也先后颁布了自己国家的 GCP。

随着全球一体化的加剧，发达国家的制药公司在激烈的市场竞争中多次并购重组进而形成了大型跨国制药企业。由于世界各国均施行各自的 GCP，一个制药公司耗费大量人力物力资源，在一个国家完成了药品临床前及各期临床试验，获得上市批准后，如希望在另一国家上市或生产，则要按该国家的管理要求，重复进行整个药品临床试验。为了避免这种浪费，尽快使更多的患者及早使用更为安全有效的新药，且制药公司也能尽快从国际市场中收回研制开发新药的投资，由美国 FDA、美国制药工业协会、欧洲委员会、欧洲制药工业协会。日本厚生省（卫生福利部）和日本制药工业协会这三方（美国、欧洲和日本）六个成员发起的“人用药物注册技术国际协调会议（ICH）”于 1991 年在比利时的布鲁塞尔召开了第一次大会，以后每 2 年一次轮流在三方召开 ICH 大会，共同商讨制订包括 GCP 在内的药物研发各种管理规范的国际统一标准。

中国的 GCP 专家从 20 世纪 80 年代中期就开始收集并研究世界各国的 GCP，并于 1999 年由国家食品药品监督管理局批准颁布了中国的药物临床试验质量管理规范，开始在临床试验中正式施行中国的 GCP。

我国现行的《药物临床试验质量管理规范》是自 2003 年 9 月 1 日起施行的。中国的 GCP 共分总则、临床试验前的准备与必要条件、受试者的权益保障、试验方案、研究者的职责、申办者的职责、监察员的职责、记录与报告、数据管理与统计分析、试验用药品的管理、质量保证、多中心试验、附则等 13 章 70 条，是指导在中国进行的临床试验的法规性文件。

第二节 GCP 的精髓

GCP 的精髓是科学和伦理，具体地讲就是根据科学的原则进行高质量的临床研究，并且在研究中要确保受试者的权益，这种受试者权益的保障体现在 GCP 对伦理委员会和知情同意书的相关规定中。

中国的 GCP 规定，进行药物临床试验必须有充分的科学依据。在进行人体试验前，必须周密考虑该试验的目的及要解决的问题，应权衡对受试者和公众健康预期的受益及风险，预期的受益应超过可能出现的损害。选择临床试验方法必须符合科学和伦理要求。它还要求药物临床试验机构的设施与条件应满足安全有效地进行临床试验的需要。所有研究者都应具备承担该项临床试验的专业特长、资格和能力，并经过培训。临床试验开始前应制定试验方案，该方案应由研究者与申办者共同商定并签字，报伦理委员会审批后实施。

在中国 GCP 第三章关于受试者的权益保障一节中，专门对伦理委员会及其职责作了明确的描述。“伦理委员会”，顾名思义，就是为了考核临床试验的伦理学问题而设立的机构。

在国外，伦理委员会称为（independent ethic committee，IEC 或 institute of research board，IRB）。伦理委员会是独立工作的，不应受任何参与试验者或者其他方面的影响。任何临床试验方案均需经伦理委员会审议同意并签署批准意见后方可实施。毫无疑问，在所有的临床试验中，对受试者权益的关心重于科学研究的利益。基于这一原则，伦理委员会首先要确定研究人员是否具有从事该研究的资质。并且，还要仔细审核该研究方案的实施是否符合伦理学要求，是否潜藏着风险？伦理委员会要对该研究的目的与受试者潜在的危险进行对比分析，评估该研究是否存在着风险/效益比过大的风险。通常应该是获益大于风险。但也会有一些风险是无法预知的，但当它们发生时，必须进行分析、追踪，如果发生了不可接受的风险则应当改变研究方案或中止试验。为了达到这些目的，通常对于伦理委员会成员的组成是有特定的要求。GCP 中规定“伦理委员会应有从事医药相关专业人员、非医药专业人员、法律专家及来自其他单位的人员，至少五人组成，并有不同性别的委员。”就是为了使得伦理委员会做出的决定更加公平合理。并且，伦理委员会的决定通常是通过投票表决来进行的。当然，鉴于伦理委员会组成人员的局限性，在某些特定情况下，也可以另外邀请一些专业人士参加伦理委员会的评估工作，但他们没有表决权。

应当说，自我国发布第一版 GCP 以来，在我国大多数的临床试验中伦理委员会是发挥了重要的作用的。并且逐步向更加规范、合理、科学的方向发展。但由于我国临床研究的基础水平和社会体制所决定，与 ICH-GCP 中对于伦理委员会的要求相比，还存在着不同。例如，在我国，要求伦理委员会设置在临床试验机构内，而国外往往为独立的第三方。显然，如果伦理委员会由独立的第三方组成并运行对于保证伦理委员会的公正性和独立性更加有保障。但在我国现阶段的真正实施过程中还是有一定的实际困难，相信在以后的临床试验中，如何能够更多的体现伦理委员会的独立性会得到更多人的关注和思考。

知情同意书是保障受试者权益的另一项重要措施。中国 GCP 规定，研究者或其指定的代表必须向受试者说明有关临床试验的详细情况；受试者参加试验应是自愿的，而且有权在试验的任何阶段随时退出试验而不会遭到歧视或报复，其医疗待遇与权益不会受到影响；必须使受试者了解，参加试验及在试验中的个人资料均属保密。必要时，药品监督管理部门、伦理委员会或申办者，按规定可以查阅参加试验的受试者资料；必须给受试者充分的时间以便考虑是否愿意参加试验，对无能力表达同意的受试者，应向其法定代理人提供上述介绍与说明。知情同意过程应采用受试者或法定代理人能理解的语言和文字，试验期间，受试者可随时了解与其有关的信息资料；如发生与试验相关的损害时，受试者可以获得治疗和相应的补偿。

第三节　GCP 与临床试验的质量

正像我国 GCP 总则指出的“药物临床试验质量管理规范是临床试验全过程的标准规定，包括方案设计、组织实施、监察、稽查、记录、分析总结和报告。”临床试验涉及监管部门、申办者、研究者和受试者。仅从研究者方面就是一个涉及了包括医生、护士在内的临床人员的临床操作与观察、实验室检查、试验药品管理、试验餐供应、后勤保障等很多环节的系统工程。不同阶段的临床试验依其研究内容的不同而在管理方面各具特点。我们必须确保新药临床研究正确进行、正确记录和监察，达到密切保护患者权益的目的。

由于篇幅所限，下面我们以Ⅰ期临床研究为例介绍一下临床试验的管理。

一、研究人员

新药的Ⅰ期临床试验是初步的临床药理学及人体安全性评价试验。其研究内容为观察人体对于新药的耐受程度和药代动力学（PK）。近年来随着科学技术的发展，人们对疾病发病与药物作用的机制有了更多的了解，使得在新药临床试验中有更多的生物标志物被用于药物生物学效应的评价，大大促进了Ⅰ期临床试验中药代动力学/药效动力学链式（PK/PD link）研究的开展。Ⅰ期临床试验中获得的耐受性数据、药代动力学和药效动力学（PD）为制定给药方案提供依据。

Ⅰ期临床试验必须在Ⅰ期临床研究室（phase Ⅰ unit）中进行。Ⅰ期临床研究室应配备具有良好医疗设施的专门病房、药物分析实验室设备及各类人员齐全的研究队伍。Ⅰ期临床研究室的研究病房应具备处理紧急情况的一切设施，以确保受试者的安全。从Ⅰ期临床试验获得的用于安全性评估和药物浓度测定的各种生物标本，应在专门的实验室（药物分析实验室或生物分析试验室）进行分析，分析过程应经过严格质量控制以确保检查结果准确可靠。

主要研究者的专业知识和经验十分重要，尤其是需要在临床药理学方面具有专业知识。同时主要研究者应受过GCP的专门培训、并根据研究药物的治疗领域及特点，能与所在医疗机构中的相应专业的、有临床药理研究经验的执业医师和临床药理研究人员合作；对临床试验方法具有丰富经验或者能得到本单位有经验的研究者在学术上的指导。主要研究者应与申办者合作确定研究方案、准备知情同意书及其他伦理委员会所需的研究文件、负责向伦理委员会报告研究方案并进行与研究相关的必要沟通。当伦理委员会批准了研究方案或修改后的方案后，组织研究团队、明确职责分工、学习研究方案、复习研究者手册及相关研究背景的主要内容、进行试验开始前的GCP培训等。主要研究者或他/她指定的临床医生对受试者知情同意的过程负责并获得书面的知情同意书。主要研究者或他/她指定的临床医生对参加临床试验的受试者进行医学评价，并对试验过程中发生的不良事件进行必要的治疗。主要研究者应根据研究方案进行临床试验，并在临床研究阶段除主要研究者外，Ⅰ期临床试验的研究团队还应包括临床医生、护士、能配合临床医生工作的临床研究协调员、药剂师、熟悉药代研究的临床药理研究人员、质量保障人员、生物分析技术人员等。各种研究人员的职责如下：

1. 临床医生　参加研究方案的制定，获取知情同意书，在研究的各个过程负责体检、医疗照顾、收集不良事件并进行相应处理，对研究中获得的安全性数据进行评估，填写病例报告表，按规定程序报告严重不良事件，参与总结报告安全性与耐受性部分的书写。

2. 护士　获取知情同意书，负责研究病房的日常管理并确保急救药品和抢救设备符合要求，在研究的各个过程配合医生进行体检、医疗照顾、收集不良事件并进行相应处理，收集研究方案要求的血、尿等标本，填写病例报告表。

3. 临床研究协调员　按照研究方案的要求招募受试者，准备原始记录表格，按照研究计划配合医生、护士做试验的组织工作，接待申办者的监视员，联络试验的后勤保障部门如订餐、更换被服等。

4. 药剂师　妥善保管研究药品，按照研究方案或随机表准备研究药品，登记研究药品的分发和返还等。

5. 药物分析研究员和研究助理　承担药物分析实验室的日常管理、各种仪器设备的维护和保养、各种化学试剂和试验消耗材料的订购和保管，负责建立研究药物的定量分析方法，妥善保存来自临床试验的生物样品直至分析，按照研究方案的要求制备生物样品，分析生物样品并严格执行质量控制，书写生物样品定量分析方法学考核报告，书写生物样品分析报告。

6. 药代动力学研究员　为研究方案制定药代动力学分析计划书，用专门的分析软件进行药代动力学分析，参与总结报告药代动力学部分的书写。

7. 统计师　为研究方案制定统计分析计划书，制备研究所需的随机表，用专门的分析软件进行统计分析，参与总结报告统计分析部分的书写。

8. 质量保障员　根据质量保障体系的 SOP 进行各项质控工作，负责内部的质量稽查，配合外部稽查工作如接待申办者派来的稽查员，负责各项标准操作规程（SOP）的保管，组织研究人员学习与其职责相关的 SOP，记录学习情况并保管学习记录等。

二、研究工作流程

Ⅰ期临床研究的研究工作流程如下：

与申办者合作确定研究方案、准备知情同意书及其他伦理委员会所需的研究文件、向伦理委员会报告研究方案并进行答辩。

当伦理委员会批准了研究方案或修改后的方案后，组织研究团队，明确职责分工，学习研究方案，复习研究者手册的主要内容，进行试验开始前的 GCP 培训等。

各个研究环节的工作人员为研究做具体的准备工作如准备病历记录表、原始文件表格及各种工作表格，建立生物样品的定量分析方法并做方法学考核，准备试验用品，订餐等。

制作研究者文件夹以便分类保管各种研究文件及记录。此文件夹应包括临床研究批件、伦理委员会批准信、研究方案、病历记录表、知情同意书、研究者简历、药品转运分发记录、随机表、与申办者之间的通讯往来记录等。

根据研究方案进行临床试验。

进行临床试验样品的分析，如安全性评估标本的分析、药代动力学样品的分析等。

在临床研究阶段结束并获得所有安全性评估数据和药代动力学数据之后，进行试验的总结，写出总结报告。

在研究的各个阶段实行严格的质量控制，并根据质量保障体系的 SOP 对总结报告中的数据进行质量复核。

主要研究者、合作研究者、各研究阶段的负责人、质量保障员分别在研究的总结报告、定量分析方法学考核报告、生物分析报告等上签字。

团队负责人批准研究报告，研究单位主管部门盖章，送交研究报告至申办者。

三、研究质量管理与培训

在研究的各个阶段实行严格的质量控制，并根据质量保障体系的 SOP 对总结报告中的数据进行质量复核。

Ⅰ期临床研究室应根据自己的工作内容建立常规性培训课程和针对性培训课程。常规性培训课程包括GCP培训、各项SOP培训、国家食品药品监督管理局颁布的相关法规如药品注册法等的培训、国家食品药品监督管理局颁布的临床试验指导原则培训等，目的是使研究人员了解国家的相关法律和法规、掌握临床试验的原则和基本操作规程。针对性培训包括样品制备方法培训、药物分析方法培训、新型分析技术及试验材料的培训、药代动力学新软件的使用等，目的是使研究者能够追踪研究所涉及领域的新理论、新技术和新方法。

参加研究的所有人员都应该向申办者提供自己的简历。主要研究者的简历要放入研究者文件夹。简历的基本内容应包括姓名、教育背景、职业经历、从事过哪些药物临床研究、发表过的研究文章等表明研究人员是否适合承担其研究职责的信息。研究人员的简历要及时更新，比如每年或有重要变更时更新等。研究人员的简历要有本人签名并签署日期。研究人员的简历最好标明版本编号并制定编号规则，便于信息的溯源。

在工作人员培训上岗的过程中，不仅要重视法律法规的学习，而且要求研究人员有针对性的学习与职责相关的SOP。Ⅰ期临床研究室的各种SOP为一套系统的质量保障体系的基石，它分类全面，条款众多，而且内容还会时有更新，所以它对于任何一个研究人员来说都是需要经常学习和讨论的。新上岗的研究人员，要求在较为全面地学习了SOP并通过考核的基础上，才能上岗工作。除了研究人员定期自学以外，还应有组织的定期学习和讨论，比如每半年系统学习一次，可由质量保障员组织，并检查学习和讨论记录。

研究人员培训课程的学习、考核记录应每人一册。该记录册应完整、真实的记录培训内容、文件版本号和学习日期。

Ⅰ期临床研究室的研究者在临床试验的过程中经常需要和医院内的其他相关科室进行合作，如临床检验实验室、影像学检查室等。研究者有责任向申办者提供这些合作科室的资格证书或相关文件，并根据研究方案的规定，在研究开始以前与各个相关科室做好沟通工作，提出要求，培训这些科室的人员，使其了解研究方案的要求，确保临床试验的顺利进行。

四、标准操作程序及记录

（一）制定标准操作规程（SOP）的SOP

Ⅰ期临床研究室各种标准操作规程的建立、实施和更新都必然是一个不断自我完善的过程。因此对于各种标准操作规程的制订、管理、实施和修改应有相应的规定。如最初建立新的SOP时要确立版本编号，以便记录学习的是哪个版本，在更新时版本号也要变更。SOP建立后要经过批准才能生效，批准和生效的时间也要记录在案。从事新药临床研究的研究人员均有义务严格执行本单位现行的所有SOP条款。在SOP条款的实施过程中实验室的任何研究人员均有义务接受实验室质量保障人员（QA）及申办者的检查。

随着技术的进步，SOP的条款在实施过程中会出现一些不合适之处，必要时需要进行修改。修改后的SOP条款同样须经批准、签字和签署日期后生效。任何SOP的旧版本应随时可以取出以利与现行版本进行比较或准备随时接受申办者或药政管理部门的检查。

SOP建立后，研究人员要根据自己的职责经常学习，学习SOP有几种方式：一种是定期的、系统的SOP学习，可在单位内组织SOP的学习和培训；一种是个人对特定部分的学习。无论是哪一种学习方式都要有学习记录。对新参加药物临床研究的人员要先接受 SOP 的学习和培训，在经过测试合格后，方可在其他研究人员的指导下开展实验。

（二）试验记录

原始资料记录是研究的第一手资料，是所有研究数据必须具有可溯源性的基础。原始资料记录的内容应真实、准确、完整，须包括所有研究方案所要求的数据。原始资料记录有为方便研究人员采集研究数据而制备的各种工作表格如给药表、取血时间表及问卷调查表（此处仅仅是举例，根据不同的研究方案和各个研究单位的工作习惯各种表格可以很多）；研究方案要求的检查项目的结果，如心电图、影像学检查片子及报告；实验室安全性检查的报告等。

原始资料记录要尽可能的详细，原始数据不得用遮盖（如使用墨或涂改液）、粘贴、刮去等方式涂改，如有记录错误，应用单横线画去后，在旁边空白处写出正确的原始数据，并注明更改人姓名缩写及更改时间。更改后，原来错误之处必须仍然清晰可见。

试验数据记录也是原始资料记录的一种，主要由实验记录本和仪器分析打印图谱及打印的分析报告组成。所有对原始资料记录的要求同时也适用于试验数据记录。但试验数据记录又有自己的特殊性，因此试验数据记录应有专门的 SOP。试验数据记录应有专门的实验记录本，记录本应连续编页，研究人员不能撕去记录本任何一页。试验数据记录应按照试验进行的时序逐日记录，记录内容包括实验日期、实验目的、步骤、实验过程的描述、试验结果、存在的问题及拟采取的措施等。研究者要在试验数据记录中写明试验中每一步的具体操作过程，如在进行药物浓度测定时要记录标准曲线样品及质控样品配制的浓度及方法，生物样品的前处理步骤，所用试剂的浓度等。同时，试验中使用的各种试剂、实验用品如 HPLC 分析柱、固相萃取柱、仪器设备等均应在实验记录中注明能描述其特征的信息，如试剂的纯度级别、生产厂家、保质期、保存条件，使用的仪器设备要注明其型号、生产厂家、保养维修情况、校准情况等。

仪器分析的图谱及分析报告要及时打印，防止因计算机故障等原因丢失可以溯源的研究数据。在适用的情况下，仪器分析打印图谱及打印的分析报告要求记录使用的积分方法、标准曲线的加权方式、每天的随行标准曲线和质控样品的测定结果及实测值与标示值的偏差（偏差% = 100×（实测值-标示值）/标示值）。

病例报告表应该根据研究方案制定，通常按照试验的时序编制。病例报告表一般应包括填写指南、为采集的研究数据逐日编制整个研究期间各个研究日（或每次访视）要用的表格、不良事件记录表、严重不良事件记录表、伴随用药表、伴随治疗表、研究完成签字页等内容。

病例报告表中的数据来自原始文件并与原始文件一致，试验中的任何观察、检查结果均应及时、准确、完整、规范、真实地记录于病历和正确地填写至病例报告表中，不得随意更改，确因填写错误，做任何更正时应保持原记录清晰可辨，由更正者签署姓名和时间。

临床试验中各种实验室数据均应记录或将原始报告复印件粘贴在病例报告表上，在正常范围内的数据也应具体记录。对显著偏离或在临床可接受范围以外的数据须加以核实。检测项目必须注明所采用的计量单位。

为保护受试者隐私，病例报告表上不应出现受试者的姓名。研究者应按受试者的代码确认其身份并记录。

研究结束后，应将与研究相关的各种原始记录、试验数据、图谱、病例报告表、质控程序及记录、设备维修记录、校正记录、检查记录等及时归档，并按照 GCP 规定的保存时限保存。

为了保证新药临床研究的质量，在临床研究的全部过程中乃至研究完成以后，除了有隶属于研究单位的质控人员（QA/QC）人员按照相关的 SOP 对整个研究过程进行全程质量保障和质量控制以外，申办者还会派出监察员（monitor）对试验的过程进行监察，他们会按照计划进行包括将病例报告表（CRF）中的数据与原始文件数据进行对比（通常进行 100% 的数据核对）在内的多项临床试验监察工作。这里还需要指出，在很多情况下，监察员通常均来自于合同研究组织（contract research organization，CRO）。这是一类具有商业性质的科学机构，可接受申办者委托的包括临床试验监察在内的许多临床试验中的工作和任务。除此以外，研究者还可能会接受两种类型的检查：一是稽查（audit）：这通常是申办者派出的、由不直接涉及试验的人员所进行的一种系统性检查，以评价试验的实施，数据的记录和分析是否与试验方案、SOP 以及药物临床试验相关的法规相符；二是视察（inspection）：由药品监督管理部门派出的对研究者与申办者在实施试验中各自的任务与执行状况所进行的视察。参加临床试验的医疗机构和实验室所有资料（包括病案）及文件均应准备接受药品监督管理部门的视察。

应该说，中国 GCP 的颁布和实施对于规范和提高新药临床研究起到了至关重要的作用。自 GCP 的颁发以来，来自药监部门以及许多医学院、药学院、研究所以及国外许多相关组织机构、企业的多种类型的 GCP 培训班也使得我国制药企业和临床研究机构的科学家们对于 GCP 的理解和执行得到了广泛的普及。与以前相比，对于受试者权益的保障以及临床研究的质量均有了长足的进步，同时也提高了药物开发和研究人员的研究水平和经验。然而，比较目前我国与发达国家的新药临床研究水平来说，我们依然还存在着差距。这既包括了在许多临床研究的相关规定、指导原则方面的不完善，也包括我国研究者的临床研究经验、水平以及理念依然有待进步。相比 ICH-GCP 的内容来看，目前我国 GCP 的内容还存在一些不够详尽、不够完善的地方。我们伦理委员会的设立与运行以及一些临床研究都也还存在着不足。随着我国医药事业的发展，随着我国医药市场在世界上所占的份额不断提高，毋庸置疑，这些不足应该会得到显著的改进和完善。因为无论政府部门、申办者还是研究者均已经深深地意识到，在新药的开发过程中，全过程贯彻执行 GCP，高标准、高水平的进行临床研究是保障新药开发的基本保证。

（胡　蓓　江　骥）

第十四章　新药研究中的知识产权问题

谈到新药研究与知识产权，特别是它与专利的关系，这是一篇很大的文章。长期以来，专门介绍和研究这方面内容的文章比较少，因此要把这一内容讲清楚并非易事。本文试图对新药研究与知识产权，特别是它与专利的关系做一简要回顾和探索性介绍，意在抛砖引玉，以引起业内同仁对医药知识产权的重视，使我国的医药工业和新药研究在改革开放的大环境下，在知识经济的大潮中，在全球经济的大市场里找到适合自己的位置，并且不断发展壮大。

医药工业、药物研究与知识产权法律体系本属于不同的哲学范畴。但在回顾它们的发展史时我们发现，它们是相互依存、互为基础、共同发展的关系。在回顾知识产权法律体系的发展过程中，不能不提到医药工业，否则就显失公允；在重温医药工业的百年光辉史时，更不能忘却知识产权，否则将日亏月残。展望当今世界，凡是医药工业比较发达、新药研究实力强、水平高的国家，都是知识产权历史悠久、专利保护力度大、水平高的国家。它们代表着世界医药工业的主流，主导着新药研究的发展方向，这已经是不争的事实。

本章以新药研究为主线，试论新药研发与知识产权，特别是与专利的关系；简介知识产权，尤其是专利的基础知识及知识产权法律体系的最新进展；简介我国知识产权事业的基本情况；简介我国新药研究的法律环境及存在的问题；简介和剖析一些有名的案例，以为同业借鉴与参考。

第一节　财产及其归属

众所周知，财产分为有形财产（即动产和不动产）和无形财产（即精神财产），是财产就有产权归属问题。

有形财产的产权归属是通过物质交换或货币交换完成的，一般不需要法律程序；而无形财产的产权归属不能简单地通过物质交换或货币交换来完成，它一般需要法律程序完成。

对有形财产的侵权是明显的、清楚的，一般通过民法或刑法来解决；而对无形财产的侵权是隐蔽的、复杂的，需通过知识产权法及民法、刑法或国际法的混合运用来解决。

随着经济的发展、社会的进步，特别是科技水平的迅速提高，相对于物质权利来说，对精神权利的尊重与保护越来越重要，也变得越来越复杂。特别是在我国已经加入世贸组织的环境下，我们更要学好用好知识产权法，以保护国家、集体和个人的知识产权不被侵犯。

第二节 知识产权概况

一、知识产权的定义

知识产权（intellectual property）是公民或法人对其在科学、技术、文化、艺术等领域里创造的精神财富依法所享有的专有权。即人们对通过脑力劳动创造出来的智力活动成果依法所享有的权利。

二、知识产权的特点

1. 知识产权是一种集人身权和财产权为一体的特殊民事权利，它具有双重性。财产权是有限的，而人身权是无限的。

2. 知识产权是一种无形的财产权。比如一种新药的配方、一项新的设计方案、一种先进的思想等，它储存在人的大脑里，他人无法知晓。

3. 知识产权的核心是创新，这是知识产权的灵魂和内在要求。

4. 知识产权须依法确立，即必须按照法定程序和法律要求取得。

5. 知识产权具有专有性，即知识产权的权利持有人对他的智力成果享有独占的排他权利，任何人未经许可不得侵犯。另外，相同的智力成果只能有一项知识产权，不能重复授权。

6. 知识产权具有地域性，即一个国家所授予的知识产权只在该国的管辖范围内有效，而没有域外效力。如想得到他国的保护，需按照他国的法律另外申请。

7. 知识产权具有时间性，即每一种知识产权其保护期不同。如中国专利法规定，发明专利的保护期是从申请日算起的20年，实用新型和外观设计专利为10年。

8. 知识产权具有独立性，即各国法律独立原则。同一项智力成果在一国取得了知识产权保护，并不意味着自动和无条件的在他国必须给予保护。

三、知识产权的内容

根据《保护工业产权巴黎公约》（Paris convention for the protection of industrial property）的规定及国际惯例，知识产权主要包括工业产权和版权（著作权）两大部分。工业产权又分为专利、商标、服务标记、原产地标记等；专利又分为发明、实用新型和外观设计；版权又分为出版权、表演权、播放权等及与版权有关的邻接权。知识产权的范围如图14-1所示：

四、知识产权的历史

（一）欧洲专利制度发展简史

欧洲专利制度的发展经历了萌芽期、建立期和发展期及国际协调与统一期。据记载，公元前，雅典执政官授予一个厨师烹调方法的独占使用权；1236年，英王亨利三世授予波尔多市民织布方法的垄断权15年；1331年，英王爱德华三世授予佛兰德斯人约翰·肯普（John Kempe）染布技术的特许权；授予钟表匠经营特许权等。当时的英王政府想通过这些措施从欧洲大陆吸引人才，以促进英国工商业的发展。

国王早期签发的授权文件有两种形式：密诏文件（close letters），它只授予个人，不公开；另一种是公开文件（letters patent 或 open letters），它来源于拉丁文 litteras patentes，其

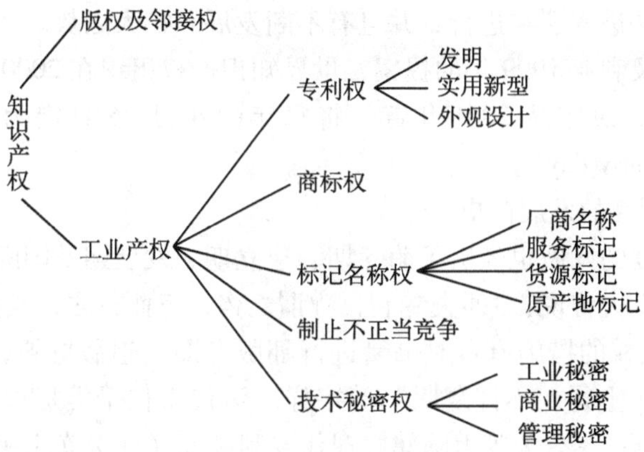

图 14-1　知识产权的内容

原意是公开文件。可见“专利”（patent）一词是由它演化而来的。

1474 年，威尼斯共和国颁布了世界上最古老的专利法，其主要内容如下：“在十年期限内，未经发明人同意与许可，禁止其他任何人再制造与该发明相同及相似的装置。若他人贸然仿制，将赔偿专利权人金币百枚，仿制品也将立即销毁”。

1602 年，英王伊丽莎白授予其近臣 Dr.Darcy 专营制造销售纸牌的特许权，用以增加王室收入。此举遭到了以 Mr.Allein 为首的伦敦市杂货商人的反对，并上告法院。经法庭审理后宣布，英王授予 Dr.Darcy 的特许权无效。这就是有名的“独占事件”（Case of Monopoly）。1624 年英国颁布了《垄断法》（statute of monopoly），它是世界上第一部专利法，又被称为成文专利法的始祖。从此以后，西方各国大都以英国的《垄断法》为母体，先后建立起自己的专利制度。

在西方各国建立专利制度的早期，专利申请程序很不完善，甚至没有专门的专利管理机构。如 1624 年英国颁布了《垄断法》，1852 年才设了专利局。因此，当时在英国，发明人申请专利不仅要花很多钱（21 磅 7 先令），还要跑很多政府部门。为此，英国作家狄更斯在 1852 年专门写了一篇小说，题目是“A Poor Man's Tale of a Patent”，主要描写当时发明人申请专利之辛苦。

从西方各国开始建立专利制度到 20 世纪初叶的三百多年间，虽然以专利为主的知识产权制度在世界范围有了很大发展，但仍受到各种思潮的影响和冲击。如“专利制度废止论”“专利制度批判论”“先申请者过保护论”和“先进国家偏重论”等。荷兰早在 1817 年就建立了专利制度。在上述各种理论的影响下，1869 年废除了专利制度，但 1912 年又恢复了专利制度。

随着以专利为主的知识产权制度在世界范围内的建立和发展，又开始了知识产权制度的国际协调和统一进程，成立了一些国际组织，签订了一批国际条约，如《巴黎公约》（1883 年）、《伯尔尼保护版权公约》（1886 年）、《海牙保护外观设计协定》（1925 年）、《专利合作条约》（1970 年）、《欧洲专利条约》（1973 年）、《TRIPS 协定》（1993 年）、《多哈宣言》

(2001 年)、《总理事会决议》(2003 年)、世界知识产权组织（WIPO，1967 年）等。目前，这样的国际协调和统一进程还在进行，并且有不断发展和扩大之势。

根据中国和阿尔及利亚 1999 年的提案，世界知识产权组织在 2000 年召开的第三十五届成员大会上通过决议，决定从 2001 年起，将每年的 4 月 26 日定为“世界知识产权日”(world intellectual property day)。

（二）中国专利制度的发展简史

我国知识产权制度的发展也经历了萌芽期、建立期、发展期及国际协调与统一期。据记载，周厉王时大夫芮良夫曾说：“匹夫专利，犹谓之盗，王而行之，其归鲜矣。”（《国语·周语》）；宋代保护版权的措施有：对书籍进行翻版者即“追版劈毁，断罪施刑”，有的出版物上甚至写明“已申上司，不许复版”等字样。清代洪仁千等提倡从西方引进现代专利制度（《资政新篇》）；康有为等力陈建立现代专利制度（《公车上书》）。

1903 年签订的《中美筹议通商行船条约》第十款规定：“美国允许中国公民将其创造之物在美国注册，发给创造执照，以保自给自用之权利。中国政府今亦允许将设立专管创制衙门，并定有创制专律之后，凡在中国售卖之创制各物，已经美国给予执照者，若不犯中国人所先出之创制，可由美国人缴纳规费后，即给以专照保护，并以所定年数为限，与所给中国人之专照一律无异。”在这一条款中，“创制专律”即指专利法，“专管创制衙门”即指专利局，“专照”即指专利证书，“规费”即指专利申请费，“所定年数”即指专利有效期，“不犯前制”即指专利审查。

从 1912~1944 年，北洋政府及民国政府颁布了一系列奖励发明的条例，1944 年还颁布了《中华民国专利法》，但它们都未正式实施过。新中国成立后，受前苏联发明奖励制度——发明者证书制（inventor's certificates）的影响，从 1949~1985 年，我们颁布了一系列奖励发明创造的条例，也取得了一些成绩，但由于众所周知的原因也未认真实施。从“文革”后期开始又实行了近 20 年的成果鉴定和奖励制度。20 世纪 80 年代后，我国开始筹建以专利、商标、著作权为主体的现代知识产权制度。90 年代中期以后，随着我国已经建立起现代知识产权保护体系，特别以我国加入世贸组织为契机，中国已经进入了依法保护知识产权的时代。

五、知识产权的理论

（一）自然权学说或称基本权学说（Nature right theory）

该学说认为发明人自然对其的发明创造获得独占的权利。它认为发明权是公民的自然权利之一，国家和法律的责任就是保护这一权利不受第三者的侵犯。自然权学说是专利制度早期“登记制”的理论基础，它又分为财产权学说和受益权学说。

（二）工业产权学说（industry property right theory）

该学说认为人类劳动所创造的物质财富和精神财富都是其创造人的劳动成果，应该是他的私有财产，他有权任意支配和处理，他人不得侵犯。工业产权学说是现代知识产权制度的理论基础，它又被称为秘密公开学说（代赏论）、发明奖励学说（刺激论）和竞争秩序学说（秩序论）。

（三）知识产权学说（intellectual property right theory）

该学说强调了“精神产权”的特殊性和重要性。

（四）专利契约学说（patent contract theory）

它是对上述理论的综合运用。即，发明人与国家签订“契约”，国家承认发明人在一定期限内对其发明创造享有独占权，用以获利，以换取发明人公开其发明创造的内容。专利契约学说对国家、社会和发明人均有利。

第三节　专利制度及其作用

一、一对矛盾

在科技的发展和使用过程中，人们发现一对矛盾，即：技术的使用者要求新技术应快速充分地公开，以方便使用；而技术的拥有者希望新技术尽量独占与保密，以获取最大利益。这也反映了以专利权为主的知识产权这一私有权利和与社会公有权利之间的矛盾。为合理解决这一矛盾，建立了保护知识产权（特别是专利、商标、版权）的法律体系。

二、专利制度

专利制度就是以法律手段对发明创造给予保护，用以调整发明人、发明持有人及发明使用人之间利益关系的制度。

三、基本特征

1. 法律保护　以法律形式（主要是专利法）来保护发明创造。即在规定时间内给专利权人以独占实施权，使其不受他人侵犯，允许其通过专利的实施得到利益回报，从而鼓励和促进发明创造活动的开展。这是专利制度的最基本特征。

2. 科学审查　即按照专利法规定，以现有技术为基础，对申请专利的发明创造进行新颖性、创造性和实用性的审查。它是现代专利制度的标志，也是专利制度能够促进科技进步和社会发展的根本所在。

3. 公开通报　即在规定的时间内，以一定形式将申请专利的发明创造向社会公开。它既能保护发明人的利益，又能打破技术垄断；既能促进新技术的产业化，更能鼓励新的发明创造。它体现了专利制度促进科技进步和社会发展的根本目的。

4. 国际交流　伴随着专利制度的国际协调和统一，特别是世贸组织的成立和TRIPS协定的生效，以专利技术为主的知识产权贸易已经成为国际上三大贸易领域之一。因此，专利制度对促进国际间的技术交流与贸易，对协调国际政治经济秩序和国家关系有着重要作用。

四、主要作用

专利制度的主要作用就是鼓励发明创造，促进科技进步；打破技术垄断，加速成果推广；保障发明实施，推动经济增长；发展技术贸易，繁荣国际交流。

第四节　关于专利

一、专利的定义

专利（patent）是专利权、专利技术和专利文献的总称。在法律上，它指的是一项发明创造的权利归属；在技术上，它指的是一项发明创造的技术内容；在形式上，它指的是一项发明创造的记载方式。

专利文献首先是一种法律文件，其次才是技术文献，这是它与其他学术文献的性质区别；专利文献又是最早的技术文献，这是它与其他学术文献的时间区别；专利文献又是新产品的孵化器，这是它与其他学术文献的功能区别。在新药研究及生物技术研发领域中要特别重视专利和专利文献的作用，这也从反面说明了申请专利的重要性和紧迫性。

二、专利的种类

中国专利法将专利分为发明、实用新型和外观设计。发明专利又分为物质（产品）发明、方法（用途）发明。这些发明种类与新药研究和生物技术都有着密切联系，如新药既可以申请发明专利，也可以申请实用新型和外观设计专利；既可以申请物质专利，也可以申请方法专利和用途专利，而方法专利和用途专利又可以有多个（即同一个药物的第一、二、三……方法及同一个药物的第一、二、三……用途）。

专利法中所说的发明是指对产品、方法或者其改进所提出的新的技术方案；实用新型是指对产品的形状、构造或者其结合所提出的适于实用的新技术方案；外观设计是指对产品的形状、图案、色彩或者其结合所提出的富于美感的并适于工业上应用的新设计。

通常把物质（产品）发明称为大发明、母发明或基本发明；把实用新型和外观设计称为小发明、子发明或从属发明。物质（产品）发明具有绝对垄断性，而后者只有相对垄断性。因此，从知识产权角度看，专利数量多只能算科技大国，而大发明数量多才是科技强国。

三、专利的申请

根据中国专利法及其实施细则的规定进行专利申请。申请专利大致有以下几个步骤：

1. 申请前的准备　主要是进行文献检索和背景技术的调查，这是非常重要的一步，但往往被忽略。其目的是了解当前与你的发明创造最接近的现有技术，以此判断拟申请专利内容的新颖性、创造性和实用性，做到心中有数，并便于权利要求的撰写。如明显不符合申请专利条件的或不适合以专利形式保护的还可节省许多申请费［目前两者的费用比是1∶(6~7)］。

2. 委托代理机构　申请专利是一个时间性、技术性、原则性很强的、具体繁琐的依法办事过程。不仅要求经办人员对某一领域的发明创造有较深刻的理解和基础知识，还要有知识产权特别是专利的基本知识；在熟悉中国知识产权法的同时，还要了解和熟悉外国的知识产权法；要有严谨的思维逻辑和熟练的写作技巧。只有具备这样的素质，才能达到既符合法律要求，又能最大限度地保护发明人和申请人利益的目的。对于发明人来说，要达到上述要求是比较困难的，也是不需要的。这就需要委托专利代理机构，由发明人和专利代理人一起相互配合来进行。特别是在申请国际专利时，按专利法规定必须委托专利代理机构。在欧美发达国家，尽管他们的科研人员具备了一定的法律知识，但在各大公司，特别是制药公司里都设置有规模强大的专利部或知识产权部。在公开营业的律师事务所里，专利及知识产权代理也是最主要的内容。

3. 撰写申请文件　申请文件通常包括请求书、说明书、说明书摘要、权利要求书、附图及说明、优先权证明等。说明书和权利要求书是主要文件，它们要前后一致，相互支持，而权利要求书更是重中之重。说明书要对该发明创造做出清楚、完整的说明，使本领域的一般技术人员能够重复实施该发明创造。权利要求书是发明人或申请人提出的对本发明创造希望给予的保护范围，一旦被批准，它就成为专利权人手中的一把利剑，用它来保护自己，监视侵权行为。形象地说，说明书体现的是该发明创造的水平和发明人科研工作的能力；而权利要求书体现的是法律知识的水平和撰写人的逻辑思维能力。因此，忽视发明人的发明创造是危险的，否定代理人的创造性劳动也是错误的。

4. 提交申请文件　申请人将准备好的申请文件以邮件方式（或电子文件形式）提交专利局，经专利局进行形式审查合格后，发给申请人《专利申请受理通知书》。该通知书主要作用是确定发明名称、申请人、申请日、申请号。它是申请专利过程中的第一份法律文件，特别是确定申请日有着重要意义。

5. 后续申请活动　如有国内优先权的，申请人应从申请日算起的一年内，在原说明书范围内补充完善该发明；如想申请国际专利，申请人应从申请日算起的一年内，将该发明到国外申请专利；如想获得专利权，申请人应从申请日算起的三年内，向专利局提出实质审查请求，以使该申请进入实审程序。在这一过程中，专利局审查员与发明人之间可能会有数次的往返答辩，通常是集中在权利要求书的撰写方式和保护范围的缩减方面。经专利局实审后的申请文本将再次向社会公开（即公告），以征求意见。如无异议，专利局即向申请人发出授权通知。这两次公布的文本（即公开和公告）可能相同，但大部分不同，修改部分主要是权利要求书。待申请人履行了缴费等登记手续后，专利局向申请人发出《专利证书》，此时，申请人就变成了专利权人。外国的专利审批程序与中国基本相同，只是在审查的宽严程度、缴费的多少及专利证书的形式上各有不同而已。

6. 授权后的处理　专利授权后，专利权人就获得了对该发明创造的独占权、许可权、转让权、标记权、请求保护权、诉讼权、放弃权及受益权等权利。专利权人的义务是公开该发明创造的技术内容，这是专利制度的目的和特征、按时缴纳费用，以维持该专利权的有效性、积极实施该发明创造，以促进科技进步和社会发展及接受强制许可等。

四、专利的实施

如前所述，从申请专利到最后授权是一个复杂而费时的过程。这一过程大致可分成申请、实质审查、授权、实施等几个阶段。根据国内外长期实践经验证明，这几个阶段呈典型的倒三角形，即申请数量>实审数量>授权数量>实施数量。真正实施的专利很少。具体到医药行业，专利实施的数量更少，一般不到1%。

根据国内外的专利实践和法律规定，专利权一般有如下几个去路：

1. 自己实施　即由专利权人自己实施其发明创造。

2. 专利许可　即通过专利许可方式由他人实施其发明创造。

3. 专利失效　即专利权人没有按规定维持专利权的有效性而使其失效。

4. 寿终正寝　即专利权人为达到某种目的，既不实施该专利，又要维持其有效性，直到该专利权到期终止。

5. 强制许可　即国家按法律规定，以强制许可方式实施该专利。

6. 宣告无效　即他人根据法律规定，向专利局提出无效请求，由专利局或法院宣布该专利权无效。

五、专利的许可

关于专利许可，通常有如下几种方法：

1. 独占许可　指在合同期及专利权有效范围内，在一定条件下，被许可方对该专利技术享有独占实施权；许可方自己也不得实施该专利技术，并且不得将该专利技术再许可给第三方（即只由被许可方一家实施）。

2. 独家许可　指在合同期及专利权有效范围内，许可方只允许一家被许可方在一定条件下实施该专利技术，自己也保留实施该专利技术的权利；但被许可方不得将该专利技术许可给第三方（即可能由许可方和被许可方两家实施）。

3. 普通许可　指在合同期及专利权有效范围内，许可方允许被许可方在一定条件下使用其专利技术，在自己保留实施该专利技术权利的同时，可以向第三、第四方继续颁发同样的许可证（即由许可方和多家被许可方实施）。

4. 交叉许可　指前后两项专利，专利权人在实施自己专利技术时都以使用对方专利技术为基础和前提。在双方同意的条件下，可互换使用对方的专利技术，这就是交叉许可。交叉许可多见于对原有技术的改进发明。因此，根据两件专利的种类及市场效益等条件，在互换使用对方的专利权时，专利许可费往往是不对等的（两家既是许可方又是被许可方）。

5. 强制许可　指在国家出现紧急状态时，具备实施条件的单位以合理的条件，请求专利权人允许实施其专利技术，而未能在合理长的时间内获得许可时，国家有关部门可根据法律规定和该单位的申请，允许该单位实施其专利技术，这就是强制许可。

6. 混合许可　指在一定条件下，许可方向被许可方颁发包括专利技术及非专利技术或专利技术及商标、版权等其他知识产权在内的许可证。

7. 分许可证　指在一定条件下，原许可证的被许可方又向他人颁发了专利许可证，这个许可证相对于原来的主许可证而被称为分许可证。当然，颁发分许可证要事先得到原主许可证许可方的同意。

8. 计划许可　指国家有关部门有权决定本系统内或所属全民所有制单位持有的重要专利在指定的单位实施。现行专利法已经取消了这一许可方式。

在上述八种许可证贸易形式中，常用的有独占许可、独家许可、普通许可、交叉许可、混合许可、分许可证；计划许可已经取消；强制许可的实施条件比较严格，因可能涉及外国专利权人的利益，执行时应慎重。

在这八种许可证贸易形式中，独占许可的专利使用费应最高，其次是独家许可等。使用最多的是混合许可。在实际工作中，除专利许可证贸易以外，还有一大块非专利技术的转让，也属于知识产权的保护范围，应引起我们重视。

六、专利申请人

专利申请人可以是自然人，也可以是法人。自然人多见于非职务发明，法人多见于职务发明，当然有一部分交叉。按专利法规定，专利申请人就是未来的专利权人，即专利权归申请人所有。国外大公司的普遍做法是，在新职工参加工作之初就与该单位签订保密合同，其中规定："在本公司做出的发明创造，其权利归单位所有"。除此之外，在申请专利过程中或授权后，还要由发明人签署《权利转让证书》，以重申该发明创造的所有权归该单位所有。

所谓职务发明是指：执行本单位的任务或者主要是利用本单位的物质技术条件所完成的发明创造为职务发明创造。职务发明创造申请专利的权利属于该单位；申请被批准后，该单位为专利权人。

所谓非职务发明是指：除职务发明创造以外的所有发明创造均属于非职务发明创造。非职务发明创造申请专利的权利属于其发明人或者设计人；申请被批准后，该发明人或者设计人为专利权人。

介于职务发明与非职务发明之间的权利归属，如事先有约定的从其约定；如无约定的，由当事双方根据各方在该发明创造中的创造性贡献友好协商解决。

职务发明的数量多少是衡量一个国家发明创造的含金量及其知识产权保护管理水平高低的重要指标。

七、专利发明人

专利发明人一定是自然人。中国专利法对专利发明人的定义为对该项发明创造做出了突出的实质性贡献的人，而不是领导或管理者、做常规工作的人或提供服务的人员。

八、授权的条件

一项专利申请要想获得专利权就要符合两个条件：一是形式条件，即要符合专利法及其实施细则对文件撰写、文件种类、提交时间、缴费等方面的规定，它是确定专利申请日的必要条件；二是实质条件，即所申请的发明创造要符合专利法对新颖性、创造性、实用性的要求，它是授予专利权的必要条件。

1. 新颖性（novelty）　中国专利法对新颖性的定义是："指在申请日以前没有同样的发明或者实用新型在国内外出版物上公开发表过、在国内公开使用过或者以其他方式为公众所知，也没有同样的发明或者实用新型由他人向国务院专利行政部门提出过申请并且记载在申请日以后公布的专利申请文件中。"

在这段文字中规定了新颖性的时间界限（申请日以前）；指出了能破坏新颖性的标的物（同样的发明）；划定了能破坏新颖性的地域范围（国内外+国内）、载体（出版物）及方式（公开发表+公开使用+以其他方式为公众所知）；明确了"抵触申请"对新颖性的影响等。

纵观专利制度的历史和各国的实践，新颖性又分为三种情况：一是绝对新颖性（即指在申请日以前没有同样的发明或者实用新型在国内外出版物上公开发表过、在国内外公开使用过或者以其他方式为公众所知）；二是相对新颖性（即指在申请日以前没有同样的发明或者实用新型在国内出版物上公开发表过、在国内公开使用过或者以其他方式为公众所知）；三是混合新颖性（即上述定义）。很显然，绝对新颖性合情合理，但要求太高，不易达到；相对新颖性易于操作，但标准较低；混合新颖性两者兼顾，标准适中，易于操作。

2. 创造性（inventive step）　中国专利法对创造性的定义是："指同申请日以前已有的技术相比，该发明有突出的实质性特点和显著的进步，该实用新型有实质性特点和进步。"欧美各国把创造性称为“非显而易见性”（non-obviousness）。创造性也俗称为“发明高度”。

在这段文字中规定了创造性的对比参照物（申请日以前已有的技术）及要达到的高度（突出的实质性特点和显著的进步）。判断一项发明创造是否有创造性主要看它是不是首创性发明，是不是解决了长期存在的技术难题，是不是取得了意想不到的技术效果，三者有其一就认为该发明创造有创造性。

3. 实用性（utility） 也称为工业实用性。中国专利法对实用性的定义是：“指该发明或者实用新型能够制造或者使用，并且能够产生积极效果。”实用性的具体要求是，发明创造必须是技术方案而不是纯理论性的描述，要有再现性和重现性，具备有用性和有益性。

综上所述，可以说专利三性是专利法及专利制度的内在要求和灵魂；专利三性是专利制度推动科技进步和社会发展的根本所在；专利三性是衡量一项发明创造水平的主要标准。通俗地讲，新颖性指的是有没有的问题；创造性指的是好不好的问题；实用性指的是能不能造、能不能用的问题。总而言之，一项发明创造要想得到专利权，必须符合新颖性、创造性、实用性的要求，三者缺一不可，顺序不能颠倒。

九、专利法不予保护的内容

1. 中国专利法规定对违反国家法律，社会公德或者妨碍公共利益的发明创造，不授予专利权。比如发明某种新式的吸毒工具或赌博工具，不管它多么具有新颖性、创造性和实用性，不但不能给予法律保护，还应给予坚决打击。

2. 对不适合用专利法保护的下列各项也不授予专利权：

（1）科学发现：科学发现是对自然界客观存在的未知事物的特征和规律的揭示，它体现的是人类认识自然的能力，如人们发现水往低处流、发现新的天体等。它不属于专利法意义上的发明创造，因此不能授予专利权。

（2）智力活动的规则和方法：它是人类利用非自然规律的智力活动过程，如计算方法、游戏规则等。它具有抽象的特点，不具备专利法所要求的技术特征，因此不能授予专利权。

（3）疾病的诊断和治疗方法：其不授予专利权原因有三，一是出于人道主义考虑，疾病的诊断和治疗方法不能被少数人所垄断；二是其明显不符合专利三性，特别是实用性的要求；三是即使在给予专利保护的国家，由于人道主义的压力和权利监视很困难，即使授权也是形同虚设。因此，中国和世界上大多数国家都不给予疾病的诊断和治疗方法以专利保护。

（4）动物和植物品种：动物和植物品种能否给予专利保护一直是国际社会十分关注的问题，特别是“克隆”动物和“转基因”生物的出现使这一问题更加突出和敏感。目前国际上有几种作法，一是对动物和植物新品种不给予专利保护，如中国等；二是给予专利保护，如美国；三是不用专利的方法给予保护，另外立法，如我国对植物新品种就是通过《植物品种保护条例》给予保护；四是在植物新品种和动物新品种的保护方面出现不平衡现象，即前者较为成熟，争议不大，后者开始较晚，尚在争论之中，而且除生物技术本身的问题外，还牵扯到人类安全和伦理道德等多方面问题，情况较为复杂。

上述（1）~（4）中所涉及的新仪器、新设备或对主要不以生物学方法培育动物和植物品种的方法，符合条件的可授予专利权。

（5）用原子核变换方法获得的物质：因其涉及国防安全和国家重大利益，不宜为少数人垄断。按中国专利法规定，不仅用该方法获得的物质不授予专利权，而且其方法本身也不能授予专利保护。

十、专利中涉及的几项重要原则

1. 申请在先原则　专利法第九条规定，两个以上的申请人分别就同样的发明创造申请专利的，专利权授予最先申请的人。申请的先后顺序以申请日为准。

2. 充分公开原则　专利法第二十六条规定，说明书应当对发明做出清楚、完整的说明，以所属技术领域的技术人员能够实现为准。权利要求书应当以说明书为依据，说明要求专利保护的范围。

3. 优先权原则　专利法第二十九条规定，申请人自发明或者实用新型在外国第一次提出专利申请之日起十二个月内，或者自外观设计在外国第一次提出专利申请之日起六个月内，又在中国就相同主题提出专利申请的，依照该国同中国签订的协议或者共同参加的国际条约，或者依照相互承认优先权的原则，可以享受优先权（外国优先权）；申请人自发明或者实用新型在中国第一次提出专利申请之日起十二个月内，又向国务院专利行政部门就相同主题提出专利申请的可以享受优先权（本国优先权）。除外国优先权和本国优先权外，还有部分优先权和多项优先权等类型。

4. 保密在先原则　本原则有以下三个内容：专利法第二十条规定，中国的发明创造应先在中国申请专利，这不仅是保密的需要，也便于向国外申请，以保护我国的知识产权；专利法第二十二条规定了授予专利的条件，新颖性是专利三性的第一要件，实施保密措施，使发明创造（特别是重要的发明创造）不丧失新颖性就成为当务之急，而最多的问题也出在丧失新颖性上；专利法第六十四条规定，将违反专利法第二十条的规定，擅自向国外申请专利的行为定义为泄密犯罪，应承担刑事责任。

5. 单一申请原则　专利法第三十一条规定，一件发明或者实用新型专利申请应当限于一项发明或者实用新型。属于一个总的发明构思的两项以上的发明或者实用新型，可以作为一件申请提出。该原则不仅便于专利机关对专利申请的审查与操作，有利于申请人（专利权人）日后对专利权的维护和处置，更有利于对专利权的法律界定和侵权的查处。与“申请单一性”相关的还有“合案申请”及“分案申请”，这三种情况与药物专利的申请有着密切关系。例如：

在“×××化合物及其制备方法和其作为药物的用途”这一专利申请中，虽然其包括了三项发明内容（即化合物、制备方法、药物用途），似乎应分为三个专利申请，但它说的是一种化合物、该化合物的制备方法和该化合物的药物用途，明显属于前述的“属于一个总的发明构思的两项以上的发明”，因此可以放在一个专利申请中。

在“×××化合物的制备方法”和“×××化合物的药物用途”这两项专利申请中，如果“×××化合物”完全相同，又是同一申请人和发明人的申请时，可合案申请，题目可变成“×××化合物的制备方法和其作为药物的用途”。

在“×××化合物的制备方法和×××化合物的药物用途”这一项专利申请中，如果“×××化合物”是完全不同的化合物，即使是同一申请人和发明人，也要分案申请。同样，在“×××化合物的药物用途”申请中，如果“×××化合物”完全相同，但其药物用途完全分属不同的领域时（如抗肿瘤和抗艾滋病），也要分案申请。

6. 强制许可原则　专利法第四十八条对强制许可原则作了详细规定。强制许可是指未经专利权人同意，由国家专利管理机构以行政方式颁发强制许可证，允许第三者利用某项发明专利的过程。在下面三种情况下可实施强制许可：一是未在合理长的时间内获得专利实施许可；二是国家出现紧急状态或者非常情况时；三是出现依存专利，而且后者更优于前者时。

在目前情况下，强制许可原则比较符合发展中国家的实际情况。而以美国为首的发达国家不承认强制许可，但在实际上又在利用强制许可原则（比如9.11事件后，美国曾要利用强制许可原则允许本国药厂强行仿制德国拜尔公司的抗菌药西普罗）。

7. 专利代理原则　专利法第十九、二十条对专利代理作了详细规定，专利代理也是世界各国的普遍做法。简而言之，中国人在国内申请专利时可以通过专利代理进行，中国人向外国申请专利时及外国人向中国申请专利时必须经过专利代理机构进行。目前我国的专利代理业正处在发展阶段，特别是医药领域的专利代理工作与国际水平相比还有较大差距，还有较大的发展空间。

8. 几种侵权例外　专利法第六十三条规定了几种不视为侵权的行为：即专利权人使用专利权的行为（权利用尽）；他人的在先使用行为（先用权）；交通工具的临时过境；科学试验；不知道侵权实情的善意第三人等。

9. 诉讼时效原则　专利法第六十二条规定对侵权行为的诉讼时效为两年，自专利权人或利害关系人得知或应当得知侵权行为之日起计算。

10. 举证倒置原则　专利法第五十七条规定，专利侵权纠纷涉及新产品制造方法的，制造相同产品的单位或个人应当提供其产品制造方法不同于专利方法的证明。即将举证的责任转移给了被告方。

近年来，我国及国际上加大了对制造方法专利侵权的查处力度。广交会上已明确提出，如参展厂商被指控有专利方法侵权行为，被指控厂商应在半天内出示未侵权的理由及证据。这就是举证责任倒置原则的实际应用。

十一、关于专利侵权

1. 专利权　专利权也称独占权或独占实施权。专利法第十一条规定：“任何单位或者个人未经专利权人许可，都不得实施其专利，即不得为生产经营目的制造、使用、许诺销售、销售、进口其专利产品，或者使用其专利方法以及使用、许诺销售、销售、进口依照该方法直接获得的产品。”

2. 专利侵权　专利法第五十七条规定，未经专利权人许可，实施其专利，即侵犯其专利权。侵权的性质是违法并且不道德的行为。侵权的目的是为获取最大的经济利益；侵权的表现有明显侵权（新产品）和/或隐蔽侵权（生产方法）；侵权的结果是给专利权人造成经济和名誉损失并扰乱社会秩序。

3. 侵权行为分析　遇到侵权时，专利权人应首先弄清是善意侵权或是恶意侵权，自查专利权是否存在无效隐患，以便采取不同对策。有人侵权是好事还是坏事？从侵权者来说是坏事，从专利权人来说可能是好事，它从反面说明了你发明创造的水平。如果运用得好，还可能是专利权人发财和扬名的机会。

4. 专利侵权的处理　对于国内侵权，应按中国有关法律处理。对于涉外侵权，应先按中国法律处理或按 TRIPS 协议的相关规定处理。

5. 波拉例外（Bolar exception）　波拉例外一词来自 1984 年发生在美国的法庭审判例（罗氏药厂对波拉），也称为提前使用例外。1984 年通过的美国专利法第 271 条（e）款对波拉例外的规定是："在美国制造、使用、许诺销售、销售或者向美国进口被授予专利的发明的行为，如果单纯是为了依照有关法律的规定获得并提供为制造、使用或者销售药品或者兽医用生物产品所要求的有关信息，则不构成侵犯专利权的行为。"并且在 1990 年的 Eli Vs Medtronic 案中，又进一步确定了波拉例外同样适用于医疗设备专利。

世界卫生组织对波拉例外的描述是：许可第三方在未经专利持有人授权的情况下采取行动，使专利产品获得上市所必需的销售许可（摘自 WHO《公共卫生、创新和知识产权全球战略及行动计划草案》术语汇编）。

我国《药品注册管理办法》第十九条规定："对他人已获得中国专利权的药品，申请人可以在该药品专利期届满前 2 年内提出注册申请。国家食品药品监督管理局按照本办法予以审查，符合规定的，在专利期满后核发药品批准文号、《进口药品注册证》或者《医药产品注册证》。"

我国专利法修订稿第七十一条第五款规定，"专为提供药品或者医疗器械的行政审批所需要的信息，自己制造、使用、进口专利药品或者专利医疗器械，或者他人为其制造、进口并向其销售专利药品或者专利医疗器械的不视为侵犯专利权。"

十二、文献检索与查新

文献的检索与查新是从事科研工作、科研管理工作和专利工作的基础，也是一项长期的、技术性很强的工作。

1. 目的是检索调查一个科研项目或科研成果的新颖性、创造性和实用性，重点是新颖性和创造性。

2. 方法是手检和机检。

3. 途径是按国际专利分类，从申请人或专利权人、从专利号或公开号检索，也可以委托专门机构检索。

4. 范围是专利和非专利文献，以专利文献为重点。

5. 作用是提供技术信息、经济信息和法律信息。

6. 特点是内容新颖、范围很广、介绍详细、实用性强、早期公开、信息最快、分类规范、格式统一、重复出版、文献量大等。

7. 进行文献检索与查新时最好到国家专利局检索中心等正规机构，以保证检索结果的全面、真实、可靠。

8. 检索与查新时应包括药品行政保护的内容。

十三、申请文件及其作用

申请专利时要提交的文件有请求书、说明书、权利要求书、说明书摘要、附图、代理人委托书等。请求书是固定格式。说明书是专利申请的核心文件。它把发明创造的内容清楚、完整地公开出来，使本专业任何的普通技术人员都能够实施该发明创造。说明书分 8 个部分，即发明名称、发明所属的技术领域、发明的技术背景、发明的目的、发明的具体技术方案、发明的优点或积极效果、附图及其说明、实施例或最佳实施例等。

权利要求书是专利申请文件中最重要的核心文件。它的任务是指出该发明创造中关键的技术特征，为该发明划定一个合理的保护范围。它是确定专利权的根据，也是确定侵权与否的依据。权利要求必须得到说明书的支持。

权利要求又分为独立权利要求和从属权利要求。一个独立权利要求下可有多个从属权利要求。一般来说，一项专利申请中只有一个独立权利要求及若干从属权利要求。但在不违反单一性原则下，在一项专利申请中也可以有多个独立权利要求，特别在药物发明专利申请中这种情况比较常见。如在“×××化合物其制备方法和其作为药物的用途”这一专利申请中，可分别对化合物、其制备方法和其药物用途提出独立权利要求，在它们下边分别有若干从属权利要求。而这三项独立权利要求并不是平行的，以对化合物的独立权利要求为先为重，因此它也被称为“主独立权利要求”，并按化合物、制备方法、药物用途的顺序撰写。说明书摘要主要用于文献检索，不具有法律效力。

十四、申请国际专利

申请国际专利的法律根据是专利的地域性原则和各国专利独立原则；申请国际专利的最终目的是垄断国际市场或抢占未来的市场；申请国际专利也是检验某项发明成果水平的有效方法；申请国际专利的数量多少更是衡量一国科技实力和发展后劲的重要指标。因此我们要重视申请国际专利，特别对我国医药领域，申请国际专利更为重要。原则上讲，新的化学物质必须申请国际专利（如青蒿素）；重点品种或热销品种的新制备方法也应该申请国际专利（如 VC 二步发酵法）；已知药物的新用途如果有重要意义和广阔的市场也应该申请国际专利（如伟哥）。

第五节　发明与发现

一、关于发明

发明是指人们对天然存在的物质施加某种影响，进行了一定处理，改变了其物理形态和化学结构，使其显示出以前人们不曾认识的性能或用途，并可以产业化的过程。中国专利法规定，发明是指对产品、方法或者其改进所提出的新的技术方案。符合专利法规定的发明创造可以受到专利法的保护。发明体现的是人类改造自然的能力。

二、关于发现

发现是指在未施加任何人为影响的情况下，发现或找到自然界已经存在的物质或现象的过程。因它不能创造出新的物质，所以只是一种发现，而不是发明。对自然界已存在的物质，任何人都有权自由享用，没有产权归属问题。科学发现体现的是人类认识自然的能力。中国专利法第二十五条规定了不授予专利权的五种情况，科学发现是第一条。

三、两者的平衡关系

发明与发现就像天平的两个托盘，时重时轻，决定谁重谁轻的游码就是人类的介入程度。有以下三种情况：

1. 只以物理方法发现新的植物或矿物，属于科学发现，不能得到专利保护。

2. 对天然物质进行了某种处理，改变了天然物质的存在状态或形态，如从植物中提取某种生物碱、从中草药中分离提取有效成分、从动物组织或体液中分离得到某种激素等，显示出人们以前从未认识的性质和用途，并可以在产业上应用，可以授予专利权。

3. 在上述提取分离过程中，发生了化学变化，得到了与天然物质结构不同的新物质，如苷、复合蛋白质等，可以得到专利保护。

四、与医药生物技术的关系

在药物研究中，合成出新的化合物、新的制备方法、新的使用方法（包括新用途、新剂型等）、提取分离出新的有效成分及物质都是发明，可用专利方法保护；在生物技术中，得到新的动植物品种的方法、使用他们的方法都可以受到专利法保护。

第六节　中国专利法及其修订

我国从1984年建立专利制度到现在，已有了三部专利法并进行了两次修订。目前实施的专利法是2001年7月1日开始实行的，它基本达到了TRIPS的要求，实现了与国际标准的接轨。为了与《多哈宣言》和《总理事会决议》相协调，目前已完成了对专利法的第三次修订，并将于今年颁布实施。

一、前两次修订的历史背景

20世纪90年代初，伴随着知识产权保护的国际化趋势及关贸总协定中与贸易有关的知识产权的谈判和TRIPS协定的签订，特别是1992年中美知识产权谈判及其谅解备忘录的签订，导致了中国专利法的第一次修订。新世纪初，伴随着知识产权在国际经贸活动中越来越重要及为使我国专利制度进一步与国际接轨，特别是为我国加入世贸组织铺平道路，我国又对专利法进行了第二次修订。

二、前两次修法的主要内容

第一次修订：专利权有效期从15年延长到20年；专利保护领域扩大，开放了对食品和药品的保护；给专利权人进口权；方法专利的效力可延及到产品；强制许可规定与TRIPS一致。

第二次修订时对专利法的立法目的进行了重新定义，从“促进科学技术发展”修订为“促进科学技术进步和创新”（A1条）；将全民所有制单位对专利权的“持有”改为“所有”，使专利权向私权方向发展（A6条）；对职务发明的界定更为合理（A6条）；增加了许诺销售的规定（A11条）；规定了善意第三人的免责条件（A63条）等。

三、第三次修订的历史背景及主要内容

（一）《多哈宣言》

2001年，WTO多哈部长级会议通过了《TRIPS协定与公共健康多哈宣言》，明确了WTO各成员政府具有采取措施保护公共健康的主权权利，并就TRIPS协定中与公共健康领域有关的问题进行了重新安排。《多哈宣言》是WTO多哈回合谈判启动以来惟一成功结束

谈判的议题。而在目前多哈回合其他议题谈判举步维艰的情况下，这一议题之所以能得到率先解决，使 WTO 核心协定（即 TRIPS 协定）第一次获得修改，不仅反映出这一议题对人类，特别是对广大发展中国家和最不发达国家人民的生命健康的重要性，同时也是广大发展中成员不懈努力的结果。《多哈宣言》为各国合作与疾病斗争提供了可能，也为拥有制药能力的 WTO 成员根据国际规则，帮助那些发生公共健康危机但又无力生产急需药物的成员迅速控制和缓解危机提供了途径，这是 WTO 对人类的贡献，是 WTO 成员在妥善处理贸易与健康、公权与私权关系方面的成功尝试，它体现了多边贸易体制的公平和正义。

《多哈宣言》第四段指出："我们同意 TRIPS 协定不会也不该阻碍成员国采取行动保护公共健康。因此，虽然我们重申对 TRIPS 协定的承诺，但我们也承认该协定可以也应该被解释和实施来支持 WTO 成员方保护公共健康的权利，特别是增进所有人获得药品的机会。就此而言，我们重申 WTO 成员完全有权使用为此目的提供灵活性（flexibility）的 TRIPS 协定条款。"

《多哈宣言》确认了 WTO 成员具有使用强制实施许可和平行进口等措施促进其获得药品的权利。

《多哈宣言》明确了为促进公共健康可最大限度地利用 TRIPS 协定的灵活性，其中包括：

1. 缔约方有实施"强制实施许可"的权利，并且有权决定实施"强制实施许可"的理由。

2. 缔约方有权认定何种情况构成"国家处于紧急状态或其他极端紧急的情况"，诸如艾滋病、疟疾等传染病造成的公众健康危机，即构成这种"紧急状态"。

3. 缔约方有权在遵守最惠国待遇和国民待遇条款的前提下，构建自己的"权利用尽"制度。

4. 发达国家应促进和鼓励其企业向最不发达国家转让技术。最不发达国家对于药品提供专利保护的时间可推迟到 2016 年。

（二）《总理事会决议》

根据 TRIPS 协定的有关条款，各国为解决公共健康危机可授予药品强制许可。但是 TRIPS 协定第 31 条（f）又规定，依照强制许可生产的药品应当主要供应国内市场，使处于公共健康危机中没有或缺乏充分药品制造能力的国家难于找到进口药品供货商。多哈宣言第 6 段承认，该规定导致没有或缺乏药品生产能力的国家在利用 TRIPS 协定的强制许可规定方面可能存在困难，指示 TRIPS 理事会迅速找到解决的办法。

历经整整两年半谈判，世界贸易组织总理事会 2003 年 8 月 30 日通过《总理事会决议》，同意在 TRIPS 协定被最终修改前，豁免相关药品出口商在 TRIPS 协定第 31 条（f）项下的义务。8 月 30 日决议第 11 段也指示 TRIPS 理事会提出一个"在适当情况下，建立在该决议之上的"TRIPS 协议修改案。

《总理事会决议》的主要内容有：

1. 医药产品　指在医药领域用来应对《总理事会决议》第一段中认可的公共健康问题的任何专利产品，或通过专利方法制造的产品，其中包括药品制造所需的有效成分和药品使用所需的诊断试剂。

2. 符合条件的进口成员方　指任何最不发达成员方，以及任何向 TRIPS 理事会发出通知，表明其希望使用此制度作为进口方意愿的成员方。

自愿放弃使用本制度作为进口成员方的发达国家有：美国、英国、法国、德国、日本、加拿大、奥地利、比利时、丹麦、芬兰、希腊、冰岛、爱尔兰、意大利、卢森堡、荷兰、新西兰、挪威、葡萄牙、西班牙、瑞典、瑞士、澳大利亚。

声明只有在国家出现紧急状态和其他特别紧急情况下才使用本制度的国家或成员方有：中国香港、中国澳门、中国台湾、以色列、韩国、科威特、墨西哥、卡塔尔、新加坡、土耳其和阿拉伯联合酋长国。

3. 出口成员方　指使用《总理事会决议》中确定的制度生产医药产品并将其出口到“符合条件的进口成员方”的成员方。

4. 制药领域生产能力的评估

(1) 最不发达的成员方：指被视为在制药领域生产能力不足或没有生产能力的成员方。

(2) 其他就某种药品而言，生产能力不足或没有生产能力的“符合条件的进口成员方”可通过以下方式之一确认：

1) 有关成员方已确认其在制药领域没有生产能力。

2) 该成员方在本领域有些生产能力，但对此能力进行审查以后发现，如果排除专利权人所拥有和控制的能力，其能力不足以满足自身需求。一旦确认其能力足以满足其自身需求，本制度不再适用。

第三次修订时明确提出了对专利权的创造、管理、保护和运用的观点；增加了对遗传资源和传统知识的保护条款；重申了国家出现紧急状态时的强制许可；增加了药品出口强制许可条款及波拉例外条款等。

四、专利法及实施细则介绍

(一) 专利法介绍

现行中国专利法共 8 章 69 条。

第一章　总则（共 21 条）：专利法的目的、专利的客体、专利管理机构、专利权归属、先申请原则、权利的转让、关于专利权、专利代理等。

第二章　授予专利的条件（共 4 条）：关于专利三性、不影响新颖性的情况、不授予专利的主题。

第三章　专利的申请（共 8 条）：申请文件、申请日、优先权、申请的单一性、申请的撤回、申请的修改。

第四章　专利申请的审查和批准（共 8 条）：申请的公布、实审的启动、专利授权等。

第五章　专利权的期限、终止和无效（共 6 条）：期限、年费、权利终止、无效请求等。

第六章　专利实施的强制许可（共 8 条）：强制许可的定义、条件等。

第七章　专利权的保护（共 12 条）：保护范围、侵权定义、救济方法、诉讼时效、免责条件。

第八章 附则（共2条）：费用、生效日。

（二）实施细则介绍

实施细则是专利法的主要配套法规，是对专利法的解释和补充，是实施专利法的必要条件，也是国际上的通行做法。现行专利法实施细则共11章122条。

（三）审查指南介绍

为客观、公正、准确、及时地依法处理专利的申请和请求，国家知识产权局根据专利法实施细则第一百二十一条的规定编制了专利审查指南，它是对专利法及其实施细则的具体化，也是专利局和专利复审委员会依法行政的根据和标准。

第七节 中国已加入的国际组织及条约

到目前为止，我国已加入的有关专利的国际组织及条约有：世界知识产权组织公约（1980.6.3）、保护工业产权巴黎公约（1985.3.19）、专利合作条约（PCT，1994.1.1）、微生物保存的布达佩斯条约（1995.7.1）、外观设计国际分类洛加诺协定（1996.9.19）、国际专利分类斯特拉斯堡协定（1997.6.19）、与贸易有关的知识产权协定（TRIPS，1994.4.15）等。

一、世界知识产权组织

世界知识产权组织（WIPO）成立于1967年7月，生效于1970年4月26日，总部设在日内瓦。到1997年底已有161个国家参加。我国是第90个成员。WIPO是目前世界上最重要的保护知识产权组织，是联合国下属的16个专门机构之一。它由大会、成员国会议、协调委员会、国际局等机构组成，职能是注册、管理、发展、交流。

二、保护工业产权巴黎公约

该公约1883年建立，1884年生效。到1997年初已有140个成员。我国是第97个成员。巴黎公约是世界上历史最悠久，影响力最广泛的保护工业产权的国际条约，它规定了专利制度的基本原则，如国民待遇原则、优先权原则、专利独立原则、强制许可原则等，到目前仍有很强的生命力。它由成员国大会、执行委员会、WIPO国际局等机构组成。

三、专利合作条约

该条约于1970年建立，1978年初生效。到1997年初有89个成员。它是在巴黎公约指导下产生的关于专利申请的专门性国际公约。其主要内容是国际申请（申请人资格、申请文件、指定国）、国际检索（受理、检索、修改、公布）和初步审查（进入国内阶段）等。目前，以PCT途径申请国际专利已成为我国及各国申请国际专利的主要方法。其优点是一次申请，多国授权；多语申请，方便他人；宽限期长，节省费用等。

第八节 与贸易有关的知识产权协定

众所周知，货物贸易、服务贸易和与贸易有关的知识产权是世界贸易组织（WTO）的三大支柱。药物作为一种特殊商品，它不仅是货物贸易的重要内容，也是服务贸易的重点领域，更是受到以专利为主的知识产权重点调控的特殊商品。随着我国加入世贸组织，以药物为对象的知识产权侵权行为已开始呈上升趋势，应引起我们的重视。可以说，世贸组织与新药研发及医药工业有着全方位的密切联系。

与贸易有关的知识产权协定（TRIPS）是“乌拉圭回合”重要成果之一，它也是目前国际上有关知识产权的最新标准，各国专利制度都要在规定的时间内与它接轨。自从 TRIPS 协定签订以后，许多国家都修订了自己的专利法，力求与 TRIPS 协定一致。

TRIPS 协定共有 7 章 73 条。有总则和基本原则、知识产权的效力、范围及使用标准、知识产权执法、知识产权的获得、维持及有关程序、争端的防止与解决、过渡安排、机构及最后条款等几部分组成。

TRIPS 协定的主要内容有：版权与邻接权、商标、地理标志、工业品外观设计、专利、集成电路布图设计（拓扑图）、未披露的信息等。专利是指一切技术领域中的发明。不论它是产品还是方法，只要它具有新颖性、创造性、工业实用性就可以获得专利保护。未披露的信息是指未公开过的信息。其特点是属于秘密，不为从事该信息领域工作的人所了解或轻易得到；具有商业价值；已采取了合理和必要的保密措施。未披露的信息又分为技术秘密、商业秘密和管理秘密。该协定特别指出，向各国政府申报新药时所提供的资料中就包含了大量的未披露的信息，应给予保护。

TRIPS 协定的基本原则有：国民待遇原则，即各成员在知识产权的保护上不得低于对本国公民的待遇；最惠国待遇原则，即在知识产权保护上，给某一成员提供的任何利益、优惠、特权、豁免均应立即无条件地给予其他成员的国民；不抵触原则，即各成员在实施 TRIPS 协定时，不得与已有的知识产权公约相抵触，不得有损于成员之间依照《巴黎公约》、《伯尔尼公约》、《罗马公约》、《集成电路知识产权条约》等国际公约已经承担的义务和其他原则。

争端的解决：根据世贸组织的规则，由其下属的知识产权理事会（世贸组织的三大理事会之一）负责解决与贸易有关的知识产权纠纷。

过渡安排：世贸组织规定，原则上所有世贸组织成员应于 1996 年 1 月 1 日实行 TRIPS 协定；发达国家于 1996 年 1 月 1 日开始执行；发展中国家可于 2000 年 1 月 1 日起执行；最不发达国家可于 2006 年 1 月 1 日起执行；不保护化学物质和药物的国家于 2005 年 1 月 1 日起执行。

对 TRIPS 协定的评价：TRIPS 协定是“乌拉圭回合”谈判的主要成果之一，它对原有的国际知识产权公约有所突破（扩大了保护领域，规定了发明专利的最少保护期），它着重保护与贸易有关的知识产权，它要求所有成员必须达到对知识产权进行保护的最低标准并具有约束力和强制性，它要求各成员采取积极措施保护知识产权。TRIPS 协定近期对以美国为首的发达国家有利，这是显而易见的。而 TRIPS 协定对发展中国家的影响目前还不十分清楚。一是认为 TRIPS 协定会使人才和财富从发展中国家流向发达国家；另一派认为知识产权保护与经济发展、技术交流和国际贸易有着密切联系，加强知识产权保护是大势所趋，合情合理的，发展中国家在克服了暂时困难以后，最终会从知识产权保护中获益。

TRIPS 协定之后，为更多体现对发展中国家，特别是对最不发达国家在公共健康方面的利益关切，经过艰苦谈判又通过了《多哈宣言》和《总理事会决议》，使发展中国家和最不发达国家可以用《多哈宣言》中的灵活性条款及《总理事会决议》中的相关规定应对公共健康危机。

第九节　中国建立专利制度以来的成绩与问题

在我国建立专利制度以来的短短二十多年间，不仅在制度建设上达到了与国际水平的同步和接轨，许多城市建立了知识产权法庭，在知识产权执法方面也有了长足的进步并积累了一些案例，在专利申请方面更是取得了很大成绩。我们在看到成绩的同时更要看到存在的问题，特别在医药生物技术领域的问题还比较严重，应引起我们的高度重视。现以一些数据简要介绍如下：

一、成绩与问题

1. 2007 年，我国专利申请总量已达 4 028 520 件，排世界第七位。据 WIPO 统计，2007 年专利申请前 10 名的国家是美国、日本、德国、法国、韩国、英国、中国、荷兰、瑞士、瑞典；2007 年申请国际专利的发展中国家排名是韩国（7061 件）、中国（5456 件）、印度、南非等，我国比印度高出 10 多倍。

2. 目前全世界发明专利所占比重，美国为 35%，欧盟为 31.5%，日本为 25%，韩国为 1.2%，中国为 0.3%。

3. 外国人在中国的发明专利申请中，无线电占 93%，移动通讯占 91%，半导体占 83%，化学药占 68%，计算机占 60%。

4. 2002 年，我国专利授权 21473 件，国际排名 12 位，相当于美国的 1/8，日本的 1/5。中国人授权量为 27.3%（而美国本国发明者的专利授权量一直稳定在 52%~56%，远高于给外国发明者的专利授权）。

5. 1985~2003 年，我国共受理职务发明专利申请 409 246 件。其中中国大陆申请占 28%，日本占 24%，欧盟占 17.82%，美国占 17.6%，韩国占 4.24%，中国台湾占 3.9%，其他占 4.5%。

6. 2003 年，我国累计专利申请 1 931 118 件，其中外国申请占 70%以上。在高技术领域，外国申请占 70%~90%。

7. 我国发明专利申请总量虽已进世界前列，但只占世界发明专利申请总量的 1.8%。我国在美国获得的专利授权仅占外国人在美国授权发明专利的 0.2%。

8. 1985 年，我国授予发明专利权 8000 件，中国外国各 4000 件。到 2000 年，我国的 4000 件中有效专利还剩 95 件（2%），外国的 4000 件专利中有效专利还剩 1105 件（27%）。

9. 2005 年，我国对外支付的专利使用费为 53 亿美元，而收入不到 2 亿美元。

10. 2003~2007 年各国在日本的发明专利申请量见表 14-1。

11. 2006~2007 年日本专利授权量前 10 名见表 14-2。

12. 2003~2007 年日本在美、中、欧、韩四局的发明专利申请量见表 14-3。

表 14-1　2003~2007 年各国在日本的发明专利申请量（件）

	2003 年	2004 年	2005 年	2006 年	2007 年	总量之比
美国	21682	22995	23811	24961	26026	41.4%
欧盟	12568	21522	23616	23836	24611	39.2%
韩国	4403	5781	6845	7220	6347	10.1%
中国	204	255	397	505	666	1.1%
其他	11524	4112	4449	5092	5143	8.2%
合计	50381	54665	59118	61614	62793	100.0%

表 14-2　2006~2007 年日本专利授权量前 10 名（件）

排名	申请人所在国家或地区	2006 年	2007 年
1	美国	5993	8023
2	德国	2164	3133
3	韩国	2002	2538
4	法国	857	1241
5	荷兰	589	871
6	瑞士	543	749
7	英国	458	615
8	瑞典	385	524
9	中国台湾	319	391
10	意大利	163	273

表 14-3　2003~2007 年日本在美、中、欧、韩四局的发明专利申请量（件）

	2003 年	2004 年	2005 年	2006 年	2007 年
美国	60350	64812	71994	76839	76897
中国	20092	25542	28897	32801	32870
欧洲	18534	20584	21461	22144	22890
韩国	12632	14794	16486	16686	17784
合计	111608	125732	138838	148470	150441

13. 2003~2007 年各国在日本的外观设计专利申请量见表 14-4。

表 14-4 2003~2007 年各国在日本的外观设计专利申请量（件）

	2003 年	2004 年	2005 年	2006 年	2007 年	总量之比
欧盟	918	1213	1211	1091	1600	36.8%
美国	932	1076	1062	1304	1247	28.7%
韩国	184	216	254	327	508	11.7%
中国	36	53	62	81	81	1.9%
其他	623	633	919	839	906	20.9%
合计	2693	3191	3508	3630	4342	100.0%

14. 1985~2005 年各国在中国发明专利 PCT 申请量的比较见图 14-2。

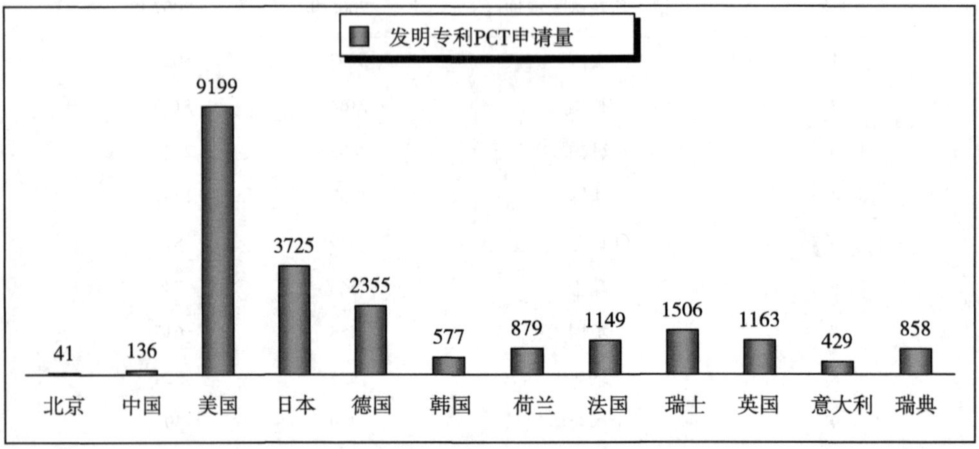

图 14-2 1985~2005 年各国在中国发明专利 PCT 申请量的比较（件）

15. 1999~2005 年世界发明专利申请前 10 名见图 14-3。

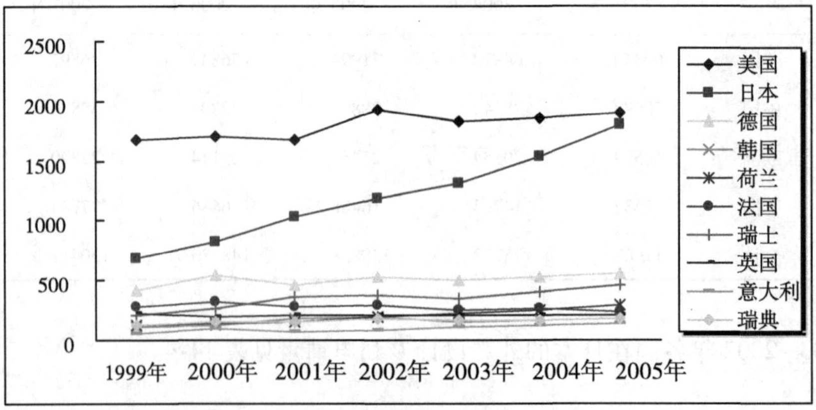

图 14-3 1999~2005 年世界发明专利申请前 10 名（件）

16. 1985~2005 年各国生物医药领域专利类型分类统计见图 14-4。

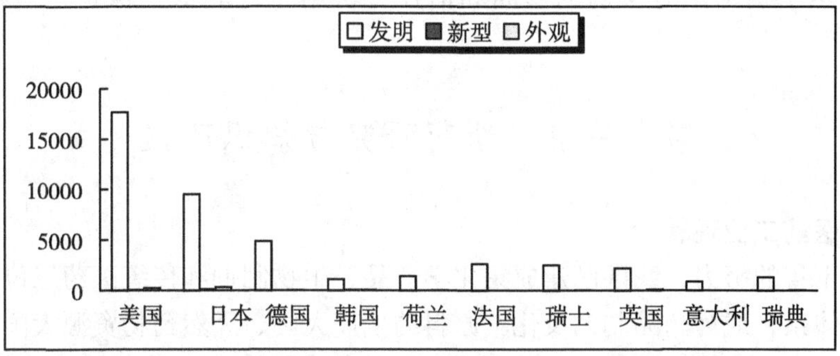

图 14-4　1985~2005 年各国生物医药领域专利类型分类统计

二、结果与分析

从以上数据和图表既可以看出，自我国实行专利制度以来，从专利申请的总量，到发明、实用新型、外观设计三种专利的申请量都取得了可喜的成绩，中国已经成为世界专利申请大国之一。但也存在很多问题，特别在医药生物技术领域中大量的中国专利权掌握在外国人手中，我们更应该看到未来的危机。

长期以来，在我国申请专利前 10 位的国家基本固定，包括了当今世界上所有新药研发大国和制药工业大国。在我国医药生物技术专利保护领域中，外国申请不仅占据了绝对优势，而且技术含量高，几乎百分之百是职务发明。而我国有限的专利申请中，还包括数量较大的中医药专利申请，真正技术含量高的化学药品的专利申请较少，非职务发明还占有一定比例。这说明，我们目前新药研发能力还比较落后，他们更看重的是我国庞大而不断增长的医药市场，必须引起我们高度重视。

我们是专利大国，但还远远不是专利强国。到 2020 年左右，要把我国建设成创新型国家，知识产权保护水平是重要指标之一，而其中医药生物技术专利保护将起到非常重要的作用。

第十节　医学研究与知识产权

医学研究是以实验为手段进行研究的科学。它大致分为基础医学和临床医学两类。基础医学主要是针对人体、器官、组织、细胞、各种生化物质的正常状态及病理状态进行研究，其研究成果的性质为科学发现，属于专利法第二十五条第一款的范围，不授予专利保护；临床医学主要是以对病人的疾病进行诊断和治疗为中心，其目的是防病治病，因此，医生所使用的诊断方法和治疗方法出于人道主义考虑及不符合专利三性中工业实用性的要求，明显属于专利法第二十五条第二、三款的范围，不授予专利保护；而在基础医学研究和临床医学实践中所使用的涉及诊断工具、仪器、化学试剂、药物等的发明创造可以受到专利保护。

对于在基础医学研究和临床医学实践中所取得的重大成果可以写成论著，受到版权法的保护，甚至申请诺贝尔奖。世界上大多数国家对疾病的诊断方法和治疗方法都不给予专利保护。虽然个别国家对疾病的诊断和治疗方法给予专利保护保护，但执行起来比较困难。

第十一节　新药研究与知识产权

一、我国医药工业现状

经过近六十年的努力，我国已建成集化学药品、生物制剂和传统医药三位一体的规模庞大的制药工业体系，成为药品制剂及化工原料的生产大国、天然药物资源大国、国际新药研发的重要基地和最大的药品消费市场。医药领域的外商投资企业达几千家，世界前 20 名的制药企业已基本上在我国投资建厂或设立药物研发机构，而且还有进一步发展的趋势。我国自己研制成功的抗疟疾新药青蒿素和国家一类抗肝炎新药双环醇（百赛诺）已得到国际上的广泛承认，并得到了国内外的知识产权保护。

但我国医药工业也存在整体规模大，个体小而分散，缺少有竞争力的大制药企业或企业集团，品种以仿制为主，缺乏自主品牌，研发投入严重不足，创新活力低下，研发体制不合理，管理水平滞后，对传统医药如何进行保护长期处于争论状态，专利申请数量少，技术含量低，国际专利申请寥寥无几等诸多问题。如不加以解决，将会影响我们建设小康社会和建设创新型国家的伟大事业。

二、知识产权保护现状

通常讲，一个国家或一个行业的创新活动是否活跃及创新能力的高低可从其专利申请量得到反映，医药行业更是如此。我国的药品主要分为化学制药、生物制药及中医药三大类。化学制药中 97.4%为仿制药、生物制药中 90%以上为仿制药，真正具有自主知识产权的药品专利申请极少。在中药领域中，我国的专利申请数为 97.7%，但问题较多，长期处于争论之中，而且在国际市场上无力与“洋中药”抗衡。据报道，中成药国际市场年销售额为 160 多亿美元，日本占 80%，韩国占 10%，我国只占 5%左右，“洋中药”已占据我国内市场的 20%以上，而国外企业所用的中药原料 80%以上却来自中国。据初步统计，我国在国外申请中药专利 3000 余件，而外国在我国申请的中药专利高达10 000多件，而且“洋专利”已占我国医药领域高新技术的 80%以上。

1. 1985~2005 年北京地区、全国及部分国家按领域在中国发明专利申请情况见图 14-5。

2. 1985~2005 年各国在中国生物医药领域发明专利申请前 20 名见表 14-5。

3. 中国国内生物医药领域发明专利申请人前 20 名见表 14-6。

4. 1995~2004 年中国医药发明专利申请与授权统计见表 14-7。

以上结果说明，以美国为首的发达国家是以新化合物的申请为主，它不仅含金量高，保护面宽，还可以衍生出许多从属专利，而且他们非常重视在中国的药物专利申请。相比之下，我们在药物专利的申请上是小国、弱国，在国际药物专利申请方面更是少得可怜。这一现象说明，外国制药公司很可能已经或即将占领我国可观的医药市场。我们要扭转这一被动局面，从根本上讲是要加强创新和知识产权的保护力度。

三、医药工业的特点

高技术——由于对药物的要求标准高，致使医药行业必须大量吸收利用一切适合于本行业的最新发明创造和高新技术成果，同时它也向社会提供大量的发明创造和技术成果。

高投入——不仅指设备、技术、生产、营销等方面，更重要的是指在新药研究开发中的巨额资金投入及专利保护的投入。其资金投入比远远高于其他工业部门。

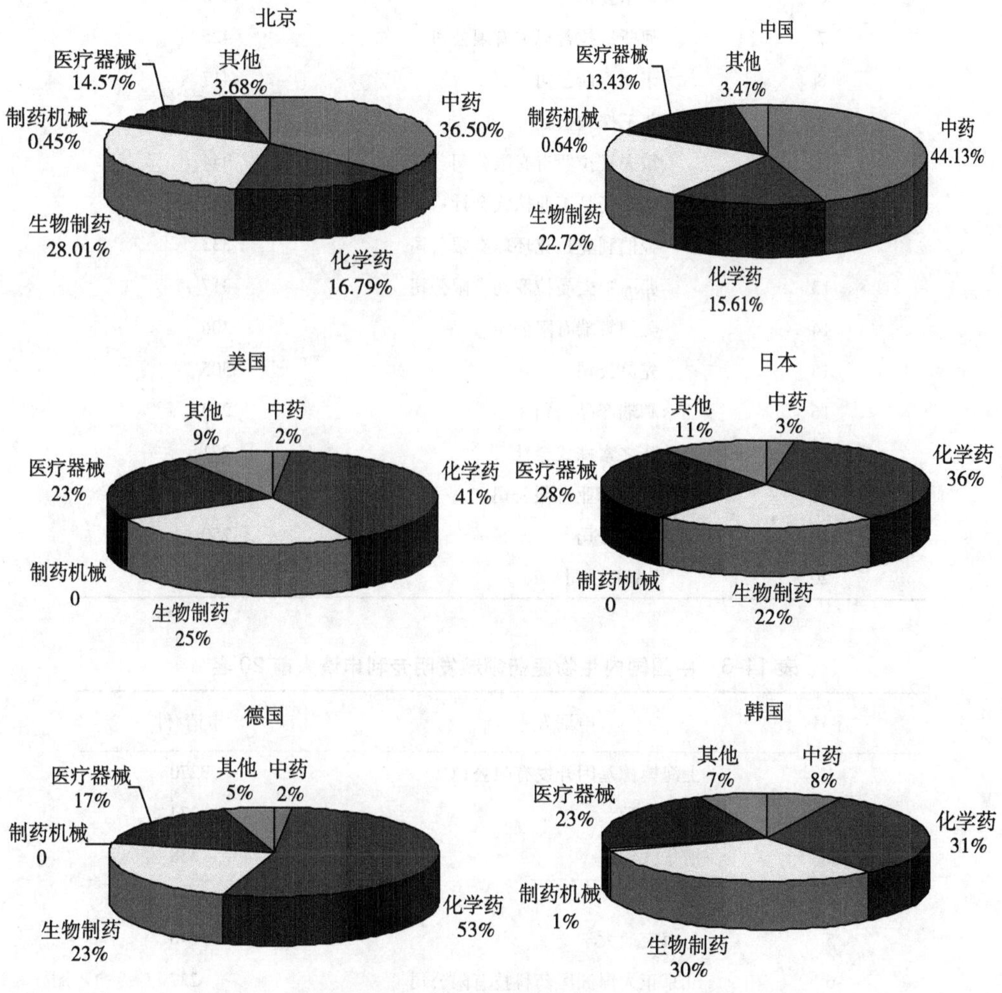

图 14-5　1985~2005 年北京地区、全国及部分国家按领域在中国发明专利申请情况

表 14-5 1985~2005 年各国在中国生物医药领域发明专利申请前 20 名

序号	申请人	申请量（件）
1	宝洁公司	757
2	普罗克特和甘保尔公司	682
3	莱雅公司	620
4	伊莱利利公司	586
5	尤妮佳股份有限公司	461
6	拜尔公司	438
7	阿斯特拉曾尼卡有限公司	425
8	诺瓦提斯公司	417
9	花王株式会社	359
10	霍夫曼拉罗奇有限公司	344
11	武田药品工业株式会社	343
12	金伯利克拉克环球有限公司	333
13	弗·哈夫曼拉罗切有限公司	317
14	美国辉瑞有限公司	306
15	先灵公司	305
16	辉瑞产品公司	283
17	味之素株式会社	271
18	詹森药业有限公司	261
19	惠氏公司	250
20	BASF 公司	244

表 14-6 中国国内生物医药领域发明专利申请人前 20 名

序号	申请人	申请/件
1	上海博德基因开发有限公司	3270
2	浙江大学	374
3	清华大学	338
4	复旦大学	331
5	上海交通大学	240
6	北京正大绿洲医药科技有限公司	237
7	毛友昌	233
8	中山大学	206
9	复旦大学/上海博道基因技术有限公司	195
10	沈阳药科大学	193
11	中国人民解放军第二军医大学	186

续　表

序号	申请人	申请/件
12	武汉大学	175
13	南昌弘益科技有限公司	163
14	上海博道基因技术有限公司	163
15	天津大学	152
16	北京大学	136
17	上海博容基因开发有限公司	135
18	中国药科大学	133
19	南京大学	121
20	其他	57418

表 14-7　1995~2004 年中国医药发明专利申请与授权统计（件）

年度	申请数	授权数	授权/申请比（%）
1995 年	3201	1404	43.86
1996 年	3721	1735	46.63
1997 年	4086	1839	45.01
1998 年	4416	2011	45.54
1999 年	5336	2201	41.25
2000 年	8971	2577	31.28
2001 年	8070	2422	30.01
2002 年	8872	2499	28.17
2003 年	11503	2032	17.66
2004 年	8671	540	6.23
合计	66847	19260	28.81

高风险——由于药物本身的特殊性，使新药的研发成功率及资金回报率远远低于其他工业部门。

长周期——新药从开始研究到成功上市往往需要十几年甚至更长时间，使新产品研发周期明显长于其他工业部门。

高效益——新药一旦上市，其利润又明显高于其他工业部门。

高竞争——新药的研发活动始终处于激烈竞争之中，其竞争的惨烈程度要高于其他工业部门。

大规模——近年来国际上流行药厂合并兼并之风，目的是以扩大规模来保持其在同行中的竞争能力。

高依赖——由于上述特点，使得医药工业及新药研发对以专利为主的知识产权保护有着高于其他工业部门的依赖性。

我国医药行业也有几个特点：即技术含量低，以仿制为主、研发资金投入少、规模大个体小、产权意识差、竞争能力低、地方保护重、重复生产多、企业效益差。惟一出路就是尽快把我国目前以仿制为主的医药工业体系转变成以研究开发为基础的工业体系，研制出具有自主知识产权的新产品。

四、医药工业与知识产权的关系

当我们研究了世界医药工业和知识产权的发展史后看出，这两者是相互依存、互为基础、共同发展的关系。几乎所有的制药工业大国和新药研发大国都是知识产权大国，可以说，没有一个新药不是曾经的专利药品。美国著名经济学家曼斯菲尔德研究认为，如果没有专利保护，60%的新药就不会被发现。非专利药经过研发也可以重新成为专利药品（如伟哥）。从规模上讲，我国既是制药工业大国也是专利申请大国，但却是新药研发的小国和知识产权的弱国。因此，只有加强新药研发能力，同时加强知识产权保护才是振兴我国民族制药工业的根本出路。

五、新药研发中涉及的知识产权

药物研发过程大体分为基础研究、开发研究、产品生产、市场销售四个阶段，每个阶段涉及的知识产权的种类及深度各有不同，分述如下：

在基础研究阶段，主要是新的药物筛选模型或新靶点的建立、药物的一次二次筛选，寻找有苗头的化合物或候选化合物（hit）及药物作用机制研究等。在此过程中，新的筛选模型或新靶点、药物的筛选方法及评价标准和有苗头的化合物等应首先作为技术秘密加以保护，对已确定的苗头化合物（或候选化合物）应适时进行专利保护，而作用机制研究不能申请专利保护。

在开发研究阶段主要涉及专利及技术秘密。首先对拟开发成新药的候选化合物必须有适当形式的专利保护（最好是物质专利保护）。原则上，没有专利保护的或不能用专利保护的就不能进行开发。但在此过程中，有些技术内容可以用技术秘密方式进行保护。

在产品生产阶段，主要涉及专利、技术秘密、商标、厂商标志、服务标识等知识产权问题。其中专利和技术秘密是核心内容。此阶段专利保护是立体的、交叉的、动态的过程，而商标、厂商标志、服务标识等是相对固定的。比如，由中国医学科学院药物研究所研制，北京协和药厂生产的“先农坛”牌抗肝炎新药——双环醇（商品名为百赛诺）就取得了世界十几个国家的专利保护，并涉及技术秘密、商标、厂商标志、服务标识等多项知识产权内容。

在市场销售阶段，则涉及专利、商标、版权（如药品说明书）、反不正当竞争、商业秘密等知识产权问题，其核心仍然是专利。

综上所述我们看出，在药物研发的四个阶段中，专利保护始终是一条主线，技术秘密是一条辅助线，技术秘密中的许多内容可以随时申请专利保护。只有专利保护才是独占的、排他的，其他保护是非独占性的（如同一药品可以由不同商标，同一药品可以由不同厂家生产，同一药品的说明书可以有不同写法等）。因此，在药物研发中，我们要重视知识产权，特别是专利的作用，学会用好这把双刃剑。

六、新药研究的内容

1. 新药研究　指具有全新化学结构的、有较好疗效的、能得到专利保护的新化合物（即新化学实体）。因其可垄断市场，故而是全世界医药界追逐的最终目标。

2. 仿制研究　指对已有专利保护的药物进行仿制。主要是钻该专利药物在法律保护方面的漏洞，竞争和占领尚未开发的市场。

3. 过期药物　指对专利过期药物的仿制。主要是把握时机，迅速占领市场，求得冰山一角。这方面竞争较为激烈。

4. me-too 药　指通过对已知药物的化学结构进行改造，找到有新结构特点的、有新用途的或疗效更好的药物。衍生物研究可以得到专利保护。

5. 工艺研究　指对新老药物或有无专利保护的药物进行生产工艺的改进研究。新生产工艺可以申请专利保护。其主要是打成本牌、环保牌等，目的还是占领市场。进行新工艺研究时要注意原有药物的法律保护类型和状态，可能存在交叉许可问题。

6. 用途研究　指对新老药物或有无专利保护的药物进行治疗用途的研究。新用途可以申请专利保护。进行新用途研究时要注意原有药物的法律保护类型和状态，可能存在交叉许可问题。

7. 剂型研究　指对新老药物或有无专利保护的药物的原有剂型进行改进研究。新剂型可以申请专利保护。进行新剂型研究时要注意原有药物的法律保护类型和状态，可能存在交叉许可问题。

8. 药效研究　指为提高原有药物的临床疗效所进行的研究。疗效研究不能单独申请专利。因为同一种药物，用相同方法、同一剂型治疗同一种疾病时只能有一种效果。只有当药物的结构、或组成、或剂型、或使用方法等发生改变时，才能有疗效的改变。

9. 组方研究　指组合物研究，它是药物研究特别是中医药的主要内容。组方可以申请专利保护。保护点是其组方中配伍成分的种类或其用量及其所达到的效果。组方研究是我国新药研究的一大特色和优势，我们要利用好，保护好。

10. 机制研究　指就药物对疾病起治疗作用的原理所进行的研究。对一个药物来说，人们所能看到的只是它的物质存在，包括其剂型和对疾病的治疗效果，看不到它的作用原理。因此可以说，作用原理是一种用科学试验方法所推测出的理论。理论可能是对的，也许是错的，可以修正。实践证明，每当医学及试验技术飞速发展时，都带来药物作用原理研究的新高潮，使人们对药物的认识提高到一个新水平，而这种发展和提高是永无止境的。搞清药物的作用原理是医药科学工作者的本职工作，对新药研究及指导医生合理用药有重要意义，但与生产厂家及患者并无太大直接关系。作用原理研究因不触及药物的物质组成和化学结构，对临床疗效也无直接影响。药物作用原理研究属于基础理论研究，其本质属于科学发现，因此不受专利法的保护。综上所述，药物研究单位不应把大量人力、物力、财力投入作用原理研究，要把它控制在一个合理的范围内，企业更是如此（图 14-6）。

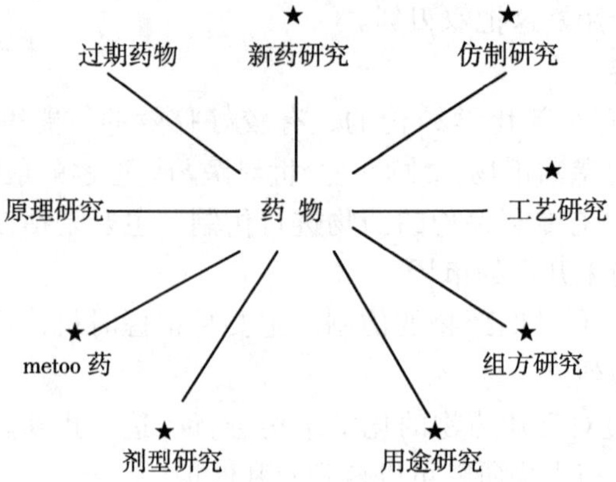

图 14-6 药物研究与专利保护的关系

七、新药研发各阶段的知识产权保护

1. 收集样品，建样品库 这是进行药物研究的基础性工作。在这一过程中，各单位都有自己的规定和标准。什么样的物质可以作为样品入库，其中有学术和专利两方面问题。试想，对已经没有专利保护可能的物质还有必要保存或进行研究吗？此外，所建的“库”也是用微机进行管理的“智能库”，其管理的内容、管理方式及管理软件等都是该单位的技术秘密，需严格保密。

2. 样品筛选，寻找活性 现在基本上分为传统的人工筛选和机器人筛选（即高通量选，HTS）两大系统。药物筛选是新药研究的基础和关键所在。新药水平高低、企业知名度大小就取决于这道门槛的高低。因此，各国都在投入巨大的人力、物力和财力研究开发适合于高通量筛选的、特异性高的、反应迅速灵敏的、样品用量低的、新的药理筛选模型。这些模型是各公司的核心机密，往往以技术秘密方式加以保护（技术秘密也是知识产权保护手段之一）。新的、先进的筛选模型也是各大制药公司在寻求合作时的一张牌。而目前我国的新药研发正是在这点上严重落后，许多样品特别是珍贵样品要送到国外进行筛选，不得不与外方分享知识产权。

3. 信息调查，情报检索 对经筛选后出现的活性样品（即 hit），特别是对确定为先导物的样品要进行专利和非专利调查。先看是已知未知，再看有无专利保护，再看是什么性质的保护，再看其法律状态如何等。在药物研究中，这一过程是非常重要的，必不可少的，有决定意义的步骤。

4. 申请专利，及时保护 根据药理筛选及情报检索结果，综合利用知识产权的各种手段，对有前途的 hit 样品，特别是已被确定进行开发研究的样品制定出最佳的保护方案。这里说的保护有专利和非专利两种形式。也就是说，在药物研究中，申请专利是一种最重要的、最常见的保护形式，而不是惟一的、最及时的保护形式。但是，世界范围的专利保护往往是首选的保护方法。

5. 加快开发，延长期限 现在重点讨论一下样品进入开发阶段以后的知识产权保护问题。

首先是开发速度，这是一个非常重要的问题。中国及绝大多数国家的专利法规定，专利保护期是从专利申请之日起计算的20年。因此，某物质一旦申请专利并确定了申请日，无论将来是否获得专利权，其保护期已进入倒计时状态。开发时间越长，所剩的有效专利保护期就越短（即从药品批准上市至专利期结束的时间越短），甚至出现“0”保护现象（即新药一上市就已经是专利过期药），国外在这方面已有惨痛教训（表14-8）。

表14-8　申请批准上市前就失去专利保护的新药

药品名	商品名	专利失效日	批准上市日
胺碘酮	Cordarex	1979,11,24	1981,09,28
溴哌利多	Impromen	1977,04,18	1981,12,17
氟尼缩松	Bronalide	1978,09,07	1979,04,02
司谷氨酸	Naaxia	1984,02,25	1985,11,27
氯屈膦酸	Ostac	1986,12,10	1987,12,18
氯泼尼醇	Syntestan	1977,09,15	1980,07,07
氯噻西泮	Trecalmo	1979,08,07	1979,08,21
二氟拉松	Florone	1977,10,08	1981,02,02
地诺前列酮	Miniprostin	1981,03,26	1985,04,26
度硫平	Idom	1979,08,01	1981,12,10
加洛帕米	Procorum	1979,04,28	1982,12,02
交沙霉素	Wilprafen	1983,06,03	1983,11,11
纳布啡	Nibacin	1984,12,19	1990,04,11
纳曲酮	Nemexin	1984,12,19	1990,04,11
去甲西泮	Tranxilium	1978,12,07	1986,01,28
奥西布宁	dridase	1979,07,19	1987,08,04
司立吉兰	Movergan	1984,04,30	1986,09,30
磺胺多辛	Fansidar	1979,07,21	1980,03,26
滔罗定	Taurolin	1983,10,06	1987,02,16
替马西泮	Remestan	1980,08,17	1981,03,24
特罗地林	Mictrol	1979,11,08	1989,12,13
曲奥舒凡	Treosulfan	1979,02,22	1981,01,06
佐替平	Nipolept	1987,02,15	1990,02,13

另一问题是已申请专利的研究工作何时提出实审请求（中国专利法规定，自专利申请日算起的 3 年内提出实审请求）。过早提出，可能会因工作不到家，看不出前途，还要白花实审费。提出太晚，又怕超过规定的实审期限，并拖延了专利授权时间，挤占了有效专利期。

第三是指一旦药物开发成功并拿到专利权证书及政府批准，由谁生产的问题。如果专利权人自己生产该专利药物，问题比较简单。如果由他人或外国厂商生产，就需要有专利许可证贸易谈判过程。这都需要时间，应及早策划和准备。

第四是指专利药物上市以后，只靠一个专利权保护是不够的，必须运用专利、商标、外观设计、版权等多种知识产权方法进行保护，还要对该产品在新用途、新工艺、新剂型等方面进行二次研发并适时申请专利，以拓展该产品的使用范围，延长专利保护期。

6. 药品上市，权利监视　是指专利药品一旦上市，专利权人一方面要努力保护自己，另一方面要监视侵权行为的发生。一旦发现侵权，专利权人应拿起法律武器与其斗争。这里要特别注意专利权的监视范围（即申请专利范围）及诉讼时限（专利法第六十二条）。

八、新药研究的法律环境

我国对药品曾经有如下几种保护形式：

1. 通过专利保护　对药物进行专利保护是世界通行的基本做法。它可对药品物质本身、其制备方法、其药物用途、其第二药物用途、其制剂等给予保护。我国在药物的专利保护方面已经达到了世贸组织和 TRIPS 的要求，已与欧美等发达国家接轨。另外，在涉及药物的侵权纠纷方面，主要是专利权的纠纷（如伟哥专利案），其执法根据是《专利法》。《专利法》既是国内法，又是涉外法，它是一把双刃剑，其管辖范围是从新药研发的开始，到新药上市，直到专利期结束为止的全过程。

2. 中药品种保护　是国家对我国特有的传统医药进行保护的一种形式，属于非独占性的产品保护。其执法根据是国务院 1993 年发布的《中药品种保护条例》。

3. 药品行政保护　是国家对符合条件的外国药品给予临时性的、类似于专利权的保护。它只对药品的物质给予保护，而不涉及其方法和用途。其执法根据是中国政府与美国及其他国家政府签订的《关于保护知识产权谅解备忘录》。其性质是有期限的，独占性的产品保护。

4. 新药行政保护　为鼓励我国新药研究，提高新药研制水平，国家曾经对我们自己研制的新药按新药分类标准给予 6~12 年的新药行政保护，其执法根据是国家有关部门颁发的行业文件。新药行政保护也是产品保护，严格上讲并不是独占性保护，没有垄断排他权。

综上所述，在四种保护形式中，中药品种保护只涉及中药，与化学药物及生物制剂的研发关系不大；药品行政保护是对外的保护，国人并不能享受；新药行政保护的出发点是好的，但由于它是对终产品进行保护，不能规范新药的研制过程，又不是独占性保护，保护力度不强。而且由于新药行政保护制度的存在，事实上弱化了以专利制度对新药的保护，这既不利于我国知识产权事业的发展，也不利于国际合作与交流；既不符合世贸组织和 TRIPS 的规定，也不与国际通行的对新药的保护做法接轨。因此，国家在 2005 年以最长不超过 5 年的“新药监测期”来取代“新药行政保护”。

总之，以专利方法对新药的研发及产品进行保护才是规范、安全、符合国际标准、与国际通行做法一致的保护形式。

九、国内外新药研发的几个明显差距

众所周知，国内外在药物研发方面确实存在着明显差距，如样品数量少、模型旧而少、评价标准低、对照药品乱、内部协作差等，这都是影响我国新药研发的制约因素。此外还有如下几方面问题应引起我们注意：

1. 信息检索方面　新药研究中专利及非专利文献的调查与检索是非常重要的基础性工作，但在我们的实践中却出现怕花检索费、被动应付、以个人检索为主、检索次数过少、一次检索定终身等问题。特别是检索结果对科研工作的指导性和约束力较差。

2. 缺少申请经费　缺少申请专利，特别是缺少申请国际专利的经费，这将是长期制约我国知识产权事业，特别是新药研究的重要因素。

3. 投资主体混乱　目前国内出现了“千军万马齐搞药”的热闹场面。这种投资主体的“多元化”，极易造成知识产权的“分散化”和“混乱化”，如若管理不好，可使新药研制单位没有自己独立自主的知识产权，还会给日后的项目转让或专利许可带来麻烦。

4. 产权管理薄弱　我们的医药企业和药物研制单位，特别是大中型制药企业和主要的新药研制单位基本上没有专门的知识产权管理部门（IPL），但都有成果处或专管成果的人。说明我们还没有完全从计划经济体制中转变过来，还没有对知识产权给予应有的重视，与国际先进管理水平相比更有较大差距。

十、国际合作与知识产权

在进行医药领域的国际交流与合作时，知识产权保护有着非常重要的意义和作用。特别是在我国已经加入世贸组织的大形势下，面对激烈的国际竞争，以专利为主的知识产权保护不仅是我们的“护身符”，更是我们参与这种国内外竞争的“入场券”。根据医科院药物所近30年来在药物研究领域开展国际合作的实践经验，我们体会到：知识产权保护是进行国际合作与交流的法律保证；是促成国际合作与交流的前提条件；是开展国际合作与交流的核心问题；是体现合作双方诚意与信誉的关键；是严肃的法律问题而不是学术问题；是法人行为而不是个人行为；已与他人申请专利的项目很难再与国外合作；不能申请专利保护的项目很难与国外合作；外方对能申请物质专利保护的项目更感兴趣；也要注意对外合作时专利保护对我们的不利影响等。

从知识产权角度看国际合作的目的：可以弥补我们对外国知识产权法律法规的不足；解决申请国际专利的资金问题（此为重点）；及时发现国外企业对我们的侵权行为；我们可以得到大量情报信息；保护国内外市场并促进我们的产品进入国际市场；利于提高我们的科研管理水平及促进我国医药体制改革。

从知识产权角度看国际合作，有如下三策：

策一：对那些完全由我们研制的、水平较高、比较成熟的、能治疗重点疾病或有较好市场前景的新药研究项目，应该以自有资金，独立申请国内外专利保护（即申请人是我们一家），以期得到完全自主的知识产权。

策二：对那些完全由我们研制的、水平较高、比较成熟的、能治疗重点疾病或有较好市场前景的新药研究项目，但依靠自有资金独立申请国外专利保护有困难时，可以争取国内外厂家的部分或全部资助，但专利申请人应是我们一家，同时以合同方式给出资方以优先实施权或预期的市场利益。这样所得到的专利权实际是一个表面上完全独立自主的、已经先期部分转让的知识产权。

策三：对从开始就是合作研究的、双方都有人财物投入的项目，应由双方联合申请专利（即专利申请人是双方），并合理分摊申请费用。

十一、知识产权与科研管理

如前所述，知识产权贯穿于新药研发的全过程，因此它也就贯穿于科研管理的全过程。在科研项目管理中，专利和非专利文献的调查和检索应该是研发课题审查立项的主要依据，它应具有否决权；在技术成果的管理和转让中，专利技术的管理和转让应该逐渐成为主角，慢慢淡化“成果”概念，并逐渐明确“成果”就是专利、商标、版权、技术秘密等实实在在的知识产权；在新药研发的全过程，知识产权管理部门应成为重要的管理部门之一，专利管理干部应在科研管理工作中占有一席之地；各管理部门应主动利用知识产权，特别是专利的理论和方法去管理科研活动，并将各类课题调整到一个合适的比例；加强和密切各管理部门之间的协调与合作，共同管好知识产权，以维护国家、单位及科研人员的利益。

第十二节 医疗器具的知识产权保护

医疗器具是指用于人体疾病的诊断、预防、治疗，调节人体生理功能或替代人体器官的仪器、装置、用具、植入物及相关物品等。其保护范围是医疗器具本身（产品）、其生产方法和使用方法（方法）、生产它的专用设备及其用途（用途）。在医疗器具的发明中，除产品发明可以申请发明专利以外，大量的发明创造可以申请实用新型专利或外观设计专利。如药物本身的造型（中心带孔的药片、白加黑药片等）、药瓶药盒的设计、标签设计、包装材料的设计等，甚至还可用商标和版权等方法进行综合保护。

第十三节 生物技术与知识产权

在医药领域的发明创造中还有一大类是有关生物技术的发明。随着生物技术的飞速发展，这一领域中越来越多的技术成果需要通过专利的方法保护。但与化学药物的发明创造相比，在生物技术领域的法律保护方面出现许多新问题需要解决，这也为知识产权的进一步发展提出了新课题。

一、生物技术的作用

在农业方面，全世界农产品增长量的5/6来自生物技术；在畜牧渔业方面，转基因动物的出现可实现优质高产；在化工环保方面，用生物酶催化比化学催化速度提高$10^7 \sim 10^8$倍；在医药方面，以DNA重组技术制备人胰岛素、干扰素、EPO、G-CSF等基因药物已广泛用于临床；在医疗方面，人类基因组计划的实施及将来的基因治疗等即将成为现实。科学界预言，21世纪将是“信息技术（IT）时代和生物技术（BT）时代”。因此，生物技术领域的知识产权保护有着非常重要的意义，并将对医药生物技术的发展起到积极的作用。

二、发明的分类及保护范围

从广义上讲生物技术领域有：动物和植物品种发明、微生物及遗传物质发明、生物制品发明、获得生物体的生物学方法或遗传工程方法发明、微生物学方法发明、疾病的诊断和治疗方法发明等。但这种分类方法及保护范围在各国的专利实践中却存在较大差异，如中国专利法对动物和植物品种发明及疾病的诊断和治疗方法发明就不给予法律保护。因此，目前中国在生物技术领域的专利保护范围是如下四个方面：

1. 微生物本身的发明　范围是细菌、放线菌、真菌、病毒、原生动物、藻类、质粒、动植物细胞系等，而且微生物本身必须是纯生物体。

2. 制备生物体的方法发明　“生物体”的定义是微生物、动物体、植物体及其各种组织。制备生物体的方法是指自然状态的筛选方法、人工诱变方法、细胞和分子生物学方法。

3. 使用生物体的方法发明　主要是利用新的或已知的生物体制备化合物的方法；利用生物体制备药物、食品、保健品、化肥、农药及污水处理方法等。

4. 利用生物体制备的产品发明　通常包括生物体的代谢产物（如抗生素、生长激素、单克隆抗体等）、生物大分子（如蛋白质、基因等）和含有生物体本身的产品（如生物农药、生物肥料、疫苗等）。

（1）从技术角度看生物技术领域的保护范围有DNA重组技术、细胞融合技术、组织培养技术、细胞杂交技术、人工诱变技术等，它涵盖了基因工程、细胞工程、酶工程、微生物工程和生化工程。但实践证明，只有利用基因重组技术才能真正按照人的意志改造和创造新生物。因此，基因重组技术是专利保护的重点，基因专利也就相当于化合物保护中的“物质”专利。从专利角度看基因重组技术，可保护生物产品（蛋白质等）、起始原料（基因、载体、重组载体等）及其制备方法和使用方法。

（2）如果从生命物质的五个层次也可以描述为：

1）分子：核酸、蛋白质、糖类、脂类等（专利申请量较大）。

2）细胞：细胞微生物、动植物的转化细胞和转染细胞、病毒、疫苗、噬菌体、质粒等。

3）器官：如离体培养的血管、视网膜等。

4）胚胎：如动物包括人的胚胎或其嵌合体。

5）个体：如转基因的动植物体。

针对上述生命物质的操作方法，如合成、复制、序列、分析、培养、转化、转染、融合、移植、克隆等。上述内容涵盖了专利法可能涉及的有关生物技术发明的所有主题。

三、与DNA相关发明的实用性判断

近年来，美、日、欧三方专利局专家就与DNA相关发明的实用性的审查标准进行了研讨，并得出倾向性结论：

1. 仅仅测定了基因的DNA序列，不知道其功能或无法断定其作用者，不具备专利法所要求的实用性，不能授予专利权。

2. 不仅测定了基因的DNA序列，而且通过生物学试验确定了其功能者，具备专利法所要求的实用性，可以授予专利权。

3. 测定了基因的DNA序列后，通过同源性对比，推测其功能者，有如下两种情况：

（1）与已知功能基因的DNA序列相似性不高，所推测的功能不可靠，不具备实用性，不能授予专利权。

（2）与已知功能基因的DNA序列相似性很高，所推测的功能比较可靠，具备实用性；但不具备专利法所要求的创造性，不能授予专利权。

四、欧洲议会的有关决议

现代生物技术是以生物体作为研究对象，它与人类自身密切相关，因此涉及人类安全、伦理道德和宗教信仰等多方面问题，这是生物技术研究区别于其他学科的一大特点。这些问题都需要从法律上加以界定和调整，涉及多种法律，最主要的当属以专利法为主的知识产权法律体系。

欧洲议会和欧盟理事会1998年7月6日通过了《关于生物技术发明的法律保护指令》(EC/98/44)，并于7月30日生效。该指令可以说是当今世界对生物技术知识产权保护（主指专利保护）规定得最全面、最详细的一个地区性国际条约，它对生物技术知识产权保护涉及的许多问题给予了明确回答：

1. 以知识产权法律体系来保护生物技术领域中的发明创造是现时可行的，从理论上和实践上已基本得到解决（可能需要对专利法做必要的修改和调整）(指令序言第8项)。

2. 如何用专利保护生物技术领域的发明创造？

单纯的科学发现不受专利法保护（指令序言第16项）；对涉及基因序列的发明的专利申请应与其他所有技术领域的发明一样适用相同的标准，即新颖性、创造性、工业实用性；未说明功能的单纯DNA序列不具有专利性（指令序言第22、23项）；对微生物进行专利保护已不存在争议；对植物和植物新品种进行专利保护从理论和实践上已得到解决；对动物和动物新品种已开始给予专利保护（如哈佛转基因鼠、多利羊等）；动物和动物新品种，植物和植物新品种是不同的概念。从逻辑关系上讲，“动物”是“动物新品种”的上位概念，“植物”是“植物新品种”的上位概念。但在法律实践中往往引起争议。

3. 专利保护如何涉及人体？

专利保护不应涉及人体和人体的部分（如器官、细胞和遗传物质）(指令序言第16项)；可以保护含有人体遗传物质的生物体（如含人类基因的转基因动物或转基因微生物）(指令序言第17项、指令第5条第2款)。

4. 生物技术领域专利保护的道德条款　虽然专利法对涉及生命物质发明的可专利性(patentability）问题已得到解决，但也作了一些限制，如对“违反公共秩序或道德”的发明创造不授予专利权。TRIPS协议第27条第2款把“公共秩序或道德”解释为“保护人类、动物或植物的生命或健康，或避免对环境的严重危害。”因此，指令第6条第2款明确排除了克隆人的方法、改变人的遗传特征的方法及为工业或商业目的使用人的胚胎等的可专利性。

五、生物技术专利——一场新的圈地运动

众所周知，基因是生物医学和生物技术的共同物质基础，基因也是生物医学领域中最后一块待开发的处女地，随着生物技术的长足发展和“后基因组”时代的到来，“基因治疗”和“基因药物”已初露端倪，这将是一个新兴的、可观的、颇具发展潜力的市场。如何在这一市场中分得一羹？以美国为首的西方各国早在若干年前就举起了“专利”这杆大旗，开始了一场基因圈地运动。那么，从知识产权角度看，基因有什么特点，分述如下：

1. 目前认为，基因是发病、治病的最终物质基础，它就像江河的源头。因此，谁得到了某个基因的专利权，谁就获得了与该基因有关的相当广泛的权利，它就相当于“物质专利”。

2. 基因是一种有限的资源。根据人类基因组的最新研究成果，人类有 2 万~2. 5 万个基因，其中 1. 5 万~2 万个基因具医学价值，而人类基因组只有一套。因此，发现一个少一个，能抢一个是一个。谁占有较多的基因专利，谁就能在人类基因的商业开发方面抢占先机；到目前为止，美国有 1300 多家生物技术公司，研发投资占全世界年总投资的 75%，已累计投入 650 多亿美元，所有公司的市值已超过 1100 亿美元；因此，1992 年在巴西召开的“人类基因组南北会议”上，发展中国家向发达国家说：“过去你们已经从我们那里夺走了黄金、钻石和石油，今天你们还要夺走我们身上惟一的财富——基因。”

3. 基因专利最具垄断性。基因是生物制药产业的源头、生长点和制高点。发现者可以得到该基因的专利权；研究者可以设计相关的药物；生产者可以获得垄断利润。一个基因专利可以挽救一家濒临破产的企业，甚至带动一个产业的崛起。一个基因专利可以涵盖该基因的所有用途，因此它有很高的垄断性。必须指出的是，我们要对某个人种、某个民族、某个家族的特有基因，尤其是对他们特有的疾病基因的研究和知识产权保护给予高度重视，它不仅是科学和法律问题，还是伦理道德问题，更是关系民族兴亡和国家安全的重大问题。

4. 基因专利是一棵摇钱树。基因专利是对以基因为基础的相关疾病的预防、诊断、治疗及其仪器（包括生物芯片所涉及的基因专利）的一种垄断性保护。比如美国因塞特制药公司（Incyte Pharmaceuticals Inc.）手头已握有 350 个基因专利，还有 6500 项专利正处于申请阶段，并以每周 100 个的速度提交申请。该公司 1999 年从辉瑞公司一家就得到了约 8000 万美元的专利使用费，它靠基因专利发了大财；1994 年 11 月，美国安近公司（Amgen）出资 2000 万美元向 Rockefeller 大学购买了一条肥胖基因的独占开发许可权，并预付了 3000 万美元的产品销售提成；1997 年，安近公司将 FKBP 神经免疫因子配体转让给 Guilford 公司，交易额高达 3. 92 亿美元，是迄今为止单个基因交易的最高价格；安近公司依靠 EPO 基因专利的开发应用，从一个濒临破产的企业成为美国乃至世界生物技术领域的领头羊；1998 年，其 EPO 的销售收入达 13. 6 亿美元，该公司靠基因专利已挤进了世界 500 强。1998 年 9 月，Millennium 公司与 Bayer 公司签订了五年的基因药物合作协议，Bayer 公司将向 Millennium 公司支付 4. 65 亿美元，委托其开发 225 种基因药靶，平均每个基因药靶价值 207 万美元。

5. 基因专利是知识产权保护的新亮点。欧洲专利局决定，从 1999 年 9 月开始，允许与人体基因有关的研究成果申请专利。首批专利申请约有 100 项，涉及 8 个欧盟国家；2000 年 6 月，日本已认定出 1000 多个与脑血栓有关的人体基因，并申请了国际专利。

6. 基因专利具有法律效力。2000 年 2 月 16 日，美国 HGS 公司宣布，它已向美国 PTO 成功申请了一个在 HIV 感染中起关键作用的基因专利，该基因编码一个叫做 CCR_5 的细胞表面受体蛋白，而该蛋白是 HIV 病毒侵入人体细胞必须结合的位点。并指出，该基因覆盖了艾滋病治疗的关键点。以 CCR_5 为药靶开发的新药，年销售额可达 400 亿美元。消息公布后，HGS 公司的股价当天上涨了 21%。而 1996 年，那些首先发现这一现象的科学家却因在申请专利上比 HGS 晚了一步，而无法享受这一基因专利成果和其所带来的利益。这就是 HIV 受体专利案。

7. 基因专利的竞争领域很广泛，它包括人类基因、动物基因、植物基因、农作物基因及与它们相关的疾病基因和植物的病虫害基因等。中国是一个人口众多、多民族的国家，而且地理环境差异较大，蕴藏着丰富的人类基因、动物基因、植物基因、农作物基因及与它们相关的疾病基因和植物的病虫害基因资源，并且具有多样性；中国又是最大的、最具潜力的化学药物和未来生物药物的消费市场，因此也是国际上重点研究的国家（指基因资源）、重点开发国家（指消费市场）和重点“照顾”的国家（指知识产权的保护）。

六、微生物的寄存

微生物的寄存（现也可称为生物样品的寄存）起源于美国，目前已被国际上普遍接受，其法律依据是《国际承认用于专利程序的微生物保藏布达佩斯条约》和中国专利法及其实施细则第二十五条的规定。布达佩斯条约是 1977 年 4 月签订，1980 年 8 月生效的，专门用于专利申请程序的国际条约。我国于 1995 年向 WIPO 递交了加入书，成为该条约的成员国。

寄存微生物的目的是为使公众能够得到申请专利所涉及的微生物样品，以便使本领域的技术人员能够重复该发明及方便申请人同时向多国申请。目前国际上承认的菌种保藏单位共有 28 个。其中我国的两家保藏单位是：北京，中国微生物菌种保藏管理委员会普通微生物中心（CGMCC）；武汉，中国典型培养物保藏中心（CCTCC）。

寄存微生物的分让：所谓分让是指从微生物保藏单位得到寄存微生物的过程。关于分让的条件各国有所不同，但主要有二条：一是分让的目的是为了进行科学试验和研究；二是分让人不能把分让得到的寄存微生物材料转让给第三者（图 14-7，日本例）。

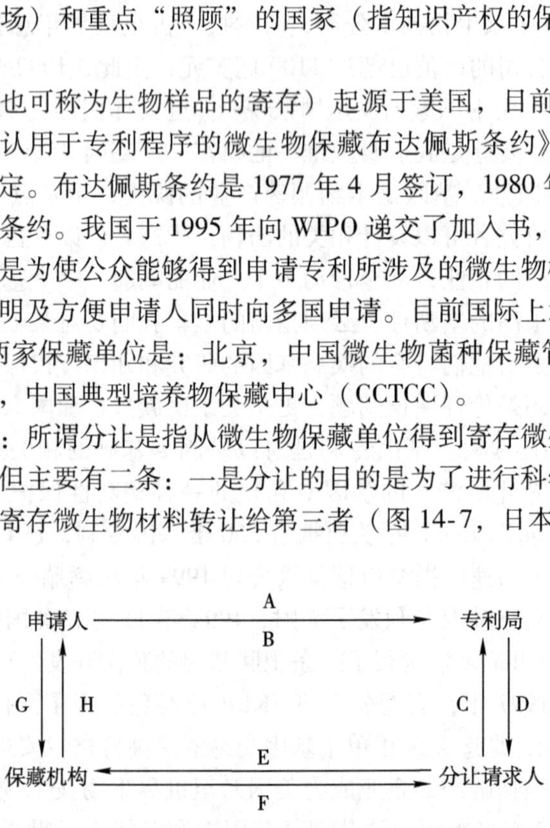

A 申请专利；B 保藏编号+保藏证明；C 索取分让证明书；D 分让证明书；E 分让证明书+分让请求书；F 得到微生物；G 保藏微生物；H 保藏编号+保藏证明

图 14-7　微生物的寄存与分让

七、申请文件的撰写要求

总要求与化学物质发明创造申请专利时的基本相似。化学物质发明创造的撰写要求一般都适用于生物技术领域。微生物发明专利申请文件的撰写特点是：

（一）微生物本身的发明

微生物名称的描述（例如啤酒酵母：Saccharomyces cerevisiae，Y-1）；保藏情况的描述（例如啤酒酵母：Saccharomyces cerevisiae，Y-1 CCTCC，N0. M93049）；细菌学特征的描述（形态学特征、生理生化特征、碳源的利用、固氮酶活性、应用效果等）；微生物的创制方法（融合方法、突变方法、重组方法、筛选方法等）；发明效果的描述（即该微生物有什么用途）；权利要求的描述：如“不具有胞子形成能力的枯草杆菌”、“有化合物 A 需求性的短杆菌属菌”、“有化合物 A 需求性的短杆菌属菌 FERMP-- * * * ” 等。

（二）利用微生物的发明

说明书的撰写（微生物本身的描述、培养发酵过程的实施例、产物的描述、应用效果的实施例等）；权利要求的撰写分方法权利要求和产品权利要求。

方法权利要求例：“一种新抗生素金核霉素的制备方法，包括发酵培养、从培养物中经树脂交换分离、稀酸解吸、溶剂提取，其特征在于培养金色链霉菌苏州变种（Streptomyces aureus var Suzhouneusisn）SP-371 CGMCC No. 0122，所述抗生素具有如下结构（省略）”。

产品权利要求例：分为混合物、组合物、化合物权利要求。

（三）DNA 重组技术

其主要技术特征是基因、载体、宿主细胞、外源基因的导入、转基因宿主生产的产品或转基因宿主细胞生长发育为植物体或动物体等。

基因重组技术的来源是 1974 年美国专利申请，并于 1980 年授权的美国专利，专利号为 4237224。该项美国专利的权利要求包括了质粒的剪切方法、DNA 插入方法、转化方法、重组细胞的培养增殖方法等基因重组技术的主要概念。它不仅对微生物，还涉及动植物细胞和单细胞生物。用这一技术已生产出许多药物，如生长抑素、人工胰岛素、干扰素、人的生长激素、胰泌素、胸腺素、降钙素、新内啡肽、尿激酶、tPA 等。

在基因重组技术中可作为申请专利对象物的有：外源 DNA；DNA 片断；mRNA；cDNA；双链 DNA；dsDNA；载体、质粒或噬菌体、限制酶、连接酶、重组 DNA；宿主微生物、被转化的宿主微生物及其产物等。

（四）权利要求的记载

1. 基因　基因的主体是 DNA，原则上应通过碱基序列来界定基因并记载权利要求。不能用碱基序列来界定基因时，可用基因的功能、理化性质、来源、制备方法等进行综合限定。而只用基因的功能记载，原则上是不被接受的。例如：“以 TGTGAT…．. AAGGAA 碱基序列表示的人的干扰素基因”、“以 Met Asp…．. Lys Glu 表现编码氨基酸序列的人的干扰素基因”。

2. 载体　以 DNA 碱基序列或限制性酶的切割图、分子量、碱基对数目、来源、制备方法、该载体所具有的特征功能和性质等进行综合限定。酶切图要表示出限制酶的切割位置及关系等。例如：“分子量为 1. 55+0. 05kbp 的，带有如下限制酶切割图特征的质粒 pSP-S1”、“一种质粒 pSP-S1 的制备方法，其特征在于培养含有质粒 pSP-S1 的微生物，从培养物收集菌体后立即溶菌，从溶菌物中分离质粒 pSP-S1”（摘自特公平 1-13359 号）。

3. 重组载体　所谓重组载体就是用前述的基因与前述的载体组合而成的，并通过这样的组合限定来记载重组载体。例如："一种重组质粒，其中将人的β-干扰素编码DNA片段组合到三处连接色氨酸启动子的末端，得到重组质粒。它们是从大肠杆菌ILE-3ATCC-39010得到的质粒pLE-3，从大肠杆菌ILV-1 ATCC-39025得到的质粒pLV-1及从大肠杆菌IMZ-2-ATCC-39023得到的质粒pMZ-2"（摘自特公平1-34599号）。

4. 蛋白质　蛋白质是由氨基酸按一定顺序排列组成的物质，因此应用氨基酸序列进行限定和记载，这与基因的记载基本相同。目前国际上已对氨基酸序列表及DNA碱基序列表的制作方法进行了统一规定。主要包括：链的数目、拓扑学、序列的种类、假意序列、反意序列、片段类型、来源、基因中的位置、序列特征等。

5. 细胞融合技术　细胞融合技术是1975年由英国医学研究所的Dr.Milstein发明的。它是用小鼠的淋巴细胞与小鼠的骨髓瘤细胞成功融合后得到的杂交瘤融合细胞。1980年，又得到了用人的淋巴细胞与人的骨髓瘤细胞杂交后的融合细胞。细胞融合技术也同样可以用于植物。

权利要求的记载主要是对亲代细胞、融合细胞的功能、性质及其制备方法等进行描述和限定。例如："一种单克隆抗体，其特征在于用成人的T细胞白血病病毒免疫哺乳动物，将致敏的哺乳动物的免疫细胞与哺乳动物的骨髓瘤细胞进行融合，并由该融合细胞产生分子量为28 000的、与分化的成人T细胞白血病相关抗原有特异反应性的特异的单克隆抗体"（摘自特公平1-24799号）。

6. 组织培养技术　动物细胞的培养可产生干扰素、尿激酶等；植物细胞的培养可产生杂交白菜等。权利要求的记载："一种抗癌物质喜树碱的制备方法，其特征在于用珙桐科旱莲属植物喜树的组织或细胞作为原料诱导产生愈伤组织，用固体或液体培养方法使其增殖，提取分离其中含有的喜树碱。"

八、关于动、植物新品种

使用生物技术得到的动植物新品种在欧洲、美日等国可以得到专利保护。在我国不受专利法保护，而是以《植物新品种保护条例》来保护，但生产动植物品种的方法可给予专利保护（是指非生物学方法）。

植物新品种的定义：是指经过人工培育的或者对发现的野生植物加以开发，具备新颖性、特异性、一致性、稳定性并有适当命名的植物品种。例如："把M. 艾蒿属植物与另一种4倍体的C. 艾蒿属植物杂交后得到的5倍体P. 艾蒿属新品种，它是一种杀虫有效成分山道年含量较高的植物新品种"（摘自特公昭58-3646及3647），可给予专利保护。

权利要求的记载：如"把2倍体西瓜数倍体化得到4倍体西瓜，再与2倍体西瓜杂交，得到的体细胞有33条染色体的西瓜"，和"把由ATGACT…..碱基序列组成的毒素基因插入T-DNA，及含有该T-DNA的茄科属植物"等。

动物新品种保护：我国及大多数国家对动物新品种不给予专利保护，只给予生产动物品种的方法保护（指非生物学方法）。

总之，在动、植物新品种的法律保护方面目前有三种情况：一是像中国等发展中国家，对动、植物新品种不给予专利保护，而另外立法保护（植物新品种保护条例）；二是以美国为首的一些国家，对动、植物新品种可给予专利保护；还有一些国家，在法律上虽然没有明确是否给予专利保护，但在司法实践中有判例可寻，存在一个灰色区域。将来可能都要从不保护，到经过一段灰色区域，然后过渡到给予法律保护（也可能不是专利形式，而是另外立法）。

九、几个有争议的问题

目前在生物技术领域的发明创造中存在一些问题，像如何界定发明与发现、动植物与动植物品种、疾病的诊断和治疗方法等，特别是转基因动植物的出现，又带来了伦理道德问题、生物和人类安全问题、法律问题、宗教问题等。有些问题已经超出了科学和技术的范畴，变成了法律与社会问题，同时它也为知识产权的发展提出了更高的要求，预留出发展空间。

十、生物技术领域中几个有名案例介绍

近十几年来，在生物技术领域中出现了一些有名的案例，像“可在工业方法中使用的微生物的纯生物培养物”/In re Bergy（Fed. Cir）；“用于降解油的活的遗传可变性微生物”/Diamond V. Chakrabarty（US Supreme Court）；“植物、植物种子、植物组织培养物”/Ex parte Hibberd；“无性繁殖牡蛎”/Ex parte Allen；“细胞携带癌基因的老鼠（哈佛鼠）”/US Patent 4736866；克隆羊“多利”/Roslin Institute WO97/07668 和 WO97/07669 等。这些发明创造不仅使生物医学和生物技术本身得到了极大发展，为知识产权法律体系的发展提出了更高要求，甚至引发了诸多社会问题。

（一）细胞携带癌基因的老鼠（哈佛鼠）

US Patent No. 4736866；EP0169672

1985 年 6 月 24 日由美国哈佛大学向欧洲专利局递交的 85304490. 7 号专利申请是近几年来国际专利界最为轰动的专利案。该申请涉及一种带有癌基因的转基因鼠。其 1989 年 6 月 26 日修改后的其权利要求是：

1. 容易生长肿瘤的转基因非人类哺乳动物的生产方法，其中最晚在 8 细胞阶段将一活性肿瘤序列导入非人类哺乳动物。

…………

17. 转基因非人类哺乳动物，其胚胎细胞和体细胞含有权利要求 3-7 任意一项定义的一种活性肿瘤序列，该序列是最晚在 8 细胞阶段导入该动物或其祖先体中的。

18. 按权利要求 17 所述的动物，该动物是一种啮齿动物。

1989 年 7 月 4 日，欧洲专利局以属于动物品种为理由驳回该申请。申请人不服并上诉。1990 年 10 月 3 日上诉委员会做出 T19/90 号决议，对法律条款进行了完全不同的解释，认为法律对动物品种这一概念尚无明确规定，目前对动物又无其他保护，应照顾发明人的利益，对这类发明给予适当保护。欧洲专利局随后对该申请进行了再次审查，并于 1992 年 4 月 3 日决定授予 EP0169672 号欧洲专利。消息一公布立刻在欧洲引起轰动，先后有 500 多人、17 个政府组织及许多社会团体和党派提出异议，要求撤销该专利。

（二）克隆羊“多利”案

“多利”（Dolly）是英国 Roslin Institute 的科学家利用生物技术方法，于 1996 年 7 月 5 日克隆出的世界上第一个克隆羊。该研究所早于 1995 年 8 月底就向英国专利局提交了有关细胞核移植技术的两项专利，随后申请了美国专利和国际专利。1997 年 2 月 24 日，Roslin Institute 首次向世界宣布小羊“多利”克隆成功，两项国际专利也于 1997 年 3 月 6 日公开（WO97/07668 和 WO97/07669）。其权利要求中要求保护包括人类在内的哺乳动物。“多利”的出世不仅引起国际科学界的极大震动，也引起了国际社会的极大恐慌，以致上告到联合国，各国领导人和海牙国际最高法院，要求国际社会对此做出反应。

我们回顾一下“多利”出世的过程就会发现，1995 年 8 月底，Roslin Institute 申请了有关细胞核移植技术的两项英国专利及国际专利；1996 年 7 月 5 日克隆羊“多利”出生；1997 年 2 月 24 日向世界宣布克隆成功；1997 年 3 月 6 日两项国际专利公开。好像事先已计划好，在“多利”出世的每一步都给予恰当及时的知识产权保护。这一成功经验应当受到我国科研单位，特别是新药研制单位和科研人员的高度重视和借鉴。

（三）动物变基因案

欧洲专利局于 1999 年 12 月 8 日对有关动物变基因技术的专利申请授予专利权（专利号 EP0695351）。该专利申请是由澳大利亚的“主干细胞科学公司”于 1993 年提出的，发明人是英国的爱丁堡大学。该专利的权利要求中包括：“一种生产转基因动物（animal）的方法……”。而英文中 animal 一词可以包括人类（human），但在该专利中并未对 animal 一词加以“不包括人类（non-human）”这样的限制，于是引起各国政府和法律界的忧虑。德国司法部长 2000 年 2 月 23 日宣布，德国将要采取法律手段制止这项专利生效。意大利等国也做出了强烈反应。

第十四节　药品的行政保护

一、行政保护的定义

药品行政保护（pipeline protection of medicine）是不同于专利、商标、版权等传统知识产权的一种专门对药品的独占权进行保护的形式。

二、行政保护的由来

药品的行政保护来源于 1992 年 1 月中美两国政府签订的《关于保护知识产权谅解备忘录》的第二条。该条款规定，对符合条件的美国专利药品和农业化学产品可来中国申请行政保护。经中国有关部门审查批准后，该权利独占人可得到从颁发行政保护证书之日算起 7 年半的行政保护。

三、行政保护的根据

根据 1992 年 12 月 12 日国务院批准的，由国家药品监督管理局（SDA）发布的“药品行政保护条例”。

四、行政保护的条件

1993 年 1 月 1 日前依照中国专利法的规定其独占权不受保护的（只对物质进行保护）；1986 年 1 月 1 日至 1993 年 1 月 1 日期间，获得禁止他人在申请人所在国制造、使用或者销售的独占权的；提出行政保护申请日前尚未在中国销售的；行政保护的申请权是该药品的独占权人；申请人要提供所在国有关主管部门颁发的准许制造或者销售该药品的文件副本；申请人要提供与合法的中国企业法人正式签订的在中国境内制造或者销售该药品的合同副本。

五、行政保护的期限

药品行政保护期为七年零六个月，自药品行政保护证书颁发之日起计算。

六、行保的终止与撤销

药品独占权在申请人所在国无效或者失效的；没有按规定缴纳行政保护年费的；申请人以书面形式声明放弃的；药品行政保护证书颁发之日起一年内未办理该药品在中国境内制造或者销售许可手续的。

七、行政保护的效力

类似于专利权保护。

八、行政保护的特点

是行政的保护而不是法律的保护；是临时性保护而不是长期保护；是对外的保护而不是对内的保护；是有条件的保护而不是无条件的保护；行政保护的数量是递减的而不会增加。

九、行政保护的适用

药品行政保护只适用于与我国签订有行政保护条约或协定的国家和地区。

十、负责行保的机构

负责药品行政保护申请、受理、审查、批准的机构是国家药品监督管理局药品行政保护办公室。

因为药品的行政保护也是现阶段我国对药品的一种保护形式，具有特殊性和重要性，制药企业和药物研究单位要给予应有的重视。要向专利文献检索一样，注意国家药品监督管理局药品行政保护办公室的公告，以避免侵权。

第十五节　传统医药的知识产权保护

以中医中药为主体的传统医药是中华文明中的瑰宝。在崇尚绿色，回归自然的今天，传统医药更加得到各国人民的推崇和喜爱，许多方面显示出了西医西药无法比拟的独特优势，有些品种还获准在欧美等国进行临床试验。目前世界上有许多国家在使用中医中药，有些国家还成立了专门的中医药研究机构。从事植物成分，特别是从中医中药中研究开发新药已成为新药研发的重要途径。我国虽然是传统医药大国和药用植物资源大国，但我们在中医中药方面的优势地位正在受到欧洲和日、韩、美等国家的冲击，甚至出现了“洋中药”大举入侵的危机局面。他们手中的武器就是“雄厚的资金+先进的技术+知识产权保护”。我们从中应该得到什么启示呢？

一、中医药知识产权现状

据国家知识产权局提供的资料，近 20 多年来，随着知识产权意识的不断增强和行业管理水平的不断提高，我国中医药专利申请的数量在不断提高。从 1996 年至 2002 年，共申请中医药专利14 967件，2002 年较 1996 年增加了 95. 35%；截至 2006 年 12 月 30 日，我国中医药类专利约有29 157件，其中授权 7244 件。我国中医药专利申请量国内明显多于国外，国内厂商在国内中药市场所占份额也高于国外。但值得注意的是，国内中医药专利向国外申请专利的数量比例很低，仅为0.6%，低于国内其他技术领域向国外申请专利数量2.4%的平均值；与此相对照的是，外国在我国申请的中药类专利已占到我国中药专利申请数量的7.0%左右。此外，我国企业对中药知识产权保护更依赖于中药品种保护，对申请专利保护的积极性不高。总体来说，我国中医药专利保护近年来有了很大的进步，但要参与国际竞争及做到可持续发展，还需在资金投入、技术平台建设，知识产权保护等方面做很多努力。

二、中医药知识产权保护的几种方式

除专利保护外，中医药知识产权保护还涉及商标、著作权、中药品种、技术秘密、地理标志、野生植物资源及植物新品种保护等几种方式；在专利保护中，与化学药品的保护一样，分为发明、实用新型和外观设计；在发明中又分为产品发明、方法发明和用途发明。

三、中医药专利保护的主要内容

（一）复方制剂

在中医药专利申请中，复方的申请数量特别大，个人申请中的绝大部分是复方制剂，这也是中医药的一大特色。但由于其技术含量低，很多东西说不清，不仅保护力度不大，也很难在高水平上参与国际竞争。如92104746.0号非职务发明，题目为“治淋巴腺结核的中成药”，其摘要为“以麝香、猫爪子、官粉、白矾、花白头发、蓖麻子为主要成分，把三只红皮鸡蛋去黄后用蛋清调和上述六味药，并装入三只蛋壳内，就制成了专治淋巴腺结核的药”。

（二）有效成分

在中医药专利申请中，有效成分的申请数量很少，而且主要是职务发明。相对于复方来说，其技术含量提高了一步。如01100288.3号专利申请，申请人是中国医学科学院药物研究所，发明名称是“蜈蚣抑癌活性提取物及其提取方法”。其摘要称“本发明涉及一种蜈蚣抑癌活性提取物及其提取方法。用该提取方法可得到蜈蚣的抑癌有效成分D-1”，并证明该抑癌有效成分是少棘巨蜈蚣水溶性成分中的肽类化合物，给出了主要氨基酸成分和分析数据。

（三）有效单体

在中医药专利申请中，有效单体的申请数量更少，而且基本上是职务发明。相对于复方和有效成分来说，其含金量又提高了一步，已具备了开发成新药的条件。如中国专利号ZL 93117148.2专利，申请人是中国医学科学院药物研究所，发明名称是“芹菜甲素在制备预防和治疗哺乳动物或人类脑缺血引起的疾病的药物中的应用”，它就是从芹菜中分离得到的一个有效单体化合物，并发现了新的药理作用。

（四）化学修饰

对中医药的有效成分或有效单体进行化学修饰，以寻找低毒高效的新药是药学研究中的基础性工作。因其含金量高、目的性强、离产品最近，所以是中外“兵家必争之地”，也是专利保护的重点。如我国研制成功的国家一类抗疟新药——青蒿琥酯，就是在青蒿素的结构上进行化学改造得到的，并已在17个国家注册成功。再如中国医学科学院药物研究所研制成功的国家一类抗肝炎新药——双环醇（商品名百赛诺）也是在中药五味子抗肝炎有效单体的结构基础上进行化学改造得到的，并已在全世界十多个国家和地区取得了专利保护。专利是创新药物的重要保障。

上述从中药复方或单味中药到有效部位，再到有效单体，再经过化学改造寻找创新药物之路是一个从低级到高级的漫长发展过程，每一个阶段都可能有发明创造出现，都可以用专利的方法加以保护。而且越是到高级阶段，因其技术含量增加，更接近产品，及时进行国内外的专利保护其必要性和重要性越明显，保护力度越大。这正是我国中药研究领域急待加强的。

四、中医药专利保护的三性判断

（一）新颖性

关于新颖性的定义前已描述，这里不再重复。但对中医药专利申请来说有两点提请注意：一是如在申请日之前，该中药产品已在市场销售，或在医院公开使用，但并未公开其配方和生产方法，不影响其新颖性；二是由于许多经方古方及其中使用的主要中药的功用已记载于清代以前的文献中，使后面的研究很容易落入专利法中所说的“在国内外出版物上公开发表过”的范围而丧失新颖性。

关于新颖性的判断标准主要有三条：看专利申请与现有技术在技术领域和目的上是否相同；看专利申请与现有技术在实质的技术解决方案上是否相同；看专利申请与现有技术在预期的效果上是否相同。如在这三点上有所不同，应具有新颖性。

（二）创造性

创造性是授予专利权的必要条件之一，也是中医药专利实质审查的重点。创造性的判断标准主要有三条：看专利申请是不是解决了人们长期未能解决的技术难题；看专利申请是不是克服了人们长期持有的技术偏见；看专利申请是不是取得了意想不到的技术效果。如达到了这三点要求，应具有创造性。

（三）实用性

实用性也是授予专利权的必要条件之一，也是中医药专利实质审查的重点。实用性的判断标准主要有三条：如专利申请是一种中药产品，则该产品必须能够工业化生产；如专利申请是一种中药的生产方法，则该方法必须能够在工业上使用；如专利申请是一种中药产品，该产品必须能产生积极效果。如达到了这三点要求，应具有实用性。

到目前为止，人类社会的经济模式从农业经济时代到工业经济时代，又发展到知识经济时代，将来还可能进入信息时代。而知识、知识分子（或称人才）和知识产权保护就是知识经济时代的三大特征。它是一条完整的链条，不能分割。

从人类社会的发展阶段讲，也分为三个阶段，即早期以武装入侵方式来获取更多的领土、资源和人口，被侵略方以战争方式反对侵略；中期是以商品倾销方式占领广大的市场，以获取高额利润，受害方往往以提高关税的方式（部分以战争方式）与之抗争；近期是以技术垄断方式，把产品的竞争提高到研发阶段。先进技术的拥有者首先把它变成技术秘密或取得广泛法律保护的知识产权，从源头上控制并占领市场，这在新药研发领域表现尤为突出和激烈。我们只有通过创新，取得更加先进的技术，并及时取得广泛的知识产权保护才能在未来的世界中占有一席之地。再下一步，可能从技术垄断发展成“信息垄断”，对此我们要有足够的精神准备。

从一个科学工作者的成长过程来看，也分为三个阶段，即学习知识阶段、使用知识阶段和创造知识阶段。在学习知识时一般不涉及知识产权问题；在使用知识时要注意尊重他人的知识产权；在创造知识时要注意保护自己的知识产权。

当前，国家正在实施创新、人才、专利三大战略。创新是目的，人才是关键，专利是保护创新和人才的手段。从根本上讲，创新是一个国家，一个民族的灵魂，而以专利为主的知识产权保护更是衡量一个国家发达程度、国民富裕程度和文明水平的重要标准之一。2008年国务院颁发了《国家知识产权战略纲要》，党中央提出了到2020年把我国建设成创新型国家的伟大号召，把知识产权保护提到了国家战略的高度，更加说明了知识产权保护的重大意义。

附录：

为使大家尽快掌握专利等知识产权方面的一些基本原理，现收录一些案件并做简单分析，以便参考。

案例1 英国某公司向我国转让浮法玻璃生产技术，索要2500万英镑的“专利入门费”。经我方文献检索得知，在英方提出的137件专利中，有51件是已过期的专利，最后我方只付出了52万英镑的专利费。

分析：时间性是专利等知识产权的一大特点。过期专利属于公知技术，他人可以自由使用。

案例2 法国某公司向我国转让蛋氨酸生产线，法方以5件专利技术为由向我索取高价。经我方检索发现，这5件专利均为法国专利，并未在我国申请，因此驳回外方的无理要求，并为国家节约外汇150多万美元。

分析：地域性是专利等知识产权的一大特点。在一国申请的专利只在该国有效，如未在其他国家申请专利，他人可以自由使用。

案例3 1990年，美国某公司状告青岛国箭公司，称该公司生产的药用机制胶囊侵犯了他们1985年向中国申请的“改进胶囊形状”的发明专利，要求追究国箭公司的“侵权行为”，并将该产品的全部利润赔偿给该美国公司。国箭公司迅速成立应诉小组，从上万篇国内外专利文献中查到两篇非常重要的国外对比文献，证实在该美国公司申请所谓“改进胶囊形状”的专利之前，早在1968年，这项技术已被申请了专利，在社会公开并被普遍采用。因此，所谓“改进胶囊形状”的专利不具备新颖性、创造性。随即，国箭公司向中国专利局提出专利无效请求。1994年6月，中国专利局复审查委员会依法宣告该美国公司的“改进胶囊形状”专利无效。这是我国首次宣告一外国专利无效。

分析：对已获得专利权的，尤其明显不符合专利三性的要求，可通过无效程序使其专利权无效。

案例4 现在人类登月球都靠宇宙飞船，不仅麻烦，价格昂贵，而且普通人无法享受。因此有人设计了一套“天梯”装置，把“天梯”的两端分别固定在地球和月球上，人可以借助它自由来往于天地之间，并且将这一方案申请了专利。

分析：这一设计颇具新颖性和创造性，但不具备工业实用性，因此不能申请专利。

案例5　某外国人设计了一支可装不同颜色墨水的自来水笔。其特点是，在其笔杆上设计了一个少女图案。当装入红色墨水时，就呈现一穿红色连衣裙的少女；当装入蓝色墨水时，就呈现一穿蓝色连衣裙的少女，非常别致漂亮。但当墨水使完后，则呈现一裸体女郎。该设计申请了某国专利，但被驳回。

分析：该申请从专利的角度看，符合专利三性的要求，但却违反了专利法中有关“对违反国家法律、社会公德或妨碍公共利益的发明创造不授予专利权”的规定，因此被驳回。

案例6　以前铅笔和橡皮是分别存在的两件物品，这对于老年人和小学生来说使用和携带都不方便。因此某外国人设计了一支带有橡皮头的铅笔，并将其申请了某国专利，但被驳回。

分析：从专利的角度看，该申请具有新颖性和工业实用性，但不具备创造性。因为将两者组合在一起后，该物品并没有出现新的功能，铅笔和橡皮仍然发挥原有的作用。

案例7　聚合酶链反应（PCR）技术，其原理是用一对特异的引物把特异的基因片段扩增 10^6 倍。因此，它能把某一特定基因从浩瀚的基因库（DNA）中检测出来，扩增出来。该技术在生物医学领域有着广阔前景和重要意义。

一般认为 PCR 技术是美国塞特斯公司科学家谬利斯先生发明的，他 1985 年首先发表论文。1987 年获美国专利。1990 年获美国商标局批准。仅 1991～1995 年，PCR 技术的收入就达 4 亿美元。而杜邦公司认为 PCR 技术的原始发明人是麻省理工学院的 Khornan HG 先生，因为他早在 1971 年就在《分子生物学杂志》上发表了 PCR 的工作原理。美国旧金山法院受理了杜邦公司状告塞特斯公司一案。经数月审理，法院判定杜邦公司败诉，塞特斯公司胜诉。塞特斯公司胜诉后，立即向法院反诉杜邦公司侵犯塞特斯公司的专利权，因为杜邦公司出售了与 PCR 技术有关的产品和资料。英、美舆论界认为，这是小公司战胜大公司的成功范例。

分析：本案说明，科学发现和工作原理不受专利法保护；谬利斯先生 1985 年首先发表论文，1987 年获得美国专利，这说明他在 1985 年之前就申请了专利；只有把理论成果转化成生产力才能创造财富；法律保护是以小胜大，以弱胜强的有效武器。

案例8　“伟哥”专利案。

“伟哥”是辉瑞公司近几年开发出的一种用于治疗或预防包括人在内的雄性动物勃起功能障碍的药物，其化合物分类属于吡唑并嘧啶酮类，原用途为抗心绞痛。其专利的基本情况是：优先权日：1993 年 6 月 9 日（GB9311920.4）；国际申请日：1994 年 5 月 13 日；国际公布日：1994 年 12 月 22 日；进入国家阶段日：1995 年 12 月 8 日；授权公告日：2001 年 9 月 19 日。专利号为 94192386. X。该专利只有一项权利要求，内容为“5-［2-乙氧基-5-（4-甲基-1-哌嗪基磺酰基）苯基］-1-甲基-3-正丙基-1,6-二氢-7H-吡唑并［4,3-d］嘧啶-7-酮或其药学上可接受的盐或含有它们中的任何一种的药物组合物在制造药物中的用途，该药物用于治疗或预防包括人在内的雄性动物勃起机能障碍”。

伟哥专利纠纷可谓一波三折。2001 年 9 月 19 日，国家知识产权局正式授予伟哥专利（专利号为 941923866. X）。就在辉瑞公司拿到专利权的同时，自然人潘华平对该专利权提出专利无效请求。紧接着，广州白云山制药厂、上海双龙高科技公司等 12 家企业又联合对该专利权提出专利无效请求。其理由是伟哥专利不符合中国专利法第26条第3、4款、第25条第1款第3项、第33条、实施细则第20条第1款及第21条第2款的规定。国家知识产权局专利复审委员会于2002年9月3日开庭审理此案。此案是改革开放以来，乃至新中国成立以来我国法律界暨知识产权界和药学界的一件大事，不论其结果如何，都将对我国知识产权界、制药界和药物研究领域产生巨大影响。

经过33个月的漫长审议，辉瑞公司的伟哥中国专利权被国家知识产权局专利复审委员会撤销。但辉瑞公司对这一判决不服，并向法院提出诉讼。2006年10月，北京市一中院一审判决伟哥专利有效，辉瑞公司胜诉。但由于不是终审，国内企业又向北京市高院提出二审诉讼。2007年10月27日，北京市高院终审判决辉瑞公司伟哥中国专利权有效。2008年10月27日北京高院终审做出撤销国家知识产权局专利复审委员会对美国辉瑞公司万艾可（伟哥）中国专利权无效的判决，判决该专利有效，辉瑞公司胜诉，使这一历时7年多的专利诉讼案最终有了结果。

据报道，伟哥专利除在美国、日本等国被承认外，在一些国家曾遭质疑。如在中国授权之前，英国高等法院就否决了辉瑞公司伟哥的应用专利权。理由是“该技术方案基于公共知识”，认定其丧失了新颖性。而中国国家知识产权局专利复审委员会对辉瑞公司伟哥专利无效的判决理由是该专利不符合中国专利法第26条第3款的规定，认定“该专利说明书对技术方案公开不充分”，因为专利说明书虽然提到了一种较好的化合物，但它与专利要求保护的化合物缺少联系。而辉瑞公司在审判中认为这两种化合物有联系，并证明了两者的联系。辉瑞公司的立场最终得到北京市中院和北京市高院的支持。

值得一提的是，长久以来，许多国内药企期盼着宣判伟哥中国专利权无效，好将仿制品投向市场。但由于时间太久，使企业资金和生产经营发生困难，致使某些企业破产（如重庆康尔威药业）。而辉瑞公司此前发表的声明说：“我们对此案孜孜以求的主要目的是为了得到一个确认，辉瑞在中国需要一个透明的，可以预测的知识产权保护环境。”

伟哥专利案给我们如下启示：

1. 在进行新药研发时或进行仿制研究之前一定要弄清楚相关专利问题，不能有侥幸心理。

2. 对相关专利的评价一定要全面，客观，综合考察，不能只抓一点，不顾其余。科技人员往往只考虑技术层面的问题，可能存在一定风险。

3. 他国对某一专利的态度，不能暗示中国对该专利的态度。本案就是各国专利独立原则的最好体现。

4. 越是市场潜力巨大的药物，越有人仿制。相反，其专利权人越要千方百计地维护其专利权的有效性。这就像作用力和反作用力，大小相同，方向相反。

5. 全国有几千家药厂，本案只涉及12家药厂（其中4家有伟哥的新药证书），只占总数的很小百分比，这说明了什么？

6. 尽管辉瑞公司赢得了这场官司，但还是让他人在“新颖性”和“未充分公开”这两方面抓住了把柄，且因为新颖性不过硬而没拿到英国专利权，也应引起从事新药研发的科研究人员和从事知识产权保护工作人员的重视。

本案的审理结果说明，中国已经进入了法制时代和知识产权保护时代。暂时的利益损失也许会带来长期的、稳定的、有利于公平竞争的社会环境和法制环境。从长远来看，本案没有失败者，辉瑞公司前述的声明似乎也想说明这一点。

伟哥专利纠纷案是我国建立专利制度以来审理时间最长、案情较为复杂、涉及面较广、引起社会普遍关注的知识产权纠纷案。它的审理结果将对我国知识产权界和药物研发领域产生重大影响。俗语说“条条大路通罗马”，但你走的这条路不一定能到达罗马，因为路上早已有重兵把守（即专利），而且关卡重重（各种专利）。要么留下买路钱，放你通过；要么另辟新路再去罗马，我们该怎么办呢?

（冯剑波）

参　考　文　献

[1] E. Jucker. Patents and pharmaceuticals printed in Switzerland. Basle: Buchdruckerei Gasser & Cie AG, 1980.

[2] 吉藤幸朔（日）. 特許法概說. 第9版. 有斐閣，1991.

[3] 詹正嵩. 知识产权与国内外新药研究开发. 北京：人民军医出版社，1993.

[4] WHO，《公共卫生、创新和知识产权全球战略及行动计划草案》术语汇编. 2007.

[5] 全国人大常务委员会. 中华人民共和国专利法. 2000.

[6] 张清奎. 试论中国对生物技术的专利保护. 医学与哲学，2001，22（5）.

[7] WTO. 关于知识产权协议与公众健康问题的宣言（多哈宣言）. 2001.

[8] 丁鼎乐. 药品知识产权之战（WTO多哈会议回眸）. 上海医药，2002，23（5）.

[9] 冯剑波. 试析中国医学科学院药物研究所知识产权概况及相关管理. 世界科学技术—中医药现代化，2003，5（6）.

[10] 冯剑波. 生物技术与知识产权. 中国医药生物技术，2003，61（2）.

[11] 周和平. 国外医药战略给我们的启示. 药学进展，2003，27（4）.

[12] WTO. 关于实施TRIPS协议与公共健康多哈宣言第6段的决议. 2003.

[13] 冯剑波. 中药研究与知识产权保护. 中草药，2004，35（3）.

[14] 冯剑波. 药物研究与知识产权. 中国药事，2004，18（6）.

[15] 冯剑波. 新药研究中的科研管理与知识产权问题. 中华医学科研管理杂志，2004，17（1）.

[16] 冯剑波. 新药研究中的知识产权问题//陈晓光. 新药药理学. 北京：中国协和医科大学出版社，2004.

[17] 周和平. 美国的医药战略. 药学进展，2004，28（1）.

[18] 周和平. 日本的医药战略. 药学进展，2004，28（2）.

[19] 我国医药知识产权保护现状. 新华每日电讯，2004年11月10日.

[20] 陈建南. 中药知识产权保护研究的若干前沿问题. 中医药现代化，2004，6（6）.

[21] 渡边睦雄（日），冯剑波译. 化学和生物技术专利说明书的撰写与阅读. 第2版. 北京：知识产权出版社，2005，182.

[22] 郑永锋. 传统医药的知识产权保护. 中医药现代化，2005，7（2）：13.

[23] 医药知识产权保护现状堪忧. 健康报，2006年4月5日.

[24] 冯剑波. 临床研究中的知识产权问题. 基础医学与临床，2006，26（2）：220.

[25] 周和平. 1995—2004年中国医药发明专利申请统计. 药学进展，2006，30（9）：428.

[26] 何文威. 保护我国医药产业知识产权的对策. 医药世界，2006，5：36.
[27] 夏莹. 我国中药专利保护中存在的问题及对策. 上海医药，2007，28（9）：396.
[28] 宋晓亭. 我国中医药企业工业产权发展现状及存在问题分析. 中医药现代化，2007，9（2）：86.
[29] 国务院. 国家知识产权战略纲要. 2008 年 6 月.
[30] 课题负责人：冯剑波. 中国公共卫生，医药创新与知识产权保护政策现况研究. 中国卫生政策支持项目. 2009.
[31] 北京市工业促进局. 北京市生物医药领域知识产权现状调查. 2006 年 7 月.

第十五章　药品管理法规及要点

药品是关系到人民大众生命健康的特殊商品。严格加强药品的监督管理，保障公众用药安全、有效、经济、合理是尊重人类健康的表现，是现代社会进步的标志，也是促进我国药学事业健康发展的必然要求。由于在药品发展历史上曾发生过数起严重危害人类身体健康的重大不良反应事件，目前绝大多数国家均对药品实行严格的注册管理制度。现代制造业的不断进步以及医学研究的快速发展，使越来越多的医药新产品投入市场，制药工业已成为各国经济的必要组成部分。新药研究、开发能力也成为影响经济增长的重要驱动力之一。对药品研制、生产、经营、使用等方面实行监督，保证医药事业的健康发展，是各国药品监管工作的主要内容。

1949~1957 年，是我国药事管理工作的建立与发展时期。中国政府成立时就设立卫生部，下设药政处、药品检验所、生物制品检验所、中国医药公司、中国药材公司，由卫生部统一领导。1958~1965 年，是我国药事管理工作大力发展与调整的巩固时期。1965 年，卫生部会同化工部制定了《药品新产品管理办法》，第一次明确了新药的定义和临床、生产审批的具体要求，标志着国家开始对药品进行统一管理。1978 年国务院批转卫生部《药政管理条例（试行）》的报告，明确规定了对新药研制、申报的具体要求。1979 年卫生部与国家医药管理总局共同制定了《新药管理办法》，对新药的定义、分类，审批的有关资料和临床试验方法等均做出了详细规定。1984 年 9 月 20 日，首部《中华人民共和国药品管理法》经由第六届全国人民代表大会常务委员会第七次会议讨论通过，并于 1985 年 7 月 1 日起正式实施，结束了我国药品管理近 35 年缺乏法律指导的局面。随后，国家有关组织机构相继成立，又颁布了多部行政法规，对药品的管理也逐渐科学和完善。1997 年 1 月 15 日，中共中央、国务院发布《关于卫生改革与发展的决定》，强调依法加强药品的管理。卫生部和 1998 年新成立的原国家药品监督管理局（SDA）又相继出台了一系列规章、制度，如《药品注册管理办法》、《药品进口管理办法》、《药品生产质量管理规范》等。2001 年 2 月，经过两年半时间起草、审议的《药品管理法》（修订草案）由九届全国人民代表大会常务委员会第二十次会议审议并最终获得通过。2003 年原国家药品监督管理局更名为国家食品药品监督管理局（SFDA），执行食品监督管理等方面工作职能，与国际相关监督管理工作实现接轨。2007 年 10 月 1 日，出台了新的《药品注册管理办法》。2008 年，国务院进行机构改革，将国家食品药品监督管理局改由卫生部管理，理顺食品药品监管体制，根据改革方案，食品药品管理职能重新做出调整，卫生部负责组织制定食品安全标准、药品法典，建立国家基本药物制度；国家食品药品监督管理局负责食品卫生许可，监管餐饮业、食堂等消费环节食品安全，监管药品的科研、生产、流通、使用和药品安全等。

第一节　中华人民共和国药品管理法要点

一、历史沿革

《中华人民共和国药品管理法》（以下简称《药品管理法》）于1984年9月29日经由第五届全国人民代表大会常务委员会第七次会议审议通过，并于1985年7月1日起正式实施。本法是新中国成立以来，我国制定的第一部药品管理法规。《药品管理法》的颁布实施，将我国药品生产、经营活动纳入了法制化的轨道，对于保证药品质量，保障人民用药安全、有效，打击制售假、劣药品，促进医药事业健康发展，发挥了重要的作用。《中华人民共和国药品管理法》是专门规范药品研制、生产、经营、使用和监督管理的法律。原《药品管理法》（以下简称原法）自1985年7月1日起实施以来，对于保证药品的质量，保障人民用药安全、有效，打击制售假药、劣药，发挥了重要作用。

随着我国改革的不断深化，对外开放的逐步扩大，药品的监督管理工作中出现了一些新情况、新问题。主要表现在以下方面：①实践中一些行之有效的药品监督管理制度在原法中未作规定；②原法对违法行为规定的处罚过轻，措施不力，不足以打击制售假药、劣药等违法行为；③药品管理体制和执法主体发生变化。上述情况使得1985年的药品管理法的有些规定不能完全适应现实的需要。因此，迫切需要修改、完善药品管理法。

自1999年7年起，国务院法制办和国家药品监督管理局认真的进行调查研究、总结实践经验，针对实践中出现的问题，草拟了《中华人民共和国药品管理法修正案（草案）》，经国务院第29次常务会议讨论通过，于2000年8月提请全国人大常委会审议。全国人大常委会审议时，将《中华人民共和国药品管理法修正案（草案）》改为《中华人民共和国药品管理法（修订草案）》，这个草案经过人大常委会3次审议。2001年2月28日，九届全国人大常委会第二十次会议审议通过了《中华人民共和国药品管理法（修订草案）》。修改后的《中华人民共和国药品管理法》（以下简称本法）自2001年12月1日起施行。

修改后的药品管理法分为十章共106条。第一章 总则；第二章 药品生产企业管理；第三章 药品经营企业管理；第四章 医疗机构的药剂管理；第五章 药品管理；第六章 药品包装的管理；第七章 药品的价格和广告管理；第八章 药品监督；第九章 法律责任；第十章 附则。

二、内容要点

《药品管理法》是我国药品管理的基本法，它从维护人民健康出发，对在我国境内进行的药品研究、生产、经营、使用等活动都做了明确的规定。

《药品管理法》共分十章，106条。其主要内容：

（一）确立了我国药品管理法立法的目的

《药品管理法》的立法目的是："为加强药品监督管理，保证药品质量，保障人体用药安全，维护人民身体健康和用药的合法权益。"

为了保障人体用药安全，必须保证药品质量；而为了保证药品质量，必须加强药品监督管理。维护人民的合法权益则将本法的调整范围进行了扩大，这是此次药品管理法修改的一大特色。对人民用药的合法权益的保障，首先是要保证人民用药的安全、有效，使药品真正发挥其预防、治疗、诊断的作用；其次，还要保证人民能够在合理、公平的条件下，真正能够最大限度地享受到安全、有效的药品。因此，本法在加强对药品的质量的监控和市场监督的同时，还对药品的定价、医疗单位的价格管理以及在药品购销中回扣的管理做了明确的规定。

（二）明确了我国关于现代药和传统药并举，发展中药事业方针的规定

药品的定义是"用于预防、治疗、诊断人的疾病，有目的地调节人的生理功能并规定有适应证或者功能主治、用法和用量的物质，包括中药材、中药饮片、中成药。化学原料药及其制剂、抗生素、生化药品、放射性药品、血清、疫苗、血液制品和诊断药品等。"

所称的"现代药"一般是指通过化学合成、生物发酵、分离提取以及生物或者基因工程等现代科学技术手段获得的药品。现代药随着现代科技成果日新月异不断取得令人瞩目的进步和发展。1935年磺胺药的问世，1941年青霉素用于临床，以二者为代表的现代药，在治疗和预防疾病方面产生了划时代的作用，开创了现代药的新纪元。20世纪后半期，随着科学技术的高速发展，新的化学合成药物、抗生素、生化药物以及生物工程和基因工程在内的高科技手段制成的新药不断问世，在治疗和预防人的疾病，增进人的健康方面发挥着非常关键和重要的作用。在20世纪50年代初，我国的现代医药工业几乎是空白，在党和政府的关心和支持下，我们自力更生、艰苦奋斗，使我国的现代医药工业得到了巨大的发展。而且许多原料药和制剂品种不但满足国内需要，还能大量出口，进入了国际市场，为我国人民身体健康和医药事业的发展，做出了巨大贡献。

所称的"传统药"是指按照传统医学理论指导用于预防和治疗疾病的物质。其主要来源为天然药物及其加工品，包括植物药、动物药、矿物药及部分化学、生物发酵制品。我国传统医药学是一个不断发展的开放体系，具有精深的理论、丰富的实践、对异域文化择优吸收、对现代科学的充分利用和不断的自我更新，使我国传统医药永葆青春，显示了旺盛的生命力。

我国传统药的应用历史源远流长，沿袭至今，长盛不衰，对中华民族的繁衍昌盛，起到了重大作用，至今仍在我国人民的医疗保健中占有重要的地位。我国的传统药历史悠久，疗效确切，具有成分多样、毒性较低等特点，它不仅在治疗常见病和康复保健方面发挥着巨大作用，享有很高的声誉。而且对心脑血管疾病以及肿瘤、艾滋病等重大疑难病症的防治方面，显示了巨大潜力，且以毒副作用低而受到世界医药界的瞩目。

党和政府历来重视传统医药的发展，为使我国传统医药逐步走上科学化、规范化、标准化投入了大量人力、物力、财力。从20世纪60年代初以来的两次全国性的药材资源普查，编辑出版了《中药大辞典》等文献典籍以及《中华人民共和国药典》等法定药品标准。从1963年开始，传统药（中药）以药典第一部的形式单独编纂出版；为保护和发展我国传统医药，国务院1998年还颁布了《中药品种保护条例》，并且把中药品种保护制度列入本法第三十六条。建国50年来，我国传统药的生产、使用方面也得到了巨大的发展。

中药的采集、种植、加工已逐步走上科学化、规范化的道路，并把条件具备的中药材、中药饮片逐步实施批准文号管理（见本法第三十一条），中成药的剂型也由过去的丸散膏剂

粗放制作发展到包括提取、浓缩、分离纯化和使用现代科技、生物技术对有效成分进行结构改造，研制出了包括滴丸、贴膜、气雾剂和注射剂在内的各种现代药所具备的剂型。

综上所述，现代药和传统药的发展是相互促进、相辅相成的，也是我们国家医药产业的特色。努力发展现代药和传统药，将对保障人民身体健康，满足人们对健康水平日益增长的需求，促进经济发展发挥重要的作用。

（三）制定了对在我国从事药品生产、经营、使用和监督管理的单位和个人的要求

药品是防病治病的特殊商品，药品的质量直接关系到药品的功能和疗效，关系到人民的身体健康和生命安全。在药品研制、生产、经营、使用各个环节上，如果没有一定的专业技术人员以及必要的设施和规章制度，是无法保证药品质量的。

1. 药品研制　本法规定的药品研制，主要是各研究机构进行药品科研工作研制出的成果，能否成为本法规定的药品，以及如何报批新药。值得注意的是，研制与科研不同，本法规定的研制只管研究成果能否成为新药，以及怎样成为新药，而不管具体的科研过程。

2. 药品生产　本法规定的药品生产，主要规范了从事药品生产活动的主体应当具备的条件和资格。这是保证药品质量，保障人体用药安全的一项措施。在本法中，体现为药品生产企业应当按照国家规定遵守质量管理规范和药品必须按照一定标准或者规范进行生产或者炮制等规定。医疗机构配制制剂，实质上也是一种生产药品的行为，由于其有一定的特殊性，本法对其有专章规定。

3. 药品经营　本法规定的药品经营，主要是规范了从事药品经营活动的主体应当具备的条件和资格。对从事药品经营行为进行规范，重点仍是保证人民用药安全和方便群众购药。在本法中，主要体现为药品检查验收制度、完整的购销记录和购销渠道必须合法以及对城乡集市贸易市场销售药品的管理等。

4. 药品使用　本法规定的药品使用，主要规范了医疗机构调配处方、购药、贮存药品等内容。

5. 药品监督管理　本法规定的药品监督管理，主要包括药品监督管理部门对从事药品研制、生产、经营、使用各项活动的监督管理工作，以及与药品有关的部门对与药品有关的事项进行监督管理的工作。本法的重点是药品的监督管理工作，它不仅规定了药品监督管理部门的行政执法权力，还规定了药品监督管理部门必须依法行使行政管理职责，以有效进行行政管理，维护社会秩序和公共利益。

（四）严格对药品的监督管理

《药品管理法》第五章明确规定对药品进行严格监督管理。主要从新药的研制、药品的生产、药品的国家标准、药品的审评和再评价、药品的采购、特殊药品的管理、中药品种的保护、药品的分类管理、药品进出口的管理、药品的储备制度、中药材的管理、假劣药品的管理等方面做出了具体规定。

1. 在我国境内从事药物研究、申请药物临床研究、申请生产和进口药品以及进行与此相关的药品检验、监督和注册管理的单位和个人，必须遵照国务院药品监督管理部门、国务院卫生行政管理部门制定的有关规定执行。

2. 执行《药物非临床研究质量管理规范》（GLP）。药品研究中的毒性试验资料，是评

价其安全性的主要依据。药品非临床研究是指为评价药品安全性，在实验室条件下，用实验系统进行的各种毒性试验，包括单独给药的毒性试验、反复给药的毒性试验、致癌试验、生殖毒性试验、致突变试验、依赖性试验、局部用药的毒性试验及与评价药物安全性有关的其他毒性试验。药物非临床研究机构是指从事药品非临床研究的单位，包括安全性研究中心、安全性研究所、安全性研究室或研究组等。

GLP 是关于药品非临床研究实验设计、操作、记录、报告、监督等一系列行为和实验室条件的规范。GLP 通常包括对组织机构和工作人员、实验设施、仪器设备和实验材料的规定，要求制定标准操作规程，对实验方案、实验动物、资料档案都有明确的规定。其目的在于通过对药品研究的设备设施、研究条件、人员资格与职责、操作过程等的严格要求，来保证药品安全性评价数据的真实性和可靠性。

20 世纪 60 年代初，世界上发生了反应停事件。1957 年德国上市了一个非常有效的非巴比妥类药反应停，该药在 1958 年销往许多国家。当时并没有对该药的使用采取限制措施，造成了 46 个国家 8000 余名新生儿畸形和更多新生儿的死亡。反应停事件使得药品的安全性成为社会关注的焦点，促使各国政府意识到药品安全性评价的重要性。1972 年，新西兰最先进行 GLP 立法，规定化学品的非临床研究必须遵守 GLP。1973 年，丹麦也进行了类似的立法。1978 年，美国 FDA 颁布了 GLP 法规，1979 年生效。从 20 世纪 80 年代到 90 年代，许多国家如澳大利亚、奥地利、比利时、加拿大、法国、德国、希腊、意大利、日本、韩国、瑞士、英国等纷纷制定了自己的 GLP，其原则与美国制定的 GLP 基本一致。其中一些国家还签订了双边备忘录，相互承认对方 GLP 条件下的非临床研究实验数据。

我国从 1991 年起开始起草 GLP，1993 年由原国家科委正式颁布，并于 1994 年 1 月生效。1998 年国务院机构改革后，国家药品监督管理局根据国际上 GLP 的发展和我国的实际情况，修改和颁布了 GLP，于 1999 年 11 月 1 日起施行。

我国的 GLP 包括：第一章 总则，第二章 组织机构和工作人员，第三章 实验设施，第四章 仪器设备和实验材料，第五章 标准操作规程，第六章 研究工作的实施，第七章 资料档案，第八章 监督检查和资格认证，第九章 附则，共 9 章，37 条。

3. 执行《药物临床试验质量管理规范》（GCP）。药品临床试验是指任何在人体（病人或健康志愿者）进行的药品系统性研究，以证实或揭示试验用药品的作用及不良反应等，目的是确定试验用药品的疗效与安全性。药物临床试验管理规范，是临床试验全过程的标准规定，包括方案设计、组织、实施、监察、稽查、记录、分析总结和报告。制定 GCP 的目的在于保证临床试验过程的规范，结果科学可靠，保护受试者的权益并保障其安全。

20 世纪 60 年代的“反应停事件”也使得人们对必须加强新药临床试验的管理有了进一步的认识，同时促使各国政府开始重视对新药临床试验的法规管理。美国 FDA 首先实施了临床研究者指导原则，后来经过多年来对新药临床研究程序的修改，逐渐形成了美国的 GCP。其他国家的药品监督管理部门也纷纷仿效美国，制定并颁布了 GCP，1992 年欧盟颁发了 GCP 指南，1994 年世界卫生组织（WHO）也颁布了 GCP 指南，希望能够成为其所有成员国都能够遵守的共同标准。迄今，在世界上的大多数国家，如美国、日本、澳大利亚、加拿大、英国、法国、德国、意大利、西班牙、比利时、奥地利、荷兰、瑞士、韩国等，都已制定并实施 GCP。自 1995 年起所有欧盟的成员国均将 GCP 纳入本地的法律之中。在这些国家，如果不遵守 GCP 的条款，药品评审部门将拒绝接受制药公司为新药注册提交的临床数据，理由是这些数据的可靠性值得怀疑。

我国 GCP 的引入、推动到实施经过了近十年的时间。我国自 1986 年起就开始了解国际上 GCP 发展的信息；1992 年派员参加了 WHO 的 GCP 指南的定稿会议；1993 年收集了各国的 GCP 指导原则并邀请国外专家来华介绍国外实施 GCP 的情况；1994 年举办 GCP 研讨会并开始酝酿起草我国的 GCP 规范；1995 年成立了由 5 位临床药理专家组成的起草小组，起草了我国《药品临床试验质量管理规范》(送审稿)，并开始在全国范围内组织 GCP 知识的培训；1998 年 3 月 2 日卫生部颁布了《药品临床试验质量管理规范》(试行)；国家药品监督管理局成立后对该规范进行了进一步的讨论和修改，于 1999 年 9 月 1 日以 13 号局长令正式颁布并实施。

我国的 GCP 包括：第一章 总则，第二章 临床试验前的准备与必要条件，第三章 受试者的权益保障，第四章 试验方案，第五章 研究者的职责，第六章 申办者的职责，第七章 监察员的职责，第八章 记录与报告，第九章 统计分析与数据处理，第十章 试验用药品的管理，第十一章 质量保证，第十二章 多中心试验，第十三章 附则，共 13 章，66 条。

4. 执行《药品生产质量管理规范》(GMP)。GMP 是世界各国对药品生产全过程监督管理普遍采用的法定技术规范。GMP 是 20 世纪 70 年代中期发达国家为保证药品生产质量管理的需要而产生的，为世界卫生组织向各国推荐采用的技术规范。监督实施 GMP 是药品监督管理工作的重要内容，是保证药品质量和用药安全有效的可靠措施。GMP 的内容包括；人员、厂房、设备、卫生条件、起始原料、生产操作、包装和贴签、质量控制系统、自我检查、销售记录、用户意见和不良反应报告等方面的要求。在硬件方面要有符合要求的环境、厂房、设备；在软件方面要有可靠的生产工艺、严格的制度、完善的验证管理。GMP 的基本点是：要保证生产药品符合法定质量标准，保证药品质量的均一性；防止生产中药品的混批、混杂、污染和交叉污染。

国家药品监督管理局于 1999 年 6 月发布《药品生产质量管理规范（1998 年修订）》(国家药品监督管理局第 9 号令)。

生产药品的单位必须是持有《药品生产许可证》并符合《药品生产质量管理规范》相关要求的企业或车间，所生产的药品必须经过国务院药品监督管理部门的批准，发给批准文号。取得批准文号的单位方可生产药品。

5. 规定了我国实行处方药和非处方药分类管理制度。“处方药”、“非处方药”不是药品的本质属性，而是药品管理上的确定的概念，两者都是药品。处方药是必须凭医师处方购买，并在医师指导下使用的药品；非处方药是经过专家遴选的、经过长期临床实践后认为患者可以自行购买使用并能保证安全的药品。处方药与非处方药分类管理是国际上通行的药品管理模式。通过加强对处方药的监督管理，规范对非处方药的监督管理，以规范药品生产、经营行为，引导公众合理用药，减少药物滥用和药物不良反应的发生，保证公众用药安全有效。

6. 规范和加强对进口药品的管理，保证进口药品安全有效。进口药品审查、注册制度，是指对国外已上市的药品进入本国市场前由政府主管部门进行审查、注册的制度，通常做法是对申报的技术资料和有关的证明文件进行查验和审核评价，必要时要在进口国进行临床试验药品质量标准要进行实验室复核审查，并确认其可控制产品质量。同时，对样品进行检验，对经确认安全、有效、质量可控的产品方能进入进口国市场。

进口药品必须符合中国的法律规定，包括本法及相关的法律法规。进口药品必须是临床需要、安全有效、质量可控的品种。申请注册的进口药品符合如下几方面的要求：

（1）获得生产国国家药品主管当局注册批准和上市许可。

（2）符合所在国和中国的药品生产质量管理规范。

（3）根据国家食品药品监督管理局的规定报送有关材料。

（4）按照国家食品药品监督管理局规定的要求和程序进行质量复核与临床研究。

在申报品种的质量复核和临床研究结束后，国家食品药品监督管理局对有关资料进行审查，符合要求的，核发《进口药品注册证》。《进口药品注册证》是国外药品进入中国市场合法销售的证明文件。没有《进口药品注册证》而在中国销售的国外药品将被作为假药予以论处。

7. 对特殊药品实行特殊管理。特殊药品包括麻醉药品、精神药品、医疗用毒性药品、放射性药品。麻醉药品是指连续使用后易产生身体依赖性、能成瘾癖的药品。麻醉药品包括阿片类，可卡因类，大麻类，人工合成麻醉药类及国家药品监督管理局指定的其他易成瘾癖的药品、药用植物及其制剂。精神药品是指直接作用于中枢神经系统，使之兴奋或抑制，连续使用能产生依赖性的药品。医疗用毒性药品是指毒性剧烈，治疗剂量与中毒剂量相近，使用不当会致人中毒或死亡的药品。药物作用于机体时，只有其效量达到一定值时才能出现有效作用。临床应用的治疗量叫常用量，随着剂量的增加，治疗作用会转化为毒性作用，引起机体中毒，最低的中毒量叫最小中毒量，严重中毒以致引起死亡的剂量叫致死量。毒性药品的最小中毒量与常用量非常相近。特殊管理的毒性药品分为中、西药品两大类。西药品种是指原料药，中药品种是指原药材和饮片。放射性药品是指用于医疗诊断或者治疗的放射性核素制剂或者其标记药物。包括裂变制品、难照制品、加速器制器、放射性核素发生器及其配套药盒、放射免疫分析药盒等。放射性药品分为二大类：一类为放射性核素本身就是药物的主要成分；另一类是放射性核素标记的药物，其示踪作用是通过被标记药本身的代谢过程来体现的。

8. 规范了认定制售假劣药品的依据。

（1）《药品管理法》规定具有下列情形之一的为假药：①药品所含成分与国家药品标准规定的成分不符的；②以非药品冒充药品或者以他种药品冒充此种药品的。

有下列情形之一的药品按假药论处：①国务院药品监督管理部门规定禁止使用的；②依照《药品管理法》必须经过批准而未经批准生产、进口或者配制，或者依照《药品管理法》必须检验而未经检验即销售的；③变质的；④被污染的；⑤使用依照药品管理法必须取得批准文号而未取得批准文号的原料药生产的；⑥所表明的适应证或者功能主治超出规定范围的。

（2）药品成分的含量不符合国家药品标准的，为劣药。有下列情形之一的药品按劣药论处：①未表明有效期或更改有效期的；②不注明或者更改生产批号的；③超过有效期的；④直接接触药品的包装材料和容器未经批准的；⑤擅自添加着色剂、防腐剂、香料、矫味剂及辅料的；⑥其他不符合药品标准规定的。

9. 对“国家药品标准”做出明确规定。药品标准是国家对药品的质量规格和检验方法所做的技术规定。是药品生产、销售、使用和检验单位共同遵守的法定依据。合格的药品应有肯定的疗效，尽量小的毒性及副作用。好的药品质量标准应能控制药品的内在质量。药品质量的好坏，集中表现在有效性和安全性两方面，它取决于药品本身的性质和纯度。药品的有效性是发挥治疗效果的基本条件，安全性是保证药品充分发挥作用而又减少损伤和不良影响的必要条件。药品标准的内容一般包括：名称、成分或处方的组成；含量及其检查、检验的方法；制剂的辅料；允许的杂质及其限量、限度，技术要求以及作用、用途、用法、用量；注意事项；贮藏方法；安装等。其目的就是在正常的原辅料与正常的生产条件下通过药品使标准检查与检验，以证明该药品的质量是符合专用要求的。制定药品标准必须坚持质量第一，充分体现“安全有效，技术先进，经济合理”的原则，药品标准应起到促进提高质量、择优发展的作用。

本条第一款规定我国的药品标准只有国家药品标准，没有省、自治区、直辖市药品标准。国家药品标准由国家药品监督管理局批准颁行；并对其所批准颁布药品标准有解释、修订、废止的权力。国家药品标准包括《中华人民共和国药典》（简称中国药典）和国家药品监督管理局颁布的药品标准（简称局颁标准）。根据《中华人民共和国标准化法》规定：“保障人体健康，人身财产安全的标准和法律是强制性标准”。为此，符合国家药品标准的药品才是合格药品，可销售、使用。

10. 明确了关于药品通用名称的规定。国家药品标准中收载的药品名称即为法定名称，也是通用名称，通用名称不得作为商标注册。药品的通用名称的命名并不是随意的而是有章可循，是按照国家食品药品监督管理部门在新药审批有关规章即《药品命名原则》的规定确定的。药品生产企业可以根据实际需要，在法定的通用名称以外，另行拟定商品名，报国家药品监督管理局批准后，方可向工商行政管理部门申请将该商品名作为商标注册。已经作为药品通用名称的，该名称就不得再作为药品商标使用。

11. 对中药品种实行保护制度。中药品种保护制度是指国务院于1992年10月14日颁布的《中药品种保护条例》规定的一项行政管理措施，明确规定：“国家鼓励研制开发临床有效的中药品种，对质量稳定，疗效确切的中药品种实行分级保护制度”。分级保护制度是指在我国境内经国家批准注册的中药制品，并且符合中药品种保护管理要求的中药品种，经国务院药品监督管理部门批准给予保护后，在其保护期内，只能由获得该品种《中药品种保护证书》的企业生产，未获得该品种《中药品种保护证书》的企业，一律不得生产。

（五）对药品的包装及使用说明书做出明确的要求

1. 对药品包装的要求　①直接接触药品的包装和容器必须符合药用要求；②药品包装必须符合药品质量的要求，方便储存、运输和医疗使用；③药品包装必须按照规定印有或者贴有标签并附有说明书。

2. 药品说明书应包含有关药品的安全性、有效性等基本信息。药品说明书和标签应按照国家规定的格式书写。

（六）加强对药品价格、药品广告、药品回扣的管理

1. 对药品价格、药品回扣做出明确的监督管理规定，防止虚假定价，保护人民用药的合法权益。

2. 加强对药品广告的管理。处方药可以在国务院卫生行政部门和国务院药品监督管理部门共同指定的医学、药学专业刊物上介绍，但不允许在大众传播媒介发布广告或者以其他形式进行以公众为对象的广告宣传。非药品广告不得有涉及药品的宣传。

3. 禁止地方政府设置障碍，禁止实行地方保护，促进建立统一、开放、竞争、有序的药品市场。

（七）制定了药品监督的有关规定

1. 药品监督是指各级药品监督管理部门依照法律授权，对报经其审批的药品研制和药品生产、经营以及医疗机构使用药品的事项进行的监督和检查。

2. 通过药品监督可以确保药品的质量，能够提高用药的安全性，能够使药品生产企业、药品经营企业完善本企业的全面质量管理，及时发现药品使用过程中存在的质量问题以及提高临床用药水平。同时制止药品生产、销售、使用假药、劣药，危害社会秩序等违法行为。

3.《药品管理法》中明确了药品监督管理部门的法定职责，以及实行药品质量抽查、检验等有关行政强制措施及行政处理制度；药品质量抽查检验结果公告制度；药品检验结果异议审查制度；药品生产企业、药品经营企业认证后跟踪检查制度等。各地域间药品流通中不得存在限制或者排斥的行为；药品监督管理部门及其设置的药品检验机构和工作人员不得参与药品生产经营活动；药品生产企业、药品经营企业和医疗机构的药品检验机构应接受当地药品监督管理部门设置的药品检验机构的业务指导。

4. 明确规定了国家实行药品不良反应报告制度。世界卫生组织（WHO）对药物不良反应（ADR）的定义是：一种有害的和非预期的反应，这种反应是在人类预防、诊断或治疗疾病，或为了改变生理功能而正常使用药物剂量时发生的。药物不良反应不能单纯认为只是主要产生效应的药物引起，而且也与制造时的杂质、附加剂、溶剂或该药物的降解产物等有关。本法所称药品不良反应主要指在正常用法用量下出现的，与用药目的无关的或意外的有害反应。药品不良反应直接关系到人民生命健康，《药品管理法》明确规定了由国务院药品监督管理部门会同国务院卫生行政管理部门制定药品不良反应报告制度的具体办法；国务院和省、自治区、直辖市人民政府药品监督管理部门在已确认药品发生严重不良反应的情况下，可以采取停止生产、销售、使用的紧急控制措施和在规定的时间内做出行政处理的规定。药品不良反应是指合格药品在正常用法、用量下出现的与用药目的无关的或意外的有害反应。国家药品监督管理局主管全国药品不良反应监测工作。各级卫生行政部门负责医疗预防保健机构中的药品不良反应监测工作。国家药品监督管理局委托国家药品不良反应监测专业机构承办全国药品不良反应监测技术工作。

（八）加强法律责任，体现对药品全过程的监督管理

为了充分体现对药品研制、生产、经营、使用的全过程监督管理，《药品管理法》明确了对未取得《药品生产许可证》、《药品经营许可证》、《医疗机构制剂许可证》，而生产药

品、经营药品应当承担的法律责任；制售假劣药品的法律责任；知情不报并参与经营或提供条件应承担的责任；适用《价格法》规定的处罚条款，给予收取回扣的法律责任；违反药品广告管理的法律责任；扰乱进口药品监控，骗取许可证或者药品批准证明文件，出具虚假检验报告等违法行为的处罚条款。在明确规定药品监督管理部门及其设置的药品检验机构的职责的同时，也针对不依法履行职责或滥用职权的行为规定了相应的法律责任。

第二节 《中华人民共和国药品管理法实施条例》介绍

为了切实贯彻实施《药品管理法》，国家药品监督管理局起草了《中华人民共和国药品管理法实施条例》（以下简称《实施条例》），于2001年7月正式上报国务院审查。2002年8月4日，中华人民共和国国务院令第360号，公布了《实施条例》。《实施条例》分总则、药品生产企业管理、药品经营企业管理、医疗机构的药剂管理、药品管理、药品包装管理、药品价格和广告的管理、药品监督、法律责任、附则，共10章，86条。《实施条例》自2002年9月15日起施行。

《实施条例》是依据《药品管理法》而制定的，具有以下特点：

1.《实施条例》以《药品管理法》的体例为基准，并与《药品管理法》的章节相对应。

2.《实施条例》对《药品管理法》的有关规定进行了比较全面的具体化，其规定的内容更具有针对性和操作性，特别是对当前药品监督管理工作中的突出问题做出更明确、更具操作性的规定。

3. 对《药品管理法》进行了必要的补充，针对药品监督管理工作的现实需要增加了一些新的规定。如关于新药的概念和对在我国生产未曾在中国境内上市销售的药品进行检测期的规定。

4. 对药品生产、经营企业实施《药品生产质量管理规范》、《药品经营质量管理规范》认证工作进一步细化。

5. 加强了行政执法机关监督的执法手段，保证执法的严肃性。

6. 履行我国加入WTO的承诺，增加了对药品申报中未披露实验数据的保护的规定。

7. 增加了药品试行标准的规定、对已上市的药品定期再注册的要求。

8. 对某些风险性高的生物制品实行检验和审核批准等方面的规定。

第三节 药品注册管理办法要点

为保证药品的安全、有效和质量可控，规范药品注册行为，根据《药品管理法》和《实施条例》，国家药品监督管理局于2002年10月15日审议通过了《药品注册管理办法》（试行），并于2002年12月1日起实施。此后，于2007年6月18日经国家食品药品监督管理局局务会审议通过，颁布了修订后的《药品注册管理办法》，自2007年10月1日起施行。该办法是上述两个法规的重要配套规章。

药品注册管理是药品质量监督管理的重要环节，是保证药品安全有效、质量可控，规范注册行为的关键步骤。依据《药品管理法》和《实施条例》及五项基本原则，国家药品监督管理局建立了符合我国社会主义市场经济体制的药品注册制度。这五项原则为：①坚持贯彻实施《药品管理法》和《实施条例》的原则；②坚持符合 WTO 的基本原则；③坚持符合行政审批制度改革的原则；④坚持药品注册公开、公正、公平、效的原则；⑤坚持加大监督管理力度、扶正祛邪的原则。《药品注册管理办法》的制定，标志着加入 WTO 后适合我国国情的药品注册新体系已经建立。

第一部分　新药的概念

《药品管理法》中对药品的定义，是指用于预防、治疗、诊断人体疾病，有目的地调节人的生理功能并规定有适应证或者功能主治、用法和用量的物质。药品包括中药材、中药饮片、中成药、化学原料药及其制剂、抗生素、生化药品、放射性药品、血清疫苗、血液制品和诊断药品等。在药品的范畴内，又分为新药和仿制药。《实施条例》中将新药的概念确定为“系指未曾在中国境内上市销售的药品。对已上市药品改变剂型、改变给药途径、增加新适应证的药品注册按照新药申请的程序申报，但改变剂型但不改变给药途径，以及增加新适应证的注册申请获得批准后不发给新药证书（靶向制剂、缓释、控释制剂等特殊剂型除外）”。《药品注册管理办法》中相应表述为：“新药申请，是指未曾在中国境内上市销售的药品的注册申请。对已上市药品改变剂型、改变给药途径、增加新适应证的药品注册按照新药申请的程序申报。”即真正意义上的创新药物（新的化合物实体）和仅在国外上市的药品才是新药，其余的即归称为仿制药。

有关新药的概念在世界各国的称法不尽相同，但原则上基本一致。美国将新药的概念表述为：具有新的结构及其组成的药品；已知药物新的组成；已知药物新的组分配比；已知药物新的用途；已知药物新的用法、用量。日本将新药的概念表述为：完全新的化学品；第一次作为药用物质（虽然在国外药典已收载，但第一次用于日本者）；已知药物用于新的适应证；给药途径有所改变；剂量有所改变的已知药物。

第二部分　基 本 内 容

《药品注册管理办法》主要内容为：

一、药品注册申请的分类

《药品注册管理办法》对药品注册实行分类管理，药品注册申请分为新药申请、仿制药申请、进口药品申请、补充申请和再注册申请。

新药申请是指未曾在中国境内上市销售的药品的注册申请。对已上市药品改变剂型、改变给药途径、增加新适应证的药品注册按照新药申请的程序申报。

仿制药申请是指生产国家食品药品监督管理局已批准上市的已有国家标准的药品的注册申请；但是生物制品按照新药申请的程序申报。

进口药品申请是指境外生产的药品在中国境内上市销售的注册申请。

补充申请是指新药申请、仿制药申请或者进口药品申请经批准后，改变、增加或者取消原批准事项或者内容的注册申请。

再注册申请是指药品批准证明文件有效期满后申请人拟继续生产或者进口该药品的注册申请。

二、药物的临床前研究

为申请药品注册而进行的药物临床前研究，包括药物的合成工艺、提取方法、理化性质及纯度、剂型选择、处方筛选、制备工艺、检验方法、质量指标、稳定性、药理、毒理、动物药代动力学研究等。中药制剂还包括原药材的来源、加工及炮制等的研究；生物制品还包括菌毒种、细胞株、生物组织等起始原材料的来源、质量标准、保存条件、生物学特征、遗传稳定性及免疫学的研究等。药物临床前研究应当执行有关管理规定，其中安全性评价研究必须执行《药物非临床研究质量管理规范》。

三、药物的临床研究

药物的临床试验（包括生物等效性试验），必须经过国家食品药品监督管理局批准，且必须执行《药物临床试验质量管理规范》。药品监督管理部门应当对批准的临床试验进行监督检查。

申请新药注册，应当进行临床试验。仿制药申请和补充申请，根据本办法附件规定进行临床试验。临床试验分为Ⅰ、Ⅱ、Ⅲ、Ⅳ期。

Ⅰ期临床试验：初步的临床药理学及人体安全性评价试验。观察人体对于新药的耐受程度和药代动力学，为制定给药方案提供依据。

Ⅱ期临床试验：治疗作用初步评价阶段。其目的是初步评价药物对目标适应证患者的治疗作用和安全性，也包括为Ⅲ期临床试验研究设计和给药剂量方案的确定提供依据。此阶段的研究设计可以根据具体的研究目的，采用多种形式，包括随机盲法对照临床试验。

Ⅲ期临床试验：治疗作用确证阶段。其目的是进一步验证药物对目标适应证患者的治疗作用和安全性，评价利益与风险关系，最终为药物注册申请的审查提供充分的依据。试验一般应为具有足够样本量的随机盲法对照试验。

Ⅳ期临床试验：新药上市后应用研究阶段。其目的是考察在广泛使用条件下的药物的疗效和不良反应，评价在普通或者特殊人群中使用的利益与风险关系以及改进给药剂量等。

生物等效性试验是指用生物利用度研究的方法，以药代动力学参数为指标，比较同一种药物的相同或者不同剂型的制剂，在相同的试验条件下，其活性成分吸收程度和速度有无统计学差异的人体试验。

四、新药申请的申报与审批

1. 新药注册特殊审批管理规定［国食药监注〔2009〕17 号］于 2009 年 1 月 7 日正式颁布实施。国家食品药品监督管理局对下列申请可以实行特殊审批：

（1）未在国内上市销售的从植物、动物、矿物等物质中提取的有效成分及其制剂，发现的药材及其制剂。

（2）未在国内外获准上市的化学原料药及其制剂、生物制品。

（3）治疗艾滋病、恶性肿瘤、罕见病等疾病且具有明显临床治疗优势的新药。

（4）治疗尚无有效治疗手段的疾病的新药。主治病证未在国家批准的中成药【功能主治】中收载的新药，可以视为尚无有效治疗手段的疾病的新药。

2. 多个单位联合研制的新药，应当由其中的一个单位申请注册，其他单位不得重复申请；需要联合申请的，应当共同署名作为该新药的申请人。新药申请获得批准后每个品种，包括同一品种的不同规格，只能由一个单位生产。

3. 对已上市药品改变剂型但不改变给药途径的注册申请，应当采用新技术以提高药品的质量和安全性，且与原剂型比较有明显的临床应用优势。改变剂型但不改变给药途径，以及增加新适应证的注册申请，应当由具备生产条件的企业提出；靶向制剂、缓释、控释制剂等特殊剂型除外。

4. 在新药审批期间，新药的注册分类和技术要求不因相同活性成分的制剂在国外获准上市而发生变化。其注册分类和技术要求不因国内药品生产企业申报的相同活性成分的制剂在我国获准上市而发生变化。

5. 药品注册申报资料应当一次性提交，药品注册申请受理后不得自行补充新的技术资料；进入特殊审批程序的注册申请或者涉及药品安全性的新发现，以及按要求补充资料的除外。申请人认为必须补充新的技术资料的，应当撤回其药品注册申请。申请人重新申报的，应当符合本办法有关规定且尚无同品种进入新药监测期。

五、新药生产

1. 申请人完成药物临床试验后，应当填写《药品注册申请表》，向所在地省、自治区、直辖市药品监督管理部门报送申请生产的申报资料，并同时向中国药品生物制品检定所报送制备标准品的原材料及有关标准物质的研究资料。形式审查符合要求的，出具药品注册申请受理通知书；不符合要求的，出具药品注册申请不予受理通知书，并说明理由。自受理申请之日起5日内组织对临床试验情况及有关原始资料进行现场核查，对申报资料进行初步审查，提出审查意见。除生物制品外的其他药品，还需抽取3批样品，向药品检验所发出标准复核的通知。药品监督管理部门将在规定的时限内将审查意见、核查报告及申报资料送交国家食品药品监督管理局药品审评中心，并通知申请人。

2. 药品检验所应对申报的药品标准进行复核，并在规定的时间内将复核意见送交国家食品药品监督管理局药品审评中心，同时抄送通知其复核的省、自治区、直辖市药品监督管理部门和申请人。

3. 国家食品药品监督管理局药品审评中心收到申报资料后，在规定的时间内组织药学、医学及其他技术人员对申报资料进行审评，必要时可以要求申请人补充资料，并说明理由。经审评符合规定的，国家食品药品监督管理局药品审评中心通知申请人申请生产现场检查，并告知国家食品药品监督管理局药品认证管理中心；经审评不符合规定的，国家食品药品监督管理局药品审评中心将审评意见和有关资料报送国家食品药品监督管理局，国家食品药品监督管理局依据技术审评意见，做出不予批准的决定，发给《审批意见通知件》，并说明理由。

4. 申请人应当自收到生产现场检查通知之日起6个月内向国家食品药品监督管理局药

品认证管理中心提出现场检查的申请。

5. 国家食品药品监督管理局药品认证管理中心在收到生产现场检查的申请后，应当在30日内组织对样品批量生产过程等进行现场检查，确认核定的生产工艺的可行性，同时抽取1批样品（生物制品抽取3批样品），送进行该药品标准复核的药品检验所检验，并在完成现场检查后10日内将生产现场检查报告送交国家食品药品监督管理局药品审评中心。

6. 样品应当在取得《药品生产质量管理规范》认证证书的车间生产；新开办药品生产企业、药品生产企业新建药品生产车间或者新增生产剂型的，其样品生产过程应当符合《药品生产质量管理规范》的要求。药品检验所应当依据核定的药品标准对抽取的样品进行检验，并在规定的时间内将药品注册检验报告送交国家食品药品监督管理局药品审评中心，同时抄送相关省、自治区、直辖市药品监督管理部门和申请人。

7. 国家食品药品监督管理局药品审评中心依据技术审评意见、样品生产现场检查报告和样品检验结果，形成综合意见，连同有关资料报送国家食品药品监督管理局。国家食品药品监督管理局依据综合意见，做出审批决定。符合规定的，发给新药证书，申请人已持有《药品生产许可证》并具备生产条件的，同时发给药品批准文号；不符合规定的，发给《审批意见通知件》，并说明理由。改变剂型但不改变给药途径，以及增加新适应证的注册申请获得批准后不发给新药证书；靶向制剂、缓释、控释制剂等特殊剂型除外。

六、《药品注册管理办法》中重要的名词解释

药品注册：是指国家食品药品监督管理局根据药品注册申请人的申请，依照法定程序，对拟上市销售的药品的安全性、有效性、质量可控性等进行系统评价，并决定是否同意其申请的审批过程。

药品的再注册：国家食品药品监督管理局核发的药品批准文号、《进口药品注册证》或者《医药产品注册证》的有效期为5年。有效期届满，需要继续生产或者进口的，申请人应当在有效期届满前6个月申请再注册。

国家药品标准：是指国家食品药品监督管理局颁布的《中华人民共和国药典》、药品注册标准和其他药品标准，其内容包括质量指标、检验方法以及生产工艺等技术要求。

第三部分　药品注册分类及项目

一、化学药品注册分类及申报资料要求

（一）注册分类

1. 未在国内外上市销售的药品

（1）通过合成或者半合成的方法制得的原料药及其制剂。

（2）天然物质中提取或者通过发酵提取的新的有效单体及其制剂。

（3）用拆分或者合成等方法制得的已知药物中的光学异构体及其制剂。

（4）由已上市销售的多组分药物制备为较少组分的药物。

（5）新的复方制剂。

（6）已在国内上市销售的制剂增加国内外均未批准的新适应证。

2. 改变给药途径且尚未在国内外上市销售的制剂。

3. 已在国外上市销售但尚未在国内上市销售的药品

（1）已在国外上市销售的制剂及其原料药，和/或改变该制剂的剂型，但不改变给药途径的制剂。

（2）已在国外上市销售的复方制剂，和/或改变该制剂的剂型，但不改变给药途径的制剂。

（3）改变给药途径并已在国外上市销售的制剂。

（4）国内上市销售的制剂增加已在国外批准的新适应证。

4. 改变已上市销售盐类药物的酸根、碱基（或者金属元素），但不改变其药理作用的原料药及其制剂。

5. 改变国内已上市销售药品的剂型，但不改变给药途径的制剂。

6. 已有国家药品标准的原料药或者制剂。

（二）申报资料项目

1. 综述资料

（1）药品名称。

（2）证明性文件。

（3）立题目的与依据。

（4）对主要研究结果的总结及评价。

（5）药品说明书、起草说明及相关参考文献。

（6）包装、标签设计样稿。

2. 药学研究资料

（7）药学研究资料综述。

（8）原料药生产工艺的研究资料及文献资料；制剂处方及工艺的研究资料及文献资料。

（9）确证化学结构或者组分的试验资料及文献资料。

（10）质量研究工作的试验资料及文献资料。

（11）药品标准及起草说明，并提供标准品或者对照品。

（12）样品的检验报告书。

（13）原料药、辅料的来源及质量标准、检验报告书。

（14）药物稳定性研究的试验资料及文献资料。

（15）直接接触药品的包装材料和容器的选择依据及质量标准。

3. 药理毒理研究资料

（16）药理毒理研究资料综述。

（17）主要药效学试验资料及文献资料。

（18）一般药理学的试验资料及文献资料。

（19）急性毒性试验资料及文献资料。

（20）长期毒性试验资料及文献资料。

（21）过敏性（局部、全身和光敏毒性）、溶血性和局部（血管、皮肤、黏膜、肌肉等）刺激性等特殊安全性试验资料和文献资料。

（22）复方制剂中多种成分药效、毒性、药代动力学相互影响的试验资料及文献资料。

（23）致突变试验资料及文献资料。

（24）生殖毒性试验资料及文献资料。

（25）致癌试验资料及文献资料。

（26）依赖性试验资料及文献资料。

（27）非临床药代动力学试验资料及文献资料。

4. 临床试验资料

（28）国内外相关的临床试验资料综述。

（29）临床试验计划及研究方案。

（30）临床研究者手册。

（31）知情同意书样稿、伦理委员会批准件。

（32）临床试验报告。

（三）申报资料项目说明

1. 资料项目1　药品名称：包括通用名、化学名、英文名、汉语拼音，并注明其化学结构式、分子量、分子式等。新制定的名称，应当说明命名依据。

2. 资料项目2　证明性文件：

（1）申请人机构合法登记证明文件（营业执照等）、《药品生产许可证》及变更记录页、《药品生产质量管理规范》认证证书复印件，申请生产时应当提供样品制备车间的《药品生产质量管理规范》认证证书复印件。

（2）申请的药物或者使用的处方、工艺、用途等专利情况及其权属状态说明，以及对他人的专利不构成侵权的声明。

（3）麻醉药品、精神药品和放射性药品需提供研制立项批复文件复印件。

（4）完成临床试验后申报生产时应当提供《药物临床试验批件》复印件及临床试验用药的质量标准。

（5）申请制剂的，应提供原料药的合法来源证明文件，包括原料药的批准证明文件、药品标准、检验报告、原料药生产企业的营业执照、《药品生产许可证》、《药品生产质量管理规范》认证证书、销售发票、供货协议等的复印件。

（6）直接接触药品的包装材料和容器的《药品包装材料和容器注册证》或者《进口包装材料和容器注册证》复印件。

3. 资料项目3　立题目的与依据：包括国内外有关该品研发、上市销售现状及相关文献资料或者生产、使用情况，制剂研究合理性和临床使用必需性的综述。

4. 资料项目4　对研究结果的总结及评价：包括申请人对主要研究结果进行的总结，并从安全性、有效性、质量可控性等方面对所申报品种进行综合评价。

5. 资料项目5　药品说明书、起草说明及相关参考文献：包括按有关规定起草的药品说明书、说明书各项内容的起草说明、相关文献。

6. 资料项目7　药学研究资料综述：是指所申请药物的药学研究（合成工艺、剂型选择、处方筛选、结构确证、质量研究和质量标准制定、稳定性研究等）的试验和国内外文献资料的综述。

7. 资料项目 8　原料药生产工艺的研究资料：包括工艺流程和化学反应式、起始原料和有机溶媒、反应条件（温度、压力、时间、催化剂等）和操作步骤、精制方法、主要理化常数及阶段性的数据积累结果等，并注明投料量和收得率以及工艺过程中可能产生或引入的杂质或其他中间产物，尚应包括对工艺验证的资料。

制剂处方及工艺研究资料：应包括起始物料、处方筛选、生产工艺及验证资料。

8. 资料项目 10　质量研究工作的试验资料及文献资料：包括理化性质、纯度检查、溶出度、含量测定及方法学验证及阶段性的数据积累结果等。

9. 资料项目 11　药品标准及起草说明，并提供标准品或者对照品：质量标准应当符合《中国药典》现行版的格式，并使用其术语和计量单位。所用试药、试液、缓冲液、滴定液等，应当采用现行版《中国药典》收载的品种及浓度，有不同的，应详细说明。提供的标准品或对照品应另附资料，说明其来源、理化常数、纯度、含量及其测定方法和数据。

药品标准起草说明应当包括标准中控制项目的选定、方法选择、检查及纯度和限度范围等的制定依据。

10. 资料项目 12　样品的检验报告书：指申报样品的自检报告。临床试验前报送资料时提供至少 1 批样品的自检报告，完成临床试验后报送资料时提供连续 3 批样品的自检报告。

11. 资料项目 14　药物稳定性研究的试验资料：包括影响因素试验、采用直接接触药物的包装材料和容器共同进行的稳定性试验。

12. 资料项目 16　药理毒理研究资料综述：是指所申请药物的药理毒理研究（包括药效学、作用机制、一般药理、毒理、药代动力学等）的试验和国内外文献资料的综述。

13. 资料项目 27　非临床药代动力学试验资料及文献资料：是指所申请药物的体外和体内（动物）药代动力学（吸收、代谢、分布、排泄）试验资料和文献资料。

14. 资料项目 28　国内外相关的临床试验资料综述：是指国内外有关该品种临床试验的文献、摘要及近期追踪报道的综述。

15. 资料项目29　临床试验计划及研究方案：临床试验计划及研究方案应对拟定的适应证、用法用量等临床试验的重要内容进行详细描述，并有所报送的研究资料支持。临床试验计划及研究方案应科学、完整，并有对与拟定试验的潜在风险和收益相关的非临床和临床资料进行的重要分析的综合性摘要。

16. 资料项目 30　临床研究者手册：是指所申请药物已有的临床试验资料和非临床试验资料的摘要汇编，目的是向研究者和参与试验的其他人员提供资料，帮助他们了解试验药物的特性和临床试验方案。研究者手册应当简明、客观。

（四）申报资料说明

1. 申请注册分类 1~5 的品种，按照《申报资料项目表》的要求报送资料项目 1~30（资料项目 6 除外）；临床试验完成后报送的资料项目包括重新整理的综述资料 1~6、资料项目 12 和 14、临床试验资料28~32 以及重新整理的与变更相关的资料和补充的资料，并按申报资料项目顺序排列。

对于注册分类1的品种，临床试验完成后应根据临床期间进行的各项研究的结果，重新整理报送资料项目1~30的全部资料。

同时申请注册属于注册分类3的原料药和属于注册分类6的制剂的，其原料药的注册申请应当符合申报生产的要求。

2. 申请注册分类6的药品，按照《申报资料项目表》的要求报送资料项目1~16和28~30。需进行临床试验的，在临床试验完成后报送资料项目28~32以及其他变更和补充的资料，并按申报资料项目顺序排列。

3. 申请注册分类6的药品，应根据品种的工艺、处方进行全面的质量研究，按国家标准与已上市产品进行质量对比研究。无法按照国家标准与已上市产品进行质量对比研究的，应按照新药的要求进行质量研究，必要时对国家药品标准项目进行增订和/或修订。

4. 单独申请注册药物制剂，必须提供原料药的合法来源证明文件，一式2份，分别放入资料项目2的资料（证明性文件）和资料项目13的资料（原料药、辅料的来源及质量标准、检验报告书）中。使用国产原料药的申请人，应当提供该原料药的药品批准证明文件、检验报告书、药品标准、原料药生产企业的营业执照、《药品生产许可证》、《药品生产质量管理规范》认证证书、与该原料药生产企业签订的供货协议、销售发票等的复印件。使用进口原料药的，应当提供与该原料药生产企业或国内合法的销售代理商签订的供货协议、《进口药品注册证》或者《医药产品注册证》、口岸药品检验所检验报告书、药品标准复印件等。药品注册过程中，研制制剂所用的进口原料药未取得《进口药品注册证》或者《医药产品注册证》的，必须经国家食品药品监督管理局批准。

5. 对用于育龄人群的药物，应当根据其适应证和作用特点等因素报送相应的生殖毒性研究资料。

6. 对于临床预期连续用药6个月以上（含6个月）或治疗慢性复发性疾病而需经常间歇使用的药物，均应提供致癌性试验或文献资料；对于下列情况的药物，需根据其适应证和作用特点等因素报送致癌试验或文献资料：

（1）新药或其代谢产物的结构与已知致癌物质的结构相似的。

（2）在长期毒性试验中发现有细胞毒作用或者对某些脏器、组织细胞生长有异常促进作用的。

（3）致突变试验结果为阳性的。

7. 作用于中枢神经系统的新药，如镇痛药、抑制药、兴奋药以及人体对其化学结构具有依赖性倾向的新药，应当报送药物依赖性试验资料。

8. 属注册分类1的，一般应在重复给药毒性试验过程中进行毒代动力学研究。

9. 属注册分类1中“用拆分或合成等方法制得的已知药物中的光学异构体及其制剂”，应当报送消旋体与单一异构体比较的药效学、药代动力学和毒理学（一般为急性毒性）等反映其立题合理性的研究资料或者相关文献资料。在其消旋体安全范围较小、已有相关资料可能提示单一异构体的非预期毒性（与药理作用无关）明显增加时，还应当根据其临床疗程和剂量、适应证以及用药人群等因素综合考虑，提供与消旋体比较的单一异构体重复给药毒性（一般为3个月以内）或者其他毒理研究资料（如生殖毒性）。

10. 属注册分类1中“由已上市销售的多组分药物制备为较少组分的药物”，如其组分中不含本说明6所述物质，可以免报资料项目23~25。

11. 属注册分类1中“新的复方制剂”，应当报送资料项目22。

12. 属注册分类1中“新的复方制剂”，一般应提供与单药比较的重复给药毒性试验资料，如重复给药毒性试验显示其毒性不增加，毒性靶器官也未改变，可不提供资料项目27。

13. 属注册分类1中“新的复方制剂”，如其动物药代动力学研究结果显示无重大改变的，可免报资料项目23~25。

14. 属注册分类2的，其药理毒理研究所采用的给药途径应当与临床拟用途径一致。一般情况下应当提供与原途径比较的药代动力学试验和/或相关的毒理研究资料（如重复给药毒性试验和/或局部毒性试验）。

15. 属注册分类3中“改变给药途径，已在境外上市销售的制剂”，应当重视制剂中的辅料对药物吸收或者局部毒性的影响，必要时提供其药代动力学试验或者相关毒理研究资料。

16. 属注册分类4的，应当提供与已上市销售药物比较的药代动力学、主要药效学、一般药理学和急性毒性试验资料，以反映改变前后的差异，必要时还应当提供重复给药毒性和其他药理毒理研究资料。如果改变已上市销售盐类药物的酸根、碱基（或者金属元素）而制成的药物已在国外上市销售，则按注册分类3的申报资料要求办理。

17. 局部用药除按所属注册分类及项目报送相应资料外，应当报送资料项目21，必要时应当进行局部吸收试验。

18. 对于存在明显安全性担忧（如安全性范围比较小、给药剂量明显增加）的缓释、控释制剂，一般应当提供与已上市缓释控释制剂或常释制剂比较的单次给药的动物药代动力学研究资料。

（五）临床试验要求

1. 属注册分类1和2的，应当进行临床试验。

（1）临床试验的病例数应当符合统计学要求和最低病例数要求。

（2）临床试验的最低病例数（试验组）要求：Ⅰ期为20至30例，Ⅱ期为100例，Ⅲ期为300例，Ⅳ期为2000例。

（3）避孕药的Ⅰ期临床试验应当按照本办法的规定进行；Ⅱ期临床试验应当完成至少100对6个月经周期的随机对照试验；Ⅲ期临床试验完成至少1000例12个月经周期的开放试验；Ⅳ期临床试验应当充分考虑该类药品的可变因素，完成足够样本量的研究工作。

2. 属注册分类3和4的，应当进行人体药代动力学研究和至少100对随机对照临床试验。多个适应证的，每个主要适应证的病例数不少于60对。避孕药应当进行人体药代动力学研究和至少500例12个月经周期的开放试验。

属于下列二种情况的，可以免予进行人体药代动力学研究：

（1）局部用药，且仅发挥局部治疗作用的制剂。

（2）不吸收的口服制剂。

3. 属注册分类5的，临床试验按照下列原则进行：

（1）口服固体制剂应当进行生物等效性试验，一般为18至24例。

（2）难以进行生物等效性试验的口服固体制剂及其他非口服固体制剂，应当进行临床试验，临床试验的病例数至少为100对。

（3）缓释、控释制剂应当进行单次和多次给药的人体药代动力学的对比研究和必要的治疗学相关的临床试验，临床试验的病例数至少为100对。

（4）注射剂应当进行必要的临床试验。需要进行临床试验的，单一活性成分注射剂，临床试验的病例数至少为100对；多组分注射剂，临床试验的病例数至少为300例（试验药）；脂质体、微球、微乳等注射剂，应根据注册分类1和2的要求进行临床试验。

4. 对于注册分类6中的口服固体制剂，应当进行生物等效性试验，一般为18至24例。

需要用工艺和标准控制药品质量的，应当进行临床试验，临床试验的病例数至少为100对。

5. 减免临床试验的申请，应当在申请药品注册时一并提出，并详细列出减免临床试验的理由及相关资料。对于已批准进行临床试验的，除《药品注册管理办法》规定可以减免临床试验的情况外，一般不再批准减免试验。如完成临床试验确有困难的，申请人应当提出申请，详细说明减免临床试验的依据和方案，从临床统计学、试验入组病人情况等各个方面论证其合理性。

6. 临床试验对照药品应当是已在国内上市销售的药品。对必须要从国外购进的药品，需经国家食品药品监督管理局批准，并经口岸药品检验所检验合格方可用于临床试验。临床试验阳性对照药品的选择一般应按照以下顺序进行：

（1）原开发企业的品种。

（2）具有明确临床试验数据的同品种。

（3）活性成分和给药途径相同，但剂型不同的品种。

（4）作用机制相似，适应证相同的其他品种。

（六）进口化学药品申报资料和要求

1. 申报资料项目要求

（1）申报资料按照化学药品《申报资料项目》要求报送。申请未在国内外获准上市销售的药品，按照注册分类1的规定报送资料；其他品种按照注册分类3的规定报送资料。也可以报送ICH规定的CTD资料，但“综述资料”部分应按照化学药品《申报资料项目》要求报送。属于注册分类1的药物，应当至少是已在国外进入Ⅱ期临床试验的药物。

（2）资料项目5药品说明书、起草说明及相关参考文献，尚需提供生产国家或者地区药品管理机构核准的原文说明书，在生产国家或者地区上市使用的说明书实样，并附中文译本。资料项目6尚需提供该药品在生产国家或者地区上市使用的包装、标签实样。

（3）资料项目28应当报送该药品在生产国家或者地区为申请上市销售而进行的全部临床试验的资料。

（4）全部申报资料应当使用中文并附原文，其他文种的资料可附后作为参考。中文译文应当与原文内容一致。

（5）药品标准的中文本，必须符合中国国家药品标准的格式。

2. 资料项目 2 证明性文件的要求和说明

（1）资料项目 2 证明性文件包括以下资料：

1）生产国家或者地区药品管理机构出具的允许药品上市销售及该药品生产企业符合药品生产质量管理规范的证明文件、公证文书及其中文译本。

属于注册分类 1 的药物，证明文件可于完成在中国进行的临床试验后，与临床试验报告一并报送；但在申报临床试验时，必须提供药品生产国家或地区药品管理机构出具的该药物的生产企业符合药品生产质量管理规范的证明文件。

2）由境外制药厂商常驻中国代表机构办理注册事务的，应当提供《外国企业常驻中国代表机构登记证》复印件。

境外制药厂商委托中国代理机构代理申报的，应当提供委托文书、公证文书及其中文译本，以及中国代理机构的《营业执照》复印件。

3）申请的药物或者使用的处方、工艺等专利情况及其权属状态说明，以及对他人的专利不构成侵权的声明。

（2）说明

1）申请人提供的国家或者地区药品管理机构出具的允许药品上市销售及该药品生产企业符合药品生产质量管理规范的证明文件，应当符合世界卫生组织推荐的统一格式。其他格式的文件，必须经所在国公证机构公证及驻所在国中国使领馆认证。

2）在一地完成制剂生产由另一地完成包装的，应当提供制剂厂或包装厂所在国家或地区药品管理机构出具的允许药品上市销售及该药品生产企业符合药品生产质量管理规范的证明文件。

3）未在生产国家或者地区获准上市销售的，可以提供持证商总部所在国或者地区药品管理机构出具的允许药品上市销售及该药品生产企业符合药品生产质量管理规范的证明文件。提供持证商总部所在国或者地区以外的其他国家或者地区药品管理机构出具的允许药品上市销售及该药品生产企业符合药品生产质量管理规范的证明文件的，经国家食品药品监督管理局认可。

4）原料药可提供生产国家或者地区药品管理机构出具的允许该原料药上市销售及该药品生产企业符合药品生产质量管理规范的证明文件。也可提供欧洲药典适用性证明文件（CEP）与附件，或者该原料药主控系统文件（DMF）的文件号以及采用该原料药的制剂已在国外获准上市的证明文件及该药品生产企业符合药品生产质量管理规范的证明文件。

5）申请国际多中心临床试验的，应提供其临床试验用药物在符合药品生产质量管理规范的条件下制备的情况说明。

6）对于生产国家或地区按食品管理的原料药或者制剂，应提供该国家或地区药品管理机构出具的该生产企业符合药品生产质量管理规范的证明文件，或有关机构出具的该生产企业符合 ISO9000 质量管理体系的证明文件，和该国家或者地区有关管理机构允许该品种上市销售的证明文件。

3. 在中国进行临床试验的要求

（1）申请未在国内外获准上市销售的药物，应当按照注册分类 1 的规定进行临床试验。

（2）申请已在国外上市销售但尚未在中国境内上市销售的药品，应当按照注册分类 3 的规定进行临床试验。

（3）申请与国内已上市销售药品的剂型不同，但给药途径相同的药品，如果其资料项目 28 符合要求，可以按照注册分类 5 的规定进行临床试验；不符合要求的，应当按照注册分类 3 的规定进行临床试验。

（4）申请已有国家药品标准的制剂，如果其资料项目 28 符合要求，可以按照注册分类 6 的规定进行临床试验；不符合要求的，应当按照注册分类 3 的规定进行临床试验。申请已有国家药品标准的原料药不需进行临床试验。

（5）单独申请进口尚无中国国家药品标准的原料药，应当使用其制剂进行临床试验。

（七）放射性药品申报资料和要求

1. 申报资料项目要求

（1）申报放射性药品：应当按照放射化学品、药盒及制剂，参照化学药品相应类别及《申报资料项目》要求分别组织申报资料。其中资料项目 22、26 可以免报。

（2）申报诊断用放射性药品：可免报资料 24、25。

（3）申报放射化学品、药盒：可免报资料项目 17、18。申报药盒时还应报送制剂项下要求的资料。

2. 申报资料项目说明

（1）资料项目 8 按下列要求报送：

1）放射化学品：应提供所用核素生产方式的选定、照射条件、核反应式、辐照后靶材料的化学处理工艺（附化学反应式及工艺流程图），详细操作步骤，可能产生的放射性核杂质，精制（纯化）方法，所用化学试剂（特别是靶材料）的规格标准及分析测试数据，国内外有关文献资料。

2）药盒：应提供药盒处方选定的依据及制备工艺路线、反应条件、操作步骤，药盒中各组分原料的质量标准。若某一组分为自行制备，应提供详细的合成路线选定的依据、合成工艺流程、化学反应式、反应条件、操作步骤、投料量、收得率及可能产生或夹杂的杂质，各步中间体质控方法，最终产品精制（纯化）的方法，原料的质量标准，国内外有关文献资料。

3）制剂：应提供制剂的处方选定的依据、制备工艺、反应条件、操作步骤、精制或纯化的方法，原料的质量标准及分析测试数据，国内外有关文献资料。

（2）资料项目 9 按下列要求报送：

1）放射化学品：应当提供其结构确证的试验资料（图谱、数据及综合解析等）以及国内外文献资料。若含有国家标准尚未收载的放射性核素，还应提供该核素的衰变纲图，确证其核性质的试验数据（或图谱）以及与国内外公认的该核素的核性质进行比较的试验资料及文献资料。

2）药盒：应提供药盒的详细组分及其用量，并说明各组分在药盒中的作用。自行制备的组分，应当提供其结构确证的试验资料（图谱、数据及综合解析等）以及国内外文献资料。

3）制剂：应当提供确证其结构的试验数据。如确有困难，应说明理由，并进行合理推断可能存在的结构或引用文献依据。

（3）资料项目10按下列要求报送：

1）放射化学品：应当根据样品的特性和具体情况确定理化常数研究项目、纯度检查内容、含量测定方法以及方法确定的依据等。如：放射性核纯度及主要核杂质的含量、放射性活度、化学纯度等，并提供详细测定方法和测定数据。

2）药盒：应提供性状、鉴别、溶液的澄清度、pH等分析测试方法、原理及数据，主要组分含量测定方法的选定及试验研究数据，无菌、细菌内毒素检查方法及限度的研究资料。

3）制剂：应当提供理化性质、性状、鉴别及原理、pH、放射性核纯度（包括主要核杂质）、放射化学纯度、放射性活度、化学纯度的测定方法及试验数据等资料。若为注射液还应提供无菌、细菌内毒素检查方法及数据，细菌内毒素限度规定的依据等资料。

（4）资料项目17按下列要求报送：

1）诊断用放射性药品：应当提供实验动物的靶器官及全身显像或模拟临床功能测定试验的研究方法、试验条件和结果解释等资料，试验观察各时限的显像或功能测定结果的图像照片或其复印件。

2）治疗用放射性药品：应当提供治疗主要适应证的动物模型试验资料，并提供本品或同类药物国内外有关药效学研究的详细文献资料。

（5）资料项目19按下列要求报送：注册分类1和3的放射性药品主要原料，应当进行小鼠急性毒性试验，药盒及制剂可进行异常毒性试验。若主要原料的合成精制产量有限，临床用量又极微，也可采用异常毒性试验。

（6）资料项目20按下列要求报送：

1）注册分类1的治疗用放射性药品，应当提供大鼠和狗的长期毒性试验资料，医学内照射吸收剂量（MIRD）的试验资料及文献资料。

2）注册分类1的诊断、治疗用放射性药品，应当提供药品中放射性核素完全衰变后的内照射吸收剂量，人体靶器官和非靶器官的吸收剂量的估算或国外相同或同类药物的文献资料。

3. 临床试验要求　放射性药品的临床试验，一般按照化学药品相应类别的要求进行。特殊情况下，临床试验的病例数在满足统计学要求的情况下可适当调整。

4. 定义　本要求中所指的放射化学品、药盒及制剂的定义如下：

放射化学品：系指直接用于放射性药品制剂的制备，含有放射性核素的物质。

药盒：系指与放射化学品配套使用，临用前快速配制放射性药品的一组待标记配体、还原剂、氧化剂、分离剂等组分的总称。

制剂：系指放射性核素与其他原料经过加工后制成的放射性药品。

二、中药、天然药物分类及申报资料要求

本部分中的中药是指在我国传统医药理论指导下使用的药用物质及其制剂。本部分中的

天然药物是指在现代医药理论指导下使用的天然药用物质及其制剂。

（一）注册分类及说明

1. 注册分类

（1）未在国内上市销售的从植物、动物、矿物等物质中提取的有效成分及其制剂。

（2）新发现的药材及其制剂。

（3）新的中药材代用品。

（4）药材新的药用部位及其制剂。

（5）未在国内上市销售的从植物、动物、矿物等物质中提取的有效部位及其制剂。

（6）未在国内上市销售的中药、天然药物复方制剂。

（7）改变国内已上市销售中药、天然药物给药途径的制剂。

（8）改变国内已上市销售中药、天然药物剂型的制剂。

（9）仿制药。

2. 说明　注册分类1~6的品种为新药，注册分类7、8按新药申请程序申报。

（1）“未在国内上市销售的从植物、动物、矿物等物质中提取的有效成分及其制剂”是指国家药品标准中未收载的从植物、动物、矿物等物质中提取得到的天然的单一成分及其制剂，其单一成分的含量应当占总提取物的90%以上。

（2）“新发现的药材及其制剂”是指未被国家药品标准或省、自治区、直辖市地方药材规范（统称“法定标准”）收载的药材及其制剂。

（3）“新的中药材代用品”是指替代国家药品标准中药成方制剂处方中的毒性药材或处于濒危状态药材的未被法定标准收载的药用物质。

（4）“药材新的药用部位及其制剂”是指具有法定标准药材的原动、植物新的药用部位及其制剂。

（5）“未在国内上市销售的从植物、动物、矿物等物质中提取的有效部位及其制剂”是指国家药品标准中未收载的从单一植物、动物、矿物等物质中提取的一类或数类成分组成的有效部位及其制剂，其有效部位含量应占提取物的50%以上。

（6）“未在国内上市销售的中药、天然药物复方制剂”包括：

1）中药复方制剂。

2）天然药物复方制剂。

3）中药、天然药物和化学药品组成的复方制剂。

中药复方制剂应在传统医药理论指导下组方。主要包括：来源于古代经典名方的中药复方制剂、主治为证候的中药复方制剂、主治为病证结合的中药复方制剂等。

天然药物复方制剂应在现代医药理论指导下组方，其适应证用现代医学术语表述。

中药、天然药物和化学药品组成的复方制剂包括中药和化学药品，天然药物和化学药品，以及中药、天然药物和化学药品三者组成的复方制剂。

（7）“改变国内已上市销售中药、天然药物给药途径的制剂”是指不同给药途径或吸收部位之间相互改变的制剂。

（8）“改变国内已上市销售中药、天然药物剂型的制剂”是指在给药途径不变的情况下改变剂型的制剂。

（9）“仿制药”是指注册申请我国已批准上市销售的中药或天然药物。

（二）申报资料项目及说明

1. 申报资料项目

综述资料：

（1）药品名称。

（2）证明性文件。

（3）立题目的与依据。

（4）对主要研究结果的总结及评价。

（5）药品说明书样稿、起草说明及最新参考文献。

（6）包装、标签设计样稿。

药学研究资料：

（7）药学研究资料综述。

（8）药材来源及鉴定依据。

（9）药材生态环境、生长特征、形态描述、栽培或培植（培育）技术、产地加工和炮制方法等。

（10）药材标准草案及起草说明，并提供药品标准物质及有关资料。

（11）提供植物、矿物标本，植物标本应当包括花、果实、种子等。

（12）生产工艺的研究资料、工艺验证资料及文献资料，辅料来源及质量标准。

（13）化学成分研究的试验资料及文献资料。

（14）质量研究工作的试验资料及文献资料。

（15）药品标准草案及起草说明，并提供药品标准物质及有关资料。

（16）样品检验报告书。

（17）药物稳定性研究的试验资料及文献资料。

（18）直接接触药品的包装材料和容器的选择依据及质量标准。

药理毒理研究资料：

（19）药理毒理研究资料综述。

（20）主要药效学试验资料及文献资料。

（21）一般药理研究的试验资料及文献资料。

（22）急性毒性试验资料及文献资料。

（23）长期毒性试验资料及文献资料。

（24）过敏性（局部、全身和光敏毒性）、溶血性和局部（血管、皮肤、黏膜、肌肉等）刺激性、依赖性等主要与局部、全身给药相关的特殊安全性试验资料和文献资料。

（25）遗传毒性试验资料及文献资料。

（26）生殖毒性试验资料及文献资料。

（27）致癌试验资料及文献资料。

（28）动物药代动力学试验资料及文献资料。

临床试验资料：

(29) 临床试验资料综述。

(30) 临床试验计划与方案。

(31) 临床研究者手册。

(32) 知情同意书样稿、伦理委员会批准件。

(33) 临床试验报告。

2. 说明

(1) 申报资料项目说明

综述资料：

1) 资料项目1药品名称包括：

a. 中文名。

b. 汉语拼音名。

c. 命名依据。

2) 资料项目2证明性文件包括：

a. 申请人合法登记证明文件、《药品生产许可证》、《药品生产质量管理规范》认证证书复印件，申请新药生产时应当提供样品制备车间的《药品生产质量管理规范》认证证书复印件。

b. 申请的药物或者使用的处方、工艺、用途等在中国的专利及其权属状态的说明，以及对他人的专利不构成侵权的声明。

c. 麻醉药品、精神药品、医用毒性药品研制立项批复文件复印件。

d. 申请新药生产时应当提供《药物临床试验批件》复印件。

e. 直接接触药品的包装材料（或容器）的《药品包装材料和容器注册证》或《进口包装材料和容器注册证》复印件。

f. 其他证明文件。

如为进口申请，还应提供：

a. 生产国家或者地区药品管理机构出具的允许药品上市销售及该药品生产企业符合药品生产质量管理规范的证明文件、公证文书；出口国物种主管当局同意出口的证明。

b. 由境外制药厂商常驻中国代表机构办理注册事务的，应当提供《外国企业常驻中国代表机构登记证》复印件。

境外制药厂商委托中国代理机构代理申报的，应当提供委托文书、公证文书以及中国代理机构的《营业执照》复印件。

c. 安全性试验资料应当提供相应的药物非临床研究质量管理规范证明文件；临床试验用样品应当提供相应的药品生产质量管理规范证明文件。

3) 资料项目3立题目的与依据：中药材、天然药物应当提供有关古、现代文献资料综述。中药、天然药物制剂应当提供处方来源和选题依据，国内外研究现状或生产、使用情况的综述，以及对该品种创新性、可行性、剂型的合理性和临床使用的必要性等的分析，包括和已有国家标准的同类品种的比较。中药还应提供有关传统医药的理论依据及古籍文献资料综述等。

4）资料项目4对研究结果的总结及评价：包括申请人对主要研究结果进行的总结，以及从安全性、有效性、质量可控性等方面对所申报品种进行的综合评价。

5）资料项目5药品说明书样稿、起草说明及最新参考文献：包括按有关规定起草的药品说明书样稿、说明书各项内容的起草说明、有关安全性和有效性等方面的最新文献。

药学研究资料：

6）资料项目16样品检验报告书：是指对申报样品的自检报告。临床试验前报送资料时提供至少1批样品的自检报告，完成临床试验后报送资料时提供连续3批样品的自检报告。

药理毒理研究资料：

7）资料项目24过敏性（局部、全身和光敏毒性）、溶血性和局部（血管、皮肤、黏膜、肌肉等）刺激性、依赖性等主要与局部、全身给药相关的特殊安全性试验资料和文献资料：根据药物给药途径及制剂特点提供相应的制剂安全性试验资料。具有依赖性倾向的新药，应提供药物依赖性试验资料。

8）资料项目25遗传毒性试验资料及文献资料：如果处方中含有无法定标准的药材，或来源于无法定标准药材的有效部位，以及用于育龄人群并可能对生殖系统产生影响的新药（如避孕药、性激素、治疗性功能障碍药、促精子生成药、保胎药或有细胞毒作用等的新药），应报送遗传毒性试验资料。

9）资料项目26生殖毒性试验资料及文献资料：用于育龄人群并可能对生殖系统产生影响的新药（如避孕药、性激素、治疗性功能障碍药、促精子生成药、保胎药以及遗传毒性试验阳性或有细胞毒作用等的新药），应根据具体情况提供相应的生殖毒性研究资料。

10）资料项目27致癌试验资料及文献资料：新药在长期毒性试验中发现有细胞毒作用或者对某些脏器组织生长有异常促进作用的以及致突变试验结果为阳性的，必须提供致癌试验资料及文献资料。

（2）申报资料的具体要求

1）申请新药临床试验，一般应报送资料项目1~4、7~31。

2）完成临床试验后申请新药生产，一般应报送资料项目1~33以及其他变更和补充的资料，并详细说明变更的理由和依据。

3）申请仿制药（中药、天然药物注射剂等需进行临床试验的除外），一般应报送资料项目2~8、12、15~18。

4）进口申请提供的生产国家或者地区政府证明文件及全部技术资料应当是中文本并附原文；其中质量标准的中文本必须按中国国家药品标准规定的格式整理报送。

5）由于中药、天然药物的多样性和复杂性，在申报时，应当结合具体品种的特点进行必要的相应研究。如果减免试验，应当充分说明理由。

6）中药、天然药物注射剂的技术要求另行制定。

7）对于"注册分类1"的未在国内上市销售的从植物、动物、矿物等中提取的有效成分及其制剂，当有效成分或其代谢产物与已知致癌物质有关或相似，或预期连续用药6个月以上，或治疗慢性反复发作性疾病而需经常间歇使用时，必须提供致癌性试验资料。

申请“未在国内上市销售的从植物、动物、矿物等中提取的有效成分及其制剂”，如有由同类成分组成的已在国内上市销售的从单一植物、动物、矿物等物质中提取的有效部位及其制剂，则应当与该有效部位进行药效学及其他方面的比较，以证明其优势和特点。

8）对于“注册分类 3”的新的中药材代用品，除按“注册分类 2”的要求提供临床前的相应申报资料外，还应当提供与被替代药材进行药效学对比的试验资料，并应提供进行人体耐受性试验以及通过相关制剂进行临床等效性研究的试验资料，如果代用品为单一成分，尚应当提供药代动力学试验资料及文献资料。

新的中药材代用品获得批准后，申请使用该代用品的制剂应当按补充申请办理，但应严格限定在被批准的可替代的功能范围内。

9）对于“注册分类 5”未在国内上市销售的从单一植物、动物、矿物等中提取的有效部位及其制剂，除按要求提供申报资料外，尚需提供以下资料：

a. 申报资料项目第 12 项中需提供有效部位筛选的研究资料或文献资料；申报资料项目第 13 项中需提供有效部位主要化学成分研究资料及文献资料。

b. 由数类成分组成的有效部位，应当测定每类成分的含量，并对每类成分中的代表成分进行含量测定且规定下限（对有毒性的成分还应该增加上限控制）。

c. 申请由同类成分组成的未在国内上市销售的从单一植物、动物、矿物等物质中提取的有效部位及其制剂，如其中含有已上市销售的从植物、动物、矿物等中提取的有效成分，则应当与该有效成分进行药效学及其他方面的比较，以证明其优势和特点。

10）对于“注册分类 6”未在国内上市销售的中药、天然药物复方制剂按照不同类别的要求应提供资料为：

a. 中药复方制剂，根据处方来源和组成、功能主治、制备工艺等可减免部分试验资料，具体要求另行规定。

b. 天然药物复方制剂应当提供多组分药效、毒理相互影响的试验资料及文献资料。

c. 处方中如果含有无法定标准的药用物质，还应当参照相应注册分类中的要求提供相关的申报资料。

d. 中药、天然药物和化学药品组成的复方制剂中的药用物质必须具有法定标准，申报临床时应当提供中药、天然药物和化学药品间药效、毒理相互影响（增效、减毒或互补作用）的比较性研究试验资料及文献资料，以及中药、天然药物对化学药品生物利用度影响的试验资料；申报生产时应当通过临床试验证明其组方的必要性，并提供中药、天然药物对化学药品人体生物利用度影响的试验资料。处方中含有的化学药品（单方或复方）必须被国家药品标准收载。

11）对于“注册分类 8”改变国内已上市销售中药、天然药物剂型的制剂，应当说明新制剂的优势和特点。新制剂的功能主治或适应证原则上应与原制剂相同，其中无法通过药效或临床试验证实的，应当提供相应的资料。

12）对于“注册分类 9”仿制药应与被仿制品种一致，必要时还应当提高质量标准。

13）关于临床试验

a. 临床试验的病例数应当符合统计学要求和最低病例数要求。

b. 临床试验的最低病例数（试验组）要求：Ⅰ期为 20~30 例，Ⅱ期为 100 例，Ⅲ期为 300 例，Ⅳ期为 2000 例。

c. 属注册分类 1、2、4、5、6 的新药，以及 7 类和工艺路线、溶媒等有明显改变的改剂型品种，应当进行Ⅳ期临床试验。

d. 生物利用度试验一般为 18~24 例。

e. 避孕药Ⅰ期临床试验应当按照本办法的规定进行，Ⅱ期临床试验应当完成至少 100 对 6 个月经周期的随机对照试验，Ⅲ期临床试验应当完成至少 1000 例 12 个月经周期的开放试验，Ⅳ期临床试验应当充分考虑该类药品的可变因素，完成足够样本量的研究工作。

f. 新的中药材代用品的功能替代，应当从国家药品标准中选取能够充分反映被代用药材功效特征的中药制剂作为对照药进行比较研究，每个功能或主治病证需经过 2 种以上中药制剂进行验证，每种制剂临床验证的病例数不少于 100 对。

g. 改剂型品种应根据工艺变化的情况和药品的特点，免除或进行不少于 100 对的临床试验。

h. 仿制药视情况需要，进行不少于 100 对的临床试验。

i. 进口中药、天然药物制剂按注册分类中的相应要求提供申报资料，并应提供在国内进行的人体药代动力学研究资料和临床试验资料，病例数不少于 100 对；多个主治病证或适应证的，每个主要适应证的病例数不少于 60 对。

三、生物制品注册分类及申报资料项目要求

（一）治疗用生物制品

1. 注册分类

（1）未在国内外上市销售的生物制品。

（2）单克隆抗体。

（3）基因治疗、体细胞治疗及其制品。

（4）变态反应原制品。

（5）由人的、动物的组织或者体液提取的，或者通过发酵制备的具有生物活性的多组分制品。

（6）由已上市销售生物制品组成新的复方制品。

（7）已在国外上市销售但尚未在国内上市销售的生物制品。

（8）含未经批准菌种制备的微生态制品。

（9）与已上市销售制品结构不完全相同且国内外均未上市销售的制品（包括氨基酸位点突变、缺失，因表达系统不同而产生、消除或者改变翻译后修饰，对产物进行化学修饰等）。

（10）与已上市销售制品制备方法不同的制品（例如采用不同表达体系、宿主细胞等）。

（11）首次采用 DNA 重组技术制备的制品（例如以重组技术替代合成技术、生物组织提取或者发酵技术等）。

（12）国内外尚未上市销售的由非注射途径改为注射途径给药，或者由局部用药改为全身给药的制品。

(13) 改变已上市销售制品的剂型但不改变给药途径的生物制品。

(14) 改变给药途径的生物制品（不包括上述12项）。

(15) 已有国家药品标准的生物制品。

2. 申报资料项目

综述资料：

(1) 药品名称。

(2) 证明性文件。

(3) 立题目的与依据。

(4) 研究结果总结及评价。

(5) 药品说明书样稿、起草说明及参考文献。

(6) 包装、标签设计样稿。

药学研究资料：

(7) 药学研究资料综述。

(8) 生产用原材料研究资料

1) 生产用动物、生物组织或细胞、原料血浆的来源、收集及质量控制等研究资料。

2) 生产用细胞的来源、构建（或筛选）过程及鉴定等研究资料。

3) 种子库的建立、检定、保存及传代稳定性资料。

4) 生产用其他原材料的来源及质量标准。

(9) 原液或原料生产工艺的研究资料，确定的理论和实验依据及验证资料。

(10) 制剂处方及工艺的研究资料，辅料的来源和质量标准，及有关文献资料。

(11) 质量研究资料及有关文献，包括参考品或者对照品的制备及标定，以及与国内外已上市销售的同类产品比较的资料。

(12) 临床试验申请用样品的制造和检定记录。

(13) 制造和检定规程草案，附起草说明及检定方法验证资料。

(14) 初步稳定性研究资料。

(15) 直接接触制品的包装材料和容器的选择依据及质量标准。

药理毒理研究资料：

(16) 药理毒理研究资料综述。

(17) 主要药效学试验资料及文献资料。

(18) 一般药理研究的试验资料及文献资料。

(19) 急性毒性试验资料及文献资料。

(20) 长期毒性试验资料及文献资料。

(21) 动物药代动力学试验资料及文献资料。

(22) 遗传毒性试验资料及文献资料。

(23) 生殖毒性试验资料及文献资料。

(24) 致癌试验资料及文献资料。

(25) 免疫毒性和/或免疫原性研究资料及文献资料。

（26）溶血性和局部刺激性研究资料及文献资料。

（27）复方制剂中多种组分药效、毒性、药代动力学相互影响的试验资料及文献资料。

（28）依赖性试验资料及文献资料。

临床试验资料：

（29）国内外相关的临床试验资料综述。

（30）临床试验计划及研究方案草案。

（31）临床研究者手册。

（32）知情同意书样稿及伦理委员会批准件。

（33）临床试验报告。

其他：

（34）临床前研究工作简要总结。

（35）临床试验期间进行的有关改进工艺、完善质量标准和药理毒理研究等方面的工作总结及试验研究资料。

（36）对审定的制造和检定规程的修改内容及修改依据，以及修改后的制造及检定规程。

（37）稳定性试验研究资料。

（38）连续3批试产品制造及检定记录。

3. 申报资料说明

（1）申请临床试验报送资料项目1~31；完成临床试验后报送资料项目1~6、15和29~38。

（2）对综述资料的说明

1）资料项目1药品名称，包括：通用名、英文名、汉语拼音、分子量等。新制定的名称，应说明依据。

2）资料项目2证明性文件，包括：

a. 申请人机构合法登记证明文件（营业执照等）、《药品生产许可证》及变更记录页、《药品生产质量管理规范》认证证书复印件。

b. 申请的生物制品或者使用的处方、工艺等专利情况及其权属状态说明，以及对他人的专利不构成侵权的声明。

c. 申请新生物制品生产和/或新药证书时应当提供《药物临床研究批件》复印件及临床试验用药的质量标准。

d. 直接接触制品的包装材料和容器的《药品包装材料和容器注册证》或者《进口包装材料和容器注册证》复印件。

3）资料项目3立题目的与依据，包括：国内外有关该制品研究、上市销售现状及相关文献资料或者生产、使用情况的综述；对该品种的创新性、可行性等的分析资料。

4）资料项目4研究结果总结及评价，包括：研究结果总结，安全、有效、质量可控以及风险/效益等方面的综合评价。

5）资料项目5药品说明书样稿、起草说明及参考文献，包括：按照有关规定起草的药品说明书样稿、说明书各项内容的起草说明，相关文献或者原发厂最新版的说明书原文及译文。

（3）对药学研究资料的说明

1）生产用原材料涉及牛源性物质的，需按国家食品药品监督管理局的有关规定提供相应的资料。

2）由人的、动物的组织或者体液提取的制品、单克隆抗体及真核细胞表达的重组制品，其生产工艺中应包含有效的病毒去除/灭活工艺步骤，并应提供病毒去除/灭活效果验证资料。

3）生产过程中加入对人有潜在毒性的物质，应提供生产工艺去除效果的验证资料，制定产品中的限量标准并提供依据。

4）资料项目11质量研究资料中包括：制品的理化特性分析、结构确证、鉴别试验、纯度测定、含量测定和活性测定等资料，对纯化制品还应提供杂质分析的研究资料。生产工艺确定以后，应根据测定方法验证结果及对多批试制产品的检定数据，用统计学方法分析确定质量标准，并结合制品安全有效性研究结果及稳定性考察数据等分析评价拟定标准的合理性。

5）按注册分类15申报的生物制品，原则上其质量标准不得低于已上市同品种。

6）申报生产时连续三批试产品的生产规模应与其设计生产能力相符，上市前后的生产规模应保持相对的一致性；如上市后的生产规模有较大幅度变化，则需按照补充申请重新申报。

（4）对药理毒理研究资料的说明

1）鉴于生物制品的多样性和复杂性，药理毒理方面的资料项目要求可能并不适用于所有的治疗用生物制品。注册申请人应基于制品的作用机制和自身特点，参照相关技术指导原则，科学、合理地进行药理毒理研究。如果上述要求不适用于申报制品，注册申请人应在申报资料中予以说明，必要时应提供其他相关的研究资料。

2）原则上，应采用相关动物进行生物制品的药理毒理研究；研究过程中应关注生物制品的免疫原性对动物试验的设计、结果和评价的影响；某些常规的研究方法如果不适用于申报制品，注册申请人应在申报资料中予以说明，必要时应提供其他相关的研究资料。

3）常规的遗传毒性试验方法一般不适用于生物制品，因此通常不需要进行此项试验；但如果制品存在特殊的安全性担忧，则应报送相关的研究资料。

4）对用于育龄人群的生物制品，注册申请人应结合其制品特点、临床适应证等因素对制品的生殖毒性风险进行评价，必要时应报送生殖毒性研究资料。

5）常规的致癌试验方法不适用于大部分生物制品，但注册申请人应结合制品的生物活性、临床用药时间、用药人群等因素对制品的致癌风险进行评价。如果制品可能存在致癌可能，应报送相关的研究资料。

6）注射剂、栓剂、眼用制剂、喷雾剂以及外用的溶液剂、软膏剂、乳膏剂和凝胶剂应报送局部刺激性研究资料。注射剂和可能引起溶血反应的生物制品应进行溶血性试验。

7）对于存在药物依赖性担忧（如需反复使用、可作用于中枢神经系统）的制品，注册申请人应根据制品的作用机制评价其产生依赖性的可能，必要时应报送依赖性研究资料。

8）注册分类2的制品（单克隆抗体）：

a. 当抗原结合资料表明，灵长类为最相关种属时，应考虑采用此类动物进行单克隆抗体的主要药效学和药代动力学研究。

b. 涉及毒理和药代动力学试验时，应当选择与人有相同靶抗原的动物模型进行试验。无合适的动物模型或无携带相关抗原的动物，且与人组织交叉反应性试验呈明显阴性，可免报毒理研究资料，并需提供相关依据。

c. 免疫毒性研究应考察单克隆抗体与非靶组织结合的潜在毒性反应，如与人组织或者细胞的交叉反应性等。如有合适的模型，交叉反应试验除了体外试验，还应在动物体内进行。对具有溶细胞性的免疫结合物或者具有抗体依赖细胞介导的细胞毒性作用（ADCC）的抗体，还应考虑进行一种以上动物重复剂量的动物毒性试验，在毒性试验设计和结果评价中尤其应关注其与非靶组织结合的潜在毒性反应。

9）注册分类3的制品（基因治疗制品）的药理毒理研究应关注以下内容：

a. 研究应采用相关动物进行。原则上，基因治疗制品的相关动物对基因表达产物的生物反应应与人体相关；如果制品采用病毒载体，动物还应对野生型病毒易感。

b. 常规的药代动力学研究方法并不适用于基因治疗制品。此类制品的药动学研究应重点考察导入基因的分布、消除，基因是否整合于宿主体细胞和生殖细胞基因组；基因表达产物的药代动力学行为；载体物质的分布和消除等。

c. 应根据导入基因和基因表达产物的分布和消除数据，同时结合临床用药人群和用药时间等因素评价制品产生遗传毒性、致癌性和生殖毒性的可能，必要时应提供相关研究资料。

10）注册分类5中的人血液制品，如使用剂量不超过生理允许剂量范围，且未进行特殊工艺的处理，未使用特殊溶剂，在提出相关资料或证明后，可免报安全性研究资料（资料项目19~28）。

11）对注册分类7、10和15的生物制品，应首先从比较研究角度分析评价其制备工艺、质量标准和生物学活性（必要时包括药代动力学特征）与已上市销售制品的一致性。在上述方面与已上市制品基本相同，且已上市制品具有确切的临床安全性和有效性的前提下，毒理方面一般仅需采用一种相关动物进行试验研究，长期毒性试验的期限可仅为一个月；主要药效学方面可仅提供1~2项主要动物药效学试验，也可结合质量标准中的活性检测来综合考虑。注册申请人若能充分确证其与已上市制品的一致性，也可提出理由申请减免相应的药理毒理研究。

12）对于注册分类8的制品，应考虑进行对正常菌群影响的研究。

13）对于注册分类13的制品，应当根据剂型改变的特点及可能涉及的有关药学和临床等方面的情况综合考虑，选择相应的试验项目。

a. 对于不改变原剂型的临床使用方法和剂量的粉针剂、小水针剂之间的相互改变，一般仅需提供溶血性和局部刺激性试验；根据处方变化情况，必要时需提供其他相关毒性研究资料。

b. 脂质体等可能改变原制品药代动力学行为的特殊制剂，应在新旧剂型动物药代动力学比较研究数据的基础上，结合制品的性质、安全范围、临床适应证和用药人群等因素设计药理毒理研究，并提交相关研究资料。

14）对于注册分类14的制品，如果有充分的试验和/或文献依据证实其与改变给药途径前的生物制品在体内代谢特征和安全性方面相似，则可提出减免该类制品的某些研究项目。

（5）其他

1）体内诊断用生物制品按治疗用生物制品相应类别要求申报并提供相关技术资料。

2）生物制品增加新适应证的，按照该药品相应的新药注册分类申报并提供相关资料。如药学方面无改变且临床用药剂量和周期未增加，可免报相应的药学、毒理和药代动力学研究资料。

4. 关于临床试验的说明

1）申请新药应当进行临床试验。

2）临床试验的病例数应当符合统计学要求和最低病例数要求。

3）临床试验的最低病例数（试验组）要求为：Ⅰ期：20例，Ⅱ期：100例，Ⅲ期：300例。

4）注册分类1~12的制品应当按新药要求进行临床试验。

5）注册分类13~15的制品一般仅需进行Ⅲ期临床试验。

6）对创新的缓控释制剂，应进行人体药代动力学的对比研究和临床试验。

5. 进口治疗用生物制品申报资料和要求

（1）申报资料项目要求：申报资料按照《注册申报资料项目》要求报送。申请未在国内外上市销售的制品，按照注册分类1的规定报送资料；申请已在国外上市销售但尚未在中国上市销售的生物制品，按照注册分类7的规定报送资料；申请已在国内上市销售的生物制品，按照注册分类15的规定报送资料。

（2）资料项目2证明性文件的要求和说明

1）资料项目2证明性文件包括以下资料：

a. 生产国家或者地区药品管理机构出具的允许制品上市销售及该药品生产企业符合药品生产质量管理规范的证明文件、公证文书及其中文译本。

申请未在国内外获准上市销售的制品，本证明文件可于完成在中国进行的临床试验后，与临床试验报告一并报送。

b. 由境外制药厂商常驻中国代表机构办理注册事务的，应当提供《外国企业常驻中国代表机构登记证》复印件。

境外制药厂商委托中国代理机构代理申报的，应当提供委托文书、公证文书及其中文译本，以及中国代理机构的《营业执照》复印件。

c. 申请的制品或者使用的处方、工艺等专利情况及其权属状态说明，以及对他人的专利不构成侵权的保证书。

2）说明

a. 生产国家或者地区药品管理机构出具的允许制品上市销售及该药品生产企业符合药

品生产质量管理规范的证明文件，须经所在国公证机关公证及驻所在国中国使领馆认证。

b. 在一地完成制剂生产由另一地完成包装的，应当提供制剂厂和包装厂所在国家或者地区药品管理机构出具的该药品生产企业符合药品生产质量管理规范的证明文件。

c. 未在生产国家或者地区获准上市销售的制品，可以提供在其他国家或者地区上市销售的证明文件，并须经国家食品药品监督管理局认可。但该药品生产企业符合药品生产质量管理规范的证明文件须由生产国家或者地区药品主管机构出具。

（3）其他资料项目的要求

1）资料项目29应当报送该制品在生产国家或者地区为申请上市销售而进行的全部临床试验的资料。

2）全部申报资料应当使用中文并附原文，且中文译文应当与原文内容一致。

3）生物制品标准的中文本，必须符合中国国家药品标准的格式。

（4）在中国进行临床试验的要求

1）申请未在国内外上市销售的生物制品，应当按照注册分类1的规定申请临床试验。

2）申请已在国外上市销售但尚未在中国上市销售的生物制品，应当按照注册分类7的规定申请临床试验。

3）申请已有国家药品标准的生物制品，应当按照注册分类15的规定申请临床试验。

（二）预防用生物制品

1. 注册分类

（1）未在国内外上市销售的疫苗。

（2）DNA疫苗。

（3）已上市销售疫苗变更新的佐剂，偶合疫苗变更新的载体。

（4）由非纯化或全细胞（细菌、病毒等）疫苗改为纯化或者组分疫苗。

（5）采用未经国内批准的菌毒种生产的疫苗（流感疫苗、钩端螺旋体疫苗等除外）。

（6）已在国外上市销售但未在国内上市销售的疫苗。

（7）采用国内已上市销售的疫苗制备的结合疫苗或者联合疫苗。

（8）与已上市销售疫苗保护性抗原谱不同的重组疫苗。

（9）更换其他已批准表达体系或者已批准细胞基质生产的疫苗；采用新工艺制备并且实验室研究资料证明产品安全性和有效性明显提高的疫苗。

（10）改变灭活剂（方法）或者脱毒剂（方法）的疫苗。

（11）改变给药途径的疫苗。

（12）改变国内已上市销售疫苗的剂型，但不改变给药途径的疫苗。

（13）改变免疫剂量或者免疫程序的疫苗。

（14）扩大使用人群（增加年龄组）的疫苗。

（15）已有国家药品标准的疫苗。

2. 申报资料项目

（1）综述资料

1）新制品名称。

2）证明性文件。
3）选题目的和依据。
4）药品说明书样稿、起草说明及参考文献。
5）包装、标签设计样稿。
（2）研究结果总结及评价资料。
（3）生产用菌（毒）种研究资料
1）菌（毒）种的来源、特性和鉴定资料。
2）种子批的建立和检定资料。
3）菌（毒）种传代稳定性研究资料。
4）中国药品生物制品检定所对生产用工作种子批的检定报告。
（4）生产用细胞基质研究资料
1）细胞基质的来源、特性和鉴定资料。
2）细胞库的建立和检定资料。
3）细胞的传代稳定性研究资料。
4）中国药品生物制品检定所对生产用细胞基质工作细胞库的检定报告。
5）培养液及添加成分的来源、质量标准等。
（5）生产工艺研究资料
1）疫苗原液生产工艺的研究资料，确定的理论和实验依据及验证资料。
2）制剂的处方和工艺及其确定依据，辅料的来源及质量标准。
（6）质量研究资料，临床前有效性及安全性研究资料
1）质量研究及注册标准研究资料。
2）检定方法的研究以及验证资料。
3）与同类制品比较研究资料。
4）产品抗原性、免疫原性和动物试验保护性的分析资料。
5）动物过敏试验研究资料。
6）动物安全性评价资料。
（7）制造及检定规程草案，附起草说明和相关文献。
（8）临床试验申请用样品的制造检定记录。
（9）初步稳定性试验资料。
（10）生产、研究和检定用实验动物合格证明。
（11）临床试验计划、研究方案及知情同意书草案。
（12）临床前研究工作总结。
（13）国内外相关的临床试验综述资料。
（14）临床试验总结报告，包括临床试验方案、知情同意书样稿、伦理委员会批准件等。
（15）临床试验期间进行的有关改进工艺、完善质量标准等方面的工作总结及试验研究资料。

（16）确定疫苗保存条件和有效期的稳定性研究资料。

（17）对审定的制造和检定规程的修改内容及其修改依据，以及修改后的制造及检定规程。

（18）连续三批试产品的制造及检定记录。

3. 申报资料的说明

（1）申请临床试验报送资料项目1~11；完成临床试验后报送资料项目1、2和12~18。

（2）资料项目1

1）新制品名称：包括通用名、英文名、汉语拼音、命名依据等，新制定的名称，应说明依据。

2）证明性文件包括：

a. 申请人机构合法登记证明文件（营业执照等）、《药品生产许可证》及变更记录页、《药品生产质量管理规范》认证证书复印件。

b. 申请的生物制品或者使用的处方、工艺等专利情况及其权属状态的说明，以及对他人的专利不构成侵权的声明。

c. 申请新生物制品生产时应当提供《药物临床研究批件》复印件及临床试验用药的质量标准。

d. 直接接触制品的包装材料和容器的《药品包装材料和容器注册证》或者《进口包装材料和容器注册证》复印件。

3）立题目的与依据：包括国内外有关该制品研究、上市销售现状及相关文献资料或者生产、接种使用情况的综述；对该品种的创新性、可行性等的分析资料。

4）药品说明书样稿、起草说明及参考文献，包括：按照有关规定起草的药品说明书样稿、说明书各项内容的起草说明，相关文献或者原发厂最新版的说明书原文及译文。

（3）资料项目3

1）菌（毒）种的来源、特性和鉴定资料包括：生产用菌（毒）种的来源、可用于生产的研究资料或者证明文件、历史（包括分离、鉴定和减毒等），特性和型别、对细胞基质的适应性、感染性滴度、抗原性、免疫原性、毒力（或者毒性）及保护力试验等研究。

2）种子批的建立和检定资料包括：生产用菌（毒）种原始种子批、主代种子批、工作种子批建库的有关资料，包括各种子批的代次、制备、保存，对种子库进行全面检定，检定项目包括外源因子检测、鉴别试验、特性和型别、感染性滴度、抗原性、免疫原性等；主代种子批菌毒种还须进行基因序列测定。

3）菌（毒）种传代稳定性研究资料包括：确定限定代次的研究资料，检定项目参见种子批的检定项目。

（4）资料项目4

1）细胞基质的来源、特性和鉴定资料包括：生产用细胞基质的来源、可用于生产的研究资料或者证明文件、历史（包括建立细胞系、鉴定和传代等），生物学特性、核型分析、外源因子检查及致肿瘤试验等研究；对于更换细胞基质生产的疫苗，原则上所用细胞基质的安全性风险不可高于已上市疫苗。

2）细胞库的建立和检定资料包括：生产用细胞基质原始细胞库、主代细胞库、工作细胞库建库的有关资料，包括各细胞库的代次、制备、保存，对细胞库进行全面检定，检定项目包括生物学特性、核型分析及外源因子检查等。

3）细胞的传代稳定性研究资料包括：确定使用的限定代次，检定项目参照细胞库的检定项目，并增加致肿瘤试验。

4）培养液及添加成分中涉及牛源性物质的，需按国家食品药品监督管理局的有关规定提供相应的资料。

5）细菌疫苗一般可免报本项资料。

（5）资料项目5

1）疫苗原液生产工艺的研究资料包括：优化生产工艺的主要技术参数，细菌（或者病毒）的接种量、培养条件、发酵条件、灭活或者裂解工艺的条件、活性物质的提取和纯化、对人体有潜在毒性物质的去除及去除效果验证、偶合疫苗中抗原与载体的活化、偶合和纯化工艺、联合疫苗中各活性成分的配比和抗原相容性研究资料等，提供投料量、各中间体以及终产品的收获量与质量等相关的研究资料；检验分析和验证在该生产工艺条件下产品的质量情况。

2）生产过程中加入对人有潜在毒性的物质，应提供生产工艺去除效果的验证资料，制定产品中的限量标准并提供依据。

（6）资料项目6.1

1）对于纯化疫苗等，质量研究一般包括抗原组分、含量、分子量、纯度、特异性鉴别等的检测，同时应进行非有效成分含量（或者有害杂质残留量）分析并制定相应的限量标准。

2）联合疫苗、偶合疫苗和多价疫苗中各单组分的质量研究和检定结果。

3）生产工艺确定以后，应根据多批试制产品的检定结果，用统计学方法分析确定产品的注册标准。

4）按注册分类15申报的疫苗，原则上其质量标准不得低于已上市同品种。

5）采用DNA重组技术生产的疫苗，应参照治疗用生物制品要求提供相应资料。

（7）资料项目6.3：如已有同类疫苗上市，需与已上市疫苗进行比较研究；如在已上市疫苗的基础上进行相应变更，需与原疫苗进行质量比较研究；对于联合疫苗，需与各单独疫苗进行质量比较研究。

（8）资料项目6.6

1）对类毒素疫苗或者类毒素作为载体的疫苗应提供毒性逆转试验研究资料。

2）根据疫苗的使用人群、疫苗特点、免疫剂量、免疫程序等，提供有关的毒性试验研究资料。

（9）资料项目9和16：疫苗的稳定性试验一般需将三批以上样品放置拟定贮存条件下，每隔一定时间检测效力/活性等指标，分析变化情况，在重要时间点需进行全面检测。此外，尚需进行加速稳定性研究。

（10）资料项目18：申报生产时连续三批试产品的生产规模应与其设计生产能力相符，

上市前后的生产规模应保持相对的一致性；如上市后的生产规模有较大幅度变化，则需按照补充申请重新申报。

4. 关于临床试验的说明

（1）临床试验的受试者（病例）数应符合统计学要求和最低受试者（病例）数的要求。

（2）临床试验的最低受试者（病例）数（试验组）要求：Ⅰ期：20例，Ⅱ期：300例，Ⅲ期：500例。

（3）注册分类1~9和14的疫苗按新药要求进行临床试验。

（4）注册分类10的疫苗，提供证明其灭活或者脱毒后的安全性和有效性未发生变化的研究资料，可免做临床试验。

（5）注册分类11的疫苗，一般应按新药要求进行临床试验，但由注射途径给药改为非注射途径的疫苗可免做Ⅰ期临床试验。

（6）注册分类12和15的疫苗，一般仅需进行Ⅲ期临床试验。

（7）注册分类13中改变免疫程序的疫苗，可免做Ⅰ期临床试验。

（8）应用于婴幼儿的预防类制品，其Ⅰ期临床试验应当按照先成人、后儿童、最后婴幼儿的原则进行。

（9）每期的临床试验应当在设定的免疫程序完成后进行下一期的临床试验。

（10）对于首次申请在中国上市的疫苗，应进行流行病学的保护力试验。

5. 进口预防用生物制品申报资料和要求

（1）申报资料项目要求：申报资料按照《注册申报资料项目》要求报送。申请未在国内外上市销售的疫苗，按照注册分类1的规定报送资料；申请已在国外上市销售但尚未在中国上市销售的疫苗，按照注册分类6规定报送资料；申请已在国内上市销售的疫苗，按照注册分类15的规定报送资料。

（2）资料项目1.2证明性文件的要求和说明

1）资料项目1.2证明性文件包括以下资料：

a. 生产国家或者地区药品管理机构出具的允许疫苗上市销售及该药品生产企业符合药品生产质量管理规范的证明文件、公证文书及其中文译本。

申请未在国内外上市销售的疫苗，本证明文件可于完成在中国进行的临床试验后，与临床试验报告一并报送。

b. 由境外制药厂商常驻中国代表机构办理注册事务的，应当提供《外国企业常驻中国代表机构登记证》复印件。

境外制药厂商委托中国代理机构代理申报的，应当提供委托文书、公证文书及其中文译本，以及中国代理机构的《营业执照》复印件。

c. 申请的生物制品或者使用的处方、工艺等专利情况及其权属状态说明，以及对他人的专利不构成侵权的保证书。

2）说明

a. 生产国家或者地区药品管理机构出具的允许疫苗上市销售及该药品生产企业符合药品生产质量管理规范的证明文件，须经所在国公证机关公证及驻所在国中国使领馆认证。

b. 在一地完成制剂生产由另一地完成包装的，应当提供制剂厂和包装厂所在国家或者地区药品管理机构出具的该药品生产企业符合药品生产质量管理规范的证明文件。

c. 未在生产国家或者地区获准上市销售的，可以提供在其他国家或者地区上市销售的证明文件，并须经国家食品药品监督管理局认可。该药品生产企业符合药品生产质量管理规范的证明文件，须由生产国或者地区药品主管机构出具。

（3）其他资料项目的要求

1）资料项目13应当报送该制品在生产国家或者地区为申请上市销售而进行的全部临床试验的资料。

2）全部申报资料应当译成中文并附原文，其中文译文应当与原文内容一致。

3）疫苗标准的中文本，必须符合中国国家药品标准的格式。

（4）在中国进行临床试验的要求

1）申请未在国内外上市销售的疫苗，应当按照注册分类1的规定申请临床试验。

2）申请已在国外上市销售但尚未在中国上市销售的疫苗，应当按照注册分类6的规定申请临床试验。对于首次申请在中国上市的疫苗，应进行流行病学的保护力试验。

3）申请已有国家药品标准的疫苗，应当按照注册分类15的规定申请临床试验。

第四节 药品审评工作相关组织机构

一、国家食品药品监督管理局

国家食品药品监督管理局负责对药品（包括中药材、中药饮片、中成药、化学原料药及其制剂、抗生素、生化药品、生物制品、诊断药品、放射性药品、麻醉药品、毒性药品、精神药品、医疗器械、卫生材料、医药包装材料等）的研究、生产、流通、使用进行行政监督和技术监督。

（一）主要职责

1. 制定药品、医疗器械、化妆品和消费环节食品安全监督管理的政策、规划并监督实施，参与起草相关法律法规和部门规章草案。

2. 负责消费环节食品卫生许可和食品安全监督管理。

3. 制定消费环节食品安全管理规范并监督实施，开展消费环节食品安全状况调查和监测工作，发布与消费环节食品安全监管有关的信息。

4. 负责化妆品卫生许可、卫生监督管理和有关化妆品的审批工作。

5. 负责药品、医疗器械行政监督和技术监督，负责制定药品和医疗器械研制、生产、流通、使用方面的质量管理规范并监督实施。

6. 负责药品、医疗器械注册和监督管理，拟订国家药品、医疗器械标准并监督实施，组织开展药品不良反应和医疗器械不良事件监测，负责药品、医疗器械再评价和淘汰，参与制定国家基本药物目录，配合有关部门实施国家基本药物制度，组织实施处方药和非处方药分类管理制度。

7. 负责制定中药、民族药监督管理规范并组织实施，拟订中药、民族药质量标准，组织制定中药材生产质量管理规范、中药饮片炮制规范并监督实施，组织实施中药品种保护制度。

8. 监督管理药品、医疗器械质量安全，监督管理放射性药品、麻醉药品、毒性药品及精神药品，发布药品、医疗器械质量安全信息。

9. 组织查处消费环节食品安全和药品、医疗器械、化妆品等的研制、生产、流通、使用方面的违法行为。

10. 指导地方食品药品有关方面的监督管理、应急、稽查和信息化建设工作。

11. 拟订并完善执业药师资格准入制度，指导监督执业药师注册工作。

12. 开展与食品药品监督管理有关的国际交流与合作。

13. 承办国务院及卫生部交办的其他事项。

（二）内设机构

1. 办公室（规划财务司）　负责文电、会务、机要、档案等机关日常运转工作以及安全保密、政务公开、来信来访、统计管理等工作；拟订局机关和直属单位规划、财务管理制度并组织实施；承担本系统行政事业性收费的监督管理工作，指导本系统信息化建设。

2. 政策法规司　参与起草食品药品监督管理的有关法律法规和部门规章草案；承担行政执法监督工作；承担有关行政复议、行政应诉和听证等工作；承担有关新闻发布等工作。

3. 食品许可司　承担食品、化妆品卫生许可管理工作；拟订实施食品、化妆品卫生许可的有关规范；拟订化妆品卫生标准和技术规范；依法承担化妆品新原料使用、国产特殊用途化妆品生产和化妆品首次进口等的审批工作。

4. 食品安全监管司　承担消费环节食品安全监督管理工作；拟订消费环节食品安全管理规范并监督实施，承担消费环节食品安全状况调查和监测工作，发布与消费环节食品安全监管有关的信息；依法承担有关化妆品安全性评审工作；承担化妆品卫生监督管理工作。

5. 药品注册司（中药民族药监管司）组织拟订国家药品标准、直接接触药品的包装材料和容器产品目录、药用要求及标准并负责注册；拟订中药饮片炮制规范并监督实施；拟订非处方药物目录；组织拟订药物非临床研究、药物临床试验质量管理规范并监督实施；实施中药品种保护制度。

6. 医疗器械监管司　组织拟订国家医疗器械标准并监督实施；拟订医疗器械分类管理目录；承担医疗器械的注册和监督管理工作；拟订医疗器械临床试验、生产、经营质量管理规范并监督实施；承担医疗器械生产、经营许可的监督工作；组织开展医疗器械不良事件监测、再评价和淘汰工作。

7. 药品安全监管司　拟订中药材生产和药品生产、经营以及医疗机构制剂等质量管理规范并监督实施；参与拟订国家基本药物目录；组织实施药品分类管理制度；承担放射性药品、麻醉药品、毒性药品及精神药品、药品类易制毒化学品等监督管理工作；承担药品生产、经营及医疗机构制剂配制等许可的监督工作；组织开展药品不良反应监测、再评价和淘汰工作。

8. 稽查局　拟订消费环节食品安全、药品、医疗器械、化妆品监督管理稽查制度并组织实施；承担中药材市场监管工作；指导和监督地方有关方面的稽查执法、应急管理、广告审批、产品召回和案件查处工作；组织查处有关方面的违法行为。

9. 人事司　承担机关和直属单位的人事管理工作；拟订并完善执业药师资格准入制度，监督和指导执业药师注册工作。

10. 国际合作司（港澳台办公室）　组织开展食品药品监督管理的国际交流与合作；承担与港澳台的食品药品监督管理的交流与合作工作。

11. 机关党委　负责机关和在京直属单位的党群工作。

12. 离退休干部局　负责机关离退休干部工作，指导直属单位的离退休干部工作。

网址：www.sda.gov.cn

二、国家食品药品监督管理局药品审评中心

国家食品药品监督管理局药品审评中心是国家食品药品监督管理局药品注册技术审评机构，为药品注册提供技术支持。按照国家食品药品监督管理局颁布的药品注册管理有关规章，负责组织对药品注册申请进行技术审评。中心的主要职责、内设机构和人员编制规定如下：

（一）主要职责

1. 负责按照《药品注册管理办法》等有关法规，对化学药品、生物制品、体外诊断试剂、中药、进口药的各类申请进行技术审评。

2. 承办国家药品监督管理局交办的其他事项。

（二）内设机构及职责

1. 中心设主任 1 名、副主任各 2 名。

2. 审评管理与协调部负责研究和制定与中心事业发展相关的规划；负责中心业务工作的日常管理与协调、组织起草与中心业务工作相关的规范化管理文件与技术规范并组织实施；负责组织研究技术审评中的共性问题；负责计划和组织对内的业务培训；负责规划对外的业务培训，组织制定中心对外业务培训工作计划和准备相关培训内容，协调和监督对外业务培训工作的具体组织与实施；负责提出开展其他培训的建议；负责中心学术交流活动的日常管理；负责组织开展中心重大课题的研究工作及相关日常管理；负责中心学术组织的日常工作；负责中心日常行政管理与后勤保障工作，组织起草与中心行政管理与后勤保障工作相关的规范化管理文件并组织实施；负责组织宣传工作和对外咨询；负责提出中心信息化建设纲要和年度发展计划的建议；研究以信息化技术手段，提高中心业务及行政管理工作的质量与效率；负责提出人力资源配置规划的建议；负责中心交办的其他工作。

3. 审评一部负责组织实施对中药和天然药物中关于心血管、精神神经、泌尿生殖、风湿骨科、外科、皮肤科、儿科、五官科适应证注册申请的技术审评；研究起草与所承担技术审评工作相关的技术规范；负责中心交办的其他工作。

4. 审评二部负责组织实施对中药和天然药物中关于消化、呼吸、内分泌、妇科、肿瘤以及其他（适应证难以确定者）适应证注册申请的技术审评；研究起草与所承担技术审评工作相关的技术规范；负责中心交办的其他工作。

5. 审评三部负责组织实施对化学药品中关于抗感染、寄生虫、呼吸、五官、皮肤科适应证注册申请的技术审评；负责生物制品中关于抗感染、寄生虫、呼吸、五官、皮肤科适应证注册申请的医学审评；研究起草与所承担技术审评工作相关的技术规范；负责中心交办的其他工作。

6. 审评四部负责组织实施对化学药品中关于心肾、精神神经、外科以及其他（适应证难以确定者）适应证的注册申请进行技术审评；负责生物制品中关于心肾、精神神经、外科以及其他（适应证难以确定者）适应证注册申请的医学审评；研究起草与所承担技术审评工作相关的技术规范；负责中心交办的其他工作。

7. 审评五部负责组织实施对申请注册的生物制品进行技术审评，以及对化学药品中关于肿瘤、放射、消化、内分泌、妇科适应证的注册申请进行技术审评；负责生物制品中关于肿瘤、放射、消化、内分泌、妇科适应证以及预防用生物制品的注册申请的医学审评；研究起草与所承担技术审评工作相关的技术规范；负责中心交办的其他工作。

8. 人力资源部。

9. 信息部。

10. 财务部。

网址：www.cde.org.cn

三、国家药典委员会

主要职责：

1. 编制《中华人民共和国药典》及其增补本。

2. 组织制定和修订药品标准以及直接接触药品的包装材料和容器、药用辅料的药用要求与标准。

3. 负责药品试行标准转为正式标准的技术审核工作。

4. 负责药品标准及相关内容的培训与技术咨询。

5. 负责药品标准信息化建设，参与药品标准的国际交流与合作。

6. 负责《中国药品标准》等刊物的编辑、出版和发行；负责药品标准及其配套丛书的编纂及发行。

7. 承办国务院药品监督管理部门交办的其他事项。

8. 负责筹办执行委员会和各分委员会会议。

9. 负责各分委员会及委员的联络工作。

网址：http://www.chp.org.cn

四、中华人民共和国国家中医药管理局

主要职责：

1. 拟订中医药和民族医药事业发展的战略、规划、政策和相关标准，起草有关法律法规和部门规章草案，参与国家重大中医药项目的规划和组织实施。

2. 承担中医医疗、预防、保健、康复及临床用药等的监督管理责任。规划、指导和协调中医医疗、科研机构的结构布局及其运行机制的改革。拟订各类中医医疗、保健等机构管理规范和技术标准并监督执行。

3. 负责监督和协调医疗、研究机构的中西医结合工作，拟订有关管理规范和技术标准。

4. 负责指导民族医药的理论、医术、药物的发掘、整理、总结和提高工作，拟订民族医医疗机构管理规范和技术标准并监督执行。

5. 组织开展中药资源普查，促进中药资源的保护、开发和合理利用，参与制定中药产业发展规划、产业政策和中医药的扶持政策，参与国家基本药物制度建设。

6. 组织拟订中医药人才发展规划，会同有关部门拟订中医药专业技术人员资格标准并组织实施。会同有关部门组织开展中医药师承教育、毕业后教育、继续教育和相关人才培训工作，参与指导中医药教育教学改革，参与拟订各级各类中医药教育发展规划。

7. 拟订和组织实施中医药科学研究、技术开发规划，指导中医药科研条件和能力建设，管理国家重点中医药科研项目，促进中医药科技成果的转化、应用和推广。

8. 承担保护濒临消亡的中医诊疗技术和中药生产加工技术的责任，组织开展对中医古籍的整理研究和中医药文化的继承发展，提出保护中医非物质文化遗产的建议，推动中医药防病治病知识普及。

9. 组织开展中医药国际推广、应用和传播工作，开展中医药国际交流合作和与港澳台的中医药合作。

10. 承办国务院及卫生部交办的其他事项。

网址：http://www.satcm.gov.cn/

五、中国药品生物制品检定所

主要职责：

1. 负责全国药品、生物制品的监督检验工作。

2. 负责全国药品、生物制品和进口药品、生物制品的检验和技术仲裁。

3. 承担全国药品、生物制品和进口药品、生物制品的抽验工作，提供国家药品质量公报所需的技术数据和分析报告。

4. 承担国家药品、生物制品标准的技术审核、修订或起草工作；承担新药、新生物制品和进口药品、生物制品的质量标准和有关的技术复核工作。

5. 负责药品、生物制品检定用标准物质，包括国家标准品、参考试剂、对照品、特殊试剂、药材对照等的研制、标化和分发。

6. 负责生产用菌毒种、细胞株和医用标准菌株的收集、鉴定审核、保存和分发。

7. 开展与药品、生物制品的检定方法、质量、质量标准、标准物质以及与药品、生物制品安全性、有效性有关的科研工作，组织、制定、实施全国药品检验科技发展规划。协助国家药品监督管理局进行科技项目的管理等工作。

8. 指导全国药品检验所及生物制品研究、生产单位检定部门的业务技术工作，协助解决技术疑难问题，培训技术和管理人员。

9. 负责省、自治区、直辖市药品检验所和口岸药品检验实验室认证的组织工作及业务管理的标准化、科学化工作。

10. 综合上报和反馈药品质量情报信息。

11. 负责国家药品监督管理局所指定的医疗器械的质量检定和质量标准的审核工作。

12. 开展药品、生物制品检定和研究用试验动物标准化工作，承担国家啮齿类动物种子中心和国家实验动物质量检测中心的任务。

13. 承担世界卫生组织指定的“世界卫生组织药品质量保证中心”“国家病毒性肝炎研究中心”“国家抗生素细菌耐药性监测中心”及国家指定的“中国医学细菌保藏管理中心”“中国药品生物制品标准化研究中心”“国家新药安全评价及检测中心”“国家麻醉品实验室”等工作。

网址：http://www.nicpbp.org.cn

六、国家食品药品监督管理局药品认证管理中心

国家食品药品监督管理局药品认证管理中心为国家食品药品监督管理局直属事业单位。经国家食品药品监督管理局党组研究批准，国家食品药品监督管理局药品认证管理中心主要职责、内设机构和人员编制规定如下：

（一）主要职责

1. 参与制定、修订《药物非临床研究质量管理规范》（GLP）、《药物临床试验质量管理规范》（GCP）、《药品生产质量管理规范》（GMP）、《中药材生产质量管理规范》（GAP）、《药品经营质量管理规范》（GSP）和《医疗器械生产质量管理规范》（医疗器械GMP）及其相应的实施办法。

2. 对依法向国家食品药品监督管理局申请GMP认证的药品、医疗器械生产企业、GAP认证的企业（单位）和GCP认定的医疗机构实施现场检查等相关工作。受国家食品药品监督管理局委托，对药品研究机构组织实施GLP现场检查等相关工作。

3. 受国家食品药品监督管理局委托，对有关取得认证证书的单位实施跟踪检查和监督抽查；负责对省（自治区、直辖市）食品药品监督管理局药品认证机构的技术指导；协助国家食品药品监督管理局依法开展医疗器械GMP的监督抽查等相关工作。

4. 负责药品GMP认证检查员库及其检查员的日常管理工作，承担对药品、医疗器械认证检查员的培训、考核和聘任的具体工作，组织有关企业（单位）的技术及管理人员开展GLP、GCP、GMP、GAP、GSP等规范的培训工作。

5. 承担进口药品GMP认证及国际药品认证互认的具体工作。开展药品认证的国内、国际学术交流活动。

6. 承办国家食品药品监督管理局交办的其他事项。

（二）内设机构

根据以上职责，国家食品药品监督管理局药品认证管理中心设6个职能处（室）。

1. 办公室　负责文件处理、档案管理、安全保卫、保密、信访、会议组织和行政后勤等工作；负责人事、党务、纪检、外事等工作；负责财务、资产管理等工作；负责药品认证公告发布的具体事宜；负责中心内部检查监督工作。

2. 检查一处　参与制定、修订GLP、GCP及其实施细则；组织对申请GLP检查的研究机构和药物临床试验资格认定的医疗机构实施现场检查等相关工作。负责药物临床研究机构数据库的日常管理工作。承办国家药品认证检查员的考核、聘任工作。

3. 检查二处　参与制定、修订GMP、GAP及其认证实施办法；组织对申请GMP、GAP认证的药品生产企业实施现场检查等相关工作；负责实施国家食品药品监督管理局组织的GMP、GAP认证的跟踪检查和监督抽查；负责对省（自治区、直辖市）食品药品监督管理局 GMP 认证机构的技术指导。负责药品 GMP 认证检查员库的日常管理工作。承办国家药品认证检查员的考核、聘任工作。

4. 检查三处　参与制定、修订医疗器械 GMP 及相应管理规定；协助国家食品药品监督管理局依法开展医疗器械 GMP 认证和监督抽查并实施医疗器械 GMP 检查员资格审核、持证上岗制度。承办医疗器械 GMP 检查员的考核、聘任工作。

5. 信息管理处　负责组织建立业务信息系统、动态监控系统、办公自动化系统及其他信息系统；负责各应用系统的数据集成、使用和维护；负责政务公开、检查信息公开的具体实施工作；负责中心网站的建设、维护和信息发布工作；负责信息系统相关设备的选购、维护等工作；负责与药品检查和认证管理工作相关的信息采集、分析、报告和管理工作；负责与相关信息部门的协调。

网址：http://www.ccd.org.cn

七、国家中药品种保护审评委员会（国家食品药品监督管理局保健食品审评中心）

国家中药品种保护审评委员会（国家食品药品监督管理局保健食品审评中心）是国家食品药品监督管理局直属事业单位。国家中药品种审评委员会办公室是国家中药品种保护审评委员会的常设办事机构。经国家食品药品监督管理局党组研究批准，国家中药品种保护审评委员会办公室（国家食品药品监督管理局保健食品审评中心）主要职责、内设机构规定如下：

（一）主要职责

1. 负责国家中药品种保护审评委员会的日常工作。

2. 负责组织国家中药保护品种的技术审查和审评工作。

3. 配合国家食品药品监督管理局制定或修订中药品种保护的技术审评标准、要求、工作程序以及监督管理局中药保护品种。

4. 负责组织保健食品的技术审查和审评工作。

5. 配合国家食品药品监督管理局制定或修订保健食品技术审评标准、要求及工作程序。

6. 协助国家食品药品监督管理局制定保健食品检验机构工作规范并进行检查。

7. 承办国家食品药品监督管理局交办的其他事项。

（二）内设机构

根据上述主要职责，国家中药品种审评委员会办公室（国家食品药品监督管理局保健食品审评中心）设置以下 7 个内设机构。

1. 综合处　负责协调各部门的工作；负责中心行政文秘、档案及后勤、财务管理工作；负责党务、人事、外事及工会社团等管理工作。

2. 信息处　负责办公室及中心信息化建设的技术保障；建立、完善技术审评网络管理系统及网上办公平台，实施中药保护和保健食品审评互联网站信息系统的建设、运行与维护，保障国家食品药品监督管理局信息总体规划中子系统的研发实施。

3. 中药保护一处　负责组织中药保护品种的技术审评及其技术要求的起草、修订等有关工作。

4. 中药保护二处　负责相关品种技术审评，办理变更申请；协助监督管理中药保护品种；承办中药现代化等相关工作。

5. 保健食品一处　负责保健食品产品配方的技术审评；制定保健食品审评计划及进度协调；负责保健食品审评意见的审核；负责上报产品的审核；负责审评产品档案的管理。

6. 保健食品二处　负责保健食品功能学、毒理学安全性评价资料的技术审评。

7. 保健食品三处　负责保健食品生产工艺、质量标准和功效成分的技术审评。

网址：http://www.zybh.gov.cn

八、国家食品药品监督管理局药品评价中心

国家食品药品监督管理局药品评价中心是国家食品药品监督管理局直属事业单位。经国家食品药品监督管理局党组研究批准，国家食品药品监督管理局药品评价中心主要职责、内设机构规定如下：

（一）主要职责

1. 承担国家基本药物目录制定、调整的技术工作及其相关业务组织工作。

2. 承担非处方药目录制定、调整的技术工作及其相关业务组织工作。

3. 承担药品再评价和淘汰药品的技术工作及其相关业务组织工作。

4. 承担全国药品不良反应监测的技术工作及其相关业务组织工作，对省、自治区、直辖市药品不良反应监测中心进行技术指导。

5. 承担全国医疗器械上市后不良事件监测和再评价的技术工作及其相关业务组织工作，对省、自治区、直辖市医疗器械不良事件监测机构进行技术指导。

6. 承办国家食品药品监督管理局交办的其他事项。

（二）内设机构

根据上述主要职责，国家食品药品监督管理局药品评价中心设置以下5个内设机构。

1. 办公室　负责中心综合协调、公文运转、文电处理、信访、综合信息、宣传报道、资产、财务、外事、统计、行政后勤、信息化建设等工作；负责党务、工会、纪检、监察、人事、保密、安全保卫等工作。

2. 基本药物处　开展国家基本药物目录制定、调整的技术及业务组织工作，建立遴选和调整的技术标准和方法，组织国家基本药物的宣传、教育、培训、推广和交流等相关工作；开展非处方药目录的制定、调整的技术组织工作，相关技术标准和方法的研究及其培训交流等工作。

3. 药品临床评价处　开展药品再评价和淘汰药品的技术及业务组织工作，建立相关的技术评价标准和指南，开展方法学研究，组织有关的培训和交流工作。

4. 药品不良反应监测处　开展全国药品不良反应监测技术工作，承担全国药品不良反应报告的收集、评价、反馈和上报工作；组织药品不良反应监测方法的研究；承办国家药品不良反应信息资料库和监测网络的建设及维护；对省、自治区、直辖市药品不良反应监测中心进行技术指导；组织药品不良反应宣传、教育、培训和信息刊物的编辑、出版；参与药品不良反应监测的国际交流。

5. 医疗器械监测与评价处　开展全国医疗器械上市后不良事件监测技术工作，承担全国医疗器械不良事件信息的收集、评价、反馈和上报；承办国家医疗器械不良事件监测数据库和信息网络的建设及维护；对省、自治区、直辖市医疗器械不良事件监测机构进行技术指导。依据对上市产品的监测及不良事件报告进行医疗器械的再评价；组织医疗器械不良事件监测和再评价的宣传、教育、培训和信息刊物的编辑、出版；参与医疗器械不良事件监测及再评价的国际交流工作。

（王　珂　赵大龙）

参 考 文 献

1. 扈纪华，张桂龙. 中华人民共和国药品管理法释义与适用指南. 北京：中国言实出版社，2001.

附 录

附录一 英中文对照索引

L

lead　先导化合物（3）
lethal dose　致死量（5）
ligand　配基（5）
liposome　脂质体（11）
liquid crystal　液晶（11）
local toxicity　局部毒性（10）

M

marine drug　海洋药物（4）
maternal toxicity　母体毒性（10）
mechanism-based inhibition　机制性抑制（6）
mechanism of action　药物作用机制（5）
median effective dose，ED_{50}　半数有效量（5）
median lethal concentration，LC_{50}　半数致死浓度（10）
median lethal dose，LD_{50}　半数致死量（10）
metabolism　代谢（7）
metabolite　代谢产物（8）
microemulsion　微乳（11）
minimal effective dose　最小有效量（5）
minimal toxic dose　最小中毒量（5）
modernization of traditional Chinese medicine　中药现代化（4）
molecular docking　分子对接（3）
molecular modeling　分子模拟（3）
monitor　监察员（13）
most-favoured-nation treatment　最惠国待遇（14）
mutation　突变（10）

N

nanocapsules　纳米粒（11）
national treatment　国民待遇（14）
natural person　自然人（14）
natural product　天然产物（4）
nature right theory　自然权学说（14）
negative control　阴性对照（10）
neighbouring right　邻接权（14）
new chemical entity　新化学实体（3）
new drug　新药（4）
new drug development　新药开发（8）
new drug research　新药研究（14）
non-clinical laboratory study　非临床安全性研究（10）
noncompetitive inhibition　非竞争性抑制（6）
non obviousness　非显而易见性（14）
non-patent drug　非专利药（过期药物）(14)
non-service inventions-creation　非职务发明（14）
no observed adverse effect level，NOAEL　无明显毒性作用剂量（10）
novelty　新颖性（14）

O

oral chronopharmacologic drug delivery system　口服定时释药系统（11）

P

paris convention　巴黎公约（14）
partition coefficient，P　分配系数（11）
passive diffusion　被动扩散（7）
passive facilitated diffusion　被动易化扩散（7）
patent　专利（14）
patentability　可专利性（14）
patent agency　专利代理（14）
patent applicant　专利申请人（14）
patent contract theory　专利契约学说（14）
patent cooperation treaty　专利合作条约（14）
patent drug　专利药物（14）
patent for design　外观设计专利（14）
patent for invention　发明专利（14）
patent for utility model　实用新型专利（14）
patent inventor　专利发明人（14）
patent law　专利法（14）
patent license　专利许可（14）
patent protection of medicine　药品专利保护（14）
patent reference　专利文献（14）
patent right　专利权（14）
patent system　专利制度（14）
patent technology　专利技术（14）
patten recognition　图像识别（2）
P-glucoprotein　P-糖蛋白（8）
pharmacodynamics　药效动力学（5）

附录二　主要外文参考书

[1] Biotechniques
[2] Current Drug Metaboism
[3] Drug Discovery
[4] Drug Metabolism Review
[5] Drug Metabolism and Disposition
[6] J Immunol Methods
[7] Methods Mol Biol
[8] Nat Biotechnol
[9] E Jucker. Patents and Pharmaceuticals. Basle 1980
[10]（日）吉藤幸朔. 特許法概說. 第9版，有斐閣，1991年

附录三　主要中文参考书

[1] 宋振玉. 药物代谢研究. 北京：人民卫生出版社，1990.
[2] 江泉观. 基础毒理学. 北京：化学工业出版社，1991.
[3] 陈奇. 中药药理研究方法学. 北京：人民卫生出版社，1993.
[4] 李仪奎. 中药药理实验方法学. 北京：科学技术出版社，1991.
[5] 袁伯俊，王治乔. 新药临床前安全性评价与实践. 北京：军事医学科学出版社，1991.
[6] 袁伯俊. 新药评价基础与实践. 北京：人民军医出版社，1998.
[7] 秦伯益. 新药评价概论. 第2版，北京：人民卫生出版社，1998.
[8] 张均田. 现代药理实验方法，北京：北京医科大学中国协和医科大学联合出版社，1998.

[9] 郝和平. 医疗器械生物学评价标准实施指南. 北京：中国标准出版社，2000.
[10] 张桥. 卫生毒理学基础. 第3版，北京：人民卫生出版社，2000.
[11] 中华人民共和国卫生部药政局. 新药（西药）临床前研究指导原则汇编（毒理学）. 1993.
[12] 林声. 专利工作手册. 东北工学院出版社，1987.
[13] 温旭. 医药知识产权基础教程. 北京：北京医科大学中国协和医科大学联合出版社，1993.
[14] 温旭，等. 知识产权保护策略与技巧. 北京专利文献出版社，1996.
[15] 郑永锋. 中医药专利大全. 北京中国中医药出版社，1994.
[16] 甘师俊. 中药现代化发展战略. 北京科学技术文献出版社，1998.
[17] 詹正嵩. 知识产权与国内外新药研究开发. 北京人民军医出版社，1993.
[18] 张奎清. 化学领域中发明专利申请的文件撰写与审查. 北京专利文献出版社，1998.
[19] 冯剑波译. 化学和生物技术专利说明书的撰写与阅读. 北京专利文献出版社，1995.
[20] 孙艳玲. 因特网上查专利. 北京知识产权出版社，2002.
[21] 国家专利局. 新专利法详解. 北京知识产权出版社，2001.
[22] 彭茂祥. 企业专利工作指南. 北京知识产权出版社，2002.
[23] 国家医药管理局. 药品行政保护条例，1992.
[24] 经济合作与发展组织（OECD）. 化学药品试验指南，1998.
[25] 化学药物一般药理学研究技术指导原则（指导原则编号【H】GPT3-1）. 2005年3月.

附录四　相关网站

[1] 中国专利网址：WWW.cnpatent.com
[2] 国家药品监督管理局网址：www.sda.gov.cn
[3] 国家药品监督管理局药品审评中心网址：www.cde.org.cn
[4] 国家药品监督管理局药品评价中心网址：http://www.cdr.gov.cn
[5] 国家中药品种保护审评委员会网址：http://www.zybh.gov.cn
[6] 中国药品生物制品检定所网址：http://www.nicpbp.org.cn
[7] 国家药品监督管理局药品认证管理中心网址：http://www.ccd.org.cn
[8] 国家药典委员会网址：http://www.chp.org.cn
[9] ICH 官方网站：http://www.ich.org/cache/compo/276-254-1.html
[10] 美国 DSI（Data Sciences International）公司网站：http://www.datasci.com/index.asp
[11] EMEA，scientific guidelines non-clinical：http://www.emea.europa.eu/htms/human/humanguidelines/non-clinical.htm
[12] EudraLex -Volume 2（Pharmaceutical Legislation Notice to applicants and regulatory guidelines medicinal products for human use：http://ec.europa.eu/enterprise/pharmaceuticals/eudr alex/homev2.htm